U0963271

歌括四百味新解

任汉阳 主编

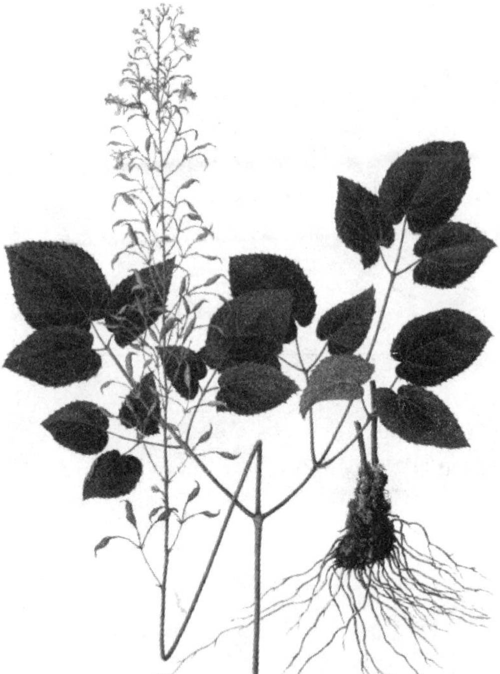

河南科学技术出版社
·郑州·

图书在版编目（CIP）数据

《药性歌括四百味》新解 / 任汉阳主编 .—郑州：河南科学技术出版社，2013.7

ISBN 978-7-5349-5934-9

Ⅰ.①药… Ⅱ.①任… Ⅲ.①中药性味－方歌－译文－中国－明代 Ⅳ.① R285.1

中国版本图书馆 CIP 数据核字（2012）第 196199 号

出版发行：河南科学技术出版社
地址：郑州市经五路 66 号 邮编：450002
电话：（0371）65737028 65788870
网址：www.hnstp.cn
策划编辑：马艳茹
责任编辑：胡 静
责任校对：任燕利
封面设计：张 伟
版式设计：唐 逸
责任印制：朱 飞
印 刷：新乡市凤泉印务有限公司
经 销：全国新华书店
幅面尺寸：170 mm × 240 mm 印张：24 字数：458 千字
版 次：2013 年 7 月第 1 版 2013 年 7 月第 1 次印刷
定 价：60.00 元

如发现印、装质量问题，影响阅读，请与出版社联系调换。

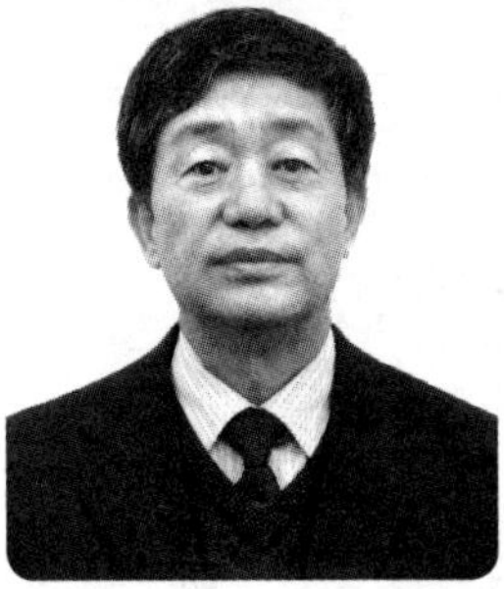

任汉阳

1947年生，河北邯郸人。1982年毕业于河南中医学院，本科学历。河南中医学院教授、主任医师、硕士研究生导师，研究方向：中药抗衰老及老年病防治。先后在河南中医学院及第一、第三附属医院从事医疗、教学、科研工作。曾任中国药学会高级会员、河南医师协会中医医师分会常务理事。主讲《中药学》《中药药理学》《抗衰老中药学》等课程。主持和参加省部、地厅级中医药科研项目15项，研制开发新药及保健品5项。获省部级科技进步奖4项、地厅级科技成果奖9项。编写医药学专著11部。其中《常见老年病的中医治疗》《中药学复习题解》任主编，《伤寒论辞典》《临证中药配伍指南》《中原当代民间名医》任副主编，普通高等教育“十五”国家级规划教材《中药学》《疑难病证名验方辑要》等任编委。发表医药学科技论文40余篇，其中国家级或核心期刊9篇。现就职于河南中医学院第三附属医院国医馆。

编写人员名单

主　编　任汉阳

副主编　李寒冰　任慧玲　刘永辉

编　委　任汉阳　李寒冰　任慧玲

　　　　刘永辉　朱现民　付利然

　　　　赵江红

前 言

《药性歌括四百味》（简称《歌括》）是四百多年前明代医家龚廷贤撰写的阐释性读物。龚廷贤，明代医家。字子才，号云林、悟真子。江西金溪人。自幼师承父业（其父龚信，曾任御医），勤研《黄帝内经》《难经》及金元诸家学说，医理贯通，勤于临证，悬壶云游四十余载，学验俱丰，入太医院任御医。龚氏有诸多著述传世，如《济世全书》《寿世保元》《万病回春》《种杏仙方》等。

《歌括》载于《寿世保元》。其内容简明扼要，以四言韵的形式，介绍了近400味常用中药的药性、功效、治证，读之朗朗上口，易于记忆，是学习中医药的启蒙读物，也是中医临床用药的重要参考书，深受初学者的欢迎，传世四百余年而不衰。但由于歌诀为四言韵文所限，文字过于简奥，加之古今词义有别，使之较难理解，也未能较全面描述相关中药药性效能。为弘扬传承中医药，近几十年国内医家编撰了《歌括》的白话解、详解等书籍，以方便初学中医药者习读、理解该传世古籍。本书编者亦出于此愿望，以龚氏原著《歌括》（录自《寿世保元》，上海科学技术出版社1958年11月新1版）为准，依据我们对原文的理解、认知，结合药物当今应用的临床实践，重新进行了解读。《歌括》原文为繁体竖排，今改为简体横排。本书中每味药项下分列原文、词解、释义、功效、主治、配伍应用精要、用法用量、使用注意、来源与品种、现代研究等内容，力图使读者能够较为准确、全面地理解掌握《歌括》所涉及的药物知识。各药的“配伍应用精要”一项是本书的一个特色，重在列出疗效突出的临床配伍，意在直接指导临床用药。事实上多数配伍已组成了古今名方，或为其主要成分，其出处文中也予以标明。

由于历史条件的限制，《歌括》原文中的某些药物带有迷信色彩和不科学的记述。例如，“蜈蚣味辛，蛇虺恶毒，杀鬼除邪，堕胎逐瘀”“预知子贵，缀衣领中，遇毒声作，诛蛊杀虫”“磁石味咸，专杀铁毒，若误吞针，系线即出”等及类似条文内容，均在词解或释义中说明，不列入其功效主治之中。由于原著者疏于校对或后世流传错误，《歌括》中有同一药物重复出现者，如乌梅、桑寄生，并且描述有别。对此本书一并收入、分别释义。原文个别字词谬误或记述的药物性味与实际应用相反或差别很大者，依据《中华人民共和国药典》2010年版或《中药大辞典》予以改正或在释义中指明（如商陆、蝉蜕），为方便记忆，在附录中径直改过。释义仅限于注释、说明原文记述的药物功用，对于龚氏没有提及的重要作用则在功效、主治、配伍应用精要中予以补充完善。

由于编著者水平所限，文中可能存在不少疏漏或错误，诚望读者、同行批评指正，以利再版时订正。

2012 年 12 月 12 日

目录

目录

目录

目录

目录

目录

诸药之性，各有奇功，温凉寒热[1]，补泻宣通[2]。
君臣佐使[3]，运用于衷，相反畏恶[4]，立见吉凶。

【词解】

[1]温凉寒热：指中药的寒凉温热药性，包括平性，即“四气”，也称“四性”。

[2]补泻宣通：是对药物作用的分类，包括宣、通、补、泄、轻、重、滑、涩、燥、湿，也称“十剂”，源自北齐徐之才《药对》。

[3]君臣佐使：方剂学术语，为方剂配伍组成的基本原则。组成方剂的药物按其在方剂中所起的作用分为君药、臣药、佐药、使药，故称之为“君臣佐使”。

[4]相反相恶：指药物配伍“七情”，即单行、相须、相使、相畏、相杀、相恶、相反。

【释义】 不同药物的药性，各有各的功效和治疗作用，有“四性”的寒、热、温、凉、平的差异，有“十剂”之宣、通、补、泄、轻、重、滑、涩、燥、湿的不同，有药物配伍“七情”的用药宜忌，有“君臣佐使”的组方原则，适应证与禁忌证各不相同，都必须娴熟于心，正确运用。若有用药错误，则很快出现不良反应或严重后果。

1. 人 参

【原文】 人参味甘，大补元气[1]，止渴生津[2]，调荣养卫[3]。去芦[4]用。反藜芦。

【词解】

[1]元气：又名“原气”，包括元阴和元阳之气，乃先天之精所化生，赖后天摄入营养不断滋生。它发源于肾，藏于丹田，借三焦之路敷布全身，推动脏腑等组织器官的活动，为人体生化动力的源泉。

[2]津：指津液，这里指由饮食精微通过胃、脾、肺、三焦等脏腑的共同作用而化生的营养物质。生津，即促进滋生津液。

[3]调荣养卫：荣，即荣气，又称营气，乃运行于脉道中的精气，生于水谷，源于脾胃，能化生血液和营养周身。卫，即卫气，人体阳气的一部分，出于上焦，行于脉外，具保卫肌表、抵御外邪之功。调荣养卫，即调养营卫之气。

[4]芦：指芦头。药材形态术语。一般指多年生宿根草本或灌木植物的根与茎之间稍膨大部分的根茎、叶基等部位。

【释义】 人参味甘、微苦，性温。归肺、脾、心经。具有大补元气、复脉固脱、生津止渴、调养营卫、补益气血等功效，为元气欲脱危证、肺脾心肾气虚等虚劳内伤诸证要药，并治气津两伤、消渴、营卫虚弱易感外邪、邪实而正虚等证。使用时要去掉芦头，不宜与藜芦同用。

【功效】 大补元气，补脾益肺，生津，安神益智。

【主治】 元气虚脱，肺脾心肾气虚证，热病气虚津伤口渴及消渴证，气虚外感等。

【配伍应用精要】

●人参单用浓煎频服，大补元气、助阳固脱，治元气虚极欲脱、四肢不温、脉微欲绝之证，即独参汤（《景岳全书》）。

●人参配附子，峻补元阳、益气固脱，治阳气暴脱、气虚衰微、四肢厥冷、脉微欲绝之危证，如参附汤（《正体类要》）。

●人参配五味子、麦冬，益气敛阴，治气阴两伤之汗多、口渴，如生脉饮（《内外伤辨惑论》）。

●人参配石膏、知母，益气生津，治热病气津两伤之身热口渴及消渴证，如白虎加人参汤（《伤寒论》）。

●人参配五味子、紫苏子、杏仁，补益肺气，治肺气虚之短气喘促、懒言声微及肺虚咳喘痰多，如补肺汤（《备急千金要方》）。

●人参配白术、茯苓、甘草，补脾益气，治脾虚倦怠、食少便溏等，如四君子汤（《太平惠民和剂局方》）。

●人参配当归、熟地黄、白芍，补气生血，治气血亏虚之面色萎黄、头晕眼花、乏力、心悸多梦，如八珍汤（《正体类要》）。

●人参配蛤蚧，补益肺肾，治肺肾两虚之短气、喘促，如蛤蚧定喘丸（《医级》）。

●人参配酸枣仁、柏子仁，补益心气、安神益智，治心悸怔忡、失眠多梦、健忘，如天王补心丹（《摄生秘剖》）。

●人参配鹿茸，补肾壮阳，治肾阳虚衰、肾精亏虚之阳痿、不孕不育，如参茸固本丸（《饲鹤亭集方》）。

●人参配黄芪、白术，或配阿胶、炮姜，益气摄血，治气不摄血之出血证，如归脾汤（《济生方》）。

●人参配紫苏叶、葛根、桔梗，益气解表，宣肺化痰，治体虚外感之恶寒发热、头痛鼻塞、咳嗽痰多，如参苏饮（《太平惠民和剂局方》）。

●人参配当归、大黄、芒硝，清热泻下，益气养血，治气血两虚、肠胃燥热、腹痛、便秘，如黄龙汤（《伤寒六书》）。

●人参配三七，益气化瘀止痛，治气虚血瘀型胸痹心痛。

【用法用量】 煎服，3～9 g（克），挽救虚脱可用15～30 g。宜文火另煎，分次兑服。野山参研末吞服，每次2 g，日服2次。

【使用注意】 反藜芦，畏五灵脂，恶莱菔子；服人参不宜喝茶、吃萝卜。

【来源与品种】 为五加科植物人参 *Panax ginseng* C. A. Mey. 的干燥根和根茎。主产于吉林、辽宁、黑龙江。生用。

野山参：人参野生品种，以年代久远者为佳，能大补元气、复脉固脱、益气摄血，补力大。园参：田园人工种植者，补力较差。生晒参：园参晒干入药，偏于补气生津，适用于气阴不足。白参：园参经水浸烫后，再以糖汁浸泡后晒干，作用弱。红参：园参蒸熟后晒干入药，性偏温燥，偏于补气温阳，适用于气弱阳虚。参须：人参炮制加工中断下的细根，药效弱于人参。

【现代研究】　本品主要含多种人参皂苷、多糖等成分，具有抗休克、强心作用，在心功能衰竭时，其强心作用更为显著；具有“适应原”样作用，能兴奋垂体—肾上腺皮质系统，提高应激反应能力；对高级神经活动的兴奋和抑制过程均有增强作用，能提高脑力劳动效率；能增强性腺功能；能调节胆固醇代谢，降血糖，促进蛋白质合成，促进造血功能；能增强机体免疫功能；尚有抗疲劳、抗辐射、抗过敏及抗肿瘤等多种作用。其药理活性常因机体功能状态不同而呈双向作用。

2. 黄　芪

【原文】　**黄芪性温，收汗固表，托疮生肌[1]，气虚莫少。**绵软如箭干[2]者。疮疡生用，补虚蜜水炒用。

【词解】

[1]托疮生肌：托疮，意为将疮毒排出体外；生肌，指使疮疡溃破处生长新的肌肉组织。黄芪用治气血亏虚之痈疽疮疡证，促使邪毒外泄、疮疡愈合，故称“托疮生肌”。

[2]干：通“杆”。

【释义】　黄芪味甘，性微温。归脾、肺经。素有“补气之长”之称，治疗肺脾气虚诸证必不可少。有健脾益气、收敛止汗、御邪固表、托毒外出、生肌、愈合疮疡之效用。其补气之功尚能升提中焦阳气，用治气虚下陷诸证；补脾助水湿运化而能利水，用治气虚水肿。药材以柔软坚韧如箭杆者最好。治疗疮疡宜生用，用于补益气血亏虚宜蜜炙用。

【功效】　健脾补中，升阳举陷，益卫固表，利尿，托毒生肌。

【主治】　脾气虚证，肺气虚证，气虚自汗证，气虚水肿，气血亏虚证。

【配伍应用精要】

●黄芪单用熬膏服，即可用治肺脾气虚、气血亏虚等证。

●黄芪配党参、白术等，补气健脾，治脾虚倦怠乏力、食少便溏。

●黄芪配人参、升麻、柴胡，升阳举陷，治脾虚中气下陷之久泻久痢、胃下垂、脱肛、子宫脱垂，如补中益气汤（《脾胃论》）。

●黄芪配附子，补气温阳，治气虚阳弱之身困、气短乏力、肢冷汗出。

●黄芪配当归，或与其他补血药配伍，补气生血，治血虚证，如当归补血汤（《兰室秘藏》）。

●黄芪配人参、白术、当归，补气摄血，治脾虚失统所致失血证，如归脾汤（《济生方》）。

●黄芪配茯苓，补气利水，治脾虚失运之水肿尿少，为气虚水肿之重要配伍。

●黄芪配防己、白术，益气祛风、健脾利水，治表虚湿盛之汗出恶风、身重、小便不利，如防己黄芪汤（《金匮要略》）。

●黄芪配天花粉、葛根等，补气生津、布津止渴，治脾虚不能布津之口渴、消渴证，如玉液汤（《医学衷中参西录》）。

●黄芪配杏仁、紫菀、款冬花，补益肺气、止咳平喘，治肺气虚弱之咳喘日久、气短神疲。

●黄芪配牡蛎、麻黄根、浮小麦，补气固表敛汗，治气虚自汗证，如牡蛎散（《太平惠民和剂局方》）。

●黄芪配白术、防风，补气益卫、御邪固表，治肺脾气虚、卫表不固之自汗、易感外邪，如玉屏风散（《丹溪心法》）。

●黄芪配人参、当归、升麻，补气生血、托脓排毒，治疮疡中期，疮疡难溃难腐，或溃久难敛，如托里透脓散（《医宗金鉴》）。

●黄芪配人参、当归、肉桂，补气生血，治溃疡后期，脓水清稀、疮口难敛，如十全大补汤（《太平惠民和剂局方》）。

●黄芪配当归、川芎、地龙，益气活血行滞，治中风后遗症之气虚血滞、筋脉失养、肢体麻木或半身不遂，如补阳还五汤（《医林改错》）。

●黄芪配川芎、独活、牛膝，补气行血除痹，治风寒湿痹。

【用法用量】 煎服，9～30 g。

【使用注意】 邪热积滞、气实胸满、疮痈初起、阴虚火旺者，均不宜服。

【来源与品种】 为豆科植物蒙古黄芪 *Astragalus membranaceus* (Fisch.) Bge. var. *mongholicus* (Bge.) Hsiao 或膜荚黄芪 *Astragalus membranaceus* (Fisch.) Bge. 的干燥根。主产于内蒙古、山西、黑龙江等地。生用或蜜炙用。

蜜炙黄芪：甘温而偏润，长于益气补中。

【现代研究】 本品主要含苷类、多糖、氨基酸及微量元素等，具有增强机体免疫功能、利尿、抗衰老、保肝、降血压作用，能增强心肌收缩力，还有促雌激素样作用和较广泛的抗菌作用。黄芪多糖具有提高小鼠应激能力、调节血糖含量、保护心血管系统、加速遭受放射线损伤机体的修复等作用。

3. 白 术

【原文】 白术甘温，健脾强胃，止泻除湿，兼祛痰痞[1]。去芦。淘米泔水洗、薄切晒干，或用东[2]壁土炒。

【词解】

[1] 痰痞：痰气郁结所致的痞证，症见胸脘部痞塞胀满不痛。

[2] 东：应为“陈”。

【释义】 白术味甘、苦，性温。归脾、胃经。有健脾强胃、止泻除湿的功效，又能祛痰消痞满，有“补气健脾第一要药”之誉。用于治疗脾虚失运、水湿内停所致纳少便溏、泄泻、水肿及痰湿停留之胸腹胀满的痰痞等证。药材采挖后，去芦头，用淘米泔水洗净，切薄片晒干用，或用陈壁土炒用。

【功效】 健脾益气，燥湿利尿，止汗，安胎。

【主治】 脾气虚证，脾虚湿困证，自汗，胎动不安。

【配伍应用精要】

●白术配人参、茯苓，补气健脾燥湿，治脾虚食少、泄泻便溏，如四君子汤、参苓白术散（《太平惠民和剂局方》）。

●白术配黄芪、防风，补益脾肺、益卫固表，治脾肺气虚、卫气不固、自汗、易感风邪，如玉屏风散（《丹溪心法》）。

●白术配党参、干姜、附子，温补中焦、散寒止痛，治脾胃虚寒之脘腹冷痛、呕逆泄泻，如附子理中汤（《三因极一病证方论》）。

●白术配枳实，健脾消积、行气化湿，治脾胃虚弱之食少不化、脘腹痞满，如枳术丸（《脾胃论》）。

●白术配桂枝、茯苓、甘草，温阳燥湿、利水化饮，治脾虚中阳不振之痰饮内停、肌肤水肿，或痰饮上犯、头晕目眩、心悸，如苓桂术甘汤（《金匮要略》）。

●白术配车前子，补脾利湿止泻，治暑湿泄泻。

●白术配黄芩、当归、白芍，养血健脾、清热安胎，治脾虚气弱、怀胎蕴热、胎动不安，如当归散（《金匮要略》）。

●白术配砂仁，补气健脾安胎，治脾虚气弱、胎动不安。

●白术配人参、阿胶，补益气血、安胎，治脾虚气血不足、胎儿失养所致胎动不安。

●白术配杜仲、川续断，补肾、固冲任、安胎，治妊娠肝肾不足、冲任不固之腰酸腹痛、胎动不安。

●白术配人参、茯苓、陈皮，补气健脾除湿，治疗脾虚失运、湿浊中阻之妊娠恶阻、呕恶不食，亦可用治脾虚妊娠水肿、四肢沉重。

【用法用量】 煎服，6～12 g。补气健脾止泻宜炒用，燥湿利水宜生用。

【使用注意】 本品苦温性燥，热病伤津及阴虚内热、阴津亏耗之燥渴者不宜服。

【来源与品种】 为菊科植物白术 *Atractylodes macrocephala* Koidz. 的干燥根茎。主产于浙江、湖北、湖南等地。生用或土炒、麸炒用。

土炒白术：健脾止泻功效为胜。麸炒白术：缓和燥性，增强健脾作用。

【现代研究】 本品含挥发油，主要成分为苍术酮，白术内酯A、B及糖类，能双向调整胃肠运动功能，实验证明，当肠管处于兴奋状态时，本品对肠管呈抑制作用，当肠管处于抑制状态时，又呈兴奋作用，皆能使肠管活动恢复至接近正常的水平。本品还有抗溃疡、保肝、强壮、延缓衰老、增强造血功能、利尿、降血糖、抗凝血及抑制子宫收缩等作用。

4. 茯 苓

【原文】 茯苓味淡，渗湿利窍[1]，白化痰涎，赤通水道[2]。去黑皮。中有赤筋，要去净，不损人目。

【词解】

[1]渗湿利窍：用味甘、淡药物渗利水湿，通利小便，祛除湿邪，故称“渗湿利窍”。

[2]通水道：水道，指水液运行的通道。通水道，即促进机体水液代谢，使水湿排出体外。

【释义】 茯苓味甘、淡，性平。归心、脾、肾经。甘、淡渗利，有渗湿利窍、通利小便的作用。用于脾虚水湿内停所致水肿、小便不利、痰饮心悸、眩晕等病症。茯苓分赤、白两种，白茯苓善于健脾化痰饮，赤茯苓则长于利小便、通水道。白茯苓甘平和缓而能补，能祛邪，又可扶正，而有健脾补中、宁心安神的功效。药材采挖后，去掉黑色外皮，去净中间的红筋，以免损害患者的眼睛。

【功效】 利水消肿，渗湿，健脾，宁心。

【主治】 水肿、小便不利，痰饮，脾虚泄泻，心悸、失眠。

【配伍应用精要】

●茯苓配白术、泽泻、桂枝，利水退肿，治水湿内停之水肿胀满、小便不利，如五苓散（《伤寒论》）。

●茯苓配附子、生姜，温阳利水，治脾肾阳虚水肿、小便不利，如真武汤（《伤寒论》）。

●茯苓配滑石、阿胶、泽泻，清热利水消肿，治阴虚、水热互结之水肿、小便不利，如猪苓汤（《伤寒论》）。

●茯苓配车前子、泽泻，健脾渗湿、利尿通淋，治淋浊、小便不利、水湿泄泻。

●茯苓配桂枝、白术、甘草，温阳燥湿、利水化饮，治痰饮内停、肌肤水肿，或痰饮上犯、头晕目眩、心悸，如苓桂术甘汤（《金匮要略》）。

●茯苓配半夏、生姜，利湿化饮，治饮停于胃之恶心、呕吐，如小半夏加茯苓汤（《金匮要略》）。

●茯苓配白术、薏苡仁，健脾渗湿止泻，治脾虚湿盛泄泻，如参苓白术散（《太平惠民和剂局方》）。

●茯苓配人参、白术、甘草，健脾益气补中，治脾胃虚弱之倦怠乏力、食少、便溏，如四君子汤（《太平惠民和剂局方》）。

●茯苓配木香、薏苡仁，健脾行气、渗湿止泻，治脾虚湿阻气滞之泄泻、腹痛。

●茯苓配黄芪、当归、远志，补益心脾、宁心安神，治心脾两虚、气血不足之心悸、失眠、健忘，如归脾汤（《济生方》）。

●茯苓配人参、龙齿、远志，益心气、安心神，治心神不宁、惊恐不安，如安神定志丸（《医学心悟》）。

【用法用量】 煎服，9～15 g。

【使用注意】 虚寒精滑者忌服。

【来源与品种】 为多孔菌科真菌茯苓 *Poria cocos* (Schw.) Wolf 的干燥菌核。主产于云南、安徽、湖北等地。生用。

赤茯苓：茯苓的干燥菌核近外皮部的淡红色部分，功同茯苓，偏于行水、利湿热。茯苓皮：为茯苓菌核的黑色外皮，性味同茯苓，功能利水消肿，长于治皮肤水肿。茯神：为茯苓菌核中间带有松根的部分，性味同茯苓，功能宁心安神。

【现代研究】 本品主要含茯苓多糖、茯苓酸、蛋白质、脂肪、卵磷脂、胆碱、组氨酸、麦角甾醇等，具有利尿、抗炎、镇静和降血糖的作用。茯苓多糖具有增强机体免疫功能、护肝、抗肿瘤等作用。

5. 甘 草

【原文】 **甘草甘温，调和诸药，炙则温中，生则泻火。**一名国老。能解百毒。反甘遂、海藻、大戟、芫花。

【释义】 甘草味甘，生品性微寒，蜜炙后性微温、甘平和缓。归心、肺、脾、胃经。有调和诸药的功效。蜜炙可以温补中焦、补脾益气，用于脾胃虚弱、气虚血少等证；生用可以清热泻火解毒，用于热毒疮疡、咽喉肿痛，以及药物、食物中毒等。甘草因其有很好的解药毒、调和诸药功能，又有国老之名。反甘遂、海藻、大戟、芫花，不可同用。

【功效】 补脾益气，祛痰止咳，缓急止痛，清热解毒，调和诸药。

【主治】 心动悸、脉结代，脾气虚证，咳嗽痰喘，脘腹、四肢挛急疼痛，热毒疮疡，咽喉肿痛，药食中毒。

【配伍应用精要】

●甘草单用即有益心气、复脉律功效，如《伤寒类要》单用本品，单用尚有止咳效用。

●甘草配人参、阿胶、生地黄，补心气、复脉律，治气血两虚之脉结代、心动悸，如炙甘草汤（《伤寒论》）。

●甘草配小麦、大枣，益气养血、缓急安神，治心气虚、心神不宁之脏躁证。

●甘草配党参、白术、黄芪，补脾益气，治脾气虚弱之倦怠乏力、食少便溏。

●甘草随证配相关药物，止咳祛痰平喘，治寒热虚实多种咳喘，有痰无痰均宜。

●甘草配白芍，柔肝缓急止痛，治脘腹、四肢挛急疼痛，如芍药甘草汤（《伤寒论》）。

●甘草配紫花地丁、连翘，清热解毒、消肿散结，治热毒疮疡。

●甘草配桔梗、牛蒡子，清热解毒利咽，治热毒蕴结之咽喉肿痛。

●甘草单用或配绿豆、黑豆，解食物或药物中毒。

●甘草与有毒副反应、偏性较强的药物同用，或入寒热并用的方中，可缓和药性、调和诸药。

【用法用量】 煎服，1.5～9 g。

【使用注意】 反海藻、大戟、芫花、甘遂，禁同用。本品有助湿壅气之弊，湿盛胀满、水肿者不宜用。大剂量、久服可致水肿。

【来源与品种】 为豆科植物甘草 *Glycyrrhiza uralensis* Fisch.、胀果甘草 *Glycyrrhiza inflata* Bat. 或光果甘草 *Glycyrrhiza glabra* L. 的干燥根及根茎。主产于内蒙古、新疆、甘肃等地。生用或蜜炙用。

炙甘草：补脾和胃，益气复脉力胜，并能润肺止咳。

【现代研究】 本品主要含三萜、黄酮、生物碱和多糖等成分，有类似肾上腺皮质激素样作用；能保护发炎的咽喉和气管黏膜；对某些毒物有类似葡萄糖醛酸的解毒作用；有抗心律失常作用；有抗溃疡、抑制胃酸分泌、缓解胃肠平滑肌痉挛及镇痛作用，并与芍药的有效成分芍药苷有协同作用；能促进胰液分泌；有明显的镇咳、祛痰作用，还有一定平喘作用；有抗菌、抗病毒、抗炎、抗过敏、抗利尿、降血脂、保肝等作用。

6. 当　归

【原文】 **当归甘温，生血补心，扶虚益损，逐瘀生新[1]。**酒浸，洗净切片。体肥痰盛，姜汁浸晒。身养血，尾破血，全活血。

【词解】

[1] 逐瘀生新：祛除瘀血、促进新血生成之义。

【释义】 当归味甘、辛，性温质润。归肝、心、脾经。有“补血圣药”之称，又有良好的活血之功；能补血养心，补益虚损，又可祛瘀生新。用于血虚头晕心悸，血虚或血瘀之经产疾病。宜用酒浸拌或酒炒用，生药洗净，切成薄片晒干用。身体肥胖、痰湿偏盛之人，适合用姜汁浸泡后晒干用。当归身的作用重在养血，当归尾长于活血祛瘀，全当归则养血活血。

【功效】 补血调经，活血止痛，润肠通便。

【主治】 血虚诸证，血虚或血瘀之月经不调、经闭、痛经，虚寒性腹痛，跌打损伤，痈疽疮疡，风寒湿痹痛，血虚肠燥便秘。

【配伍应用精要】

●当归配熟地黄、白芍、川芎，补血养血，治血虚萎黄、心悸、月经不调，如四物汤（《太平惠民和剂局方》）。

●当归配黄芪、人参，补气生血，治气血两虚之面色苍白、头晕乏力、心悸失眠等，如当归补血汤（《兰室秘藏》）、人参养荣汤（《温疫论》）。

●当归配阿胶、艾叶，温经补血活血，治血虚寒滞之行经腹痛、经闭等。

●当归配延胡索、香附，活血行气止痛，治血虚气滞血瘀之行经腹痛。

●当归配桃仁、红花、莪术，活血通经，治血瘀经闭不通、闭经、癥瘕积聚。

●当归配桂枝、白芍、生姜，补血活血、散寒止痛，治血虚血瘀、中焦寒凝之腹痛，如当归生姜羊肉汤（《金匮要略》）、当归建中汤（《备急千金要方》）。

●当归配乳香、没药、桃仁，活血止痛，治跌打损伤、瘀血作痛，如复元活血汤（《医学发明》）、活络效灵丹（《医学衷中参西录》）。

●当归配金银花、赤芍、天花粉，活血消肿止痛，治疮疡初起肿胀疼痛，如仙方活命饮（《妇人良方》）。

●当归配黄芪、人参、肉桂，补益气血、托毒生肌，治疮疡脓成不溃、溃后不敛，如十全大补汤（《太平惠民和剂局方》）。

●当归配金银花、玄参、甘草，补血活血，治阴血伤败、脱疽溃烂，如四妙勇安汤（《验方新编》）。

●当归配羌活、防风、黄芪，活血散寒止痛，治风寒痹痛、肢体麻木，如蠲痹汤（《百一选方》）。

●当归配肉苁蓉、牛膝、升麻，补血润肠通便，治血虚肠燥便秘，如济川煎（《景岳全书》）。

【用法用量】 煎服，5～15 g。

【使用注意】 湿盛中满、大便泄泻者忌服。

【来源与品种】 为伞形科植物当归 *Angelica sinensis* (Oliv.) Diels 的干燥根。主产于甘肃、陕西、四川等地。生用或炒用。

当归身：补血养血。当归尾：活血逐瘀。全当归：补血活血。酒当归（酒拌或酒炒）：活血补血调经作用增强。土炒当归：既能补血，又不致滑肠。当归炭：以止血为主。

【现代研究】 本品主要含挥发油、多糖及阿魏酸等，尚含多种氨基酸及维生素等，对子宫平滑肌有双向调节作用；有抗血小板凝集和抗血栓作用，并能促进血红蛋白及红细胞的生成；有抗心肌缺血和扩张血管作用，可改善微循环；对非特异性和特异性免疫功能都有增强作用，并有降血脂、保肝、镇静、镇痛、抗炎、抗缺氧、抗辐射损伤、抑制肿瘤和抗菌等作用。

7. 白芍

【原文】 白芍酸寒，能收能补[1]，泻痢腹痛，虚寒勿与。有生用者，有酒炒用者。

【词解】

[1] 能收能补：“收”指收敛，白芍味酸，能敛阴止汗，又能敛肝阴、平肝阳；“补”指补血养血，用治阴血亏虚诸证。

【释义】 白芍味苦、酸，微寒。归肝、脾经。甘补酸收，既能敛肝阴、平抑肝阳，又能补血柔肝、缓急止痛，可用治血虚阴亏之月经不调、痛经，湿热泻痢、腹痛、里急后重。但证属虚寒者不宜使用。生用或酒炒后用。

【功效】 养血敛阴，柔肝止痛，平抑肝阳。

【主治】 肝血亏虚、月经不调，胸胁脘腹疼痛或四肢挛急疼痛，肝阳上亢之头痛、眩晕，阴虚盗汗。

【配伍应用精要】

●白芍配熟地黄、当归，补血养血，治肝血亏虚所致面色苍白、眩晕心悸或月经不调、崩漏，如四物汤（《太平惠民和剂局方》）。

●白芍配黄芩、黄柏、续断，清热养血调经，治血虚有热、月经不调，如保阴煎（《景岳全书》）。

●白芍配阿胶、艾叶，补血温经止血，治冲任虚寒，崩漏下血。

●白芍配甘草，养血柔肝、缓急止痛，治阴血虚、筋脉失养之脘腹、四肢挛急疼痛，如芍药甘草汤（《伤寒论》）。

●白芍配柴胡、当归、白芍，养血柔肝止痛，治肝郁血虚之胁肋疼痛、乳房胀痛、痛经，如逍遥散（《太平惠民和剂局方》）。

●白芍配白术、防风、陈皮，调理肝脾、柔肝止痛，治脾虚肝旺之腹痛泄泻，如痛泻要方（《景岳全书》）。

●白芍配木香、黄连，柔肝缓急止痛，治痢疾腹痛、里急后重，如芍药汤（《素问病机气宜保命集》）。

●白芍配木瓜、吴茱萸，柔肝缓急，治霍乱吐泻、腿肚转筋。

●白芍配牛膝、代赭石、龙骨，养血敛阴、平肝潜阳，治肝阳上亢之头痛、眩晕，如镇肝息风汤（《医学衷中参西录》）。

●白芍配桂枝，调和营卫、敛阴止汗，治营卫不和、外感风寒、汗出恶风，如桂枝汤（《伤寒论》）。

●白芍配龙骨、牡蛎、浮小麦，敛阴止汗，治阴虚盗汗。

【用法用量】 煎服，5～15 g，大剂量可用15～30 g。

【使用注意】 阳衰虚寒者不宜用。反藜芦，忌同用。

【来源与品种】 为毛茛科植物芍药 *Paeonia lactiflora* Pall. 的干燥根。主产于浙江、安徽、四川等地。生用、炒用或酒、醋、土炒用。

炒白芍：药性稍缓，以养血敛阴为主。酒白芍：降低酸寒之性，善于和中缓急。醋白芍：偏于敛肝、敛血、止血、疏肝解郁。土炒白芍：柔肝和脾、止泻作用增强。

【现代研究】　本品主要成分为芍药苷，还含鞣质、挥发油、脂肪油、牡丹酚及三萜类化合物等，有一定的抗炎、抑菌、镇静、镇痛、抗惊厥、降血压、扩张血管等作用，对小鼠免疫应答具有调节作用，并可增加心肌营养及血流量。芍药苷对大鼠胃、肠、子宫平滑肌有较好的解痉作用。

8.赤　芍

【原文】　赤芍酸寒，能泻能散[1]，破血通经[2]，产后勿犯。宜生用。

【词解】

[1]能泻能散：“泻”指赤芍泻肝经之火；“散”指能清热凉血，消散血中之瘀滞。

[2]破血通经：破血，指赤芍入肝走血，有较强的活血作用，用于多种血瘀证；通经，指通调月经，用治血瘀月经不调、痛经、经闭等。

【释义】　赤芍味酸、苦，性寒。归肝经。能泻肝火，凉血散瘀，破血通经。用于血热各种出血，以及多种瘀血病症。妇女产后不宜应用。入药宜生用。

【功效】　清热凉血，散瘀止痛。

【主治】　温毒发斑、血热吐衄、目赤肿痛、痈肿疮疡，肝郁胁痛、经闭痛经、癥瘕腹痛、跌打损伤。

【配伍应用精要】

●赤芍配牡丹皮、生地黄、大青叶，清热凉血、止血消斑，治温热病邪入营血之高热、舌绛、身发斑疹或血热吐衄等。

●赤芍配丹参、泽兰、益母草，清热凉血、散瘀通经，治血热血瘀之痛经、经闭。

●赤芍配荆芥、薄荷、黄芩，清肝火、散瘀结，治肝经风热之目赤肿痛、羞明多眵，如芍药清肝散（《原机启微》）。

●赤芍配白芍，清热凉血养阴，治血分有热、津液不足之低热、口舌干燥、目赤肿痛。

●赤芍配生地黄、小蓟、白茅根，清热凉血、利水通淋，治热淋、血淋、小便短赤涩痛。

●赤芍配地榆、黄柏，凉血止痢止痛，治痢疾便血、腹痛。

●赤芍配金银花、天花粉、乳香，清热凉血、散瘀消肿，治热毒疮痈、红肿热痛，如仙方活命饮（《妇人大全良方》）。

●赤芍配柴胡、牡丹皮，活血散瘀止痛，治肝郁血滞之胁痛，如赤芍药散（《博济方》）。

●赤芍配当归、川芎、延胡索，活血散瘀、调经止痛，治血滞经闭、痛经、癥瘕腹痛，如少腹逐瘀汤（《医林改错》）。

●赤芍配川芎、丹参、降香，行气活血止痛，治胸痹、心痛。

●赤芍配桃仁、红花、当归，活血散瘀、消肿止痛，治跌打损伤、瘀肿疼痛。

【用法用量】 煎服，6～12 g。

【使用注意】 血寒经闭者不宜用。反藜芦，忌同用。

【来源与品种】 为毛茛科植物赤芍 *Paeonia lactiflora* Pall.、卵叶芍药 *Paeonia obovata* Maxim. 或川赤芍 *Paeonia veitchii* Lynch 的干燥根。我国大部分地区均产。生用、炒用或酒炙用。

炒赤芍：药性偏于和缓，活血止痛而不寒中。酒赤芍：活血散瘀力胜，清热凉血作用甚弱。

【现代研究】 主要有效成分为芍药苷、芍药内酯苷等，还含有挥发油、脂肪、树脂等。本品能扩张冠状动脉、增加冠状动脉血流量；赤芍多种成分及其衍生物有抑制血小板聚集、抗血栓作用；所含芍药苷等有镇静、解热、抗炎、止痛、解痉等作用，对肝细胞DNA的合成有明显的增强作用，对多种病原微生物有较强的抑制作用。

9. 生地黄

【原文】 **生地微寒，能消湿热，骨蒸烦劳[1]，兼消破血。**产怀庆府者佳。宜酒洗，竹刀切片，晒干。

【词解】

[1]骨蒸烦劳："骨蒸"是指其热发自骨髓深处，蒸蒸而出。"烦劳"是指烦热、躁扰不宁。"骨蒸烦劳"是肾阴亏虚所致虚热证的临床症状。

【释义】 生地黄味甘、苦，性微寒。归心、肝、肾经。善清热凉血、养阴生津、凉血止血，并兼有消瘀活血的作用。用于阴虚骨蒸，热病烦渴，发斑，血热出血，热毒皮肤疮疡，以及内热津伤之消渴证。以产于河南怀庆府（今河南修武、武陟以西，黄河以北地区）者为佳。采收后，宜用酒洗，用竹刀切片，晒干。

【功效】 清热凉血，养阴生津。

【主治】 温病热入营血之舌绛烦渴、斑疹吐衄，血热妄行之出血，阴虚内热之骨蒸劳热，津伤口渴、内热消渴，肠燥便秘。

【配伍应用精要】

●生地黄配玄参、连翘、丹参，清热凉血止血、生津止渴，治温病热入营血之壮热烦渴、神昏舌绛，如清营汤（《温病条辨》）。

●生地黄配大黄，凉血止血，治血热吐衄，如大黄散（《伤寒总病论》）。

●鲜地黄配鲜荷叶、生侧柏叶、生艾叶，清热凉血止血，治血热之各种出血证，如四生丸（《妇人大全良方》）。

●生地黄配地榆，凉血止血，治血热便血、尿血，如两地丹(《石室秘录》)。

●生地黄配大黄，清热泻火、凉血止血，治心胃火炽、迫血妄行之吐血、衄血、便秘。

●生地黄配竹叶、木通，清心火、利小便，治心火炽盛、下移小肠之口舌生疮、心烦尿赤，如导赤散(《小儿药证直诀》)。

●生地黄配益母草，凉血散瘀止血，治血热崩漏或产后下血不止，如地黄酒(《太平圣惠方》)。

●生地黄配知母、地骨皮，滋阴降火退骨蒸，治阴虚内热、潮热骨蒸，如地黄膏(《古今医统》)。

●生地黄配牛膝，滋阴降火，治肾阴亏虚、虚火上炎之口渴、小便频多、消渴。

●生地黄配青蒿、鳖甲、知母，滋阴退蒸，治温病后期余热未尽、阴津已伤，夜热早凉、热退无汗，如青蒿鳖甲汤(《温病条辨》)。

●生地黄配麦冬、沙参、玉竹，清热养阴、生津止渴，治热病伤阴，烦渴多饮，如益胃汤(《温病条辨》)。

●生地黄配山药、黄芪、山茱萸，养阴生津止渴，治阴虚内热之消渴证，如滋膵饮(《医学衷中参西录》)。

●生地黄配麦冬、玉竹、沙参，养阴生津止渴，治阴虚内热之消渴证，如益胃汤(《温病条辨》)。

●生地黄配玄参、麦冬，养阴生津，治温病津伤，肠燥便秘，如增液汤(《温病条辨》)。

【用法用量】 煎服，10～15 g，鲜品用量加倍；或以鲜品捣汁入药。

【使用注意】 脾虚湿滞、腹满便溏者不宜使用。

【来源与品种】 为玄参科植物地黄 *Rehmannia glutinosa* Libosch. 的新鲜或干燥块根。主产于河南、河北、内蒙古及东北地区。生用或鲜用。

鲜地黄：为鲜品切片入药，清热凉血、止血、生津。地黄汁：鲜品捣汁入药，功同生地黄而清热凉血的作用强。生地炭：入血分，凉血止血。

【现代研究】 本品主要含β-谷甾醇、地黄素、生物碱等，有一定的强心、利尿、调节血压、降血糖等作用，还能促进血液凝固、缩短出血时间、保护肝脏、抗辐射、抑制多种真菌生长、增强免疫功能等。

10.熟地黄

【原文】 熟地微温，滋肾补血，益髓填精，乌须黑发。用怀庆生地黄，酒拌蒸至黑色，竹刀切片，勿犯铁器。忌萝卜、葱、蒜。用姜汁炒，除膈闷。

【释义】 熟地黄味甘，性微温。归肝、肾经。能滋补肾阴，养血补血，益精髓，补肾精，乌须黑发，为养血滋肾之要药。用于阴虚血少之面色萎黄、头晕目眩、心悸失眠，肝肾阴虚之腰膝酸软、耳鸣耳聋、遗精盗汗、消渴，阴血亏虚之须发早白、月经不调、崩漏等。药选怀庆地黄，用酒拌后蒸至黑色，再以竹刀切片，晒干。炮制不宜与铁器接触。服药期间忌食萝卜、大葱、生蒜。用姜汁炒，可消除胸膈满闷等不良反应。

【功效】 补血养阴，填精益髓。

【主治】 血虚证，肝肾阴虚证。

【配伍应用精要】

●熟地黄配当归、白芍、川芎，补血养血，治血虚萎黄、眩晕、心悸、月经不调、闭经，如四物汤（《太平惠民和剂局方》）。

●熟地黄配党参，补气养血，治气血亏虚之形神不足、面色萎黄、气短乏力。

●熟地黄配远志、酸枣仁，补血养心安神，治心血虚之心悸怔忡、失眠健忘。

●熟地黄配阿胶、艾叶，补血止血、温经散寒，治血虚寒凝、崩漏下血、少腹冷痛，如胶艾汤（《金匮要略》）。

●熟地黄配山药、山茱萸，滋补肝肾之阴，治肝肾阴虚之腰膝酸软、遗精、盗汗、耳鸣耳聋及消渴等，如六味地黄丸（《小儿药证直诀》）。

●熟地黄配知母、黄柏、龟甲，滋补肝肾、退热除蒸，治肝肾阴虚之骨蒸潮热、盗汗，如大补阴丸（《丹溪心法》）。

●熟地黄配牛膝、麦冬、知母，滋肾阴、清胃热，治肾阴亏虚、虚火上炎之头痛牙痛、齿松牙衄、烦热干渴，如玉女煎（《景岳全书》）。

●熟地黄配何首乌、牛膝、菟丝子，益精血、乌须发，治精血亏虚之须发早白、早衰，如七宝美髯丹（《医方集解》）。

●熟地黄配制首乌、黑芝麻，补血益精、乌须发，治精亏血虚之须发早白。

●熟地黄配龟甲、锁阳、狗脊，补精益髓、强筋壮骨，治肝肾不足之五迟五软，如虎潜丸（《医方集解》）。

●熟地黄配五味子，补肾纳气、止咳平喘，治肾虚喘咳。

●熟地黄配附子、肉桂之品，温补肾阳，治肾阳虚衰之形寒肢冷、腰膝酸软、阳痿，如金匮肾气丸（《金匮要略》）。

【用法用量】 煎服，10～30 g。大剂量可用至30～60 g。

【使用注意】 本品性质滋腻，有腻胃滞气之弊，故气滞痰多、脘腹胀满、食少便溏者忌服。

【来源与品种】 为生地黄以酒、砂仁、陈皮为辅料经反复蒸晒炮制，切片或炒炭用。

熟地炭：以补血止血为主，用于虚损性出血。

【现代研究】 本品含梓醇、地黄素、甘露醇、糖类及氨基酸等，能使“阴虚”型甲状腺功能亢进大鼠的多种阴虚症状缓解，能对抗地塞米松对垂体—肾上腺皮质系统的抑制作用，并能促进肾上腺皮质激素的合成。六味地黄汤对大鼠实验性肾性高血压有明显的降血压、改善肾功能、降低病死率的作用，可明显对抗N-亚硝基氨酸乙酯诱发小鼠前胃鳞状上皮细胞癌的作用。

11. 麦　冬

【原文】 **麦门甘寒，解渴祛烦，补心清肺，虚热自安[1]。** 水浸，去心用，不令人烦。

【词解】

[1]虚热自安：虚热，指虚证引起的发热，这里指阴虚发热。麦冬甘寒养阴，滋阴清热，故能使“虚热自安”。

【释义】 麦冬味甘、微苦，性寒。归胃、肺、心经。能养胃阴、益胃生津，滋肺阴、清热润肺，养心阴、清心除烦。用于三脏腑之热病津伤、咽干口燥、干咳无痰、虚烦劳热、消渴、津亏便秘等。使用时须水浸，去心用，以避免引起心烦。

【功效】 养阴生津，润肺清心。

【主治】 胃阴虚证，肺阴虚证，心阴虚证。

【配伍应用精要】

●麦冬配玉竹、沙参，清热养阴、生津止渴，治热伤胃阴之胃痛、胃胀、口干舌燥，如沙参麦冬汤（《温病条辨》）。

●麦冬配半夏、人参，益气养阴、降胃气，治胃阴不足之气逆、呕吐，如麦门冬汤（《金匮要略》）。

●麦冬配天花粉、乌梅，养阴生津止渴，治消渴证之口渴多饮。

●麦冬配人参、五味子，益气养阴，治气阴两伤之气短懒言、汗出不止。

●麦冬配生地黄、大蓟、小蓟，清热养阴、凉血止血，治血热吐血、衄血。

●麦冬配生地黄、玄参，生津润燥、增液通便，治热邪伤津之肠燥便秘，如增液汤（《温病条辨》）。

●麦冬配阿胶、石膏、枇杷叶，清热养阴润燥，治阴虚肺燥有热之鼻燥咽干、干咳痰少、咽痛喑哑，如清燥救肺汤（《医门法律》）。

●麦冬配玄参、知母，滋阴降火、利咽消肿，治阴虚有热之咽喉肿痛。

●麦冬配知母、贝母，清热养阴、润肺止咳，治阴虚痨嗽咯血。

●麦冬配天冬，养阴润肺，治肺肾阴虚、虚痨咯血，如二冬膏（《摄生秘剖》）。

●麦冬配生地黄、酸枣仁、柏子仁，养阴清心、除烦安神，治心阴虚有热之心烦、失眠多梦、健忘、心悸、怔忡，如天王补心丹（《摄生秘剖》）。

●麦冬配黄连、生地黄、玄参，养阴清热安神，治热伤心营之心烦不宁、失眠，如清营汤（《温病条辨》）。

●麦冬配人参、竹叶、石膏，清热益气养阴、除烦安神，治热病后期气津两伤，虚烦不眠。

【用法用量】 煎服，6～12 g。清养肺胃之阴多去心用，滋阴清火多连心用。

【使用注意】 外感风寒、痰饮湿浊之咳嗽者忌服，脾虚便溏者慎用。

【来源与品种】 为百合科植物麦冬 *Ophiopogon japonicus* (L. f.) Ker - Gawl. 或大叶麦冬 *Liriope spicata* (Thunb.) Lour. 等的干燥块根。主产于四川、浙江、江苏等地。生用。

【现代研究】 本品含多种甾体皂苷、β-谷甾醇、氨基酸、多糖等，具有增强免疫功能、延缓衰老、降血糖等药理作用，在心血管方面能够改善心功能、抗心肌缺血、抗心律失常等，还有抗过敏、平喘、抑菌及镇静等作用。

12. 天 冬

【原文】 **天门甘寒，肺痈[1]劳倦，消痰止嗽，喘热有功。**水浸，去心皮。

【词解】

[1]肺痈：内痈之一，指肺部发生的痈疡，症见发热咳嗽、胸痛气急、咯吐腥臭脓痰或脓血。类似现代医学中的大叶性肺炎、肺脓疡等肺部感染性疾病。

【释义】 天冬味甘、苦，性寒。归肺、肾、胃经。甘润养阴，性寒清热，对肺热喘咳有良效，用于热灼肺叶、咳嗽胸痛、咳吐脓血的“肺痈”及肺热咳喘；又能润肺生津、化痰止咳。采收后水浸，除去心、皮用。

【功效】 养阴润燥，清肺生津。

【主治】 肺阴虚证，肾阴虚证，热病伤津之食欲不振、口渴、肠燥便秘。

【配伍应用精要】

●天冬配麦冬、沙参、川贝母，养阴清肺、润燥止咳，治阴虚肺燥有热之干咳痰少、咯血、咽痛喑哑。

●天冬配熟地黄、枸杞子、牛膝，滋肾益精、强筋健骨，治肾阴亏虚之眩晕耳鸣、腰膝酸痛。

●天冬配芦根、桃仁、桔梗，清肺化痰止咳，治肺痈咳嗽、咳痰、吐脓血。

●天冬配麦冬、知母、黄柏，滋阴降火退蒸，治阴虚火旺，骨蒸潮热。

●天冬配生地黄、山药、女贞子，滋阴补肾生津，治肾阴久亏，内热消渴。

●天冬配生地黄、玄参、川贝母，滋阴清肺、润燥止咳、凉血止血，治肺肾阴虚之久咳燥咳、咯血。

●天冬配麦冬，清心养阴润肺，治肺肾阴虚之燥咳痰少、痰中带血、鼻干咽痛，如二冬膏（《摄生秘剖》）。

●天冬配生地黄、人参，养阴生津益气，治热伤胃津、气阴两伤之食欲不振、口渴。

●天冬配熟地黄、人参、黄柏，滋阴降火、固精止遗，治阴虚火旺、相火妄动之盗汗、遗精、滑精、失眠多梦、腰膝酸软，如三才封髓丹（《卫生宝鉴》）。

●天冬配生地黄、当归、蒸首乌，养阴生津、润肠通便，治津亏肠燥便秘。

【用法用量】 煎服，6～12 g。

【使用注意】 本品甘寒滋腻，脾虚泄泻、痰湿内盛者忌用。

【来源与品种】 为百合科植物天冬 *Asparagus cochinchinensis* (Lour.) Merr. 的干燥块根。主产于贵州、四川、广西等地。生用。

【现代研究】 本品主要含天门冬素、黏液质、β-谷甾醇、5-甲氧基甲基糠醛、多糖及多种氨基酸等，有一定平喘镇咳祛痰作用，可使外周血管扩张、血压下降、心肌收缩力增强、心率减慢和尿量增加，又有增强免疫功能、抗肿瘤、抑菌作用。

13. 黄 连

【原文】 **黄连味苦，泻心除痞，清热明眸[1]，厚肠止痢[2]。** 去须。下火童便。痰火姜汁。伏火盐汤，气滞火吴萸。肝胆火猪胆。实火朴硝。虚火酒炒。

【词解】

[1] 眸（móu）：眼中瞳仁，泛指眼睛，“清热明眸”即清热明目。

[2] 厚肠止痢：黄连苦寒，清热燥湿，能清肠道湿热、止泻痢，故称能“厚肠止痢”。

【释义】 黄连味苦，性寒。归心、脾、胃、胆、大肠经。能清热燥湿、泻火解毒。清泻心火，治心火旺之心烦不眠和热病烦躁；清中焦湿热，治脘腹痞满；清热明目，治目赤肿痛；清肠止痢，治湿热泄泻、痢疾。去掉须根用。用于清热泻火，宜童便炮制；用于痰火，宜姜汁制；用于下焦潜藏之实火，宜盐汤制；用于气滞化火，宜吴茱萸制；用于肝胆火，宜猪胆汁制；用于实火，宜朴硝制；用于虚火，宜酒炒。

【功效】 清热燥湿，泻火解毒。

【主治】 湿热痞满，呕吐吞酸，湿热泻痢，高热神昏，心烦不寐，血热吐衄，痈肿疔疮，目赤牙痛，消渴，湿疹，湿疮，耳道流脓。

【配伍应用精要】

●黄连配紫苏叶，清胃热、止呕吐，治湿热阻滞中焦、气机不畅所致脘腹痞满、恶心呕吐，如苏叶黄连汤（《温热经纬》）；配生石膏，清泄胃热，治胃热呕吐，如石连散（《仙拈集》）。

●黄连配黄芩、干姜、半夏，寒热平调、消痞散结，治心下痞满、干呕、下利，如半夏泻心汤（《伤寒论》）。

●黄连配吴茱萸，清泄肝胃郁热、降逆止呕，治肝火犯胃之胁肋疼痛、嘈杂吞酸、呕吐，如左金丸（《丹溪心法》）。

●黄连配人参、白术、干姜，温中祛寒、兼清郁热，治脾胃虚寒，呕吐酸水，如连理汤（《症因脉治》）。

●黄连配木香，清热燥湿、理气止痛，治湿热泻痢之腹痛、里急后重，如香连丸（《兵部手集方》）。

●黄连配黄柏、白头翁、秦皮，清热解毒、凉血止痢，治热毒痢疾、便下脓血，如白头翁汤(《伤寒论》）。

●黄连配葛根、黄芩，清泄里热、解肌散邪，治表证未解、邪热入里之发热、下利臭秽、胸脘烦热，如葛根黄芩黄连汤（《伤寒论》）。

●黄连配黄芩、黄柏、栀子，清热泻火解毒，治热毒内蕴、三焦热盛之高热烦躁、神昏，如栀子金花汤（《张氏医通》）。

●黄连配石膏、知母、玄参，清热泻火解毒，治温热病之高热神昏，如清瘟败毒饮（《疫疹一得》）。

●黄连配黄芩、白芍、阿胶，滋肾阴、清心火、安心神，治热盛伤阴、阴虚火旺之心烦不寐，如黄连阿胶汤（《伤寒论》）。

●黄连配肉桂，交通心肾、清火安神，治心火偏亢、心肾不交之心悸怔忡、失眠，如交泰丸（《韩氏医通》）。

●黄连配大黄、黄芩，清热燥湿、泻火解毒，治邪火内炽之血热吐衄、目赤肿痛、口舌生疮、黄疸，如泻心汤（《金匮要略》）。

●黄连配黄芩、黄柏、栀子，清热泻火解毒，治实热火毒、热盛发斑、痈肿疔毒，如黄连解毒汤（《外台秘要》）。

●黄连配生地黄、升麻、牡丹皮，清胃凉血，治胃火上攻之牙龈肿痛、口舌生疮，如清胃散（《医宗金鉴》）。

●黄连配麦冬，清泻胃火、生津止渴，治胃火炽盛、消谷善饥之消渴证，如消渴丸（《普济方》）。

●黄连配阿胶、白芍、鸡子黄，清热养阴、除烦安神，治阴虚火旺，心烦失眠，如黄连阿胶汤（《伤寒论》）。

●黄连配生地黄，清胃火、滋肾阴，治肾阴不足、心胃火旺之消渴。

●黄连研粉或制成膏剂外用，清热燥湿、泻火解毒，治湿疹、湿疮、耳道流脓；单用煎汁点眼，治目赤肿痛。

【**用法用量**】 煎服，2～5 g。外用适量。

【**使用注意**】 本品苦寒，易伤脾胃，脾胃虚寒者忌用；苦燥易伤阴津，阴虚津伤者慎用。

【**来源与品种**】 为毛茛科植物黄连 *Coptis chinensis* Franch.、三角叶黄连 *Coptis deltoidea* C. Y. Cheng et Hsiao 或云连 *Coptis teeta* Wall. 的干燥根茎。主产于四川、云南、湖北。生用或酒、姜汁、吴茱萸药汁炒用。

酒黄连：引药上行，缓其寒性，善清上焦头目之火。姜黄连：苦寒之性缓和，止呕作用增强。吴萸连：抑苦寒之性，使黄连寒而不滞，清气分湿热，散肝胆郁火。

【现代研究】 本品含小檗碱（黄连素）、甲基黄连碱等多种生物碱，有抑制或杀灭多种病原微生物、抗细菌毒素、抗炎作用；有促进消化、抗溃疡作用；有正性肌力、抗心肌缺血、抑制血小板聚集、降血压、抗心律失常作用；能增强白细胞的吞噬能力；还有利胆、解热、镇静、镇痛、抗利尿、局部麻醉等作用。

14. 黄 芩

【原文】 **黄芩苦寒，枯[1]泻肺火，子[2]清大肠，湿热皆可。**去皮枯朽。或生，或酒泡。

【词解】

[1]枯：即枯芩，又名片芩，为生长年久的宿根，中空而枯。

[2]子：即子芩，又名条芩，为生长年少的子根，体实而坚。

【释义】 黄芩味苦，性寒。归肺、胆、脾、胃、大肠、小肠经。有清热燥湿、泻火解毒、止血、安胎等作用。枯芩长于泻肺火，多用于上焦火热证；子芩偏于清大肠湿热，多用于下焦实热、湿热证。用治湿热病症，如湿瘟、暑湿、湿热黄疸，以及肺热咳嗽、痈肿疮毒等。采挖后去掉栓皮及残茎。生用或酒炙用。

【功效】 清热燥湿，泻火解毒，止血，安胎。

【主治】 湿温、暑湿，胸闷呕恶，湿热痞满，黄疸泻痢，肺热咳嗽，高热烦渴，血热吐衄，血热胎动不安。

【配伍应用精要】

●黄芩配滑石、白豆蔻、通草，清热燥湿解暑，治暑湿阻遏之胸闷、恶心呕吐、身热不扬，如黄芩滑石汤（《温病条辨》）。

●黄芩配黄连、干姜、半夏，清热燥湿和中，治湿热中阻之痞满、呕吐，如半夏泻心汤（《伤寒论》）。

●黄芩配黄连、葛根，清热燥湿止利，治湿热蕴结大肠之泄泻、痢疾，如葛根黄芩黄连汤（《伤寒论》）。

●黄芩配茵陈、栀子，清热燥湿、利湿退黄，治湿热黄疸。

●黄芩单用清泻肺火，治肺热壅遏所致咳嗽痰稠，如清金丸(《丹溪心法》)。

●黄芩配桑白皮，清泄肺热，治肺热咳嗽、肺痈吐脓。

●黄芩配杏仁、桑白皮、紫苏子，清肺化痰止咳，治肺热咳嗽、气喘痰多，如清肺汤（《万病回春》）。

●黄芩配法半夏，清肺化痰，治肺热咳嗽痰多，如黄芩半夏丸（《袖珍方大全》)。

●黄芩配知母，清肺养阴，治肺热阴伤之干咳少痰、无痰。

●黄芩配薄荷、栀子、大黄，清热泻火，治外感热病之高热烦渴、尿赤便秘，如凉膈散(《太平惠民和剂局方》)。

●黄芩配大黄，清热泻火、凉血止血，治热盛迫血妄行之吐血、衄血，如大黄汤(《圣济总录》)。

●黄芩配地榆、槐花，清热凉血止血，治血热便血。

●黄芩配栀子，凉血止血，治血热妄行的各种出血证。

●黄芩配当归，凉血止血，治月经过多、崩漏，如子芩丸(《古今医鉴》)。

●黄芩配黄连、黄柏、栀子，清热泻火解毒，治火毒炽盛之痈肿疮毒，如黄连解毒汤(《外台秘要》)。

●黄芩配黄连、大黄、槐花，清热解毒、凉血消痔，治热毒壅滞之痔疮热痛、出血。

●黄芩配生地黄、黄柏，清热凉血安胎，治血热胎动不安，如保阴煎(《景岳全书》)。

●黄芩配白术，益气清热安胎，治气虚血热胎动不安，如芩术汤(《医学入门》)。

●黄芩配熟地黄、续断、人参，补肾清热安胎，治肾虚有热之胎动不安，如泰山磐石散(《景岳全书》)。

●黄芩配黄柏，清热燥湿，治湿热带下、湿疹、湿疮。

【用法用量】 煎服，3～10 g。清热多生用，安胎用炒黄芩，清上焦热用酒黄芩，止血用黄芩炭。

【使用注意】 本品苦寒伤胃，脾胃虚寒者不宜使用。

【来源与品种】 为唇形科植物黄芩 *Scutellaria baicalensis* Georgi 的干燥根。主产于河北、山西、内蒙古等地。生用、酒炙或炒炭用。

枯芩：体轻主浮，善清上焦肺火，治肺热咳嗽、痰黄。子芩：体实质重主降，善泄大肠湿热，治湿热泻痢腹痛。酒黄芩：缓和苦寒之性，用于上焦肺热及肌表湿热。黄芩炭：多用于清热止血。

【现代研究】 本品含黄芩苷元、黄芩苷、汉黄芩素、汉黄芩苷、黄芩新素等，有广谱抗菌作用，还有解热、降血压、利尿、镇静、利胆、降低毛细血管通透性，以及抑制肠管蠕动等作用；本品所含黄芩苷、黄芩苷元有抗过敏作用。

15. 黄 柏

【原文】 黄柏苦寒，降火滋阴，骨蒸湿热，下血[1]堪任。去粗皮。或生，或酒，或蜜，或童便，或乳汁炒。一名黄檗。

【词解】

[1]下血：指便血。

【释义】 黄柏味苦，性寒。归肾、膀胱、大肠经。能清热燥湿，泻火解毒，滋阴降相火、退骨蒸，止便血。用于湿热，尤其是下焦湿热病证，阴虚火旺诸证，以及下焦实热之血痢、便血等。采收后去掉粗皮，或生用，或酒炒用，或蜜炙用，或用童便制用，或用乳汁炒用。又名黄檗。

【功效】 清热燥湿，泻火除蒸，解毒疗疮。

【主治】 湿热所致带下、热淋、泻痢、黄疸、脚气，痿证，骨蒸潮热，盗汗，遗精，疮疡肿毒，湿疹湿疮。

【配伍应用精要】

●黄柏配山药、芡实、车前子，清热燥湿止带，治湿热下注之带下黄浊臭秽，如易黄汤（《傅青主女科》）。

●黄柏配萆薢、茯苓、车前子，清利下焦湿热，治湿热下注膀胱之小便短赤热痛，如萆薢分清饮（《医学心悟》）。

●黄柏配白头翁、黄连、秦皮，清热解毒、燥湿止痢，治热毒泻痢、便下脓血，如白头翁汤（《伤寒论》）。

●黄柏配栀子，清热燥湿、利胆退黄，治湿热郁蒸之黄疸，如栀子柏皮汤（《伤寒论》）。

●黄柏配苍术，清热燥湿，治湿热下注之足膝红肿、带下色黄秽臭。

●黄柏配苍术、牛膝，清泄下焦湿热，治湿热下注之脚气肿痛、痿证，如三妙丸（《医学心悟》）。

●黄柏配木瓜，清热燥湿、舒筋活络，治湿热伤筋之下肢痿软无力、麻木。

●黄柏配车前子，清热利湿，治湿热下注膀胱之小便短赤、涩痛。

●黄柏配知母、熟地黄、龟甲，滋阴降火，治阴虚火旺之痿证，如虎潜丸（《丹溪心法》）。

●黄柏配知母、生地黄、山药，滋阴降火、退骨蒸，治阴虚火旺之潮热盗汗、遗精，如知柏地黄丸（《医宗金鉴》）。

●黄柏配熟地黄、龟甲，滋补肾阴、降相火，治阴虚火旺，潮热盗汗等，如大补阴丸（《丹溪心法》）。

●黄柏配黄芩、黄连、栀子，清热泻火解毒，治火毒炽盛之痈肿疮毒、热盛发斑，如黄连解毒汤（《外台秘要》）。

●黄柏配大黄为末，以醋调外搽，清热燥湿解毒，外治疮疡肿毒，如二黄散（《痈疽神验秘方》）。

●黄柏配蛇床子、苦参、白鲜皮，清热燥湿，治湿疹、湿疮，皮肤瘙痒。

●黄柏配煅石膏等份为末，外撒或油调搽患处，清热燥湿敛疮，外治湿疹湿疮，如石黄散（《青囊秘传》）。

【用法用量】 煎服，3～12 g。外用生品适量，研末敷患处。

【使用注意】 本品苦寒伤胃，脾胃虚寒者忌用。

【来源与品种】 为芸香科植物黄皮树 *Phellodendron chinense* Schneid. 或黄檗 *Phellodendron amurense* Rupr. 的干燥树皮。前者习称“川黄柏”，主产于四川、贵州、云南等地；后者习称“关黄柏”，主产于辽宁、吉林、河北等地。生用或盐水炙、炒炭用。

盐黄柏：缓和苦寒之性，增强滋阴降火、退虚热的作用。酒黄柏：降低苦寒之性，引药上行，清上焦之热。黄柏炭：清热燥湿兼收敛止血，用于便血、崩漏下血。

【现代研究】 本品含小檗碱、黄柏碱、黄柏酮、药根碱、黄柏内酯、甾醇等，有较强的广谱抗菌作用，其抗菌谱与黄连相似，效力较黄连差；对某些真菌、钩端螺旋体、乙肝表面抗原也有抑制作用。药根碱具有与小檗碱相似的正性肌力和抗心律失常作用。本品外用可促进皮下渗血的吸收，另外还有一定抗溃疡、利胆、利尿、降血压、解热、降血糖、促进小鼠抗体生成等作用。

16. 栀 子

【原文】 **栀子性寒，解郁除烦，吐衄胃痛，火降小便。**生用清三焦实火，炒黑清三焦郁热，又能清曲屈之火[1]。

【词解】

[1] 曲屈之火：指阳气内郁，不得宣散于外，郁结所化之实火。

【释义】 栀子味苦，性寒。归心、肺、三焦经。能清热利湿、泻火解毒、解郁除烦、凉血止血。用于热病心烦、血热出血、胃热胃痛，能使火热之邪从小便而解。本品生用清三焦实火，炒黑可清三焦郁热，又能清阳气郁结之火。

【功效】 泻火除烦，清热利湿，凉血解毒。

【主治】 热病心烦，湿热黄疸，血淋涩痛，血热吐衄，目赤肿痛，火毒疮痈。

【配伍应用精要】

●栀子配淡豆豉，清泻三焦火邪、泻心火而除烦，治热病心烦、躁扰不宁，如栀子豉汤（《伤寒论》）。

●栀子配黄芩、黄连、黄柏，清热泻火解毒、除烦，治热病火毒炽盛之高热烦躁、神昏，如栀子金花汤（《张氏医通》）。

●栀子配茵陈、大黄，清利肝胆湿热，治肝胆湿热郁蒸之黄疸，如茵陈蒿汤（《伤寒论》）。

●栀子配黄柏，清利肝胆湿热，治湿热黄疸，如栀子柏皮汤（《金匮要略》）。

●栀子配木通、车前子、滑石，清热利湿通淋、凉血止血，治热淋涩痛、尿血，如八正散（《太平惠民和剂局方》）。

●栀子配白茅根、大黄、侧柏叶，清热凉血止血，治血热妄行之吐血、衄血、崩漏，如十灰散（《十药神书》）。

●栀子配黄芩、黄连、黄柏，泻火解毒、清热凉血止血，治三焦火盛迫血妄行之吐血、衄血、肺痈、疔毒，如黄连解毒汤（《外台秘要》）。

●栀子配菊花、黄芩，清热泻火、清肝明目，治肝热目赤肿痛。

●栀子配大黄，清泄肝胆郁热，治肝经火热上攻之目赤肿痛，如栀子汤（《圣济总录》）。

●栀子配金银花、连翘、蒲公英，清热泻火、凉血解毒，治火毒疮疡、红肿热痛。

●栀子配滑石，清热利湿通淋，治湿热下注膀胱，小便赤涩热痛。

●栀子也可单用研末，以鸡蛋清调，外敷治火毒疮肿。

【用法用量】 煎服，5～10 g。外用生品适量，研末调敷。

【使用注意】 本品苦寒伤胃，脾虚便溏者不宜用。

【来源与品种】 为茜草科植物栀子 *Gardenia jasminoides* Ellis 的干燥成熟果实。主产于长江以南各省。生用、炒焦或炒炭用。

炒栀子、焦栀子：缓和生品苦寒之性。栀子炭：凉血止血，用于各种出血证。栀子还有果皮、种子分开用者，栀子皮偏于达表而去肌肤之热，栀子仁偏于走里而清内热。

【现代研究】 本品主要含异栀子苷、去羟栀子苷、山栀子苷、京尼平苷酸及黄酮类栀子素、三萜类化合物等，有利胆作用，可使胆汁分泌增加，使胆汁中胆汁酸浓度下降，降低血清胆红素含量；可用于胆道炎症引起的黄疸，能减轻四氯化碳引起的肝损害；用于胰腺炎，有改善肝脏和胃肠功能、缓解胰腺炎作用；有降血压作用，并能减少动脉硬化发生率；另有镇静、抗病原微生物、抗炎和止血等作用。

17. 连 翘

【原文】 **连翘苦寒，能消痈毒，气聚血凝，温热堪逐。**去梗心。

【释义】 连翘味苦，微寒。归肺、心、小肠经。能清心火、解疮毒，又能消散痈肿结聚，有“疮家圣药”之称。善治热毒蕴结、气血凝聚之疮痈肿毒，以及风热外感、温热病邪热入营、心烦不安。入药去梗及心。

【功效】 清热解毒，消肿散结，疏散风热。

【主治】 痈肿疮毒，瘰疬痰核，风热外感，热淋涩痛。

【配伍应用精要】

●连翘配金银花、蒲公英、野菊花，清热解毒消痈，治各种痈肿疮毒。

●连翘配穿山甲、皂角刺，清热解毒消痈，治疮痈红肿未溃，如加减消毒饮（《外科真诠》）。

●连翘配牡丹皮、天花粉，清热解毒消痈，治疮疡脓出、红肿溃烂，如连翘解毒汤（《疡医大全》）。

●连翘配大青叶、板蓝根，清热解毒、散结消肿，治疮痈肿毒，红肿热痛。

●连翘配瓜蒌、贝母，清热解毒、消散痈肿，治乳痈发热、红肿疼痛。

●连翘配升麻、牛蒡子，清热泻火解毒，治大头瘟之头面红肿热痛。

●连翘配夏枯草、浙贝母、玄参，清肝散结、化痰消肿，治痰火郁结之瘰疬痰核。

●连翘配金银花、薄荷、牛蒡子，疏风清热解毒，治风热外感、温病初起之头痛发热、口渴咽痛，如银翘散（《温病条辨》）。

●连翘配麦冬、莲子心，清心火、凉心营，治温热病热入心包之高热神昏，如清宫汤（《温病条辨》）。

●连翘配栀子，清心火、安心神，治温热病热入心包之高热神昏、烦躁不安，或心火炽盛之口舌生疮、小便短赤。

●连翘配金银花、水牛角、生地黄，清心火、透热转气，治热入营血之烦热神昏、斑疹舌绛，如清营汤（《温病条辨》）。

●连翘配车前子、白茅根、木通，苦寒通降、清心利尿，治湿热蕴结之小便不利、淋沥涩痛，如如圣散（《杂病源流犀烛》）。

【用法用量】 煎服，6～15 g。

【使用注意】 脾胃虚寒者不宜用。

【来源与品种】 为木樨科植物连翘 *Forsythia suspensa*（Thunb.）Vahl 的干燥果实。主产于我国东北、华北、长江流域至云南。生用。筛取籽实作“连翘心”。

连翘心：专清心热，治温热病神昏谵语。

【现代研究】 本品主要含连翘酚、连翘苷、连翘苷元、齐墩果酸、熊果酸及多种挥发性成分，有较强的抗病原微生物作用，对多种革兰阳性及阴性菌有抑制作用；对钩端螺旋体、亚洲甲型流感病毒等有一定抑制作用；有抗炎、解热作用；有降血压作用，能提高毛细血管的致密度；可明显减轻四氯化碳所致大鼠的肝损伤；另有一定镇吐、利尿等作用。

18. 石　膏

【原文】 **石膏大寒，能泻胃火，发渴头疼，解肌[1]立妥。**或生或煅。一名解石[2]。

【词解】

[1] 解肌：解除肌表邪气，是对外感表证初起者有汗的治法。石膏辛寒透散，能促使邪热从肌表而解，故称“解肌立妥”。

[2] 解石：即方解石，与石膏性状相似，且主要成分都是钙盐，不易区别，古今皆有以方解石作石膏入药的习惯。《新修本草》：“方解石，今人以此为石膏，疗风去热虽同，而解肌发汗不如真者。”现代临床研究也证明二者

性能有异，不可代用。

【释义】 石膏味甘、辛，性大寒。归肺、胃经。辛寒透散肌表之热，甘寒生津止渴，为清泄肺胃气分实热之要药。用于热病高热烦渴、神昏，胃火头痛、牙痛。解肌透热见效迅速。可生用或煅用。本品又名方解石（有误）。

【功效】 生用：清热泻火，除烦止渴。煅用：敛疮生肌，收湿，止血。

【主治】 生用：治温热病气分实热之壮热、烦渴，肺热喘咳，胃火牙痛、头痛，消渴证。煅用：治溃疡不敛，湿疹瘙痒，水火烫伤，外伤出血。

【配伍应用精要】

●石膏配知母，清热泻火退热，治温热病气分实热证之壮热、烦渴、汗出、脉大，如白虎汤（《伤寒论》）。

●石膏配人参、知母，清热泻火、益气生津，治温热病里热盛而气阴不足之发热烦渴、汗出脉大；或暑病气津两伤之身热汗出、口渴，如白虎加人参汤（《伤寒论》）。

●石膏配玄参、犀角，清热泻火、凉血解毒，治温病气血两燔之神昏谵语、发斑、出血，如化斑汤（《温病条辨》）。

●石膏配人参、麦冬，清热祛暑、养阴生津，治暑热伤阴耗气或热病后期、气津两亏之身热、心烦、口渴，如竹叶石膏汤（《伤寒论》）。

●石膏配麻黄、苦杏仁，清肺热、止咳喘，治肺热喘咳、发热口渴，如麻杏石甘汤（《伤寒论》）。

●石膏配黄连、升麻，清泻胃火，治胃火上攻之牙龈肿痛，如清胃散（《外科正宗》）。

●石膏配川芎，清泻胃火，治胃火上攻之头痛，如石膏川芎汤（《云岐子保命集论类要》）。

●石膏配知母、生地黄、牛膝，清热养阴、生津止渴，治胃热上蒸、耗伤津液之牙痛，消渴证，如玉女煎（《景岳全书》）。

●石膏配牛膝、赤芍，清肝泻火，治肝火上炎、头痛目赤，便秘。

●煅石膏配红粉研末敷患处，治溃疡不敛，如九一散（《中华人民共和国药典》2010年版一部）。

●煅石膏配枯矾研粉外用，治湿疹瘙痒，如二味隔纸膏（《景岳全书》）。

●煅石膏配黄柏研末外掺，清热泻火、解毒燥湿，治湿疮肿痒，如石黄散（《青囊秘传》）。

●煅石膏配青黛，清热泻火、解毒敛疮，治水火烫伤，如牡蛎散（《外台秘要》）。

【用法用量】 生石膏煎服，15～60 g，大剂量可用至120～240 g。宜先煎。煅石膏外用适量，研末撒敷患处。

【使用注意】 脾胃虚寒及阴虚内热者忌用。

【来源与品种】 为硫酸盐类矿物硬石膏族石膏 Gypsum 的矿石。主产于湖北、甘肃、四川等地。研细生用或煅用。

煅石膏：敛疮生肌，收湿，止血。

【现代研究】 本品的主要成分为含水硫酸钙（$CaSO_4 \cdot 2H_2O$）。本品对内毒素发热有明显的解热效果，能增强家兔巨噬细胞对白色葡萄球菌及胶体金的吞噬能力，并促进巨噬细胞的成熟。煅石膏为无水硫酸钙（$CaSO_4$），外用有消炎作用。

19. 滑 石

【原文】 **滑石沉寒，滑能利窍，解渴除烦，湿热可疗。**细腻洁白者佳。粗纹青黑者勿用。研末，以水飞[1]过。

【词解】

[1]水飞：中药炮制方法之一，是取药材极细粉末的方法。将不溶解于水的药材粉碎后与水共研为细末，加入大量的水搅拌，较粗粉粒即下沉，细粉混悬于水中，倒出混悬液，将水除净，干燥后即成极细粉末。多用于矿石、贝壳类药物的加工。

【释义】 滑石味甘、淡，性寒，质重沉降。归膀胱、肺、胃经。性沉寒滑利，寒能清热，沉滑利窍。善通利小便、解口渴、除烦热。用于湿热淋证之小便淋沥不畅、尿道热痛、结石，暑湿、湿温之身热烦渴、小便短赤，泄泻。研末外敷可清热收湿，治皮肤湿疹、湿疮、痱子、阴囊湿疹。入药以细腻洁白者为好，粗纹颜色青黑者不用。研末，水飞用。

【功效】 利尿通淋，清热解暑，收湿敛疮。

【主治】 热淋、石淋、小便涩痛，暑湿、湿温，湿疮、湿疹，痱子。

【配伍应用精要】

●滑石配木通、车前子、瞿麦，清膀胱湿热、利尿通淋，治湿热下注之小便不利、热淋、癃闭，如八正散（《太平惠民和剂局方》）。

●滑石配通草、车前子、天葵子，利水通淋，治湿热下注之小便淋涩赤痛，如滑石散（《备急千金要方》）。

●滑石配海金沙、金钱草、木通，清热利尿通淋，治石淋。

●滑石配甘草，利水湿、解暑热，是清热解暑基本配伍。治暑热烦渴，小便短赤，即六一散（《伤寒标本》）。

●滑石配甘草、薄荷，疏风解表，解暑热，治暑湿外感之微恶风寒、头痛头胀、咳嗽不爽，如鸡苏散（《伤寒直格》）。

●滑石配甘草、青黛，清解暑湿、清泄肝胆，治暑湿证兼肝胆郁热之发热、烦渴、目赤，如碧玉散（《伤寒直格》）。

●滑石配甘草、辰砂，清心解暑、安神，治暑湿证兼心悸怔忡、失眠多梦，如益元散（《伤寒直格》）。

●滑石配薏苡仁、白蔻仁、杏仁，清热利湿化湿，治湿温初起及暑温夹湿之头痛恶寒、身重胸闷，如三仁汤（《温病条辨》）。

●滑石配黄芩，清热泻火、解暑利湿，治湿温病热盛之发热、头痛、身重。

●滑石单用或配枯矾、黄柏，研末撒布患处，清利湿热、解毒疗疮，治湿疮、湿疹、痱子。

●滑石配薄荷、甘草，研细粉外用，清热解暑，治痱子，如痱子粉。

【用法用量】 煎服，10～20 g。宜包煎。外用适量。

【使用注意】 脾虚、热病伤津者及孕妇忌用。

【来源与品种】 为硅酸盐类矿物滑石族滑石 Talcum 的块状体。主产于山东、江西、山西等地。研粉用，或水飞晾干用。

【现代研究】 本品主要含硅酸镁[$Mg_3\cdot(Si_4O_{10})\cdot(OH)_2$]，具有吸附和收敛的作用，内服可保护胃肠黏膜，外敷能促进创面吸收结痂。

20. 贝 母

【原文】 **贝母微寒，止嗽化痰，肺痈[1]肺痿[2]，开郁除烦。**去心。黄白色轻松者佳。

【词解】

[1] 肺痈：病名，指肺部发生的痈疡，以发热、咳嗽、胸痛、咯腥臭脓血痰为主症。

[2] 肺痿：病名，指肺叶枯萎不荣或痿弱不用，以胸闷气短、咯吐浊唾涎沫为主症。

【释义】 贝母味苦、甘，性微寒。归肺、心经。苦寒清热、甘寒润肺，能清肺热化痰止咳，又能润肺止咳。用于肺痈之发热、咳嗽、胸痛、咯吐脓血痰，肺痿津伤、咳吐浊沫，肺热咳嗽痰黄，肺燥干咳无痰，阴虚内热虚劳咳嗽、咳痰带血等。尚可清热散结、开郁除烦，治痰热郁结之痈肿、瘰疬等。入药去心用。以色黄白、体小者为佳。

【功效】 清热化痰，润肺止咳，散结消肿。

【主治】 虚劳咳嗽，肺热燥咳，肺痈，瘰疬，乳痈。

【配伍应用精要】

●贝母配鱼腥草、冬瓜仁、薏苡仁，清热化痰止咳，治肺热咳喘，肺痈咯吐脓血、咳嗽胸痛。

●贝母配黄芩、瓜蒌、杏仁，清热化痰止咳，治外感风热或痰热郁肺之咳嗽、咳痰黄稠。

●贝母配桑叶、杏仁、沙参，清宣凉润、润肺止咳，治肺热燥咳之口渴、干咳无痰，如桑杏汤（《温病条辨》）。

●贝母配沙参、麦冬，清肺润燥、化痰止咳，治肺阴虚劳嗽，久咳有痰。

●贝母配知母，清肺润燥、化痰止咳，治肺热、肺燥咳嗽，如二母散（《急救仙方》）。

●贝母配沙参、麦冬、紫菀，清肺润燥止咳，治肺热燥咳。

●贝母配麦冬、人参、半夏，养阴益气、化痰止咳，治肺痿津伤、咳吐浊沫。

●贝母配竹沥、石菖蒲，清热化痰、豁痰开窍，治中风热痰闭窍，神志昏迷。

●贝母配蒲公英、鱼腥草，清热解毒、消肿散结，治热毒壅结之乳痈肿痛。

●贝母配玄参、牡蛎，清化郁热、化痰散结，治痰火郁结之瘰疬、痰核，如消瘰丸（《医学心悟》）。

●贝母配金银花、连翘、穿山甲，清热解毒、消痈散结，治疮痈肿毒、乳痈，如仙方活命饮（《校注妇人良方》）。

●贝母配海藻、昆布，消肿软坚散结，治瘿瘤。

【用法用量】 煎服，3～10 g；川贝母研末服，1～2 g。

【使用注意】 反乌头，忌与乌头类中药同用。脾胃虚寒及有湿痰者不宜用。

【来源与品种】 本品有川贝母和浙贝母两种。川贝母为百合科植物川贝母 *Fritillaria cirrhosa* D.Don、暗紫贝母 *Fritillaria unibracteata* Hsiao et K. C. Hsia、甘肃贝母 *Fritillaria przewalskii* Maxim. 或梭砂贝母 *Fritillaria delavayi* Franch. 等的干燥鳞茎。主产于四川、云南、甘肃等地。浙贝母为百合科植物浙贝母 *Fritillaria thunbergii* Miq. 的干燥鳞茎。原主产于浙江象山，现主产于浙江鄞县。生用。

川贝母和浙贝母功效相似，均有清热化痰、散结消肿之功。川贝母以甘味为主，性偏于润，尚有润肺止咳作用，适用于肺热燥咳、虚劳咳嗽。浙贝母以苦味为主，性偏于泄，长于清化热痰，降泄肺气，开郁散结，适用于风热犯肺、痰热咳嗽和痈肿、瘰疬。

【现代研究】 川贝母和浙贝母均含多种生物碱，如川贝母碱、浙贝母碱等，另含皂苷类化合物等。本品主要药理作用为镇咳、祛痰、平喘，还有一定的解痉、降血压、抗溃疡、镇静、镇痛等作用。川贝母还能兴奋离体子宫、升高血糖等。

21. 大 黄

【原文】 大黄苦寒，实热积聚[1]，蠲痰[2]润燥，疏通便闭。

【词解】

[1] 积聚：病证名，积与聚的合称。“积”指腹内有形结块，固定不移，并伴胀痛或刺痛；“聚”指腹中气聚，包块聚散无常，痛无定处，时作时止。

[2] 蠲（juān）痰：“蠲”指祛除。“蠲痰”即祛除痰浊之义。

【释义】 大黄味苦，性寒。归脾、胃、大肠、肝、心包经。善荡涤肠胃、峻下实热、泻火解毒，并能除痰逐水、逐瘀通经。

【功效】 泻下攻积，清热泻火，凉血解毒，逐瘀通经。

【主治】 积滞便秘，血热吐衄，目赤咽肿，热毒疮疡、烧烫伤，癥瘕积聚、血瘀经闭、跌打损伤，湿热痢疾、黄疸、淋证。

【配伍应用精要】

●大黄配芒硝、厚朴、枳实，泻下攻积，治实热便秘、燥屎坚结，甚至高热不退、神昏谵语，如大承气汤（《伤寒论》）。

●大黄配麻仁、杏仁、蜂蜜，润肠泻热、行气通便，治肠胃燥热、津液不足之大便干结，如麻子仁丸（《伤寒论》）。

●大黄配人参、当归，补益气血、泻下通便，治气血不足、里实热结之便秘，如黄龙汤（《伤寒六书》）。

●大黄配麦冬、生地黄、玄参，养阴增液、润肠通便，治热结津伤便秘，如增液承气汤（《温病条辨》）。

●大黄配附子、干姜，温补脾阳、泻下通便，治脾阳不足之冷积便秘，如温脾汤（《备急千金要方》）。

●大黄配黄连、黄芩，清热泻火、凉血止血，治血热妄行之吐血、衄血、咯血，如泻心汤（《金匮要略》）。

●大黄配黄芩、栀子，清热泻火，治火邪上炎之头痛目赤、咽喉肿痛、牙龈肿痛，如凉膈散（《太平惠民和剂局方》）。

●大黄配金银花、蒲公英、连翘，清热解毒，治热毒痈肿疔疮。

●大黄配牡丹皮、桃仁、芒硝，清热泻火、凉血解毒，治肠痈腹痛，如大黄牡丹汤（《金匮要略》）。

●大黄配枯矾等份为末擦患处，清热解毒敛疮，治口疮糜烂（《太平圣惠方》）。

●大黄单用粉或配地榆粉，用麻油调敷患处，解毒凉血止血，治烧烫伤。

●大黄配桃仁、土鳖虫，活血逐瘀通经，治妇女产后瘀阻腹痛、恶露不尽、癥瘕积聚，如下瘀血汤（《金匮要略》）。

●大黄配芒硝、桃核、桂枝，泻热逐瘀通经，治妇女瘀血经闭，如桃核承气汤（《伤寒论》）。

●大黄配当归、红花、穿山甲，活血逐瘀、消肿止痛，治跌打损伤，瘀血肿痛，如复元活血汤（《医学发明》）。

●大黄配黄连、黄芩、白芍，清热泻下、燥湿解毒，治肠道湿热、热毒积滞之痢疾、便下脓血，如芍药汤（《素问病机气宜保命集》）。

●大黄配茵陈、栀子，清热利湿退黄，治湿热黄疸，如茵陈蒿汤（《伤寒论》）。

●大黄配木通、车前子、栀子，清热利湿通淋，治湿热淋证，如八正散（《太平惠民和剂局方》）。

●大黄配青礞石、沉香、黄芩，降火逐痰，治实热顽痰之癫狂惊痫，或咳喘不得平卧、大便秘结，如礞石滚痰丸（《养生主论》）。

【用法用量】 煎服，5～15 g。入汤剂应后下，或用开水泡服。外用适量。

【使用注意】 大黄为峻烈攻下之品，易伤正气，非实证者慎用；本品苦寒，易伤中阳，脾胃虚弱者慎用；其性沉降，活血祛瘀，故妇女妊娠期、月经期、哺乳期均忌用。

【来源与品种】 为蓼科植物掌叶大黄 *Rheum palmatum* L.、唐古特大黄 *Rheum tanguticum* Maxim. ex Balf. 或药用大黄 *Rheum officinale* Baill. 的干燥根及根茎。掌叶大黄和唐古特大黄药材称为北大黄，主产于青海、甘肃等地。药用大黄药材称为南大黄，主产于四川。生用或酒炒、酒蒸、炒炭用。

酒大黄：缓和泻下作用，引药上行，以清上焦实热为主。熟大黄：缓和泻下作用，增强活血祛瘀之功。大黄炭：泻下作用极微，可止血。醋大黄：缓泻，以消积化瘀为主。

【现代研究】 本品主要含蒽醌类化合物，包括结合型蒽醌和游离型蒽醌。结合型蒽醌有大黄酚苷，大黄素-6-葡萄糖苷，芦荟大黄素-8-葡萄糖苷，番泻苷A、B、C、D、E、F等；游离型蒽醌有大黄酸、大黄酚、大黄素、芦荟大黄素、大黄素甲醚等。另含鞣质、有机酸和雌激素样物质等。泻下作用有效成分是结合型蒽醌，主要是番泻苷，作用部位主要在大肠，能增加肠蠕动抑制肠内水分吸收，促进排便。本品有利胆保肝、止血、降血脂、降血压、抗感染及提高免疫功能等作用。由于鞣质所致，泻后常常有便秘现象。

22. 柴　胡

【原文】 柴胡味苦，能泻肝火，寒热往来[1]，疟疾[2]均可。去芦。要北者佳。

【词解】

[1]寒热往来：是发热与恶寒交替出现的一种症状。恶寒时不发热，发热时不恶寒，亦称往来寒热。

[2]疟疾：病名，感染疟原虫引起的传染病，以往来寒热、休作有时、反复发作、日久胁下有痞块为主症。

【释义】 柴胡味苦、辛，性微寒。归肝、胆经。能清泻肝火，和解少阳，解肌退热。凡肝胆郁热之胁痛、口苦、乳房胀痛及邪在少阳寒热往来，疟疾均可应用。去芦用，入药以北柴胡为佳。

【功效】 解表退热，疏肝解郁，升举阳气。

【主治】 表证发热，少阳证，疟疾往来寒热，肝郁气滞胁痛，月经不调，气虚下陷，脏器脱垂。

【配伍应用精要】

●柴胡配防风、生姜，祛风解表退热，治风寒感冒之恶寒发热、头身疼痛，如正柴胡饮（《景岳全书》）。

●柴胡配葛根、黄芩、石膏，解表清里退热，治风寒入里化热，恶寒轻、发热盛，如柴葛解肌汤（《伤寒六书》）。

●柴胡配菊花、薄荷、升麻，疏风解表退热，治风热感冒之发热、头痛。

●柴胡配黄芩，和解少阳、透解邪热，治伤寒邪在少阳之寒热往来、胸胁苦满，如小柴胡汤（《伤寒论》）。

●柴胡配黄芩、常山、草果，退热截疟，治疟疾寒热往来。

●柴胡配香附、川芎、白芍，疏肝解郁，治肝郁气滞之胸胁疼痛、情志抑郁、月经不调、痛经，如柴胡疏肝散（《景岳全书》）。

●柴胡配当归、白芍、白术，疏肝解郁、健脾养血，治肝郁血虚、脾失健运之胁肋作痛、月经不调、乳房胀痛，如逍遥散（《太平惠民和剂局方》）。

●柴胡配人参、黄芪、升麻，补气升阳，治中气不足、气虚下陷之食少倦怠、久泻脱肛、子宫下垂等，如补中益气汤（《脾胃论》）。

●柴胡配青皮，疏肝理气、解郁散结，治肝郁气滞之胁肋胀痛、积聚痞块、乳房肿痛、疝气。

【用法用量】 煎服，3～9 g。解表退热宜生用，用量宜稍重；升阳宜生用，疏肝解郁宜醋炙，用量均宜稍轻。

【使用注意】 柴胡其性升散，古人有“柴胡劫肝阴”之说，阴虚阳亢、气机上逆者忌用或慎用。

【来源与品种】 为伞形科植物柴胡 *Bupleurum chinensis* DC. 或狭叶柴胡 *Bupleurum scorzonerifolium* Willd. 的干燥根。分别习称“北柴胡”及“南柴胡”。北柴胡主产于河北、河南、辽宁等省，南柴胡主产于湖北、四川、安徽等省。生用或醋炙用。

醋柴胡：缓和升散之性，增强疏肝止痛之功。鳖血柴胡：抑制升浮之性，增强清肝、退虚热、截疟功效。

【现代研究】 本品主要含皂苷类化合物，如柴胡皂苷 a、b、c、d 及柴胡苷元 e、f、g 等，另含多种挥发油和有机酸等。主要药理作用为解热、镇痛、镇静、安定、镇咳、抗炎等，还有保肝、利胆、降转氨酶、降低血浆胆固醇作用，对结核杆菌、流感病毒、钩端螺旋体及牛痘病毒等病原微生物有抑制作用。

23. 前　胡

【原文】 前胡微寒，宁嗽化痰，寒热头痛，痞闷[1]能安。去芦。要软者佳。

【词解】

[1]痞闷：证名，亦作痞满。指胸脘痞塞，满闷不舒。

【释义】 前胡味苦、辛，性微寒。归肺经。能疏散风热，又可降气化痰、止咳平喘。用于外感风热之身热头痛、咳嗽痰多，以及痰热壅肺之咳嗽气喘、咳痰黄稠、胸闷痞塞。入药去芦用，以质地柔软者为佳。

【功效】 降气化痰，疏散风热。

【主治】 痰热咳喘，风热咳嗽。

【配伍应用精要】

●前胡配杏仁、桑白皮、贝母，清热降气化痰，治痰热咳喘、咳痰黄稠量多，如前胡散（《太平圣惠方》）。

●前胡配白前，宣降肺气、化痰止咳平喘，治外感咳嗽痰多、咳痰不爽。

●前胡配麻黄、杏仁、石膏，清热宣肺、止咳平喘，治邪热郁肺，气急喘促。

●前胡配桑叶、牛蒡子、桔梗，疏散风热、化痰止咳，治外感风热之身热头痛、咳嗽痰黄。

●前胡配荆芥、紫苏，辛温发散、宣肺止咳，治风寒咳嗽，如杏苏散（《温病条辨》）。

●前胡配桑白皮，清肺泻热、降气化痰，治痰热郁肺，咳嗽痰多。

【用法用量】 煎服，6～10 g；或入丸散。

【来源与品种】 为伞形科植物白花前胡 *Peucedanum praeruptorum* Dunn 或紫花前胡 *Peucedanum decursivum* Maxim. 的干燥根。前者主产于浙江、河南、湖南等地，后者主产于江西、安徽、湖南等地。生用或蜜炙用。

【现代研究】 本品主要含挥发油、前胡苷、前胡素及前胡内酯等，能明显促进呼吸道腺体分泌，而有较好的祛痰作用；有抗菌、抗真菌、抑制流感病毒等作用。

24. 升　麻

【原文】 **升麻性寒，清胃热毒，升提下陷[1]，牙痛可逐。**去须，青绿者佳。

【词解】

[1]升提下陷：治法，指升提下陷之中气，治疗久泻久痢、胃下垂、脱肛、子宫下垂等病证。

【释义】 升麻味辛、微甘，性微寒。归肺、脾、胃、大肠经。善清胃火、解热毒，引清阳之气上升。用治胃火上攻之牙痛、头痛、咽喉肿痛，以及中气下陷之脱肛、子宫下垂。入药去掉须根，以青绿色为佳。

【功效】 解表透疹，清热解毒，升举阳气。

【主治】 外感表证、麻疹不透，齿痛口疮、咽喉肿痛、温毒发斑，气虚下陷、脏器脱垂、崩漏下血。

【配伍应用精要】

●升麻配桑叶、薄荷、连翘，疏风解表清热，治风热外感、温病初起之发热、头痛等。

●升麻配麻黄、紫苏、川芎，发散风寒，治疗风寒外感之恶寒发热、无汗、头痛，如十神汤（《太平惠民和剂局方》）。

●升麻配苍术、葛根、鲜荷叶，疏风解表祛湿，治外感风热夹湿之头痛、呕逆、心烦痞满，如清震汤（《症因脉治》）。

●升麻配葛根、白芍、甘草，发表透疹，治麻疹初起，透发不畅，如升麻葛根汤（《阎氏小儿方论》）。

●升麻配葛根、牛蒡子、荆芥，解毒透疹、利咽，治麻疹不透、身热无汗、咳嗽咽痛，如宣毒发表汤（《痘疹仁端录》）。

●升麻配黄芩、黄连、玄参，清热解毒、利咽止痛，治风热疫毒上攻之大头瘟，头面红肿、咽喉肿痛，如普济消毒饮（《东垣试效方》）。

●升麻配生石膏、黄连，清泻胃火，治胃火上攻之牙龈肿痛、口舌生疮，如清胃散（《兰室秘藏》）。

●升麻配黄连、连翘、牛蒡子，清热解毒，治痄腮肿痛，如升麻黄连汤（《外科枢要》）。

●升麻配生石膏、大青叶、紫草，清热解毒、凉血止血，治疮疡、温毒发斑、出血。

●升麻配黄芪、人参、柴胡，补中益气、升阳举陷，治中气不足、气虚下陷之食少倦怠、久泻脱肛、子宫下垂、胃下垂，如补中益气汤（《脾胃论》）。

●升麻配柴胡、黄芪、桔梗，补中益气，治胸中大气下陷之气短、喘息、乏力，如升陷汤（《医学衷中参西录》）。

●升麻配人参、黄芪、白术，补中益气、健脾统血，治气虚下陷、月经量多或崩漏下血，如举元煎（《景岳全书》）。

【用法用量】 煎服，3～9 g。发表透疹、清热解毒宜生用，升阳举陷宜炙用。

【使用注意】 麻疹已透、阴虚火旺、肝阳上亢、气逆不降者，均当忌用。

【来源与品种】 为毛茛科植物大三叶升麻 *Cimicifuga heracleifolia* Kom.、兴安升麻 *Cimicifuga dahurica*（Turcz.）Maxim. 或升麻 *Cimicifuga foetida* L. 的干燥根茎。主产于辽宁、吉林、黑龙江等省。生用或蜜炙用。

蜜升麻：升散作用减弱，升阳作用缓和而持久，并可减少对胃的刺激。

【现代研究】 本品主要含升麻碱、升麻苦味素、升麻素、水杨酸、咖啡酸等，有抑菌、解热降温、抗炎、镇痛、抗惊厥、减慢心率和降血压等作用，并能对抗肠管和妊娠子宫痉挛等。

25. 桔　梗

【原文】 桔梗味苦，疗咽肿痛，载药上升，开胸利壅。去芦。洁白者佳。

【释义】 桔梗味苦、辛，性平。归肺经。为肺经专药，能开宣肺气、宽胸利咽、化痰止咳，治疗咽痛、痰壅胸闷、肺痈胸痛，能引药上行，可作为肺经的引经药。入药去须根，以洁白者为好。

【功效】 宣肺，祛痰，利咽，排脓。

【主治】 咳嗽痰多，胸闷不畅，咽喉肿痛，失音，肺痈吐脓。

【配伍应用精要】

●桔梗配紫苏、杏仁，开宣肺气、化痰止咳，治风寒咳嗽痰多、胸闷不畅，如杏苏散（《温病条辨》）。

●桔梗配桑叶、菊花、杏仁，宣肺化痰止咳，治风热外感，咳嗽痰多，如桑菊饮（《温病条辨》）。

●桔梗配枳壳、瓜蒌皮，化痰理气宽胸，治肺气不宣、气滞痰阻，胸闷不畅。

●桔梗配半夏，宣肺化痰止咳，治咳嗽痰多、不易咯出。

●桔梗配甘草、牛蒡子，宣肺利咽开音，治风热犯肺，咽痛失音，如加味甘桔汤（《医学心悟》）。

●桔梗配射干、马勃、板蓝根，清热解毒利咽，治热毒咽喉肿痛。

●桔梗配甘草，宣肺化痰、利咽排脓，治肺痈咳嗽胸痛、咯吐脓痰，如桔梗汤（《金匮要略》）。

●桔梗配鱼腥草、冬瓜仁、桃仁，清肺化痰、利咽排脓，治肺痈之发热、胸痛、咯吐黄痰或脓血。

●桔梗配贝母、巴豆，攻逐水饮、温下寒湿，治肺痈属寒湿者，咳嗽、咯吐浊唾腥臭之痰、胸胁心下硬满而痛，如桔梗白散（《外台秘要》）。

●桔梗配黄芪、升麻、柴胡，升阳举陷，治气虚下陷之气短、喘息，如升陷汤（《医学衷中参西录》）。

●桔梗配茯苓、泽泻，宣肺利水，治水肿，小便不利，癃闭。

【用法用量】 煎服，3～10 g；或入丸散。

【使用注意】 本品性升散，气机上逆、阴虚火旺咯血者不宜用。用量过大易致恶心、呕吐。

【来源与品种】 为桔梗科植物桔梗 *Platycodon grandiflorum* (Jacq.) A. DC. 的干燥根。我国大部分地区均有，以华东地区质量较优。生用或炒用。

【现代研究】 本品主含桔梗皂苷等多种皂苷，有显著的祛痰、镇咳、抗炎、镇静、镇痛、解热等作用；能抑制胃酸分泌及抗胃溃疡；有降血压、增加冠状动脉血流量作用。此外，本品还有抑制免疫、松弛平滑肌、抗乙酰胆碱及抗组胺作用。桔梗皂苷有很强的溶血作用，但口服能在消化道中分解破坏而失去溶血作用。

26. 紫　苏

【原文】　紫苏叶辛，风寒发表[1]，梗[2]下诸气，消除胀满。叶背面并紫者佳。

【词解】

[1]发表：发散表邪之义，亦称解表。

[2]梗：指紫苏梗，系紫苏原植物的茎。

【释义】　紫苏叶味辛，性温。归肺、脾经。有发汗解表散寒、行气和中的作用，用治外感风寒、脾胃气滞、脘腹胀满等。紫苏梗更善行气宽胸，消胀除满。入药以叶背两面均紫色者为佳。

【功效】　解表散寒，行气宽中。

【主治】　风寒感冒，脾胃气滞，胸闷呕吐，鱼蟹中毒。

【配伍应用精要】

●紫苏配香附、陈皮，解表散寒、行气宽中，治风寒表证而兼气滞之胸脘满闷、恶心呕逆，如香苏散（《太平惠民和剂局方》）。

●紫苏配杏仁、桔梗，解表散寒、化痰止咳，治风寒表证，咳喘痰多，如杏苏散（《温病条辨》）。

●紫苏配砂仁、丁香，理气散寒、和胃止呕，治中焦寒凝气滞之胸脘胀满、恶心呕吐。

●紫苏配黄连、芦根，理气清热、和胃止呕，治中焦蕴热、气机郁滞之胸脘胀满、恶心呕吐。

●紫苏配藿香，理气宽中、醒脾和胃，治湿阻中焦、脾胃不和，或夏日伤暑之呕吐、泄泻。

●紫苏配桔梗，理气宽中、消积除满，治一切气机不畅及胸闷气逆。

●紫苏配砂仁、白术、黄芩，行气宽中安胎，治胎气上逆之胸闷呕吐、胎动不安。

●紫苏配半夏、厚朴、茯苓，理气化痰，治七情郁结、痰凝气滞之梅核气，如半夏厚朴汤（《金匮要略》）。

●紫苏单用或配生姜、陈皮、藿香，治鱼蟹中毒轻证、腹痛、吐泻。

【用法用量】　煎服，5～9 g，不宜久煎。

【来源与品种】　为唇形科植物紫苏 *Perilla frutescens* (L.) Britt. 的茎、叶。主产于江苏、安徽、河南等地。生用。

紫苏梗：为紫苏的茎。性味辛、甘，微温。归肺、脾、胃经。功能宽胸利膈、顺气安胎。适用于胸腹气滞、痞闷作胀及胎动不安、胸胁胀痛等。

【现代研究】　本品主要含多种挥发油，有解热、促消化、增强胃肠功能的作用，对多种致病菌有抑制作用。

27. 麻 黄

【原文】 **麻黄味辛，解表出汗，身热头痛，风寒发散。**去根节，宜陈久。止汗用根。

【释义】 麻黄味辛、微苦，性温。归肺、膀胱经。辛散透窍，发汗力强，能发散风寒，用于风寒表实证之恶寒发热、头痛、身痛，实证咳喘，风水水肿。入药去根及茎节用，用陈久者为佳。止汗用麻黄根。

【功效】 发汗解表，宣肺平喘，利水消肿。

【主治】 风寒感冒，咳嗽气喘，风水水肿，风寒痹证，阴疽，痰核。

【配伍应用精要】

●麻黄配桂枝，发汗散寒解表、止咳平喘，治外感风寒表实证之发热恶寒、无汗、咳嗽气喘，如麻黄汤（《伤寒论》）。

●麻黄配杏仁、甘草，发汗解表、止咳平喘，治风寒外束、肺气壅遏之咳嗽气喘，如三拗汤（《太平惠民和剂局方》）。

●麻黄配附子、细辛，助阳解表，治阳虚外感，如麻黄附子细辛汤（《伤寒论》）。

●麻黄配细辛、干姜、半夏，发散风寒、温肺化饮，治风寒外束、内停寒饮之咳嗽气喘、痰多清稀，如小青龙汤（《伤寒论》）。

●麻黄配石膏、杏仁、甘草，清肺止咳平喘，治肺热壅盛之发热、咳嗽气喘，如麻杏甘石汤（《伤寒论》）。

●麻黄配甘草，发汗解表、利水退肿，治风邪袭表、肺失宣降之水肿、小便不利，如甘草麻黄汤（《金匮要略》）。

●麻黄配石膏、生姜、白术，疏风泄热、发汗利水，治皮水之面目浮肿、发热恶风、小便不利，如越婢加术汤（《金匮要略》）。

●麻黄配桂枝、白术、甘草，发汗解表、散寒除湿，治外感寒湿之恶寒发热、身体烦疼、无汗，如麻黄加术汤（《金匮要略》）。

●麻黄配肉桂、鹿角胶、熟地黄，温阳补血、散寒通滞，治阴疽、痰核、流注、寒痹关节冷痛，如阳和汤（《外科全生集》）。

【用法用量】 煎服，2～9 g。发汗解表宜生用，止咳平喘多炙用。

【使用注意】 本品发汗宣肺力强，体虚多汗者忌服；虚喘者慎用。

【来源与品种】 为麻黄科植物草麻黄 *Ephedra sinica* Stapf、中麻黄 *Ephedra intermedia* Schrenk et C. A. Mey. 或木贼麻黄 *Ephedra equisetina* Bge. 的干燥草质茎。主产于河北、山西、内蒙古等地。生用、蜜炙或捣绒用。

蜜麻黄：辛散发汗作用缓和，宣肺平喘力胜。麻黄绒：作用缓和，适用于老人、幼儿及体虚风寒外感者。

【现代研究】 本品主要含麻黄碱、伪麻黄碱及麻黄次碱等生物碱和挥发油，有发汗、平喘、利尿及抑菌、抗病毒的作用，还能收缩血管、升高血压，并兴奋中枢神经系统。

附药：麻黄根 味甘、微涩，性平，归肺经。功效固表止汗，主治自汗、盗汗。麻黄根配黄芪、牡蛎，治气虚自汗，如牡蛎散（《太平惠民和剂局方》）；配熟地黄、当归，治阴虚盗汗，如当归六黄汤（《兰室秘藏》）；配当归、黄芪，治产后虚汗不止，如麻黄根散（《太平圣惠方》）；本品与牡蛎共研细末，外用扑身，可治各种虚汗证。用法用量：煎服，3～10 g，外用适量。

28. 葛 根

【原文】 **葛根味甘，祛风发散，温疟[1]往来，止渴解酒。**白粉者佳。

【词解】

[1]温疟：病名。内有伏热，夏季复感暑热疟邪而发的一种疟疾，症见先热后寒、热重寒轻、口渴、舌红。

【释义】 葛根味甘、辛，性凉。归脾、胃经。能发散表邪、解肌退热，用治外感发热、温疟寒热往来，并能生津止渴、解酒毒。入药以色白粉性足者为好。

【功效】 解肌退热，透疹，生津止渴，升阳止泻。

【主治】 表证发热、项背强痛、麻疹不透，热病口渴、消渴证，热泄热痢、脾虚泄泻。

【配伍应用精要】

●葛根配薄荷、菊花、蔓荆子，辛凉解表、退热，治外感风热之发热、微恶风寒、头痛、咽痛、口渴。

●葛根配柴胡、黄芩、羌活，发汗解表、解肌退热，治外感风寒化热之发热、头痛、无汗，如柴葛解肌汤（《伤寒六书》）。

●葛根配麻黄、桂枝，发汗解表、舒缓筋脉，治外感风寒之表实无汗、恶寒、项背强痛，如葛根汤（《伤寒论》）。

●葛根配桂枝、白芍，调和营卫、舒缓筋脉，治表虚汗出、恶风、项背强痛，如桂枝加葛根汤（《伤寒论》）。

●葛根配升麻、芍药、甘草，发表散邪、透疹，治麻疹初起，表邪外束，疹出不畅，如升麻葛根汤（《阎氏小儿方论》）。

●葛根配牛蒡子、荆芥、蝉蜕，发表解肌、透疹，治麻疹初起、疹出不畅之发热、咳嗽，如葛根解肌汤（《麻科活人全书》）。

●葛根配芦根、天花粉、知母，清热泻火、生津止渴，治热病津伤口渴。

●葛根配天花粉、鲜地黄、麦冬，养阴生津止渴，治阴津不足之消渴，如天花散（《仁斋直指方论》）。

●葛根配乌梅、麦冬、党参，益气养阴、生津止渴，治气阴两虚、内热消渴之口渴多饮、体瘦乏力，如玉泉丸（《沈氏尊生书》）。

●葛根配黄芩、黄连、甘草，清泄里热、解肌散邪，治表证未解、邪热入里之身热、泄利臭秽、胸脘烦热，如葛根芩连汤（《伤寒论》）。

●葛根配党参、白术、木香，补脾益气、升阳止泻，治脾虚泄泻、便溏。

【用法用量】 煎服，9～15 g。解肌退热、透疹、生津宜生用，升阳止泻宜煨用。

【来源与品种】 为豆科植物野葛 *Pueraria lobata*（Willd.）Ohwi 或甘葛藤 *Pueraria thomsonii* Benth. 的干燥根。野葛主产于湖南、河南、广东等地；甘葛藤多为栽培，主产于广西、广东等地。生用，或煨用。

煨葛根：止泻作用增强。

【现代研究】 本品主要含黄酮类成分，如大豆素、大豆苷、葛根素等，有明显的降血压、降低心肌耗氧量、抑制血小板聚集、改善微循环、解痉及明显的解热和轻微的降血糖作用。

附药：**葛花** 为野葛未开放的花蕾。性味甘，平。功专解酒毒、醒脾和胃。用于饮酒过度，头痛、头昏、烦渴、呕吐、胸膈饱胀等。用法用量：煎服，3～15 g。

29. 薄　荷

【原文】 **薄荷味辛，最清头目，祛风化痰，骨蒸宜服。**一名鸡苏。龙脑者佳。

【释义】 薄荷味辛，性凉。归肺、肝经。辛凉芳香透散，可疏散风热、清利头目、祛风化痰。用治外感风热、温病初起、上焦风热诸证，亦可用于骨蒸潮热。本品又名鸡苏，具有龙脑浓香气味者为佳。

【功效】 疏散风热，清利头目，利咽透疹，疏肝行气。

【主治】 风热外感、温病初起，头痛眩晕、目赤咽肿，麻疹、风疹，肝郁胁痛。

【配伍应用精要】

●薄荷配金银花、连翘、荆芥，疏散风热，治风热感冒或温病初起之发热、微恶风寒、头痛，如银翘散（《温病条辨》）。

●薄荷配桑叶、菊花、连翘，疏风清热、宣肺止咳，治风热表证或温病初起之咳嗽、发热、恶寒，如桑菊饮（《温病条辨》）。

●薄荷配藿香，宣散表邪、解暑除湿，治暑湿表证之身热不扬、微恶风寒、头身困重、胸脘痞满。

●薄荷配川芎、石膏、白芷，疏散风热、清利头目，治风热上攻之头痛、眩晕，如上清散（《丹溪心法》）。

●薄荷配桑叶、菊花、蔓荆子，疏散风热、清肝明目，治疗风热上攻之目赤多泪。

●薄荷配桔梗、生甘草、僵蚕，疏散风热、利咽止痛，治上焦风热壅盛，咽喉肿痛，如六味汤（《喉科秘旨》）。

●薄荷配蝉蜕、牛蒡子、柽柳，疏散风热、宣毒透疹，治风热束表，麻疹不透，如竹叶柳蒡汤（《先醒斋医学广笔记》）。

●薄荷配荆芥、防风、僵蚕，疏散风热、祛风止痒，治疗风疹皮肤瘙痒。

●薄荷配柴胡、白芍、当归，疏肝理气调经，治肝郁气滞之胸胁胀痛、月经不调，如逍遥散（《太平惠民和剂局方》）。

●薄荷配香薷、厚朴、金银花，辟秽化湿和中，治夏令感受暑湿秽浊之气，脘腹胀痛、呕吐泄泻，如薄荷汤（《痧胀玉衡》）。

●薄荷配钩藤，清热平肝、息风止痉，治小儿高热、惊风抽搐。

【用法用量】 煎服，3～6 g；宜后下。薄荷叶长于发汗解表，薄荷梗偏于行气和中。

【使用注意】 本品芳香辛散，发汗耗气，故体虚多汗者慎用。

【来源与品种】 为唇形科植物薄荷 *Mentha haplocalyx* Briq. 的干燥地上部分。主产于江苏、浙江、湖南等地。生用。

【现代研究】 本品主要含薄荷醇、薄荷酮、薄荷脑等多种挥发油及树脂、香豆精、黄酮等，有解热作用，能促进呼吸道腺体分泌，产生冷感，另有消炎、止痛、解痉、止痒、抑菌、利胆等作用。

30. 防　风

【原文】 **防风甘温，能除头晕，骨节痹疼[1]，诸风口噤[2]。**去芦。

【词解】

[1] 骨节痹疼：指由风寒湿邪痹阻、气血不通所致骨关节疼痛。

[2] 诸风口噤：指由多种风邪引起的牙关紧闭、张口困难、口合不开的病症。

【释义】 防风味辛、甘，性微温。归膀胱、肝、脾经。能祛风胜湿止痛、止痉，为治风之通用药。用于风寒头痛、身痛，风寒湿痹关节疼痛，以及风邪引起的口噤不开、抽搐痉挛等。入药去芦头用。

【功效】 祛风解表，胜湿止痛，止痉。

【主治】 外感表证，风疹瘙痒，风湿痹痛，破伤风。

【配伍应用精要】

●防风配荆芥、羌活、独活，祛风解表散寒，治风寒表证之头痛、身痛、恶风寒，如荆防败毒散（《摄生众妙方》）。

●防风配川芎、羌活、藁本，祛风解表胜湿，治外感风湿之头痛如裹、身重肢痛，如羌活胜湿汤（《内外伤辨惑论》）。

●防风配薄荷、连翘、蝉蜕，发散风热，治风热表证之发热恶风、咽痛口渴。

●防风配大黄、芒硝、黄芩，发汗解表、泻火通便，治外感兼里实热结之壮热无汗、二便秘涩，如防风通圣散（《宣明论方》）。

●防风配黄芪、白术，发散外邪、益卫固表，治卫气不固之自汗出、易感风邪，如玉屏风散（《丹溪心法》）。

●防风配蝉蜕、薄荷、僵蚕，祛风清热止痒，治风热瘾疹，皮肤瘙痒。

●防风配土茯苓、白鲜皮、赤小豆，祛风胜湿止痒，治风湿瘾疹，皮肤瘙痒。

●防风配荆芥、当归、生地黄，养血润燥、祛风止痒，治血虚风燥，皮肤瘙痒，如消风散（《外科正宗》）。

●防风配羌活、独活、姜黄，祛风散寒、胜湿止痛，治风寒湿痹之肢节疼痛、筋脉挛急，如蠲痹汤（《医学心悟》）。

●防风配乌梢蛇、地龙、薏苡仁，祛风清热、胜湿止痛，治热痹之关节红肿热痛。

●防风配天南星、天麻、白附子，辛散外风、息风止痉，治破伤风四肢抽搐、项背强急、角弓反张，如玉真散（《外科正宗》）。

●防风配人参、黄芪、白术，升清燥湿止泻，治脾虚湿盛、清阳不升之泄泻、便溏，如升阳益胃汤（《脾胃论》）。

●防风配白术、白芍、陈皮，补脾泻肝、祛湿止泻，治肝旺侮脾之肠鸣腹痛、腹泻，如痛泻要方（《丹溪心法》）。

●防风配贯众炭、乌贼骨，收敛止血，治妇女崩漏及肠风下血。

【用法用量】 煎服，4.5～9 g。

【使用注意】 本品药性偏温，阴血亏虚、热病动风者不宜使用。

【来源与品种】 为伞形科植物防风 *Saposhnikovia divaricata* (Turcz.) Schischk. 的干燥根。主产于东北及内蒙古东部。生用、炒用或炒炭用。

炒防风：辛散力减弱，有良好的止泻作用。防风炭：几乎无辛散作用，长于止血。

【现代研究】 本品主要含挥发油、甘露醇、β-谷甾醇、酚类、多糖及有机酸等，有解热、抗炎、镇静、镇痛、抗惊厥、抗过敏、抗菌作用，能增强小鼠腹腔巨噬细胞吞噬功能。

31. 荆　芥

【原文】 **荆芥味辛，能清头目，表汗祛风，治疮消瘀。一名假苏。**

【释义】 荆芥味辛，性微温。归肺、肝经。轻扬透散，以辛为用。有清利头目、发汗解表、祛风透疹、解疮毒、消瘀滞等作用。用治外感表证之头痛、目赤、咽喉肿痛，以及麻疹透发不畅、风疹瘙痒、疮疡肿痛等。本品又名假苏。

【功效】 祛风解表，透疹消疮，止血。

【主治】 外感表证，麻疹、风疹，疮疡初起，吐衄下血。

【配伍应用精要】

●荆芥配防风、羌活、独活，散风解表，治外感风寒之恶寒发热、头痛无汗，如荆防败毒散（《摄生众妙方》）。

●荆芥配金银花、连翘、薄荷，散风解表，治外感风热之发热头痛，如银翘散（《温病条辨》）。

●荆芥配蝉蜕、薄荷、紫草，祛风止痒、宣散疹毒，治麻疹初起、疹出不畅。

●荆芥配苦参、防风、当归，养血润燥、祛风止痒，治血虚风燥、风疹瘙痒，如消风散（《外科正宗》）。

●荆芥配羌活、川芎、独活，祛风透邪、宣通消疮，治疮疡初起兼有风寒表证。

●荆芥配金银花、连翘、柴胡，祛风透邪、宣通消疮，治疮疡初起兼有风热表证。

●荆芥配前胡，宣肺止咳、降气消痰，治咳嗽痰多。

●荆芥配生地黄、白茅根、侧柏叶，凉血止血，治血热妄行之吐血、衄血。

●荆芥配地榆、槐花、黄芩炭，凉血止血，治血热便血、痔血。

●荆芥配棕榈炭、莲房炭，理血止血，治妇女崩漏下血。

【用法用量】 煎服，4.5～9 g，不宜久煎。发表透疹消疮宜生用，止血宜炒用。荆芥穗更长于祛风。

【来源与品种】 为唇形科植物荆芥 *Schizonepeta tenuifolia* Briq. 的干燥地上部分。主产于江苏、浙江、河南等地。生用或炒炭用。

荆芥炭：辛散作用极弱，具有止血功效。

【现代研究】 本品主要含挥发油，可增强皮肤血液循环，增加汗腺分泌，有微弱解热作用，有较强的抑菌作用。荆芥炭则能使出血时间缩短。

32. 细　辛

【原文】 **细辛辛温，少阴头痛[1]，利窍通关[2]，风湿皆用。**华阴者佳。反藜芦。能发少阴之汗。

【词解】

[1] 少阴头痛：病证名。少阴即少阴经，是十四经络之一。这里指少阴经感受寒邪，经气阻滞，症见足寒气逆、头痛、脉沉细。

[2] 利窍通关："利窍"指通利鼻窍，"通关"指开窍醒神。细辛研粉吹鼻取嚏，可治中风卒倒、不省人事等窍闭神昏之证。

【释义】 细辛味辛，性温，有小毒。归肺、肾、心经。能解表散寒、祛风止痛、透窍通关醒神。外感风寒，少阴头痛，鼻塞不通、鼻渊头痛，闭证神志昏迷，以及风寒湿痹、关节疼痛等皆可应用。入药以陕西华阴县产者为好。本品反藜芦，能发散少阴经寒邪，使其从汗而解。

【功效】 解表散寒，祛风止痛，通窍，温肺化饮。

【主治】 风寒头痛，牙痛，风湿痹痛，鼻渊，肺寒痰饮咳喘。

【配伍应用精要】

●细辛配防风、羌活、白芷，解表散寒、祛风止痛，治外感风寒之头身疼痛，如九味羌活汤（《此事难知》）。

●细辛配麻黄、附子，发散风寒、温肾助阳，治阳虚外感之恶寒发热、无汗，如麻黄附子细辛汤（《伤寒论》）。

●细辛配白芷、苍耳子，散风寒、通鼻窍，治外感风寒之鼻塞、流涕者。

●细辛配独活、川芎，祛风散寒止痛，治少阴头痛、足寒气逆，如独活细辛汤（《证因脉治》）。

●细辛配川芎、羌活、白芷，祛风解表、散寒止痛，治外感风邪，偏正头痛，如川芎茶调散（《太平惠民和剂局方》）。

●细辛配麻黄、附子、川芎，祛风散寒止痛，治风冷头痛剧烈，如细辛散（《普济方》）。

●细辛单用或配白芷、荜茇，散寒止痛，治风冷牙痛。

●细辛配生石膏、黄连、升麻，清泻胃火止痛，治胃火牙痛。

●细辛配蜂房，祛风杀虫、除蛀止痛，治虫蛀牙痛。

●细辛配防风、独活、桑寄生，通阳散结、蠲痹止痛，治风寒湿痹之腰膝冷痛，如独活寄生汤（《备急千金要方》）。

●细辛配辛夷、白芷、苍耳子，化湿浊、通鼻窍，治鼻渊之鼻塞、流涕、头痛。

●细辛配干姜、麻黄、桂枝，发散风寒、温肺化饮，治外感风寒、内有寒饮之咳喘、痰多清稀，如小青龙汤（《伤寒论》）。

●细辛配茯苓、干姜、五味子，温肺化饮，治寒痰停饮之咳嗽胸满、气逆喘急，如苓甘五味姜辛汤（《金匮要略》）。

●细辛配当归、芍药，温经散寒、活血通脉，治阳虚血方、寒凝血滞之手足厥冷，如当归四逆汤（《伤寒论》）。

●细辛配猪牙皂、鹅不食草，研细粉吹鼻取嚏，通关开窍，治突然气闭昏厥、牙关紧闭，如通关散（《中华人民共和国药典》2010版一部）。

【用法用量】 煎服，1～3 g。入散剂，0.5～1 g。

【使用注意】 阴虚阳亢头痛，肺燥伤阴干咳忌用。不宜与藜芦同用。

【来源与品种】 为马兜铃科植物北细辛 *Asarum heterotropoides* Fr. Schmidt var. *mandshuricum*（Maxim.）kitag.、汉城细辛 *Asarum sieboldii* Miq. var. *seoulense* Nakai 或华细辛 *Asarum sieboldii* Miq. 的干燥全草。前两种习称“辽细辛”，主产于东北地区；华细辛主产于陕西、河南、山东等省。生用。

【现代研究】 本品含挥发油，主要成分为甲基丁香油酚，还含有黄樟醚、消旋去甲乌药碱等，有解热、抗炎、抑菌、镇静、抗惊厥、强心、扩张血管、松弛平滑肌、增强脂代谢、升高血糖及局部麻醉等作用。黄樟醚毒性较强，系致癌物质。

33. 羌　活

【原文】 羌活微温，祛风除湿，身痛头疼，舒筋活络。一名羌青，目赤亦要。

【释义】 羌活味辛、苦，性温。归膀胱、肾经。能发汗解表、祛风除湿、舒筋活络、止痛。用于风寒湿邪侵袭肌表之头痛、身痛，风湿痹证之关节疼痛、屈伸不利，尤善治上肢肩臂疼痛。本品又名羌青，目赤肿痛也可应用。

【功效】 解表散寒，祛风胜湿，止痛。

【主治】 风寒感冒，风寒湿痹。

【配伍应用精要】

●羌活配细辛、防风、川芎，解表散寒、祛风止痛，治外感风寒之恶寒发热、头痛、肢体酸痛，如九味羌活汤（《此事难知》）。

●羌活配独活、防风、藁本，解表散寒、祛风胜湿，治风湿在表之头项强痛、腰背酸重、一身尽痛，如羌活胜湿汤（《内外伤辨惑论》）。

●羌活配姜黄、防风、当归，祛风湿、止痹痛，治风寒湿痹之肩背肢节疼痛，如蠲痹汤（《百一选方》）。

●羌活配川芎、白芷、藁本，祛风止痛，治风湿所致的头风头痛，如羌活芎藁汤（《审视瑶函》）。

●羌活配石膏、葛根、黄芩，祛风清热止痛，治头风头痛属热者。

【用法用量】 煎服，3～9 g。

【使用注意】 本品辛香温燥，阴血亏虚、脾胃虚弱者不宜服；用量过多，易致呕吐。

【来源与品种】 为伞形科植物羌活 *Notopterygium incisum* Ting ex H. T. Chang 或宽叶羌活 *Notopterygium forbesii* H. de Boiss. 的干燥根茎及根。羌活主产于四川、云南、青海等地，宽叶羌活主产于四川、青海、河南等地。生用。

【现代研究】 本品含挥发油、生物碱等，有抑菌、抗炎、镇痛、解热作用，能对抗实验性心肌缺血，增加心肌营养性血流量。

34. 独　活

【原文】 独活甘苦，颈项难舒，两足湿痹[1]，诸风能除。一名独摇草。

【词解】

[1]湿痹：证名。痹证中的一种。《黄帝内经》名曰“着痹”，又名“肌

痹”。指以感受湿邪为主的风湿痹证，以肢体重着疼痛、麻木不仁、关节屈伸不利为主症，并能祛除各种风邪。

【释义】 独活味辛（原文谓“甘”，有误）、苦，性温。归肾、膀胱经。能祛风胜湿，散寒止痛，用治颈项牵强不舒，下肢重着疼痛、麻木不仁。尤善治下肢风寒湿痹证，并能祛除其他各种风湿邪气。又名独摇草。

【功效】 祛风湿，解表，止痛。

【主治】 风寒湿痹，风寒夹湿表证，少阴头痛。

【配伍应用精要】

●独活配当归、白术、牛膝，祛风湿、止痹痛，治风寒湿痹之腰背肌肉关节疼痛，如独活汤（《活幼新书》）。

●独活配人参、桑寄生、杜仲，祛风湿、止痹痛、强腰膝，治痹证日久正虚之腰膝酸软、关节屈伸不利，如独活寄生汤（《备急千金要方》）。

●独活配附子、防风，祛风散寒、除痹止痛，治风邪偏胜之行痹。

●独活配苍术，祛风燥湿、除痹止痛，治少阴寒湿腰痛。

●独活配羌活、防风、藁本，发散风寒、解表除湿，治外感风寒夹湿之头痛头重、一身尽痛，如羌活胜湿汤（《内外伤辨惑论》）。

●独活配细辛、川芎，祛风止痛，治风扰肾经，伏而不出之少阴头痛，如独活细辛汤（《症因脉治》）。

●独活配蔓荆子、细辛、白芷，祛风止痛，治头风头痛、反复发作、经年不愈。

●独活配石膏、白芷，清热祛风止痛，治风火牙痛。

【用法用量】 煎服，3～9 g。

【来源与品种】 为伞形科植物重齿毛当归 *Angelica pubescens* Maxim.f. *biserrata* Shan et Yuan 的干燥根。主产于四川、湖北、安徽等地。生用。

【现代研究】 本品主要含挥发油、当归醇、当归素等，有抗炎、镇痛、镇静、催眠及降血压作用；对血小板聚集有抑制作用。

35. 知 母

【原文】 **知母味苦，热渴能除，骨蒸有汗，痰咳皆舒。**去皮毛。生用泻胃火，酒炒泻肾火。

【释义】 知母味苦、甘，性寒。归肺、胃、肾经。能清热泻火、滋阴润燥、生津止渴、退虚热。用于温热病发热、烦渴，阴虚火旺、骨蒸潮热、盗汗，以及肺热咳嗽气喘、咯吐黄痰等。入药去除根茎外皮及绒毛。清泻胃火生用，清泻肾经虚火可酒炒用。

【功效】 清热泻火，生津润燥。

【主治】 热病高热烦渴，肺热燥咳，骨蒸潮热，内热消渴，肠燥便秘。

【配伍应用精要】

●知母配石膏、粳米、甘草，清热泻火、除烦止渴，治温热病之高热、汗出、烦渴，如白虎汤（《伤寒论》）。

●知母配黄芩、瓜蒌、浙贝母，清热化痰止咳，治肺热咳痰黄稠。

●知母配贝母，清肺润燥止咳，治肺热燥咳，如二母散（《证治准绳》）。

●知母配杏仁、莱菔子，清肺润燥止咳，治肺燥久嗽气急，如宁嗽煎（《奇方类编》）。

●知母配黄柏、生地黄，滋阴降火、退骨蒸，治肾阴亏虚、阴虚火旺之骨蒸潮热、盗汗，如知柏地黄丸（《景岳全书》）。

●知母配地骨皮，滋阴退热，治日晡低热，干咳不止。

●知母配肉桂，清湿热、助气化，治湿热蕴结下焦，膀胱气化不利之小便不利，午后发热。

●知母配鳖甲，滋阴清热，治阴虚发热，潮热盗汗，产后劳热。

●知母配天花粉、葛根，滋阴降火、生津止渴，治阴虚内热之消渴证，口渴多饮，如玉液汤（《医学衷中参西录》）。

●知母配黄连，清泻胃火，治胃火炽盛之消谷善饥、大便秘结、舌苔黄燥。

●知母配生地黄、玄参、麦冬，滋阴润燥通便，治阴虚肠燥便秘。

●知母配生首乌、火麻仁、肉苁蓉，滋阴润燥通便，治老年或久病体虚者津枯肠燥便秘。

【用法用量】 煎服，6～12 g。

【使用注意】 本品性寒质润，有滑肠作用，脾虚便溏者不宜用。

【来源与品种】 为百合科植物知母 *Anemarrhena asphodeloides* Bge. 的干燥根茎。主产于河北、山西及山东等地。生用，或盐水炙用。

盐知母：引药下行，专入肾经，增强滋阴降火作用，善清虚热。

【现代研究】 本品含多种甾体皂苷、多糖及多量的黏液质，对多种细菌有不同程度的抑制作用，同时有解热、降血糖等作用。

36. 白芷

【原文】 **白芷辛温，阳明[1]头痛，风热瘙痒，排脓通用。**一名芳香。可作面脂。

【词解】

[1] 阳明：指阳明经，包括足阳明胃经和手阳明大肠经。阳明头痛，指邪客阳明经出现的头痛症状，以前额或眉棱骨部位疼痛为特点。

【释义】 白芷味辛，性温。归肺、胃、大肠经。能解表散寒、祛风止痛、除湿止痒、消痈排脓。用治外感头痛、风邪所致肌肤瘙痒、痈疽脓成不溃等，尤善治阳明头痛。本品又名芳香，可作美容脂粉用。

【功效】 解表散寒，祛风止痛，通鼻窍，燥湿止带，消肿排脓。

【主治】 风寒感冒，头痛、牙痛、风湿痹痛，鼻渊，带下，疮痈肿毒。

【配伍应用精要】

●白芷配羌活、防风、川芎，祛风解表、散寒止痛，治外感风寒，头身疼痛、鼻塞流涕，如九味羌活汤（《此事难知》）。

●白芷单用，祛风止痛，治外感风邪之头风头痛、眉棱骨痛，即都梁丸（《百一选方》）。

●白芷配防风、细辛、川芎，祛风止痛，治外感风邪之头风头痛，如川芎茶调散（《太平惠民和剂局方》）。

●白芷配薄荷、蔓荆子、菊花，发散风热、祛风止痛，治外感风热头痛。

●白芷配细辛、全蝎、川芎，祛风散寒止痛，治疗风冷牙痛，如一捻金散（《御药院方》）。

●白芷配石膏、荆芥穗，疏风清热止痛，治疗风热牙痛，如风热散（《仙拈集》）。

●白芷配苍术、草乌、川芎，祛风除湿、散寒止痛，治风寒湿痹之关节疼痛、屈伸不利，如神仙飞步丹（《袖珍方大全》）。

●白芷配地肤子、苦参、白鲜皮，祛风燥湿止痒，治风湿疹痒。

●白芷配苍耳子、辛夷，祛风散寒、通窍止痛，治鼻渊之鼻塞不通、浊涕不止、前额疼痛，如苍耳子散（《济生方》）。

●白芷配鹿角霜、白术、山药，散寒除湿、健脾止带，治疗下焦寒湿，白带过多。

●白芷配车前子、黄柏，清热燥湿止带，治湿热下注，带下黄赤。

●白芷配金银花、当归、穿山甲，散结消肿止痛，治疮疡初起，红肿热痛，如仙方活命饮（《校注妇人大全良方》）。

●白芷配瓜蒌，清热化痰、消肿排脓，治肝郁气滞、胃热壅络之乳痈肿痛。

●白芷配人参、黄芪、当归，补益气血、托毒排脓，治疮痈脓成难溃，如托里消毒散（《外科正宗》）。

【用法用量】 煎服，3～9 g。外用适量。

【使用注意】 本品辛香温燥，阴虚血热者忌服。

【来源与品种】 为伞形科植物白芷 *Angelica dahurica*（Fisch. ex Hoffm.）Benth. et Hook. f. 或杭白芷 *Angelica dahurica*（Fisch. ex Hoffm.）Benth. et Hook. f. var. *formosana*（Boiss.）Shan et Yuan 的干燥根。白芷产于河南长葛、禹县者习称“禹白芷”，产于河北安国者习称“祁白芷”；白芷产于浙江、福建、四川等地者，习称“杭白芷”和“川白芷”。生用。

【现代研究】 本品主要含白芷素、白芷醚、白芷毒素等，小量能兴奋中枢神经，大量能引起强直性痉挛，继以全身麻痹；能对抗毒蛇所致的中枢神经系统抑制；对一些致病细菌、真菌有一定的抑制作用。

37. 藁 本

【原文】 藁本气温，除头巅顶[1]，寒湿可祛，风邪可屏[2]。去芦。

【词解】

[1]除头巅顶："巅"通"颠"，指头顶部。"除头巅顶"指祛除风邪、治疗颠顶部位的头痛。

[2]屏（bǐng）：摒除之义。

【释义】 藁本味辛，性温。归膀胱经。有祛风散寒、除湿止痛的作用。用治外感风寒头痛、身痛，风湿痹证关节疼痛、屈伸不利等，尤善治头顶部位疼痛。入药去芦用。

【功效】 祛风散寒，除湿止痛。

【主治】 风寒感冒，颠顶头痛，风寒湿痹。

【配伍应用精要】

●藁本配羌活、川芎、苍术，祛风散寒止痛，治外感风寒之头痛、鼻塞、颠顶疼痛，如神术散（《太平惠民和剂局方》）。

●藁本配羌活、独活、防风，解表散寒、祛风胜湿，治风湿在表之头项强痛、腰背酸重、一身尽痛，如羌活胜湿汤（《内外伤辨惑论》）。

●藁本配威灵仙，祛风除湿、蠲痹止痛，治风寒湿痹，肢节疼痛。

●藁本配羌活、防风、苍术，祛风胜湿、蠲痹止痛，治风湿相搏，一身尽痛，如除风湿羌活汤（《内外伤辨惑论》）。

【用法用量】 煎服，3～9 g。

【使用注意】 本品辛温香燥，血虚、肝旺、热盛之头痛者忌服。

【来源与品种】 为伞形科植物藁本 *Ligusticum sinensis* Oliv. 或辽藁本 *Ligusticum jeholense* Nakai et Kitag. 的干燥根茎及根。藁本主产于陕西、甘肃、河南等地，辽藁本主产于辽宁、吉林、河北等地。生用。

【现代研究】 本品主要含挥发油，对多种致病真菌有抑制作用，还有镇静、镇痛及轻度降血压、平喘等作用。

38. 香 附

【原文】 香附味甘，快气开郁[1]，止痛调经[2]，更消宿食[3]。即莎草根。忌铁器。

【词解】

[1]快气开郁：指疏肝解郁、调畅气机。

[2]调经：指调理月经，治月经不调、痛经等。

[3]宿食：指食物停积胃肠，经宿不消，症见脘腹痞闷、厌食。

【释义】 香附味辛、微苦、微甘，性平。归肝、脾、三焦经。善疏肝解郁、调畅气机、调经止痛，且能理气调中、消化宿食。用于肝郁气滞之痛经、月经不调，饮食积滞之脘腹胀满、嗳气吞酸、纳呆等。又名莎草根。忌用铁器煎煮。

【功效】 疏肝解郁，调经止痛，理气调中。

【主治】 肝郁气滞胁痛、腹痛，月经不调、痛经、乳房胀痛，脾胃气滞腹痛。

【配伍应用精要】

●香附配柴胡、川芎、枳壳，疏肝解郁、行气止痛，治肝气郁结之胁肋胀痛，如柴胡疏肝散（《景岳全书》）。

●香附配乌药、沉香，行气除胀、散寒止痛，治寒凝气滞之心腹满闷胀痛。

●香附配高良姜，温里散寒、行气止痛，治寒凝气滞、肝气犯胃之胃脘疼痛，如良附丸（《良方集腋》）。

●香附配川芎、苍术、栀子，行气解郁止痛，治气、血、痰、火、湿、食六郁所致胸膈痞满、脘腹胀痛、饮食不化，如越鞠丸（《丹溪心法》）。

●香附配砂仁、甘草，理气宽中、消食下气，治脾胃气滞之脘腹胀痛、胸膈噎塞、嗳气、纳呆，如快气汤（《太平惠民和剂局方》）。

●香附配紫苏、陈皮，发散风寒、理气宽中，治风寒表证兼见气滞腹胀、食少。

●香附配小茴香、乌药、延胡索，暖肝散寒、理气止痛，治寒滞肝脉，疝气疼痛。

●香附配艾叶，温经散寒、暖宫调经，治下焦虚寒之宫冷不孕、月经不调、痛经、带下增多。

●香附配柴胡、川芎、当归，疏理肝气、调经止痛，治月经不调、痛经，如香附归芎汤（《沈氏尊生书》）。

●香附配柴胡、青皮、瓜蒌皮，疏肝理气止痛，治肝郁气滞、乳房胀痛、结块。

●香附配橘叶、蒲公英、金银花，疏肝理气清热，治肝郁气滞化火之乳痈、红肿胀痛。

●香附配苏梗，理气安胎，治气滞胎动不安。

【用法用量】 煎服，6～9 g。

【来源与品种】 为莎草科植物莎草 *Cyperus rotundus* L. 的干燥根茎。我国大部分地区均产。生用，或醋、酒等炙用。

醋香附：专入肝经，疏肝止痛作用增强，并能消积化滞。酒香附：通经脉、散结滞，多用于治寒疝腹痛。四制香附：以行气解郁、调经散结为主，多用治胁痛、痛经、月经不调。

【现代研究】 本品主要含挥发油、生物碱、黄酮及三萜等成分，具有抑制子宫收缩、轻度雌激素样、降低肠管紧张性、抑菌、强心、降血压、利胆、护肝等作用。

39. 乌 药

【原文】 **乌药辛温，心腹胀痛，小便滑数，顺气通用。**一名旁其，一名天台乌。

【释义】 乌药味辛，性温。归肺、脾、肾、膀胱经。辛开温通、宣畅气机，能行气止痛、温肾散寒。用于多种寒凝气滞之胸胁脘腹胀痛、寒疝腹痛、经行小腹疼痛，以及肾阳不足、膀胱虚冷之尿频、遗尿等。本品又名旁其、天台乌。

【功效】 行气止痛，温肾散寒。

【主治】 寒凝气滞之胸腹诸痛证，尿频、遗尿。

【配伍应用精要】

●乌药配香附、甘草，调中快气、散寒止痛，治寒凝气滞，胸腹胁肋疼痛，如小乌沉汤（《太平惠民和剂局方》）。

●乌药配伍青皮、木香、莪术，理气止痛，治寒凝气滞，脘腹胀痛，如乌药散（《太平圣惠方》）。

●乌药配人参、槟榔、沉香，行气降逆、益气化滞，治七情伤感之上气喘息、胸膈满闷、不思饮食（《重订严氏济生方》）。

●乌药配小茴香、高良姜、青皮，行气散寒止痛，治寒滞肝脉，寒疝腹痛，如天台乌药散（《医学发明》）。

●乌药配香附、当归、木香，行气散寒、活血调经，治寒凝气滞血瘀之月经不调、痛经、产后腹痛，如乌药汤（《济阴纲目》）。

●乌药配益智仁、山药，温肾散寒、缩尿止遗，治肾阳不足、膀胱虚冷之尿频、小儿遗尿，如缩泉丸（《校注妇人大全良方》）。

●乌药配白芷，温里散寒、化湿止带，治寒湿带下。

●乌药配川芎，行气活血、祛风止痛，治气滞血瘀之头风头痛、产后头痛。

【用法用量】 煎服，3～9 g。

【使用注意】 气虚血亏而有内热者慎用。

【来源与品种】 为樟科植物乌药 *Lindera aggregata* (Sims) Kosterm. 的干燥块根。主产于浙江、安徽、江苏等地。生用或麸炒、盐炙、酒炙用。

炒乌药：制其辛燥之弊，增强散寒之功。盐乌药：乌药片淋入盐水，再用麸皮拌炒，有助温肾缩尿之功。酒乌药：增强温经散寒作用。

【现代研究】 本品主要含生物碱及挥发油，对胃肠道平滑肌有兴奋与抑制双向调节功能，有促分泌、助消化作用。挥发油内服能兴奋大脑皮质，促进呼吸，兴奋心肌，加速血液循环，升高血压及发汗；外涂能使局部血管扩张，亦能加速血液循环，并能缓和肌肉痉挛疼痛。本品尚有抗菌作用。

40. 枳 实

【原文】 枳实味苦，消食除痞，破积化痰，冲墙倒壁[1]。如龙眼，色黑，陈者佳，水浸去穰，切片麸炒。

【词解】

[1] 冲墙倒壁：指枳实破气、化痰消积之力较强，消除痰湿、宿食等有形积滞疗效显著、迅捷。

【释义】 枳实味苦、辛，性微寒。归脾、胃、大肠经。能行气破积、消食导滞、化痰除痞。用于饮食积滞之脘腹痞满胀痛，实热便秘，湿热泻痢，痰湿阻闭气机之胸痹、胸痛。其破气消积疗效迅速。药材果实外形如龙眼、色黑、陈久者为好。水浸去穰，切片，麸皮炒后用。

【功效】 破气除痞，化痰消积。

【主治】 胃肠积滞，湿热泻痢，胸痹，结胸，气滞胸胁疼痛，产后腹痛，脏器下垂。

【配伍应用精要】

●枳实配山楂、麦芽、神曲，破气除痞、消积导滞，治饮食积滞之脘腹痞满胀痛，如曲麦枳术丸（《医学正传》）。

●枳实配大黄、芒硝、厚朴，攻下热结、消积导滞，治胃肠积滞之热结便秘、腹痛拒按，如大承气汤（《伤寒论》）。

●枳实配黄芩、黄连，清热燥湿、行气导滞，治湿热泻痢、腹痛里急后重，如枳实导滞丸（《内外伤辨惑论》）。

●枳实配半夏曲、厚朴，理气消积除痞，治食积腹胀，心下痞满、厌食，如枳实消痞丸（《兰室秘藏》）。

●枳实配白术，健脾消积、行气化湿，治脾胃虚弱之食少不化、脘腹痞满，如枳术丸（《内外伤辨》）。

●枳实配白术、木香、砂仁，健脾开胃、行气消痞，治脾虚气滞之脘腹痞闷、食欲不振、便溏，如香砂枳术丸（《景岳全书》）。

●枳实配薤白、瓜蒌、桂枝，化痰消痞、通痹止痛，治胸阳不振、痰阻胸痹之胸中满闷、疼痛，如枳实薤白桂枝汤（《金匮要略》）。

●枳实配黄连、瓜蒌、半夏，清热化痰、宽胸开结，治痰热结胸之胸脘痞闷、按之则痛，如小陷胸加枳实汤（《温病条辨》）。

●枳实配川芎，破气行滞止痛，治气血阻滞之胸胁疼痛，如枳芎散（《济生方》）。

●枳实配桂枝，破气行滞、散寒止痛，治寒凝气滞之胸胁疼痛，如桂枳散（《普济本事方》）。

●枳实配芍药，行气活血止痛，治产后瘀滞腹痛、烦躁，如枳实芍药散（《金匮要略》）。

●枳实配火麻仁，行气润燥、滑肠通便，治气滞肠燥便秘。

●枳实单用，或配补中益气之品黄芪、白术，升提中气，治胃扩张、胃下垂、子宫脱垂、脱肛等脏器下垂病证。

【用法用量】 煎服，3～9 g，大量可用至30 g。

【使用注意】 孕妇慎用。

【来源与品种】 为芸香科植物酸橙 *Citrus aurantium* L. 及其栽培变种或甜橙 *Citrus sinensis* Osbeck 的干燥幼果。主产于四川、江西、福建等地。生用或麸炒用。

炒枳实：缓和峻烈之性，以免损伤正气，以散结消痞为用。

【现代研究】 本品主要含挥发油、黄酮苷、N-甲基酪胺、对羟福林，能显著升压，收缩血管，兴奋心脏，增加冠状动脉、脑、肾血流量，对胃肠道平滑肌有双向调节功能，尚有抑制血栓形成、抗溃疡、兴奋子宫等作用。

41. 枳 壳

【原文】 **枳壳微温，快气宽肠[1]，胸中气结，胀满堪尝。**水浸去穰，切片麸炒。

【词解】

[1]快气宽肠：指枳壳疏理胃肠气机、消除胀满的作用。

【释义】 枳壳味苦、辛、酸，性温。归脾、胃、大肠经。有疏理气机、行气宽中之功。胸腹气滞、痞满胀痛之证皆可应用。采收后，水浸去穰，切片、麸皮炒后用。

【功效】 同枳实，但作用较缓和，长于行气开胸、宽中除胀。

【主治】 同枳实。

【配伍应用精要】

●枳壳配柴胡、香附、芍药，疏肝解郁、理气止痛，治肝郁气滞之胸胁胀痛，如柴胡疏肝散（《证治准绳》）。

●枳壳配香附、槟榔、白术，理气宽中、消食化积，治气滞食阻之脘腹痞闷或作痛，如枳壳散（《普济本事方》）。

【用法用量】 同枳实。

【使用注意】 同枳实。

【来源与品种】 为芸香科植物酸橙 *Citrus aurantium* L. 及其栽培变种的接近成熟的果实（去瓤）。主产于四川、江西、福建等地。生用或麸炒用。

炒枳壳：降低其刺激性，缓和燥性和酸性，增强健胃消胀作用。

【现代研究】 本品主要含挥发油，能调节胃肠功能，并有利胆作用。

42. 豆蔻

【原文】 白蔻辛温，能祛瘴[1]翳[2]，益气调元[3]，止呕和胃。去壳取仁。

【词解】

[1] 瘴（zhàng）：即瘴气、瘴疫，中国南方山林中湿热蒸郁能致人疾病的病邪之统称，包括疟邪等。

[2] 翳（yì）：凡内、外障眼病所生遮蔽视线影响视力的病证皆称为“翳”。

[3] 益气调元：元，指元气；调，指调节。调元，是指调节、疏理气机。益气调元指白豆蔻有调节中焦气机以助脾胃运化之功。

【释义】 豆蔻味辛，性温。归肺、脾、胃经。有行气化湿、疏理气机、健脾、和胃止呕之功。用于湿热瘴气、脾虚湿阻之胸脘痞闷、恶心呕吐、泄泻痢疾及目生翳障等病症。采收后，去掉果壳，取仁入药。白蔻又名豆蔻、白豆蔻。

【功效】 化湿行气，温中止呕。

【主治】 湿阻中焦及脾胃气滞证，呕吐。

【配伍应用精要】

●豆蔻配藿香、陈皮，化湿行气，治湿阻中焦之脘腹痞满、呕吐泛酸、便溏等。

●豆蔻配黄芪、白术、人参，益气健脾、化湿行气，治脾虚湿阻气滞之胸腹虚胀、食少无力，如白豆蔻丸（《太平圣惠方》）。

●豆蔻配薏苡仁、杏仁，芳香化湿、健脾利湿，治湿温初起、湿邪偏重之头痛恶寒、胸脘痞闷、纳呆、头身困重，如三仁汤（《温病条辨》）。

●豆蔻配黄芩、滑石，芳香化湿、清热利湿，治湿温初起、热邪偏重之身热不扬、胸脘痞闷、纳呆，如黄芩滑石汤（《温病条辨》）。

●豆蔻配藿香、半夏，温中化湿、降逆止呕，治胃寒或湿阻气滞之呕吐，如白豆蔻汤（《沈氏尊生书》）。

●豆蔻配砂仁、甘草，行气宽中、温胃止呕，治小儿胃寒，吐乳不食者，研细末服用。

●豆蔻配葛花、砂仁、厚朴，芳香化湿、解酒毒，治饮酒过量、醉酒。

●豆蔻配白术、谷精草、木贼，明目退翳，治肺寒引起的翳障。

【用法用量】 煎服，3～6 g，宜打碎后下。

【使用注意】 阴虚血燥者慎用。

【来源与品种】 为姜科植物白豆蔻 *Amomum kravanh* Pierre ex Gagnep. 或爪哇白豆蔻 *Amomum compactum* Soland ex Maton 的干燥成熟果实。主产于泰国、柬埔寨、越南，我国云南、广东、广西等地亦有栽培。生用。

【现代研究】 本品主要含挥发油，有良好的芳香健胃作用，并能止呕，对志贺氏痢疾杆菌有抑制作用。

43. 青 皮

【原文】 青皮苦寒，能攻气滞，削坚[1]平肝，安胃下食。水浸去穰，切片。

【词解】

[1] 削坚：消除坚硬结聚。青皮能破气散结，治疗乳房结块、疝气等有形肿块。

【释义】 青皮味苦、辛，性温（原文谓“寒”，有误）。归肝、胆、胃经。有疏肝破气、散结止痛、消食和胃化滞功效。用于胸胁胀痛、脘腹疼痛，食积不化及癥瘕积聚等。采收后，水浸去穰，切片用。

【功效】 疏肝破气，消积化滞。

【主治】 肝郁胁痛，气滞脘腹疼痛，食积腹痛，癥瘕积聚，久疟痞块。

【配伍应用精要】

●青皮配香附、柴胡、郁金，疏肝理气止痛，治肝郁胸胁疼痛、乳房胀痛。

●青皮配柴胡、浙贝母、橘叶，疏肝理气、散结止痛，治乳房胀痛或结块。

●青皮配瓜蒌皮、牛蒡子、金银花，清热解毒、疏肝散结止痛，治乳痈发热、乳房肿痛，如瓜蒌牛蒡汤（《外科正宗》）。

●青皮配香附，疏肝理气、调经止痛，治经行不畅、痛经。

●青皮配当归，破气活血止痛，治气滞血瘀、胸腹刺痛。

●青皮配乌药、木香、小茴香，疏肝理气、散寒止痛，治寒滞肝脉、寒疝腹痛，如天台乌药散（《医学发明》）。

●青皮配大腹皮，行气止痛，治中焦气滞、脘腹疼痛，如青皮散（《症因脉治》）。

●青皮配沉香，理气散寒止痛，治寒凝气滞、脘腹疼痛。

●青皮配桂枝、陈皮，温中散寒、行气止痛，治寒凝气滞、脘腹冷痛，如三皮汤（《医方类聚》）。

●青皮配山楂、神曲，消积化滞、行气止痛，治食积气滞，脘腹胀痛，如青皮丸（《沈氏尊生书》）。

●青皮配木香、槟榔，消积导滞、行气止痛，治食积气滞较重，腹满胀痛、嗳腐便秘。

●青皮配莪术、三棱、丹参，破气散结、逐瘀消癥，治气滞血瘀之癥瘕积聚、久疟痞块。

【用法用量】 煎服，3～9 g。

【来源与品种】 为芸香科植物橘 *Citrus reticulata* Blanco 及其栽培变种的幼果或未成熟果实的干燥果皮。主产于广东、福建、四川等地。生用或醋炙用。

醋青皮：引药入肝，青皮的辛烈之性缓和，疏肝止痛之功效增强。

【现代研究】 本品主要含挥发油、对羟福林等，能促进消化液的分泌和排除肠内积气，有解痉、利胆、祛痰、扩张支气管、平喘的作用，并能兴奋呼吸、升高血压等。

44. 陈　皮

【原文】 陈皮甘温，顺气宽膈，留白和胃，消痰去白[1]。温水略洗，刮去穰。又名橘红。

【词解】

[1] 留白和胃，消痰去白：白，指橘白。橘皮由外层红皮及内层白皮所组成，内层白皮为橘白，长于理气和胃；外层红皮为橘红，长于燥湿祛痰。

【释义】 陈皮味辛（原文谓“甘”，有误）、苦，性温。归脾、肺经。能健脾和胃、行气宽中、燥湿化痰。用于脾胃气滞或痰湿阻滞之脘腹胀满疼痛、纳呆、恶心呕吐，咳嗽痰多、胸痹疼痛。用于理气和胃保留内层白皮，用于燥湿消痰去掉白皮。果实采收后，用温水略洗，去穰留皮。以放置陈久者药效好。又名橘皮（原文谓“橘红”，有误）。

【功效】 理气健脾，燥湿化痰。

【主治】 脾胃气滞、脘腹胀痛、呕吐、呃逆，湿痰、寒痰咳嗽，胸痹、胸痛。

【配伍应用精要】

●陈皮配苍术、厚朴，健脾化湿、行气止痛，治中焦寒湿、脾胃气滞之脘腹胀痛、恶心呕吐、泄泻等，如平胃散（《太平惠民和剂局方》）。

●陈皮配山楂、神曲，消食和胃、行气止痛，治食积气滞，脘腹胀痛，如保和丸（《丹溪心法》）。

●陈皮配青皮，疏肝理脾、消食和胃，治肝脾不和之胁满胀痛、纳呆。

●陈皮配党参、白术、茯苓，补气健脾、理气和中，治脾虚气滞之腹胀腹痛、纳呆、便溏，如异功散（《小儿药证直诀》）。

●陈皮配藿香、紫苏叶、厚朴，发散风寒、理气化湿，治外感风寒、内伤湿滞之腹痛、呕吐、泄泻，如藿香正气散（《太平惠民和剂局方》）。

●陈皮配木香、枳实，行气导滞、消胀止痛，治脾胃气滞，脘腹胀痛较剧者。

●陈皮配生姜、竹茹、大枣，理气和中、降逆止呕，治呕吐、呃逆，如橘皮竹茹汤（《金匮要略》）。

●陈皮配生姜、甘草，温中理气、降逆止呕，治脾胃寒凝，呕吐不止，如姜橘汤（《活幼心书》）。

●陈皮配防风、白术、白芍，泻肝补脾止泻，治肝气乘脾，腹痛泄泻。

●陈皮配半夏、茯苓，燥湿化痰，治湿痰咳嗽、痰多，如二陈汤（《太平惠民和剂局方》）。

●陈皮配干姜、细辛、五味子，温肺化饮、化痰止咳，治寒痰咳嗽、咳痰清稀，如苓甘五味姜辛汤（《伤寒论》）。

●陈皮配党参、白术，益气健脾、燥湿化痰，治脾虚失运、痰湿犯肺之咳嗽痰多，如六君子汤（《医学正传》）。

●陈皮配枳实、生姜，能行气通痹止痛，治胸痹气塞、短气，如橘皮枳实生姜汤（《金匮要略》）。

【用法用量】 煎服，3~9 g。

【来源与品种】 为芸香科植物橘 *Citrus reticulata* Blanco 及其栽培变种的干燥成熟果皮。主产于广东、福建、四川等地。生用。

【现代研究】 本品含挥发油、橙皮苷、对羟福林及黄酮类化合物等，有调胃肠、助消化、解痉、利胆、祛痰、平喘及升压及兴奋心脏等作用，还有抗炎、抗过敏、抗病原微生物等作用。

【按】 本品即橘皮，与青皮均来源于同一种植物橘的果实。陈皮偏于健脾理气、燥湿化痰，作用较缓，多用于疏理脾肺气机；青皮能疏肝破气、消积化滞，作用较猛，多用于疏理肝胃气机。

45. 苍　术

【原文】 **苍术甘温，健脾燥湿，发汗宽中，更祛瘴疫。**米泔水浸透，搓去黑皮，切片炒。

【释义】 苍术味辛（原文谓“甘”，有误）、苦，性温。归脾、胃、肝经。能燥湿宽中、健脾止泻、发汗解表。用于湿阻中焦、风湿痹证、风寒夹湿表证等。本品气味芳香，善化浊辟秽，可用于防治瘴疫。采挖后，用米泔水浸透，搓去黑皮，切片炒用。

【功效】 燥湿健脾，祛风散寒。

【主治】 湿困中焦之脘腹胀闷、食少便溏、呕吐泄泻、水肿，外感风寒之身重疼痛，风寒湿痹之足膝肿痛、痿软无力，带下、湿疹、湿疮。

【配伍应用精要】

●苍术配厚朴、陈皮，燥湿健脾，治湿阻中焦、脾失健运之脘腹胀闷、呕恶食少、吐泻，如平胃散（《太平惠民和剂局方》）。

●苍术配茯苓、泽泻、猪苓，健脾燥湿、利水消肿，治脾虚湿聚、水湿内停之痰饮、水肿、小便不利，如胃苓汤（《证治准绳》）。

●苍术配黄芩、藿香、茯苓，清热化湿解暑，治湿热或暑湿证之发热、胸脘痞闷。

●苍术配半夏、陈皮，燥湿健脾、理气化痰，治湿痰咳嗽。

●苍术配羌活、细辛、白芷，发汗解表、除湿止痛，治风寒夹湿之外感表证，如发热恶寒、头身疼痛。

●苍术配黄芩、白芍，清热燥湿、缓急止痛，治湿热泄泻、腹痛。

●苍术配薏苡仁、独活，祛风除湿通痹，治风湿痹证之关节困重、肿胀、疼痛，如薏苡仁汤（《类证治裁》）。

●苍术配石膏、知母，清热燥湿除痹，治湿热痹证之关节红肿疼痛，如白虎加苍术汤（《普济本事方》）。

●苍术配黄柏、薏苡仁、牛膝，清热燥湿，用于湿热痿证之下肢困重、痿软无力，如四妙散（《成方便读》）。

●苍术配龙胆草、黄芩、栀子，清热燥湿，治湿浊带下，皮肤湿疮、湿疹等。

●苍术配羌活、白芷、细辛，发汗解表、祛风胜湿，治外感风寒湿之恶寒发热、头身困重疼痛，如神术散（《太平惠民和剂局方》）。

●苍术单用或配羊肝、猪肝蒸煮同食，用于夜盲症及眼目昏涩。

●苍术配白芷、佩兰，研末做成香囊佩戴，芳香辟秽，预防呼吸道传染病。

【用法用量】 煎服，5～10 g。

【使用注意】 阴虚内热，气虚多汗者忌用。

【来源与品种】 为菊科植物茅苍术 *Atractylodes lancea* （Thunb.）DC. 或北苍术 *Atractylodes chinensis* (DC.) Koidz. 的干燥根茎。前者主产于江苏茅山及湖北、河南等地，后者主产于内蒙古、山西、辽宁等地。生用、麸炒或米泔水炒用。

炒苍术：缓和燥性，增强健脾燥湿作用。焦苍术：辛燥之性大减，用于固肠止泻。

【现代研究】 本品含挥发油，主要成分为苍术醇。本品对胃肠道作用明显，既能够抗乙酰胆碱引起的肠痉挛，又能促进胃肠运动；所含挥发油对中枢小剂量呈镇静作用，大剂量则使血压下降和出现中枢抑制作用，体外还有杀菌作用。

46. 厚　朴

【原文】 **厚朴苦温，消胀泄满，痰气泻痢，其功不缓。**要厚如紫莹者佳。去粗皮。姜汁炒。

【释义】 厚朴味苦、辛，性温。归脾、胃、肺、大肠经。善化湿行气、消除胀满、燥湿化痰，用于气滞、湿阻、食积之脘腹痞满胀痛、饮食不消、便秘、泻痢，以及痰饮阻肺、胸闷咳喘等，均有显著疗效。药材以皮厚、紫褐色、晶莹有光泽者为佳。炮制时去粗皮，用姜汁炒过用。

【功效】 燥湿消痰，下气除满。

【主治】 湿阻中焦，食积气滞，腹胀便秘，痰饮喘咳。

【配伍应用精要】

●厚朴配苍术、陈皮，芳香化湿、下气消胀，治湿阻中焦，脘腹胀满，如平胃散（《太平惠民和剂局方》）。

●厚朴配大黄、枳实，泻下通便、消积导滞，治食积气滞，腹胀便秘，如厚朴三物汤（《金匮要略》）。

●厚朴配大黄、芒硝、枳实，攻下热结、消积导滞，治热结便秘、腹痛拒按，如大承气汤（《伤寒论》）。

●厚朴配山楂、麦芽，行气宽中、消食化积，治食积胀满。

●厚朴配木香、肉桂，理气散寒止痛，治寒凝气滞，脘腹胀痛。

●厚朴配紫苏子、半夏、陈皮，燥湿化痰、降气平喘，治痰饮阻肺、肺气不降之咳喘胸闷痰多，如苏子降气汤（《太平惠民和剂局方》）。

●厚朴配麻黄、石膏、杏仁，清热化痰、降气平喘，治寒饮化热之胸闷气喘、痰多、烦躁，如厚朴麻黄汤（《金匮要略》）。

●厚朴配桂枝、杏仁，发散风寒、降气平喘，治宿有喘病，外感风寒引发，如桂枝和厚朴杏子汤（《伤寒论》）。

●厚朴配半夏、茯苓、紫苏叶，燥湿化痰、下气宽中，治七情郁结、痰气互阻之梅核气，如半夏厚朴汤（《金匮要略》）。

【用法用量】 煎服，3～10 g。或入丸散。

【使用注意】 本品辛苦温燥，易耗气伤津，气虚津亏者及孕妇当慎用。

【来源与品种】 为木兰科植物厚朴 *Magnolia officinalis* Rehd. et Wils. 或凹叶厚朴 *Magnolia officinalis* Rehd. et Wils. Var. *biloba* Rehd. et Wils. 的干燥干皮、根皮及枝皮。主产于四川、湖北等地。姜制用。

姜厚朴：消除对咽喉的刺激性，增强宽中和胃之功效。

【现代研究】 本品含挥发油，油中主要含β-桉油醇和厚朴酚等。本品对肠管有双向调节作用，小剂量兴奋，大剂量抑制；能兴奋支气管，引起全身骨骼肌松弛；有降血压作用，同时反射性地引起呼吸兴奋，心率增快；对多种致病菌和真菌有抑制作用。厚朴酚对实验性胃溃疡有防治作用。

47. 天南星

【原文】 **南星性热，能治风痰[1]，破伤强直[2]，风搐[3]自安。**姜汤泡透，切片用。或为末装入牛胆内，名曰牛胆南星。

【词解】

[1]风痰：病证名，指痰扰肝经出现的头晕目眩、胁肋胀痛、瘫痪等。

[2]破伤强直：指破伤风病证出现四肢抽搐、角弓反张、牙关紧闭等症。

[3]风搐：指肝风内动出现的四肢抽搐，或肢体、面部等局部搐动。

【释义】 天南星味苦、辛，性热，有毒。归肺、肝、脾经。善祛风痰，有燥湿化痰、祛风解痉之功。用于中风痰迷之突然昏厥、口眼㖞斜、半身不遂，风痰眩晕、头痛，以及各种风痰抽搐、痉挛。炮制时用姜汤泡透，切片用。或研成细末装入牛胆囊中风干，名曰胆南星。

【功效】 燥湿化痰，祛风解痉；外用散结消肿。

【主治】 湿痰、寒痰证，风痰眩晕、中风、癫痫、破伤风，痈疽肿痛、蛇虫咬伤。

【配伍应用精要】

●天南星配半夏、枳实、橘红，燥湿豁痰、行气开郁，治湿痰阻肺之咳喘痰多、胸膈胀闷，如导痰汤（《校注妇人良方》）。

●天南星配半夏、黄芩，清热化痰，治热痰咳嗽之面赤烦热、咳痰黄稠，如小黄丸（《洁古家珍》）。

●天南星配肉桂、生姜汁，温肺散寒、燥湿化痰，治寒痰咳嗽之咳痰清稀。

●天南星配半夏、天麻，祛风痰、止痉厥，治风痰眩晕、呕吐涎沫。

●天南星配半夏、川乌、白附子，祛风痰、通经络，治风痰留滞经络之半身不遂、口眼㖞斜，如青州白丸子（《太平惠民和剂局方》）。

●天南星配白附子、天麻、防风，祛风止痉，治破伤风之角弓反张、痰涎壅盛，如玉真散（《外科正宗》）。

●天南星配半夏、全蝎、僵蚕，祛风止痉，治癫痫发作、抽搐痉挛，如五痫丸（《杨氏家藏方》）。

●天南星配石菖蒲，祛风化痰、开窍醒神，治风痰上壅之昏迷、喉间痰鸣。

●天南星单用研末，醋调外敷，消肿散结止痛，治痈疽肿痛、痰核、瘰疬。

●天南星配雄黄研末，醋调外敷，消肿散结止痛，治毒蛇咬伤。

【用法用量】 煎服，3～10 g。外用适量。

【使用注意】 阴虚燥痰者及孕妇忌用。

【来源与品种】 为天南星科植物天南星 *Arisaema erubescens* (Wall.) Schott、异叶天南星 *Arisaema heterophyllum* Bl. 或东北天南星 *Arisaema amurense* Maxim. 的干燥块茎。天南星主产于河南、河北、四川等地，异叶天南星主产于江苏、浙江等地，东北天南星主产于辽宁、吉林等地。多用姜汁、明矾制过用。

【现代研究】 本品含三萜皂苷、苯甲酸、氨基酸、甘露醇等，近年分离得二酮哌嗪类生物碱，为抗心律失常的有效成分。本品具有祛痰、抗惊厥、镇静及镇痛作用，其水提取液对小鼠实验性肿瘤有明显抑制作用。

附药：胆南星 为制天南星的细粉与牛、羊或猪胆汁加工而成，或生天南星细粉与牛、羊或猪胆汁经发酵加工而成。性味苦凉，清化痰热、祛风止痉，用于中风、癫痫因痰热而引起痉厥、抽搐及小儿急惊风、高热、抽搐。

48. 半　夏

【原文】 半夏味辛，健脾燥湿，痰厥头疼[1]，嗽呕堪入。一名守田。反乌头。滚水泡透，切片，姜汁炒。

【词解】

[1]痰厥头疼：病证名，指痰气上逆所致之头痛。

【释义】 半夏味辛，性温，有毒。归脾、胃、肺经。能燥湿化痰、健脾和胃、降逆止呕。用于痰气上逆头痛，痰湿壅滞之咳喘痰多、胸闷，脾胃不和之胸脘痞闷、纳呆、恶心呕吐，以及痰气互结之梅核气、痰热互结之结胸证。本品又名守田。反乌头。炮制时须用沸水泡透减毒，再切片、用姜汁炒用。

【功效】 燥湿化痰，降逆止呕，消痞散结；外用消肿止痛。

【主治】 湿痰、寒痰证，呕吐、心下痞、结胸，梅核气、瘿瘤、痰核，痈疽，毒蛇咬伤。

【配伍应用精要】

●半夏配陈皮、茯苓，燥湿化痰，治痰湿壅滞之咳嗽声重、痰白质稀，如二陈汤（《太平惠民和剂局方》）。

●半夏配干姜、桂枝、细辛，燥湿化痰、温肺化饮，治寒饮犯肺之咳嗽喘息、咳痰清稀，如小青龙汤（《伤寒论》）。

●半夏配黄芩、瓜蒌、贝母，清热化痰、止咳平喘，治痰热内结，咳嗽痰黄，如清气化痰丸（《医方考》）。

●半夏配天麻、白术，祛风化痰，治湿痰上犯清阳之头痛、眩晕、呕吐痰涎，如半夏白术天麻汤（《古今医鉴》）。

●半夏配秫米，化痰和胃安神，治痰饮内盛、胃气失和、夜寐不安，如半夏秫米汤（《黄帝内经》）。

●半夏配生姜，降逆和胃止呕，治痰饮或胃寒所致之胃气上逆、恶心、呕吐，如小半夏汤（《金匮要略》）。

●半夏配黄连、竹茹、芦根，清胃热、止呕吐，治胃热恶心、呕吐。

●半夏配石斛、沙参、麦冬，养胃阴、止呕吐，治胃阴虚恶心、呕吐。

●半夏配人参、白蜜，益胃气、止呕吐，治胃气虚恶心、呕吐，如大半夏汤（《金匮要略》）。

●半夏配黄芩、紫苏梗、白术，和胃止呕安胎，治妊娠恶阻、呕吐、胎动不安。

●半夏配干姜、黄连、黄芩，苦辛通降、化痰消痞，治痰热阻滞，致心下痞满，如半夏泻心汤（《伤寒论》）。

●半夏配瓜蒌、黄连，清热化痰、宽胸开结，治痰热结胸之胸中烦热、痞闷胀痛、咳吐黄痰，如小陷胸汤（《伤寒论》）。

●半夏配紫苏、厚朴、茯苓，行气解郁、化痰散结，治梅核气，如半夏厚朴汤（《金匮要略》）。

●半夏配硫黄，暖肾阳、温脾胃、除积冷，治冷积大便秘结。

●半夏配昆布、海藻、贝母，消痰散结，治瘿瘤、痰核、痈疽肿毒及毒蛇咬伤。

●半夏生品研末调敷或鲜品捣敷，消肿止痛，治痈疽发背、无名肿毒初起、毒蛇咬伤。

【用法用量】 煎服，3～10 g。外用适量。

【使用注意】 反乌头。其性温燥，阴虚燥咳、血证、热痰燥痰者慎用。

【来源与品种】 为天南星科植物半夏 *Pinellia ternata* (Thunb.) Breit. 的干燥块茎。主产于四川、湖北、江苏等地。一般用姜汁、明矾制过用。

清半夏：增强燥湿化痰作用，多用于痰多咳嗽、痰饮眩悸。姜半夏：可增强降逆止呕作用，多用于呕吐反胃、胸脘痞闷、梅核气。法半夏：长于燥湿化痰，多用于中成药中。半夏曲：化痰止咳、消食积。竹沥半夏：能清化热痰，用于热痰、风痰证。

【现代研究】 本品主要含挥发油、生物碱、半夏蛋白、多糖等，有显著镇咳、镇吐等作用，对胃溃疡有显著的预防和治疗作用。半夏蛋白对小鼠有明显抗早孕作用，生物碱有奎尼丁样抗心律失常作用，多糖组分有抗肿瘤作用。

49. 藿　香

【原文】 **藿香辛温，能止呕吐，发散风寒，霍乱[1]为主。**或用叶，或用梗，或梗叶兼用。

【词解】

[1] 霍乱：病名，泛指感受湿热邪毒，突然剧烈吐泻、腹痛的疾病。多因饮食不洁或感受暑湿所致。

【释义】 藿香味辛，性温。归脾、胃、肺经。有芳香化湿、和胃止呕、解表祛暑之功。用于外感风寒暑湿之发热恶寒、头身疼痛，以及暑湿困脾或湿阻中焦之胸脘痞闷、呕吐泄泻最为适宜。入药可用叶，或用梗，或梗与叶同用。

【功效】 化湿，止呕，解暑。

【主治】 湿阻中焦，呕吐，暑湿或湿温初起。

【配伍应用精要】

●藿香配苍术、厚朴，芳香化湿，治湿阻中焦之脘腹痞闷、恶心呕吐、神疲体倦，如不换金正气散（《太平惠民和剂局方》）。

●藿香配半夏、丁香，化湿和中止呕，治湿浊中阻之呕吐，如藿香半夏汤（《太平惠民和剂局方》）。

●藿香配黄连、竹茹，清热化湿止呕，治湿热困阻中焦，恶心呕吐。

●藿香配砂仁、紫苏梗，理气宽中、和胃止呕，治妊娠呕吐，胎动不安。

●藿香配党参、白术，益气健脾、和胃止呕，治脾胃虚弱呕吐。

●藿香配厚朴、紫苏、半夏，发散风寒、化湿解暑，治暑月外感风寒之恶寒发热、头痛脘闷、呕吐泄泻，如藿香正气散（《太平惠民和剂局方》）。

●藿香配黄芩、滑石、茵陈，清热解毒、利湿化浊，治湿温病初起之发热困倦、胸闷腹胀、肢体酸重，如甘露消毒丹（《温热经纬》）。

●藿香配猪胆汁，化湿浊、通鼻窍，治鼻渊、鼻流浊涕，如藿胆丸（《医宗金鉴》）。

【用法用量】 煎服，5～10 g，鲜品加倍。

【使用注意】 阴虚血燥者不宜用。

【来源与品种】 为唇形科植物广藿香 *Pogostemon cablin* (Blanco) Benth. 的干燥地上部分。主产于广东、海南等地。生用。

【现代研究】 本品主要含挥发油及生物碱等，能促进胃液分泌，增强消化能力，对胃肠有解痉作用，还能抑制胃肠道过激蠕动，有轻微发汗作用。

50. 槟　榔

【原文】 槟榔辛温，破气[1]杀虫，祛痰逐水，专除后重[2]。类鸡心者佳。

【词解】

[1] 破气：指善行胃肠之气，消积导滞、通便，破除郁滞。

[2] 后重：证名，亦称里急后重，指自觉腹内拘急、疼痛不舒、便意急迫，但肛门重坠、便出不爽的表现。

【释义】 槟榔味苦、辛，性温。归胃、大肠经。善行胃肠之气，驱杀肠虫，消积，祛痰逐水。用于多种肠道寄生虫及食积便秘、脘腹胀痛、水肿等病症。治疗泻痢里急后重效果尤为明显。入药以外形如鸡心者为佳。

【功效】 杀虫消积，行气，利水，截疟。

【主治】 肠道寄生虫病，食积气滞，泻痢后重，水肿，脚气肿痛，疟疾。

【配伍应用精要】

●槟榔单用，通便杀虫，治疗绦虫病（《备急千金要方》）。现多与南瓜子同用，杀绦虫疗效更佳。

●槟榔配使君子、苦楝皮，消积杀虫，治蛔虫、蛲虫病。

●槟榔配贯众、榧子，杀虫通便，治钩虫病。

●槟榔配乌梅、甘草，杀虫止痛，治姜片虫病。

●槟榔配大黄、木香、青皮，理气除胀、消积导滞，治食积气滞、腹胀、便秘，如木香槟榔丸（《儒门事亲》）。

●槟榔配黄连、木香、芍药，清热燥湿止痢，治湿热泻痢、便下脓血，如芍药汤（《素问病机气宜保命集》）。

●槟榔配泽泻、木通、商陆，行气利水，治水肿实证，二便不利，如疏凿饮子（《济生方》）。

●槟榔配陈皮、木瓜、吴茱萸，散寒行气利水，治寒湿脚气之足痛、筋脉浮肿，如鸡鸣散（《证治准绳》）。

●槟榔配常山、草果，截虐，治疟疾往来寒热，如截疟七宝饮（《素问病机气宜保命集》）。

●槟榔配乌药、沉香、枳壳，消积导滞、降气平喘，治食积气滞，上气喘逆。

●槟榔配川楝子、木香，理气散寒止痛，治寒凝气滞之疝气疼痛。

●槟榔配硫黄、蛇床子研末外敷，治疥癣瘙痒。

【用法用量】 煎服，3～10 g。驱姜片虫用30～60 g，驱绦虫用60～120 g。

【使用注意】 脾虚便溏或气虚下陷者忌用，孕妇慎用。

【来源与品种】 为棕榈科植物槟榔 *Areca catechu* L. 的干燥成熟种子。主产于海南、广西、台湾等地。生用。

【现代研究】 本品含生物碱，主要为槟榔碱，有兴奋胃肠道平滑肌、促胃肠动力及驱虫、杀虫等作用。

51.大腹皮

【原文】 **腹皮微温，能下膈气[1]，安胃健脾，浮肿消去。**多有鸩[2]粪毒，用黑豆汤洗净。

【词解】

[1]膈气：“膈”，同“隔”，这里指阻隔。“膈气”指因内伤七情、饮食不调等所致胸脘气机阻隔，胀闷、痞塞不通之证。

[2]鸩（zhèn）：指传说中一种有毒的鸟，用其羽毛泡酒，可以毒杀人。

【释义】 大腹皮味辛，性微温。归脾、胃、大肠、小肠经。能下气宽中、健脾和胃、利水消肿。用于胃肠气滞之胸闷、腹胀、便秘或泻而不爽，水湿内停之水肿、小便不利。据传本品常有鸩鸟粪便污染，用时用黑豆汤洗净。

【功效】 行气宽中，利水消肿。

【主治】 胃肠气滞、脘腹胀闷、大便不爽，水肿胀满、脚气、小便不利。

【配伍应用精要】

●大腹皮配山楂、麦芽、枳实，消食化积、行气导滞，治食积气滞之脘腹痞胀、嗳气吞酸、大便秘结或泻而不爽。

●大腹皮配藿香、陈皮、厚朴，化湿行气导滞，治湿阻气滞之脘腹胀闷、不思饮食。

●大腹皮配茯苓皮、五加皮，利水消肿，治水湿内停之水肿、小便不利，如五皮饮（《麻科活人全书》）。

●大腹皮配桑白皮、木通、牵牛子，清泄湿热、利水消肿，治脚气肿痛、二便不通。

【用法用量】 煎服，4.5～9 g。

【来源与品种】 为棕榈科植物槟榔 *Areca catechu* L. 的干燥果皮。又名槟榔衣。主产于海南、广西、台湾等地。生用。

【现代研究】 本品含槟榔碱等生物碱，有兴奋胃肠道的功能。

52. 香　薷

【原文】 香薷味辛，伤暑便涩，霍乱水肿，除烦解热。陈久者佳。

【释义】 香薷味辛，性微温。归肺、脾、胃经。能发汗解表、除烦解热、祛暑化湿、利水消肿。用于夏季外感暑湿之发热恶寒、无汗、头痛身重，暑湿伤中、呕吐腹泻，表证兼见水肿、小便不利等。入药以陈久者为佳。

【功效】 发汗解表，化湿和中，利水消肿。

【主治】 风寒感冒，水肿脚气。

【配伍应用精要】

●香薷配厚朴、白扁豆，发汗解表、祛暑化湿，治外感风寒兼湿困中焦之发热恶寒、头痛身重、无汗、脘闷纳差，如香薷散（《太平惠民和剂局方》）。

●香薷配藿香，发表解暑、化湿和中，治暑湿外感之发热恶寒、无汗。

●香薷配黄连、厚朴、扁豆，清热解暑化湿，治外感风寒、湿热中阻之发热恶寒、头痛身重、呕吐泄泻。

●香薷配白术、茯苓、猪苓，利水退肿，治水肿、小便不利。

●香薷配木瓜、槟榔、木通，清热化湿利水，治湿热下注，脚气肿痛。

【用法用量】 煎服，3～9 g。

【使用注意】 表虚汗出者忌用。

【来源与品种】 为唇形科植物石香薷 *Mosla chinensis* Maxim. 及江香薷 *Mosla chinensis* ‘Jiangxiangru’ 的干燥地上部分。前者称青香薷，主产于广西、湖南、湖北等地，系野生；后者称江香薷，主产于江西分宜县，为栽培品。生用。

【现代研究】 本品含挥发油，有发汗解热作用，能刺激消化腺分泌及胃肠蠕动，还有抑菌、抗病毒、祛痰、镇咳及利尿等作用。

53. 白扁豆

【原文】 扁豆微凉，转筋[1]吐泻，下气和中，酒毒能化。微炒。

【词解】

[1]转筋：证名，指局部肌肉拘挛强直、急痛扭转，常见于小腿腓肠肌。

【释义】 扁豆味甘，微温（原文谓“凉”，有误）。归脾、胃经。能健脾和中，化湿消暑。用于暑湿伤中所致呕吐、腹泻、小腿腓肠肌挛急（转筋），脾胃虚弱、食少、乏力、便溏，并能解酒毒。本品味轻气薄，单用功效微弱，须与健脾益气药物合用。微炒后入药。

【功效】 补脾和中，化湿。

【主治】 脾气虚证，暑湿吐泻。

【配伍应用精要】

●白扁豆配人参、茯苓、白术，补气健脾、化湿和中，治脾虚湿滞之食少、便溏，如参苓白术散（《太平惠民和剂局方》）。

●白扁豆配白术、苍术、芡实，补气健脾化湿，治脾虚湿浊下注，白带增多。

●白扁豆配厚朴、香薷、黄连，祛暑解表、化湿和中，治夏月乘凉饮冷，外感于寒、内伤于湿之恶寒发热、头重头疼、无汗四肢倦怠、腹痛吐泻，如香薷散（《太平惠民和剂局方》）。

●白扁豆配荷叶、滑石，解暑化湿，治暑热夹湿之发热、胸脘痞闷、头身困重。

【用法用量】 煎服，10～15 g。

【来源与品种】 为豆科植物扁豆 *Dolichos lablab* L. 的干燥成熟种子。主产于江苏、河南、安徽等地。生用或炒用。

炒白扁豆：偏于健脾止泻。用于脾虚泄泻、白带过多。

【现代研究】 本品含碳水化合物、微量元素，并含有胰蛋白酶抑制物、淀粉酶抑制物、血球凝集素等成分。本品对痢疾杆菌有抑制作用，有抗病毒作用，对食物中毒引起的呕吐、急性胃炎等有解毒作用；尚能解酒毒、河豚毒。血球凝集素有毒性，加热可使其毒性大减。

54. 猪　苓

【原文】 **猪苓味淡，利水通淋[1]，消肿除湿，多服损肾。**削去黑皮，切片。

【词解】

[1] 利水通淋：淋，即淋证，病证名，以小便频急、淋沥不尽、尿道涩痛、痛引腰腹为主要表现的疾病。病机多为下焦膀胱湿热。利水通淋，为中医治法，指通利小便以治疗下焦湿热所致淋证的方法。

【释义】 猪苓味甘、淡，性平。归肾、膀胱经。能利水消肿，渗湿通淋。用于水湿内停之水肿、泄泻、带下，淋证小便不利、淋沥涩痛等。多服易损肾气。入药削去黑皮，切片用。

【功效】 利水消肿，渗湿。

【主治】 水肿、小便不利，泄泻。

【配伍应用精要】

●猪苓单用研末，热水调服，利水消肿，治各种水肿、小便不利。

●猪苓配泽泻、茯苓、白术，利水消肿，治水湿内停之水肿、小便不利，如四苓散（《明医指掌》）。

●猪苓配大腹皮，渗湿利水、行气除胀，治大腹水肿，脘腹胀满。

●猪苓配肉豆蔻、黄柏，散寒除湿、渗湿止泻，治肠胃寒湿，濡泻无度，如猪苓丸（《圣济总录》）。

●猪苓配生地黄、滑石、木通等，清热利水通淋，治热淋之小便不通、淋沥涩痛，如十味导赤汤（《医宗金鉴》）。

●猪苓配阿胶、泽泻、滑石，滋阴清热利水，治阴虚有热之小便不利。

●猪苓配白术、黄柏、苍术，清热除湿止带，治湿热下注，白带过多、色黄。

【用法用量】 煎服，6～10 g。

【使用注意】 无水湿者忌用。

【来源与品种】 为多孔菌科真菌猪苓 *Polyporus umbellatus* (Pers.) Fries 的干燥菌核，寄生于桦树、枫树、柞树的根上。主产于陕西、山西、河南等地。生用。

【现代研究】 本品主要含麦角甾醇、粗蛋白、可溶性糖分、多糖等，有较强的利尿作用，有增强免疫功能及一定的抗肿瘤、防治肝炎、抗菌等作用。

55.泽　泻

【原文】 **泽泻苦寒，消肿止渴，除湿通淋，阴汗自遏[1]。**去尾。

【词解】

[1] 阴汗自遏：阴汗，指前阴、阴囊及会阴部多汗之证。遏，止。

【释义】 泽泻味甘（原文谓“苦”，有误），性寒。归肾、膀胱经。能利水渗湿、清热通淋、消肿止渴，并能泻肾经虚火。用于小便不利、热淋涩痛，水肿胀满，以及肾阴不足、相火偏亢之遗精、潮热。能使下焦湿热清而阴汗自止。入药去尾用。

【功效】 利水退肿，渗湿，泄热。

【主治】 水肿、小便不利，泄泻，淋证，痰饮眩晕，遗精。

【配伍应用精要】

●泽泻配茯苓、猪苓、桂枝，利水退肿，治水湿停蓄之水肿、小便不利，如五苓散（《伤寒论》）。

●泽泻配厚朴、苍术、陈皮，利水湿止泄泻，治脾胃伤冷之水谷不分、泄泻不止，如胃苓汤（《丹溪心法》）。

●泽泻配砂仁，利湿止泻、行气除胀，治水肿胀满、小便不利。

●泽泻配白术，泻水湿、祛痰饮，治痰饮停聚、清阳不升之头目昏眩，如泽泻汤（《金匮要略》）。

●泽泻配木通、萹蓄、车前子，清热利湿通淋，治湿热蕴结膀胱之淋证，小便不利、涩痛。

●泽泻配熟地黄、山茱萸、牡丹皮，滋阴降火，治肾阴不足、相火偏亢之遗精、潮热盗汗，如六味地黄丸（《小儿药证直诀》）。

●泽泻配龙胆草、黄柏，清热燥湿利湿，治湿热下注的阴汗。

【用法用量】 煎服，5～10 g。

【使用注意】 肾虚精滑者忌服。

【来源与品种】 为泽泻科植物泽泻 *Alisma orientale* (Sam.) Juzep. 的干燥块茎。主产福建、四川、江西等地。麸炒或盐水炒用。

【现代研究】 本品主要含三萜类化合物、挥发油、生物碱等，有显著利尿作用，对肾炎患者利尿作用更明显，还有降血压、降血糖、抗脂肪肝及抑菌作用。

56. 木　通

【原文】 **木通性寒，小肠热闭[1]，利窍通经，最能导滞。** 去皮，切片。

【词解】

[1] 小肠热闭：这里指心移热于小肠，致内热郁闭、心烦口渴、口舌生疮、小便短赤、淋沥涩痛或有尿血。

【释义】 木通味苦，性寒，有毒。归心、小肠、膀胱经。能清心热、泻小肠火、利尿通淋、通经下乳，又能导滞通痹。入药去皮，切片。

【功效】 利尿通淋，清心火，通经下乳。

【主治】 热淋涩痛，水肿，心烦尿赤，口舌生疮，经闭乳少，湿热痹痛。

【配伍应用精要】

●木通配车前子、滑石、萹蓄，清热利湿通淋，治膀胱湿热之小便短赤、淋沥涩痛。

●木通配小蓟、生地黄，利尿通淋、凉血止血，治血淋尿血。

●木通配猪苓、茯苓、泽泻，利水消肿，治水肿、小便不利。

●木通配生地黄、竹叶、甘草，清心经火、泄小肠热，治心火上炎之口舌生疮，或心火下移小肠之心烦尿赤，如导赤散（《小儿药证直诀》）。

●木通配槟榔、泽泻、苦参，清热利水，治湿热下注之脚气肿痛、肿胀。

●木通配红花、桃仁、丹参，活血通经，治血瘀经闭、痛经。

●木通配当归尾、赤芍，活血止痛，治产后瘀热腹痛。

●木通配黄芪、通草、穿山甲，通经下乳，治妇女产后乳汁短少或不通。

●木通配桑枝、忍冬藤、薏苡仁，通利血脉、利湿除痹，治湿热痹痛、关节肿胀。

●木通配桑枝、薏苡仁，利血脉、通关节，治湿热痹痛。

【用法用量】 煎服，3～6 g。

【使用注意】 本品有毒，故用量不宜过大，也不宜久服，肾功能不全者及孕妇忌服，内无湿热者、儿童与年老体弱者慎用。

【来源与品种】 为木通科植物木通 *Akebia quinata* (Thunb.) Decne.、三叶木通 *Akebia trifoliate* (Thunb.) Koidz. 或白木通 *Akebia trifoliate* (Thunb.) Koidz. var. *australis* (Diels) Rehd. 的干燥藤茎。木通主产于陕西、山东、江苏等地；三叶木通主产于河北、山西、山东等地；白木通主产于西南地区。生用。

【现代研究】 本品含白桦脂醇、齐墩果酸、常春藤皂苷元、木通皂苷、豆甾醇、β-谷甾醇等成分，有利尿、抗菌作用。

附药：川木通 为毛茛科植物小木通 *Clematis armandii* Franch. 或绣球藤 *Clematis montana* Buch.-Ham. 的干燥藤茎。生用。用法用量：煎服，3～6 g。

关木通 为马兜铃科植物东北马兜铃 *Aristolochia manshuriensis* Kom. 的干燥藤茎。主产于吉林、辽宁、黑龙江等省。生用。其所含的马兜铃酸为有毒成分，用量过大可引起急性肾衰竭，甚至导致死亡。现已用木通科木通或川木通替代。

57. 车前子

【原文】 **车前子寒，溺涩[1]眼赤，小便能通，大便能实。**去壳。

【词解】

[1] 溺涩：溺，即尿、小便；溺涩，即小便不利或有疼痛。

【释义】 车前子味甘，性寒。归肝、肾、肺、小肠经。有利水通淋、消肿、清肝明目、渗湿止泻作用。用于小便不利、淋涩，目赤肿痛，并能利小便而实大便，治疗泄泻、便溏。入药去壳用。

【功效】 利尿通淋，渗湿止泻，明目，清肺祛痰。

【主治】 淋证，水肿，泄泻，目赤肿痛，目暗昏花，翳障，痰热咳嗽。

【配伍应用精要】

●车前子配木通、滑石、瞿麦，利水通淋，治湿热下注膀胱之小便淋沥涩痛，如八正散（《太平惠民和剂局方》）。

●车前子配金钱草、海金沙，清热利尿通淋，治膀胱湿热之小便淋涩疼痛、石淋。

●车前子配小蓟、白茅根，利水通淋、凉血止血，治血淋涩痛。

●车前子配猪苓、茯苓、泽泻，利水消肿，治水湿停滞之水肿、小便不利。

●车前子配牛膝、熟地黄、山茱萸，补肾阳、利水湿，治肾虚水肿、腰重脚肿，如济生肾气丸（《济生方》）。

●车前子可单用本品研末，米饮送服，利水湿、分清浊，即利小便以实大便，治小便不利之水泻。

●车前子配苍术，清利湿热、燥湿止带，治湿浊下注之带下增多。

●车前子配白术、茯苓，健脾利湿止泻，治脾虚湿盛泄泻。

●车前子配香薷、茯苓、猪苓，解暑利湿止泻，治暑湿泄泻，如车前子散

（《杨氏家藏方》）。

●车前子配菊花、决明子、青葙子，清肝明目，治肝热目赤肿痛。

●车前子配熟地黄、菟丝子，养肝明目，治肝肾阴亏之视物昏花、两目干涩，如驻景丸（《太平圣惠方》）。

●车前子配瓜蒌、浙贝母、枇杷叶，清肺化痰止咳，治肺热咳嗽、痰多而黄。

【用法用量】 煎服，9～15 g，宜包煎。

【使用注意】 肾虚遗精滑泄者慎用。

【来源与品种】 为车前科植物车前 *Plantago asiatica* L. 或平车前 *Plantago depressa* Willd. 的干燥成熟种子。生用或盐水炙用。前者分布我国各地，后者分布北方各省。

【现代研究】 本品含黏液质、琥珀酸、车前烯醇、腺嘌呤、胆碱、车前子碱等，有显著利尿、祛痰作用，对各种杆菌和葡萄球菌均有抑制作用，另有预防肾结石形成的作用。

附药：车前草 性味功效与车前子相似，兼有凉血止血的作用，可治吐血、鼻出血、尿血等症。鲜车前草还能治热痢。用量：10 ～ 15 g，鲜品 30 ～ 60 g。

58. 地骨皮

【原文】 **地骨皮寒，解肌退热，有汗骨蒸[1]，强阴[2]凉血。去骨。**

【词解】

[1] 有汗骨蒸：病名，是虚热的一种，也称骨蒸潮热。“骨”表示深层之义。“蒸”指熏蒸。“骨蒸”形容阴虚潮热的热气自深层透发而出。“有汗骨蒸”指潮热并伴有出汗。

[2] 强阴：治法，即补阴，亦称滋补肾阴。

【释义】 地骨皮味甘，性寒。归肺、肝、肾经。能解肌退热、清肺热，滋阴凉血止血，尚能生津止渴。尚能退有汗之阴虚骨蒸潮热。剥取根皮用。

【功效】 凉血除蒸，清肺降火。

【主治】 阴虚发热、盗汗骨蒸，肺热咳嗽，血热出血，内热消渴。

【配伍应用精要】

●地骨皮配知母、鳖甲、银柴胡，退虚热、疗骨蒸，治阴虚骨蒸潮热，如地骨皮汤（《圣济总录》）。

●地骨皮配浮小麦，清退虚热，治阴虚发热、心烦盗汗、舌干口燥。

●地骨皮配秦艽、鳖甲，退虚热、疗骨蒸，治盗汗骨蒸、肌瘦潮热，如秦艽鳖甲散（《卫生宝鉴》）。

●地骨皮配贝母、知母、百合，滋阴降火，治阴虚劳嗽、吐血、盗汗。

●地骨皮桑白皮、甘草，清泄肺热，治肺热咳嗽气喘、皮肤蒸热，如泻白散（《小儿药证直诀》）。

●地骨皮配白茅根、侧柏叶，清热凉血止血，治血热妄行的吐血、衄血、尿血。

●地骨皮配生地黄、生地榆、生茜草，清热凉血止血，治妇女血热之月经先期。

●地骨皮配生地黄、天花粉、五味子，清热降火、生津止渴，治内热消渴。

【用法用量】 煎服，9～15 g。

【使用注意】 外感风寒发热及脾虚便溏者不宜用。

【来源与品种】 为茄科植物枸杞 *Lycium chinense* Mill. 或宁夏枸杞 *Lycium barbarum* L. 的干燥根皮。分布于我国南北各地。生用。

【现代研究】 本品含甜菜碱、β-谷甾醇、亚油酸、桂皮酸及多种酚类物质等，有解热、降血压、降血糖、降血清胆固醇及兴奋子宫作用，对伤寒杆菌、甲型副伤寒杆菌、福氏痢疾杆菌等有较强的抑制作用。

59. 木 瓜

【原文】 木瓜味酸，湿肿脚气[1]，霍乱转筋[2]，足膝无力。酒洗。

【词解】

[1] 脚气：病名，又称脚弱。因外感湿邪风毒，或饮食厚味，积湿生热、流注腿脚而致病。症见足胫肿、麻木而重、腿膝软弱。

[2] 霍乱转筋：指感受邪热疫毒，上吐下泻，引起局部肌肉拘挛强直、急痛扭转的症状，常见于小腿腓肠肌痉挛。

【释义】 木瓜味酸，性温。归肝、脾经。能醒脾和胃、化湿除痹、舒筋活络。用于湿痹筋脉拘挛、肢体酸重疼痛，脚气水肿，霍乱腹痛、吐泻转筋、足膝无力等。酒洗用。

【功效】 舒筋活络，和胃化湿，生津止渴。

【主治】 风湿痹证，脚气水肿，吐泻转筋，津伤口渴。

【配伍应用精要】

●木瓜配乳香、没药、生地黄，舒筋活络、去湿除痹，治风湿痹证之腰膝关节酸重疼痛、筋脉拘挛，如木瓜煎（《普济本事方》）。

●木瓜配附子、羌活、独活，散寒除湿、舒筋活络，治脚膝疼重，不能远行久立，如木瓜丹(《传信适用方》)。

●木瓜配川芎，舒筋活络、祛风止痛，治风湿痹痛之肢体麻木、筋脉拘挛。

●木瓜配吴茱萸、槟榔、紫苏，行气降浊、化湿通络，治感受风湿之脚气肿胀、疼痛，如鸡鸣散（《朱氏集验方》）。

●木瓜配吴茱萸、茴香、紫苏，和胃化湿、舒筋活络，治寒湿困阻中焦之腹痛、吐泻转筋，如木瓜汤（《三因极一病证方论》）。

●木瓜配蚕沙、薏苡仁、黄连，清胃化湿、舒筋活络，治湿热困阻中焦之腹痛、吐泻转筋，如蚕矢汤（《霍乱论》）。

●木瓜配木香，健脾和胃、除湿舒筋，治暑月伤湿之呕吐泄泻、腹痛转筋。

●木瓜配白芍、甘草、当归，养血舒筋、缓急止痛，治血虚筋脉失养，小腿肌肉挛急之转筋。

●木瓜配谷芽、鸡内金、山楂，和胃消食，治食欲不振，纳呆、食少。

●木瓜配乌梅、石斛、麦冬，生津止渴，治胃津不足之舌干口渴。

【用法用量】 煎服，6～9 g。

【使用注意】 内有郁热、小便短赤者忌服。

【来源与品种】 为蔷薇科植物贴梗海棠 *Chaenomeles speciosa* (Sweet) Nakai 的干燥近成熟果实。主产于安徽、四川、湖北等地。生用。

【现代研究】 本品含黄酮、维生素、齐墩果酸、苹果酸、过氧化物酶、鞣质等，对关节炎有明显的抗炎消肿作用，有缓和胃肠平滑肌痉挛和四肢骨骼肌痉挛的作用，还有一定的抗癌、保肝及抑菌作用。

60. 威灵仙

【原文】 **威灵苦温，腰膝冷痛，消痰痃癖[1]，风湿皆用。**去芦，酒洗。

【词解】

[1] 痃癖（xuánpǐ）：病名。痃，又称痃气，积聚痞块生于腹中脐旁称“痃”；癖，又称癖气，积聚痞块生于胁肋部称“癖”。痃癖，泛指腹部和胁肋部的积聚肿块。

【释义】 威灵仙味辛、咸（原文谓“苦”，有误），性温。归膀胱经。辛散温通，性猛善走，能祛风除湿、通络止痛、消痰散积。用于四肢腰膝风寒湿痹痛、痰癖积聚疼痛。入药去芦，酒炙后用。

【功效】 祛风湿，通络止痛，消骨鲠。

【主治】 风湿痹证，跌打伤痛、头痛，骨鲠咽喉，痰饮、噎膈、痞积。

【配伍应用精要】

●威灵仙单用研末服，祛风湿、通经络、止痹痛，治风湿痹痛之肢体麻木、筋脉拘挛，如威灵仙散（《太平圣惠方》）。

●威灵仙配当归、肉桂，祛风散寒、通络止痛，治风寒腰背疼痛，如神应丸（《证治准绳》）。

●威灵仙配苍术、草乌，祛风胜湿止痛，治湿邪偏盛肢体关节肿胀、酸楚困重。

●威灵仙配防风、羌活、白芷，祛风止痛，治风邪偏盛之肢体关节疼痛、痛无定处。

●威灵仙配姜黄、桑枝、羌活，祛风湿、止痹痛，治上肢肩臂风湿痹痛。

●威灵仙配牛膝、独活、川断，祛风湿、止痹痛，治腰膝、下肢风湿痹痛。

●威灵仙单用或与砂糖、醋水煎服，频频慢咽，软坚、消骨鲠，治骨鲠咽喉。

●威灵仙配蕲蛇、蜈蚣、全蝎，治风湿痹痛、顽痹日久。

●威灵仙配川乌、五灵脂、寻骨风，散寒通络止痛，治跌打伤痛、头痛、牙痛等。

●威灵仙配陈皮、半夏、莱菔子，消痰逐饮，治痰饮、噎膈、痞积。

【用法用量】 煎服，6～9 g。外用，适量。

【使用注意】 本品辛散走窜，气血虚弱者慎服。

【来源与品种】 为毛茛科植物威灵仙 *Clematis chinensis* Osbeck、棉团铁线莲 *Clematis hexapetala* Pall. 或东北铁线莲 *Clematis manshurica* Rupr. 的干燥根及根茎。前一种主产于江苏、安徽、浙江等地，应用较广。后两种只在部分地区应用。生用。

【现代研究】 本品含白头翁素、白头翁醇、皂苷等，有镇痛、抗利尿、抗组胺、抗菌作用。

61. 牡丹皮

【原文】 **牡丹苦寒，破血通经，血分有热，无汗骨蒸[1]。去骨。**

【词解】

[1] 无汗骨蒸：病名，虚热的一种，指潮热但无汗出。

【释义】 牡丹皮味苦、甘，性微寒。归心、肝、肾经。能破血通经、清热凉血、散瘀消痈。还用治阴虚发热、夜热早凉、无汗骨蒸。采挖后剥取根皮用。

【功效】 清热凉血，活血祛瘀。

【主治】 温毒发斑，血热吐衄，阴虚发热、无汗骨蒸，血瘀经闭、痛经，跌打伤痛，痈肿疮毒。

【配伍应用精要】

●牡丹皮配水牛角、生地黄、赤芍，清热凉血止血，治温病热入营血，迫血妄行之发斑、吐血、衄血。

●牡丹皮配大蓟、茜草根、大黄，清热凉血止血，治血热吐衄，如十灰散（《十药神书》）。

●牡丹皮配栀子、黄芩、大黄，清热凉血消斑，治温毒发斑，如牡丹汤（《圣济总录》）。

●牡丹皮配生地黄、栀子，滋阴凉血止血，治阴虚血热吐血、衄血，如滋水清肝饮（《医宗己任篇》）。

●牡丹皮配鳖甲、知母、生地黄，清虚热、退骨蒸，治阴虚发热之夜热早凉、无汗骨蒸，如青蒿鳖甲汤（《温病条辨》）。

●牡丹皮配桃仁、川芎、桂枝，活血祛瘀止痛，治血滞经闭、痛经，如桂枝茯苓丸（《金匮要略》）。

●牡丹皮配乳香、没药、红花，活血祛瘀止痛，治跌打损伤、瘀肿疼痛，如牡丹皮散（《证治准绳》）。

●牡丹皮配地肤子、蝉蜕，凉血透疹止痒，治荨麻疹，皮肤瘙痒。

●牡丹皮配大黄、芒硝、桃仁，清热凉血、散瘀消痈，治火毒炽盛、瘀热互结之肠痈腹痛，如大黄牡丹皮汤（《金匮要略》）。

●牡丹皮配金银花、连翘、蒲公英，清热解毒、凉血消痈，治火毒疮疡之红肿热痛。

【用法用量】 煎服，6～12 g。清热凉血宜生用，活血祛瘀宜酒炙用。

【使用注意】 血虚有寒、月经过多及孕妇不宜用。

【来源与品种】 为毛茛科植物牡丹 *Paeonia suffruticosa* Andr. 的干燥根皮。主产于安徽、河南、山东等地。生用或酒炙用。

酒牡丹皮：活血祛瘀功效增强。丹皮炭：炒炭止血，用以凉血止血。

【现代研究】 本品主要含牡丹酚、牡丹酚苷、芍药苷、挥发油及植物甾醇等，有广谱抑菌、解热、镇静、镇痛、抗惊厥、降血压、消炎、抗动脉粥样硬化、抗血小板聚集、利尿、抗溃疡及促使动物子宫内膜充血等作用。

62. 玄　参

【原文】 **玄参苦寒，清无根火[1]，消肿骨蒸，补肾亦可。**紫黑者佳，反藜芦。

【词解】

[1]无根火：即虚火，症见午后潮热、五心烦热、舌红少苔、脉细数等。

【释义】 玄参味甘、苦、咸，性寒。归肺、胃、肾经。能清热解毒、滋阴润燥，清无根虚火，软坚散结消肿，并用于阴虚骨蒸劳热。入药以颜色紫黑者好。反藜芦。

【功效】 清热凉血，泻火解毒，滋阴。

【主治】 热陷心包之神昏谵语、温毒发斑，津伤便秘，骨蒸劳嗽，目赤咽痛、痈肿疮毒、白喉、瘰火瘰疬。

【配伍应用精要】

●玄参配生地黄、丹参、连翘，清热凉血，治温病热入营分之身热夜甚、心烦口渴，如清营汤（《温病条辨》）。

●玄参配麦冬、竹叶卷心、连翘心，凉血清心，治温病热陷心包之高热、烦躁、神昏谵语，如清宫汤（《温病条辨》）。

●玄参配石膏、知母、水牛角，治温热病气血两燔之肌肤发斑、发疹，如化斑汤（《温病条辨》）。

●玄参配生地黄、麦冬，清热、滋阴润燥，治热病伤阴，津伤便秘，如增液汤（《温病条辨》）。

●玄参配百合、生地黄、贝母，清热滋阴、润燥止咳，治肺肾阴虚，骨蒸劳嗽，如百合固金汤（《慎斋遗书》)。

●玄参配薏苡仁、桔梗，清肺排脓，治肺痈咯吐脓血、胸膈胀痛。

●玄参配麦冬、桔梗，清热滋阴、消肿散结，治阴虚火旺之咽喉肿痛。

●玄参配羚羊角、栀子、大黄，清肝凉血、泻火解毒，治肝经热盛、目赤肿痛，如玄参饮（《审视瑶函》）。

●玄参配黄芩、板蓝根、连翘，泻火解毒、散结消肿，治风热时毒之头面焮赤肿痛、咽喉肿痛、白喉，如普济消毒饮（《东垣试效方》）。

●玄参配浙贝母、牡蛎，泻火解毒、软坚散结，治痰火郁结之瘰疬，如消瘰丸（《医学心悟》）。

●玄参配金银花、连翘、蒲公英，清热解毒、消肿散结，治痈肿疮毒。

●玄参配当归、金银花、甘草，清热解毒、活血止痛，治热毒炽盛之脱疽、患肢红肿灼热、剧烈疼痛，如四妙勇安汤（《验方新编》）。

【用法用量】 煎服，10～15 g。

【使用注意】 脾胃虚寒，食少便溏者不宜服用。反藜芦。

【来源与品种】 为玄参科植物玄参 *Scrophularia ningpoensis* Hemsl. 的干燥根。产于我国长江流域及陕西、福建等地。生用。

【现代研究】 本品含生物碱、糖类、甾醇等，有降血压、降血糖、抗炎作用，对多种皮肤真菌及绿脓杆菌有抑制作用，在体外有中和白喉毒素的作用。

63. 沙　参

【原文】 **沙参味苦，消肿排脓，补肝益肺，退热除风。**去芦用，反藜芦。

【释义】 沙参味甘、微苦，性微寒。归肺、胃经。能补肺阴、清肺热、养阴益肝、消肿排脓、退热祛风。用于阴虚肺燥、肺痨咳嗽、潮热盗汗、口咽干燥，以及肝虚气郁的胁肋疼痛。入药去掉芦头。反藜芦。

【功效】 养阴清肺，益胃生津。

【主治】 阴虚肺燥咳嗽，阴虚胃热胃痛，口渴。

【配伍应用精要】

●沙参配麦冬、杏仁、玄参，养阴清肺、润燥止咳，治阴虚肺燥有热之干咳少痰、咯血或咽干喑哑，如沙参麦冬汤（《温病条辨》）。

●沙参配知母、贝母、麦冬，养阴清肺止咳，治痨嗽咯血、潮热盗汗。

●沙参配石斛、玉竹、乌梅，清热益胃、养阴生津，治胃阴虚有热之胃痛、胃胀、舌干口渴、食欲不振，如益胃汤（《温病条辨》）。

●沙参配山药、太子参、黄精，健脾益气、益胃生津，治胃阴脾气俱虚之胃痛、胃胀、纳呆、乏力。

●沙参配麦冬、鱼腥草、桔梗，清热养阴、润肺止咳，治肺痈后期，热退津伤，咳嗽无痰。

●沙参配生地黄、枸杞子、川楝子，养肝益阴、解郁止痛，治肝虚气郁之胁肋疼痛。

●沙参配桑叶、菊花、荆芥，疏风清热润燥，治风热袭于肌表、皮肤干燥、瘙痒。

【用法用量】 煎服，4.5～9 g。

【使用注意】 风寒咳嗽及肺胃虚寒者忌服。反藜芦。

【来源与品种】 为伞形科植物珊瑚菜 *Glehnia littoralis* Fr. Schmidt ex Miq. 的干燥根，称北沙参，主产于山东、江苏、福建等地。桔梗科植物轮叶沙参 *Adenophora tetraphylla* (Thunb.) Fisch. 或沙参 *Adenophora Stricta* Miq. 的干燥根，称南沙参，主产于安徽、江苏、浙江等地。生用。

【现代研究】 北沙参含生物碱、挥发油及多糖等；南沙参含三萜皂苷、黄酮、沙参酸甲酯和沙参醇等。北沙参乙醇提取物有降低体温和镇痛作用，北沙参多糖对免疫功能有抑制作用；南沙参有祛痰、强心和抗真菌及调节免疫等作用。

【按】 北沙参与南沙参功用相似，南沙参养阴作用较小，而兼有祛痰作用。

64. 丹 参

【原文】 **丹参味苦，破积调经，生新去恶[1]，祛除带崩[2]。**反藜芦。

【词解】

[1] 生新去恶：新，指正常血液；恶，指瘀血。生新去恶，即祛瘀生新，指丹参能通过活血化瘀而起到祛瘀血、生新血的作用。

[2] 带崩：带，指妇女带下；崩，即崩漏，指月经过多或持续出血、淋漓不断。

【释义】 丹参味苦，性微寒。归心、心包、肝经。能破瘀血积聚、活血调经、祛瘀生新。为妇科调经常用药。用于妇科、内科等多种瘀血病证。本品反藜芦，忌同用。

【功效】 活血调经，祛瘀止痛，凉血消痈，除烦安神。

【主治】 月经不调，闭经痛经，血瘀心腹疼痛，癥瘕积聚，跌打损伤，风湿痹痛，疮痈肿毒，热病烦躁神昏及心悸失眠。

【配伍应用精要】

●丹参单用研末以酒调服，活血祛瘀调经，治月经不调、经闭、痛经、产后瘀滞腹痛，如丹参散（《妇人大全良方》）。

●丹参配当归、川芎、益母草，活血祛瘀调经，治月经不调、经闭、痛经、产后瘀滞腹痛，如宁坤至宝丹（《卫生鸿宝》）。

●丹参配吴茱萸、肉桂，祛瘀散寒、活血调经，治寒凝血滞之月经不调、痛经、经闭等。

●丹参配砂仁、檀香，活血祛瘀止痛，治血脉瘀阻之胸痹心痛、脘腹疼痛，如丹参饮（《医学金针》）。

●丹参配香附，行气化瘀、通络止痛，治气滞血瘀之心腹疼痛、产后腹痛、痛经、跌打损伤瘀阻肿痛。

●丹参配鳖甲、三棱、莪术，活血祛瘀、消癥散结，治癥瘕积聚。

●丹参配当归、乳香、没药，活血祛瘀、消肿止痛，治跌打损伤之瘀血肿胀、青紫疼痛，如活络效灵丹（《医学衷中参西录》）。

●丹参配防风、秦艽、川芎，活血通络、祛风止痛，治风湿痹证，关节疼痛。

●丹参配忍冬藤、赤芍、秦艽，活血通络、清热除痹，治风湿热痹，关节红肿热痛。

●丹参配牡丹皮、赤芍、蒲公英，清热解毒、凉血消痈，治热毒瘀阻引起的疮痈肿毒。

●丹参配金银花、连翘，清热解毒、活血消痈，治乳痈初起之发热、红肿热痛，如消乳汤（《医学衷中参西录》）。

●丹参配生地黄、玄参、黄连，清热凉血、除烦安神，治热入心营之烦躁不寐、神昏，

●丹参配生地黄、酸枣仁、柏子仁，养血滋阴、安神定志，治血不养心之失眠、心悸，如天王补心丹（《摄生秘剖》）。

【用法用量】　煎服，5～15 g。活血化瘀宜酒炙用。

【使用注意】　反藜芦。孕妇慎用。

【来源与品种】　为唇形科植物丹参 *Salvia miltiorrhiza* Bge. 的干燥根及根茎。主产于四川、安徽、江苏等地。生用或酒炙用。

酒丹参：缓和寒凉之性，增强活血祛瘀、调经止痛之功。

【现代研究】　本品含丹参酮、隐丹参酮等，能扩张冠状动脉、改善心肌缺血、改善心功能和微循环、抑制血栓形成、降血脂、促进肝细胞再生、提高机体耐缺氧能力、促进组织修复、抑菌、抑制中枢神经等。

65. 苦　参

【原文】　苦参味苦，痈肿疮疥[1]，下血肠风[2]，眉脱赤癞[3]。反藜芦。

【词解】

[1]疮疥：即疥疮，是由疥虫感染引起的皮肤病，症状是皮肤剧烈瘙痒，皮疹多发于皮肤褶皱处。

[2]肠风：病名，指以便血为主要症状的疾病。亦称肠风下血，由风冷热毒、湿热等邪气搏于大肠所致，多见于痔疮、肛瘘出血。

[3]眉脱赤癞（lài）："癞"即麻风病，是由麻风杆菌引起的一种慢性接触性传染病。症状主要表现为皮肤斑疹、斑块色红、结节溃疡、眉毛脱落、手指脚趾变形等，故称"眉脱赤癞"。

【释义】 苦参味苦，性寒。归心、肝、胃、大肠、膀胱经。能清热解毒、燥湿利湿、杀虫止痒。用治热毒痈肿疮疡，皮肤疥癣，肠风下血，麻风病所致眉毛脱落、脸色发红等湿热病证。反藜芦，忌同用。

【功效】 清热燥湿，杀虫，利尿。

【主治】 湿热泻痢，便血，黄疸，带下，阴肿阴痒，湿疹湿疮，疥癣，热淋。

【配伍应用精要】

●苦参单用制丸，清热燥湿止痢，治胃肠湿热之泄泻、痢疾便血（《仁存堂经验方》）。

●苦参配木香，清热燥湿、理气止痢，治痢疾里急后重，如香参丸（《奇方类编》）。

●苦参配生地黄，清热燥湿止血，治湿热便血、痔瘘出血，如苦参地黄丸（《外科大成》）。

●苦参配地榆、槐花、防风炭清热燥湿止血，治湿热蕴结，肠风下血。

●苦参配牛胆汁、龙胆草，清热利湿退黄，治湿热蕴蒸之黄疸，身黄、目黄、小便黄，如治谷疸方（《补缺肘后方》）。

●苦参配蛇床子、鹤虱，清热燥湿、杀虫止痒，治湿热带下、阴肿阴痒，如塌痒汤（《外科正宗》）。

●苦参单用或配黄柏、蛇床子煎水外洗，清热燥湿止痒，治湿疹、湿疮；治皮肤瘙痒，可配皂角、荆芥等，如参角丸（《鸡峰普济方》）。

●苦参配防风、蝉蜕、荆芥，清热燥湿、祛风止痒，治风疹瘙痒，如消风散（《外科正宗》）。

●苦参配花椒煎汤外搽，杀虫止痒，治疥癣，如参椒汤（《外科证治全书》）。

●苦参配硫黄、枯矾制成软膏外涂，杀虫止痒，治疥癣。

●苦参配栀子、石韦、车前子，清热利尿，治湿热蕴结之小便不利、灼热涩痛。

【用法用量】 煎服，5～10 g。外用适量。

【使用注意】 脾胃虚寒者忌用。反藜芦。

【来源与品种】 为豆科植物苦参 *Sophora flavescens* Ait. 的干燥根。我国各地均产。生用。

【现代研究】 本品含苦参碱、羟基苦参碱、氧化苦参碱等多种生物碱及黄酮类化合物，有抗心律失常作用，对阴道滴虫、阿米巴原虫有杀灭作用，还有抑菌、利尿、升高白细胞、抗肿瘤等作用。

66. 龙　胆

【原文】 **龙胆苦寒，疗眼赤疼，下焦湿肿，肝经热烦。**

【释义】 龙胆味苦，性寒。归肝、胆经。能泻肝胆实火，清下焦湿热。用于肝经热盛所致胁痛口苦、心烦易怒、目赤肿痛、烦躁惊厥、抽搐，以及湿热下注之黄疸、淋证、带下色黄、阴部肿痒、湿疹等。

【功效】 清热燥湿，泻肝胆火。

【主治】 湿热黄疸，阴痒带下，湿疹瘙痒，肝火头痛，目赤耳聋，胁痛口苦，惊风抽搐。

【配伍应用精要】

●龙胆配苦参，清热燥湿，治湿热黄疸，如苦参丸（《杂病源流犀烛》）。

●龙胆配栀子、大黄、白茅根，清热燥湿，治湿热黄疸，如龙胆散（《太平圣惠方》）。

●龙胆配苦参、牛蒡子，清热燥湿，治湿热疮疡、阴囊湿痒、皮肤疥癣。

●龙胆配泽泻、木通、车前子，清热燥湿利湿，治湿热下注之阴肿阴痒、湿疹瘙痒、带下黄臭，如龙胆泻肝汤（《兰室秘藏》）。

●龙胆配栀子、柴胡、黄芩，泻肝胆实火，治肝火头痛、目赤耳聋、胁痛口苦，如龙胆泻肝汤（《兰室秘藏》）。

●龙胆配牛黄、青黛、黄连，清热泻火、凉肝息风，治肝经热盛、热极生风之高热惊风、抽搐，如凉惊丸（《小儿药性直诀》）。

●龙胆配黄柏、大黄、芦荟，清热凉肝、息风止痉，治热盛动风之高热神昏、惊风抽搐，如当归芦荟丸（《宣明论方》）。

【用法用量】 煎服，3～6 g。

【使用注意】 脾胃寒者不宜用，阴虚津伤者慎用。

【来源与品种】 为龙胆科植物条叶龙胆 *Gentiana manshurica* Kitag.、龙胆 *Gentiana scabra* Bge.、三花龙胆 *Gentiana triflora* Pall. 或坚龙胆 *Gentiana rigescens* Franch. 的干燥根及根茎。前三种习称“龙胆”，后一种习称“坚龙胆”。各地均有分布，以东北产量最大，故习称“关龙胆”。生用。

【现代研究】 本品含龙胆苦苷、獐牙菜苦苷、龙胆碱、龙胆黄素、龙胆糖等，对多种细菌、皮肤真菌及钩端螺旋体、疟原虫有抑制作用，并有镇静、降血压、利胆、降低谷丙转氨酶作用，还可使肌肉松弛。

67. 五加皮

【原文】 **五加皮寒，祛痛风痹[1]，健步坚筋，益精止沥。**此皮浸酒，轻身延寿。宁得一把五加，不用金玉满车。

【词解】

[1]痹（bì）：病名，指风寒湿邪气合而侵袭肌体关节的一种病证。风邪胜而痹痛游走的为行痹（风痹），寒邪胜而痛甚的为痛痹（寒痹），湿邪胜而肢体沉重、痹痛固定不移的为着痹（湿痹）。

【释义】 五加皮味苦、辛，性温（原文谓“寒”，有误）。归肝、肾经。能祛风湿、止痹痛、强健筋骨、益精气。用治风湿痹证之腰膝关节疼痛、筋骨瘦弱痿软、小儿行迟，小便淋沥不净及跌打肿痛等。本品泡酒饮用有延年益寿作用，古人称宁肯得到五加皮，也不要一车的金银财宝。

【功效】 祛风湿，补肝肾，强筋骨，利水。

【主治】 风湿痹证，筋骨痿软，小儿行迟，体虚乏力，水肿，脚气。

【配伍应用精要】

●五加皮配当归、牛膝、地榆，祛风湿、强筋骨、止痹痛，治风湿痹证之腰膝疼痛、筋脉拘挛，如五加皮酒（《本草纲目》）。

●五加皮配木瓜、松节，祛风湿、止痹痛，治风湿痹证之腰膝疼痛、筋脉拘挛，如五加皮散（《沈氏尊生书》）。

●五加皮配杜仲、牛膝，补肝肾、强筋骨，治肝肾不足之筋骨痿软，如五加皮散（《卫生家宝方》）。

●五加皮配龟甲、牛膝、木瓜，补肝肾、强筋骨，治小儿行迟、筋骨痿软，如五加皮散（《保婴撮要》）。

●五加皮配茯苓皮、大腹皮、生姜皮，利水除湿，治水肿、小便不利，如五皮散（《太平惠民和剂局方》）。

●五加皮配槟榔、车前子、白鲜皮，利水除湿，治风寒湿壅滞之脚气浮肿、瘙痒流水。

●五加皮配益智仁、桑螵蛸、覆盆子，补肾固精缩尿，治肾虚不固之小便淋沥不断、夜尿增多。

【用法用量】 煎服，4.5～9 g；或酒浸、入丸散服。

【来源与品种】 为五加科植物细柱五加 *Acanthopanax gracilistylus* W. W. Smith 的干燥根皮。习称“南五加皮”。主产于湖北、河南、安徽等地。切厚片，生用。

【现代研究】 南五加皮含挥发油、棕榈酸、亚麻仁油酸及维生素A、维生素B_1等，具有抗炎、抗疲劳、抗辐射等作用，还能增强免疫功能，调整血压，降血糖，抗肿瘤及抗利尿。北五加皮含北五加皮苷，具有强心、利尿、抗炎作用，但有毒性，可致心脏中毒，呼吸抑制，甚至导致充血性心力衰竭而死亡。

【按】现在使用的五加皮药材，有南五加皮和北五加皮之分。北五加皮为萝藦科植物杠柳 *Periploca sepium* Bge. 的干燥根皮，《中华人民共和国药典》2010年版一部以“香加皮”之名收入。南五加皮与北五加皮科属不同，功效有异。南五加皮补肝肾、强筋骨、祛风湿作用较好，北五加皮利水去湿作用较好，且北五加皮有毒，不可混用。

68. 防 己

【原文】 **防己气寒，风湿脚痛，热积膀胱，消痈散肿。**

【释义】 防己味苦、辛，性寒。归膀胱、肺经。能祛风湿、止痹痛，清利膀胱湿热、利水消肿，消散痈肿。用治风湿痹证、脚气肿痛、膀胱湿热，以及痈肿疮毒等。

【功效】 祛风湿，止痛，利水消肿。

【主治】 风湿痹证，水肿，小便不利，脚气肿痛，湿疹疮毒。

【配伍应用精要】

●防己配薏苡仁、滑石、栀子，清热除湿、祛风止痛，治风湿痹证、热邪偏盛之肢体酸重、关节红肿疼痛，如宣痹汤（《温病条辨》）。

●防己配麻黄、肉桂、茯苓，祛风除湿、通痹止痛，治风寒湿痹之关节疼痛、四肢挛急，如防己饮(《圣济总录》)。

●防己配黄芪、白术、甘草，利水消肿，治风水水肿、身重、汗出恶风，如防己黄芪汤（《金匮要略》）。

●防己配茯苓、黄芪、桂枝，利水消肿，治一身悉肿、小便短少，如防己茯苓汤（《金匮要略》）。

●防己配椒目、葶苈子、大黄，清热利水退肿，治湿热腹胀、水肿、小便不利，即己椒苈黄丸（《金匮要略》）。

●防己配桂枝，行水饮、散结气，治支饮痞坚、咳逆倚息不得卧。

●防己配吴茱萸、槟榔、木瓜，利水除湿退肿，治脚气，足胫肿胀、疼痛、麻木。

●防己配黄柏、苍术、牛膝，清热燥湿、利湿退肿，治湿热下注之足膝肿痛。

●防己配苦参、白鲜皮、金银花，清热燥湿，治湿疹、湿疮。

【用法用量】 煎服，4.5～9 g。

【使用注意】 本品大苦大寒，易伤胃气，胃虚及阴虚体弱者慎服。

【来源与品种】 为防己科植物粉防己 *Stephania tetrandra* S. Moore 及马兜铃科植物广防己 *Aristolochia fangchi* Y. C. Wu ex L. D. Chou et S. M. Hwang 的干燥根。前者习称“汉防己”，主产于安徽、浙江、江西等地；后者习称“木防己”，主产于广东、广西、云南等地。生用。

【现代研究】 汉防己含汉防己甲素、汉防己乙素、汉防己丙素，还含黄酮苷、挥发油等，有明显的镇痛、解热、利尿、消炎、抗菌、抗过敏、松弛肌肉的作用，并有扩张冠状血管、降血压、抗心律失常作用。木防己因含有马兜铃酸，具有肾毒性，现已停用，以汉防己代之。

69. 地　榆

【原文】 地榆沉寒，血热堪用，血痢带崩，金疮[1]止痛。如虚寒水泻，切宜忌之。

【词解】

[1]金疮：指刀枪等冷兵器或其他金属器械所造成的创伤。

【释义】 地榆味苦、酸、涩，性微寒。归肝、大肠经。能凉血止血、清热解毒、敛疮止痛。用于血热妄行之各种出血，以及金疮出血，尤宜于下焦之便血、血痢、崩漏、带下。本品性味苦寒，虚寒性水泻者忌用。

【功效】 凉血止血，解毒敛疮。

【主治】 血热出血证，水火烫伤，湿疹，疮疡痈肿。

【配伍应用精要】

●地榆配生地黄、槐花、黄芩，清热凉血止血，治下焦蕴热，大便下血，如约营煎（《景岳全书》）。

●地榆配槐实、黄芩、枳壳，清热凉血止血，治痔疮出血，血色鲜红，如槐角丸（《太平惠民和剂局方》）。

●地榆配生地黄、黄芩、牡丹皮，清热凉血止血，治血分热甚、迫血妄行，崩漏量多色红、口燥唇焦，如治崩极验方（《女科要旨》）。

●地榆配甘草，清热解毒、凉血涩肠止痢，治痢疾便下脓血、血痢不止，如地榆汤（《圣济总录》）。

●地榆配苍术，燥湿泻火、凉血止血，治湿热泻痢或血痢。

●地榆单味研末，以麻油调敷，或配大黄粉，或配黄连、冰片研末调敷，清热泻火、解毒敛疮，治水火烫伤。

●地榆配煅石膏、枯矾研末外掺，清热泻火、收湿敛疮，治湿疹及皮肤溃烂。

●地榆配蒲公英、野菊花，清热凉血、解毒消肿，用治疮疡痈肿，可鲜品捣烂外敷，也可煎汤内服。

●地榆配乌贼骨、黄柏、芡实，清热燥湿、收敛止带，治湿热带下。

●地榆配三七、白及研末外敷，收敛止血，外治刀伤出血。

●地榆配金银花、牡丹皮、薏苡仁，清热解毒、凉血消痈，治肠痈腹痛。

【用法用量】 煎服，10～15 g，大剂量可用至30 g；或入丸散。外用适量。凉血解毒敛疮生用，止血多炒炭用。

【使用注意】 本品性寒酸涩，脾胃虚寒、虚寒性出血者慎用。

【来源与品种】 为蔷薇科植物地榆 *Sanguisorba officinalis* L. 或长叶地榆 *Sanguisorba officinalis* L. var. *longifolia*(Bert.) Yü et Li 的干燥根。前者产于我国南北各地，后者习称“绵地榆”，主产于安徽、浙江、江苏等地。晒干生用，或炒炭用。

地榆炭：止血、敛疮作用增强。

【现代研究】 本品含地榆糖苷Ⅰ、Ⅱ，地榆皂苷A、B、E，鞣质等，可缩短出凝血时间，并能收缩血管，故有止血作用，对实验性烫伤有治疗作用，还能抑制各种致病菌。

70. 茯　神

【原文】 茯神补心，善镇惊悸[1]，恍惚健忘[2]，兼除怒恚[3]。去皮。

【词解】

[1] 惊悸：症名，指无故自惊而心慌、悸动不宁之症。

[2] 恍惚健忘："恍惚"为症名，指神思不定，慌乱无主。"健忘"指记忆力减退，遇事易忘。

[3] 怒恚（huì）：指愤怒。

【释义】 茯神味甘、淡，性平。归心经。能养心安神、镇惊定悸。用治惊悸、恍惚健忘、虚烦少寐，以及肝气郁结、心神不宁、心烦易怒。入药去皮用。

【功效】 养心安神，镇惊定悸。

【主治】 心神不安，惊悸，健忘。

【配伍应用精要】

●茯神配人参、酸枣仁、远志，养心安神，治心悸怔忡、失眠、健忘。

●茯神配朱砂、石菖蒲、龙齿，镇心安神，治心慌、烦躁不宁。

●茯神配当归、龙眼肉、夜交藤，养血安神，治心血虚之心悸怔忡、惊悸、健忘。

●茯神配黄芪、党参、白术，补心气、安心神，治心气虚之心悸怔忡、惊悸、健忘。

●茯神配麦冬、生地黄、知母，养心阴、安心神，治心阴虚之心神不安、惊悸、健忘。

●茯神配合欢皮、远志、柴胡，疏肝解郁安神，治忧郁失眠。

【用法用量】 煎服，9～15 g。

【来源与品种】 为多孔菌科真菌茯苓 *Poria cocos* (Schw.) Wolf 干燥菌核中间带有松根的部分。主产于云南、四川、湖北等地。生用。

【现代研究】 本品含多糖、三萜、甾醇类等成分，有镇静、镇痛、抗炎等作用。

71. 远　志

【原文】 远志气温，能驱惊悸，安神镇心，令人多记。甘草汤浸一宿，去骨，晒干。

【释义】 远志味苦、辛，性温。归心、肾、肺经。能镇心安神，用治心神不安、惊悸失眠、健忘等，可令记忆力增强。采收后炮制用甘草汤浸一宿，除去根心、剥取根皮晒干用。

【功效】 安神益智，祛痰开窍，消散痈肿。

【主治】 失眠多梦、心悸怔忡、健忘，癫痫惊狂，咳嗽痰多，痈疽疮毒、乳房肿痛、喉痹。

【配伍应用精要】

●远志配茯神、龙齿、朱砂，交通心肾、安神定志，治心肾不交之心神不宁、失眠、惊悸，如远志丸（《张氏医通》）。

●远志配人参、茯苓、石菖蒲，宁心安神、益智强识，治心智不清、健忘，如开心散（《备急千金要方》）。

●远志配半夏、天麻、全蝎，化痰开窍、息风止痉，治癫痫昏仆、痉挛抽搐。

●远志配石菖蒲、郁金、白矾，化痰开窍，治惊风、癫狂发作，昏厥，抽搐。

●远志配贝母、瓜蒌、桔梗，祛痰止咳，治痰多黏稠、咳吐不爽，或外感风寒、咳嗽痰多。

●远志配杏仁、陈皮、半夏，化痰止咳，治寒痰咳嗽。

●远志单用为末以黄酒送服，疏通气血、消散痈肿，治痈疽疮毒、乳房肿痛，外用可隔水蒸软，加少量黄酒捣烂敷患处。

【用法用量】 煎服，3～9 g。外用适量。化痰止咳宜炙用。

【使用注意】 实热、痰火内盛、胃溃疡或胃炎者慎用。

【来源与品种】 为远志科植物远志 *Polygala tenuifolia* Willd. 或卵叶远志 *Polygala sibirica* L. 的干燥根。主产于山西、陕西、吉林等地。生用或炙用。

炙远志：化痰润肺之功增强。

【现代研究】 本品含皂苷、脂肪油、树脂等成分，有镇静、催眠、抗惊厥、抑菌等作用。远志皂苷有祛痰、镇咳、降血压作用，亦有溶血作用。

72. 酸枣仁

【原文】 **酸枣味酸，敛汗驱烦，多眠用生，不眠用炒。去核取仁。**

【释义】 酸枣仁味甘、酸，性平。归心、肝、胆经。能养心阴、安心神、敛汗除烦。用于心悸怔忡、虚烦不寐、自汗或盗汗等。生用能清胆火，治多眠，炒用治心神失养之不眠。采收后去核取仁入药。

【功效】 养心益肝，安神，敛汗。

【主治】 心悸失眠，自汗，盗汗。

【配伍应用精要】

●酸枣仁配当归、白芍、龙眼肉，养心益肝血安神，治心肝血虚、心失所养之心悸怔忡、失眠健忘、眩晕。

●酸枣仁配知母、茯苓、川芎，养心益肝、清热安神，治肝虚有热之虚烦不眠，如酸枣仁汤（《金匮要略》）。

●酸枣仁配黄芪、当归、党参，补气养血安神，治心脾气血亏虚之惊悸不安、失眠乏力，如归脾汤（《校注妇人大全良方》）。

●酸枣仁配麦冬、生地黄、远志，滋补心肾、养心安神，治心肾不足、阴亏血少之心悸失眠、健忘、梦遗，如天王补心丹（《摄生秘剖》）。

●酸枣仁配黄连、黄芩、栀子，清胆泄热，治胆热多眠、口苦。

●酸枣仁配生地黄、五味子、山茱萸，生津敛阴止汗，治阴虚潮热，骨蒸盗汗。

●酸枣仁配黄芪、白术，益气固表、收敛止汗，治表虚自汗。

●酸枣仁配生地黄、麦冬、天花粉，敛阴生津止渴，治伤津口渴、咽干。

【用法用量】 煎服，9～15 g。研末吞服，1.5～2 g。

【来源与品种】 为鼠李科植物酸枣 *Ziziphus jujuba* Mill. var. *spinosa* (Bunge) Hu ex H. F. Chou 的干燥成熟种子。主产于河北、陕西、辽宁等地。生用或炒用，用时捣碎。

炒枣仁：性偏温补，长于养心敛汗。用于心血不足或心气不足之惊悸、健忘、盗汗、自汗及胆虚不眠。

【现代研究】 本品含皂苷、黄酮、多种脂肪油和蛋白质，有镇静、催眠及抗心律失常作用，还有抗惊厥、镇痛、降体温、降血压、降血脂、抗缺氧、抗肿瘤、抑制血小板聚集、增强免疫功能等作用。

73. 石菖蒲

【原文】 **菖蒲性温，开心利窍，去痹除风，出声至妙。**去毛。一寸九节者佳。忌铁器。

【释义】 石菖蒲味辛、苦，性温。归心、胃经。能化痰浊、开心窍、益心智，祛湿除痹。用于痰浊蒙闭心窍之神志昏乱、癫痫发狂，湿阻中焦之脘腹痞满、胀闷疼痛，风湿痹痛。尚能开窍除痰，用治风寒、痰饮闭塞肺气之喑哑、失音。入药去毛用，药材以一寸九节者为佳。忌与铁器同用。

【功效】 开窍醒神，化湿和胃，宁神益志。

【主治】 痰蒙神昏，湿阻中焦，噤口痢，失眠，健忘，耳鸣，耳聋。

【配伍应用精要】

●石菖蒲配半夏、天南星、橘红，开窍醒神、化湿、豁痰，治中风痰迷心窍、神志昏乱、舌强不能语，如涤痰汤（《济生方》）。

●石菖蒲配郁金、半夏、竹沥，清热祛痰、开窍醒神，治痰热蒙蔽之高热、神昏谵语，如菖蒲郁金汤（《温病全书》）。

●石菖蒲配枳实、竹茹、黄连，祛痰清心开窍，治痰热癫痫、抽搐，如清心温胆汤（《古今医鉴》）。

●石菖蒲配远志、朱砂、生铁落，逐痰热、安神，治癫狂痰热内盛者，如生铁落饮（《医学心悟》）。

●石菖蒲配茯苓、远志、龙骨，祛湿浊、安神定志，用治湿浊蒙蔽之头晕嗜睡、健忘、耳鸣、耳聋等，如安神定志丸（《医学心悟》）。

●石菖蒲配砂仁、苍术、厚朴，化湿浊、醒脾胃、行气滞、消胀满，治湿浊中阻之脘闷腹胀、痞塞疼痛。

●石菖蒲配黄连、厚朴，清热燥湿、化湿开胃，治湿热蕴结中焦之身热吐利、胸脘痞闷、心烦躁扰，如连朴饮(《霍乱论》)。

●石菖蒲配黄连、茯苓、石莲子，化湿行气，治湿浊、热毒蕴结肠中之水谷不纳、里急后重等，如开噤散（《医学心悟》）。

●石菖蒲配人参、茯苓、菖蒲，益心智、安心神、聪耳明目，治失眠健忘、耳鸣、耳聋，如不忘散（《证治准绳》）、开心散（《备急千金要方》）。

●石菖蒲配人参、酸枣仁、茯神，养心安神，治劳心过度、心神失养之失眠多梦、心悸、怔忡，如安神定志丸（《杂病源流犀烛》）。

●石菖蒲配菟丝子、女贞子、夜交藤，补肾养心安神，治心肾两虚之耳鸣、耳聋、头昏、心悸，如安神补心丸（《中药制剂手册》）。

●石菖蒲配羌活、独活、秦艽，散风祛湿除痹，治风湿痹痛之关节肿痛。

●石菖蒲配桔梗、紫苏、橘红，化痰开窍，治风寒束肺、痰饮闭塞之失音。

【用法用量】 煎服，3～9 g。鲜品加倍。

【来源与品种】 为天南星科植物石菖蒲 *Acorus tatarinowii* Schott 的干燥根茎，我国长江流域以南各省均有分布，主产于四川、浙江、江苏等地。晒干后生用。

【现代研究】 本品含挥发油、氨基酸及糖类，有镇静、抗惊厥、解痉、平喘、抗心律失常作用，对真菌有抑制作用。

74. 柏子仁

【原文】 **柏子味甘，补心益气，敛汗扶阳，更疗惊悸。**去壳取仁。即柏实。

【释义】 柏子仁味甘，性平。归心、肾、大肠经。能补益心气、宁心安神、敛汗。用于心气不足之心慌、惊悸不安、失眠健忘，自汗盗汗。去壳取仁入药。本品即侧柏树种仁。

【功效】 养心安神，润肠通便。

【主治】 心悸失眠，盗汗，肠燥便秘。

【配伍应用精要】

●柏子仁配人参、五味子、白术，养心安神，治气阴两虚，心神失养之心悸怔忡、虚烦不眠、头晕健忘，如柏子仁丸（《普济本事方》）。

●柏子仁配酸枣仁、当归，养血安神，治心血不足之心神不宁。

●柏子仁配麦冬、熟地黄、石菖蒲，交通心肾，治心肾不交之心悸不宁、心烦少寐、梦遗健忘，如柏子养心丸（《体仁汇编》）。

●柏子仁配熟地黄、龟甲、枸杞子，滋阴补肾，治肾阴亏虚之腰膝酸软、梦遗盗汗。

●柏子仁配熟地黄、当归、阿胶，滋阴养血敛汗，治阴血亏虚之盗汗。

●柏子仁配煅牡蛎、五味子、麻黄根，收敛止汗，治体虚自汗、盗汗。

●柏子仁配郁李仁、松子仁、杏仁，润肠通便，治阴虚血亏之老年或产后肠燥便秘，如五仁丸（《世医得效方》）。

【用法用量】 煎服，10～20 g。

【使用注意】 便溏及多痰者慎用。

【来源与品种】 为柏科植物侧柏 *Platycladus orientalis* (L.) Franco 的干燥成熟种仁。主产于山东、河南、河北等地。生用。

【现代研究】 本品含脂肪油、挥发油和皂苷等成分，有改善睡眠、润肠等作用。

75. 益智仁

【原文】 **益智辛温，安神益气，遗溺遗精，呕逆皆治。**去壳取仁。研碎。

【释义】 益智仁味辛，性温。归肾、脾经。能安心神、益心气，固肾涩精止遗，温脾开胃，止吐泻、摄唾。采收后，去壳取仁，研碎用。

【功效】 暖肾固精缩尿，温脾开胃摄唾。

【主治】 遗精、遗尿、尿频，虚寒腹痛、吐泻、涎唾过多。

【配伍应用精要】

●益智仁配乌药、山药，暖肾固精缩尿，用治下焦虚寒、遗精、遗尿，如三仙丸（《世医得效方》）、缩泉丸（《校注妇人大全良方》）。

●益智仁配川乌、干姜、青皮，暖肾温脾开胃，用治脘腹冷痛、呕吐泄利，如益智散（《太平惠民和剂局方》）。

●益智仁配金樱子、山茱萸、锁阳，补肾固精，用治肾虚遗精。

●益智仁配党参、白术、干姜，温中止呕，用治脾胃虚寒之腹痛、吐泻。

●益智仁可单用含之，或配苍术、厚朴、茯苓，健脾化湿摄唾，治脾虚寒湿中阻之食少、唾涎多。

【用法用量】 煎服，3～10 g。

【来源与品种】 为姜科植物益智 *Alpinia oxyphylla* Miq. 的成熟果实。主产于广东、广西、云南等地。生用或盐水微炒用。

【现代研究】 本品含挥发油，有健胃、抗利尿、减少唾液分泌等作用。

76. 甘 松

【原文】 甘松味香，善除恶气[1]，治体香肌，心腹痛已。

【词解】

[1]恶气：指感受秽浊之气，突然出现心腹胀痛的病证。

【释义】 甘松辛、甘，性温。归脾、胃经。芳香避秽，善除秽恶之气、醒脾健胃、理气开郁。用于寒凝气滞之心腹胀闷、疼痛等。煎汤洗浴可香身。

【功效】 行气止痛，开郁醒脾。

【主治】 脘腹闷胀、疼痛，思虑伤脾、不思饮食，湿脚气。

【配伍应用精要】

●甘松配木香、砂仁、厚朴，理气止痛、醒脾开胃，治寒湿阻滞中焦之脘腹胀痛，不思饮食。

●甘松配柴胡、郁金、白豆蔻，开郁醒脾、行气消胀，治思虑伤脾、气机阻滞之胸闷腹胀、纳呆、不思饮食。

●甘松配官桂、丁香、砂仁，理气消胀、散寒止痛，治脾胃虚寒之脘腹满痛。

●甘松配荷叶、藁本煎汤外洗，收湿拔毒，治湿脚气，如甘松汤（《普济方》）。

【用法用量】 煎服，3～6 g。外用适量。

【使用注意】 气虚血热者不宜服。

【来源与品种】 为败酱科植物甘松 *Nardostachys chinensis* Batal. 或匙叶甘松 *Nardostachys jatamansi*（D. Don）DC. 的干燥根及根茎。主产于四川、甘肃、青海等地。生用。

【现代研究】 本品含马兜铃烯、甘松酮、香豆精类化合物等，有镇静、安定作用，能扩张支气管、降血压、抗心肌缺血、抗溃疡及抑菌等。

77. 小茴香

【原文】 小茴性温，能除疝气[1]，腹痛腰疼，调中暖胃。盐酒炒。

【词解】

[1]疝气：病名，通常指腹股沟疝，症见腹股沟凸起或阴囊肿大，小腹、阴囊疼痛，甚至疼痛涉及腰、背、脐周，为小肠通过腹股沟区的腹壁肌肉薄弱处脱出或坠入阴囊所致。

【释义】 小茴香味辛，性温。归肝、肾、脾、胃经。能温阳散寒、行气止痛、温中和胃。善治寒滞肝脉之疝气疼痛、腹痛腰痛，以及脾胃虚寒之脘腹冷痛、泛吐清水、纳少便溏等。盐水或酒炒后入药。

【功效】 散寒止痛，理气和胃。

【主治】 寒疝腹痛、少腹冷痛、痛经，中焦虚寒气滞之脘腹胀痛、呕吐食少。

【配伍应用精要】

●小茴香配乌药、青皮、高良姜，温肾暖肝、散寒止痛，治少腹冷痛、寒疝腹痛、痛经，如天台乌药散（《医学发明》）。

●小茴香配橘核、山楂，疏肝理气、散寒止痛，治肝气郁滞、睾丸偏坠胀痛，如香橘散（《张氏医通》）。

●小茴香配当归、川芎、肉桂，固冲任、散寒止痛，治肝经受寒之少腹冷痛或冲任虚寒之痛经。

●小茴香配高良姜、香附、乌药，温中散寒、止痛止呕，治胃寒气滞之脘腹胀痛、呕吐食少。

●小茴香配青皮、当归，破气活血止痛，治外伤气滞腹痛。

●小茴香配肉桂，温肾助阳、纳气平喘，治肾阳不足、肾不纳气之虚喘。

●小茴香配桑螵蛸，温肾缩尿止遗，治肾阳不足之遗尿。

【用法用量】 煎服，3～6 g。外用适量。

【使用注意】 本品辛热助火，热证、阴虚火旺者忌用。

【来源与品种】 为伞形科植物茴香 *Foeniculum vulgare* Mill. 的干燥成熟果实。我国各地均有栽培。生用或盐水炙用。

盐小茴香：辛散作用稍缓，专行下焦，长于温肾祛寒、疗疝止痛。

【现代研究】 本品主要含挥发油和脂肪油类成分，能增强胃肠运动，消除腹胀，有促进胆汁分泌、松弛气管平滑肌、镇痛等作用。

78. 大茴香

【原文】 **大茴味辛，疝气脚气[1]，肿痛膀胱，止呕开胃。**即穰香子。

【词解】

[1] 脚气：病名，又称脚弱。因外感湿邪风毒，或内伤饮食厚味、积湿生热、流注腿脚而成。症见腿脚麻木酸痛、软弱无力、肿胀、挛急，病情发展入腹攻心，可见呕吐不食、心悸、胸闷气喘、神志恍惚、言语错乱等。

【释义】 大茴香味辛，性温。归肝、肾、脾、胃经。能温肾散寒、理气止痛、和胃止呕、开胃进食。用治寒疝腹痛、睾丸疼痛及寒湿脚气肿痛，胃寒呕逆及食欲不振。尚能温暖下焦、驱除肾与膀胱之冷气，治少腹冷痛、小便清长。又名穰香子。

【功效】 散寒，理气，止痛。

【主治】 脘腹冷痛，寒疝腹痛，寒湿脚气，少腹冷痛。

【配伍应用精要】

●大茴香配干姜、白术、党参，温中散寒、止痛止呕，治脘腹冷痛、呕吐食少。

●大茴香配小茴香、高良姜、延胡索，温暖肝肾、散寒止痛，治寒滞肝脉之疝气冷痛。

●大茴香配槟榔、吴茱萸、木瓜，祛寒除湿、利水消肿，治寒湿脚气肿痛。

●大茴香配乌药、肉桂，温肾散寒，治膀胱冷气，小腹腰背冷痛、小便清长。

【用法用量】 煎服，3～6 g。外用适量。

【使用注意】 本品辛热助火，热证、阴虚火旺者忌用。

【来源与品种】 为木兰科植物八角茴香 *Illicium verum* Hook. f. 的成熟果实。主产于亚热带地区。生用或盐水炒用。

【现代研究】 本品主要含挥发油、黄酮等，有消炎、镇痛、抗菌等作用，对实验动物有致突变作用。

79. 干 姜

【原文】 **干姜味辛，表解风寒，炮苦逐冷，虚热[1]尤甚。**纸包水浸，火煨，切片，慢火煨至极黑。亦有生用者。

【词解】

[1] 虚热：这里“虚热”应为“虚寒”之误。干姜药性温热，而炮姜性大热，不可用于虚热之证。

【释义】 干姜味辛，性热。归脾、胃、肾、心、肺经。能发散风寒、温肺化饮、温中回阳。用于外感风寒、内有寒饮之咳喘、痰多清稀，寒凝中焦之吐泻、腹痛，以及阳虚欲脱之四肢厥冷、脉微等。炮黑后称“炮姜”， 苦、辛，温。能温中散寒止痛、温经止血，用治中焦虚寒之腹痛、腹泻，虚寒性吐血、衄血、便血等。炮制方法：取干姜用纸包裹，水浸透后取出，用慢火煨之成黑色即成。亦可直接用干姜生品。

【功效】 温中散寒，回阳通脉，温肺化饮。

【主治】 腹痛，呕吐，泄泻，亡阳厥逆，脉微欲绝，寒饮喘咳。

【配伍应用精要】

●干姜单用研末服，温中散寒止痛，治寒邪直中脏腑所致腹痛（《外台秘要》）。

●干姜配人参、白术、甘草，温中散寒、健运脾阳，治脾胃虚寒之脘腹冷痛、泄泻，如理中汤（《伤寒论》）。

●干姜配高良姜，温胃止呕，治胃寒呕吐，如二姜丸（《太平惠民和剂局方》）。

●干姜配黄芩、黄连、人参，辛开苦降、调和脾胃，治上热下寒、寒热格拒之食入即吐，如干姜黄芩黄连人参汤（《伤寒论》）。

●干姜配附子、甘草，回阳救逆，用治心肾阳衰、阴寒内盛之亡阳厥逆、四肢逆冷、脉微欲绝，如四逆汤（《伤寒论》）。

●干姜配当归、川芎，散寒通脉、祛瘀止痛，治寒凝血瘀之少腹积块疼痛，痛经。

●干姜配附子、花椒，散寒止痛，治寒凝胸痹之心痛彻背、背痛彻胸。

●干姜配茯苓，散寒利湿，治下焦寒湿阻滞之肾着证，腰以下冷痛困重。

●干姜配麻黄、细辛、五味子，解表散寒、温肺化饮，治外束风寒、内有寒饮之喘咳、形寒背冷、痰多清稀，如小青龙汤（《伤寒论》）。

●干姜配附子、白术、阿胶，温经散寒、止血，治虚寒性吐血、衄血、便血、崩漏下血。

●干姜配赤石脂，温中散寒、涩肠止泻，治脾肾阳虚之下利、便下脓血。

●干姜配大黄、附子，温补脾阳、攻下寒积，治冷积便秘、腹满胀痛、手足不温。

【用法用量】 煎服，3～10 g。

【使用注意】 本品辛热燥烈，阴虚内热、血热妄行者忌用。

【来源与品种】 为姜科植物姜 *Zingiber officinale* Rosc. 的干燥根茎。主产于四川、广东、广西等地。生用。

炮姜：温中止痛、止泻，温经止血。

【现代研究】 本品含挥发油，主要成分为姜烯、姜醇、姜辣素等，能直接兴奋心脏，对血管运动中枢有兴奋作用，并有止呕、镇静、镇痛、止咳、健胃、祛风等作用。

80. 附 子

【原文】 **附子辛热，性走不守，四肢厥冷[1]，回阳[2]功有。**皮黑，头正圆，一两一枚者佳。面裹火煨，去皮脐，童便浸一宿，慢火煮，晒干密封，旋切片用，亦有该生用者。

【词解】

[1] 四肢厥冷：指手足发冷，冷至肘部和膝部。又称四肢逆冷、手足逆冷。

[2] 回阳：中医温法之一，亦称回阳救逆。用药性温热的药物，治疗阴寒内盛、阳气极度衰惫、寒邪深入少阴的危重证候。

【释义】 附子味辛、甘，性大热，有毒。归心、肾、脾经。其特性是走而不守，起效迅速，药力能很快通达全身。尤善回阳救逆，为治疗亡阳证四肢厥冷、冷汗淋漓、脉微欲绝危证之第一要药。本品纯阳燥烈，通达内外，上能温煦心阳以通经脉，下能补助肾阳益命门之火，中能温脾阳而散寒邪，善补火助阳、散寒止痛。用于心、肾、脾诸脏阳气衰弱、阴寒内盛之诸多病证，以及寒湿痹证、阳虚外感等。药材以皮黑，头正圆，一枚重一两者为佳。炮制时用湿面包裹火煨，去皮、脐，用童便浸泡一夜，慢火煮至透心，捞出晒干，密封保存，旋即切片入药。亦有一些病证可用生附子。

【功效】 回阳救逆，补火助阳，散寒止痛。

【主治】 亡阳证，阳虚证，寒痹证。

【配伍应用精要】

●附子配干姜、甘草，回阳救逆、温阳散寒，治吐利汗出、发热恶寒、四肢拘急、手足厥冷或大汗、大吐、大泻所致亡阳证，如四逆汤（《伤寒论》）。

●附子配人参，回阳救逆、大补元气，用治亡阳兼气脱者，如参附汤（《正体类要》）。

●附子配干姜、肉桂、人参，回阳固脱、益气生脉，治寒邪直中三阴、真阳衰微之四肢厥冷、恶寒蜷卧、吐泻腹痛、脉沉微或无脉，如回阳急救汤（《伤寒六书》）。

●附子配黄芪，温阳固表，治阳虚肌表不固，汗出不止。

●附子配肉桂、山茱萸、熟地黄，峻补元阳、益火消阴，治肾阳不足、命门火衰之阳痿滑精、宫寒不孕、腰膝冷痛、夜尿频多，如右归丸(《景岳全书》)。

●附子配党参、白术、干姜等，温补脾肾、散寒除湿，治脾肾阳虚、寒湿内盛之脘腹冷痛、大便溏泻，如附子理中汤（《太平惠民和剂局方》）。

●附子配肉豆蔻，温助脾肾、涩肠止泻，治阳虚脏寒之久泻不止。

●附子配茯苓、白术、生姜，温补脾肾、利水消肿，治脾肾阳虚、水气内停之肢体水肿、小便不利，如真武汤（《伤寒论》）。

●附子配茵陈蒿，温阳利湿退黄，治脾阳不足、寒湿阻滞之阴黄。

●附子配人参、桂枝，助心阳，用治心阳衰弱之心悸气短、胸痹心痛。

●附子配麻黄、细辛，助阳解表，治阳虚兼外感风寒，如麻黄附子细辛汤（《伤寒论》）。

●附子配桂枝、白术、甘草，温经通络、散寒止痛，用治风寒湿痹之周身骨节疼痛，如甘草附子汤（《伤寒论》）。

●附子配薏苡仁、败酱草，助阳散寒、消肿排脓，治素体阳虚、寒湿瘀血互结之肠痈，内已成脓、身无热、肌肤甲错、面色苍白，如薏苡附子败酱散（《伤寒论》）。

●附子配大黄、干姜，温补脾阳、攻下寒积，治冷积便秘、腹满胀痛、手足不温。

【用法用量】 煎服，3～15 g。本品有毒，宜先煎0.5～1h（小时），超过常用剂量宜再延长煎煮时间，至口尝无麻辣感为度。内服须用炮制品，生品外用。

【使用注意】 孕妇及阴虚内热者忌用。反半夏、瓜蒌、贝母、白蔹、白及。若内服过量，或炮制、煎煮方法不当，可引起中毒。

【来源与品种】 为毛茛科植物乌头 *Aconitum carmichaeli* Debx. 的子根的加工品。主产于四川、湖北、湖南等地。

淡附片：长于回阳救逆，散寒止痛。用于亡阳虚脱、肢冷脉微及其他阴寒证。炮附片：以温肾暖脾为主，用于心腹冷痛，虚寒吐泻。

【现代研究】 本品含乌头碱、次乌头碱、川乌碱甲、川乌碱乙及消旋去甲基乌药碱等，有明显的强心、升高血压、抗休克作用，有消炎、镇痛、镇静、抗心肌缺血缺氧、抗心律失常、抗溃疡等作用，对垂体—肾上腺皮质系统有兴奋作用。附子中多种乌头碱类成分具有较强的毒性，尤其表现为心脏的毒性，但水解后，毒性大大降低。

81. 川　乌

【原文】 **川乌大热，搜风入骨，湿痹寒疼，破积之物。**顶歪斜。制同附子。

【释义】 川乌味辛、苦，性热，有大毒。归心、肝、肾、脾经。能入骨搜风，驱散筋骨中的风寒而止痛。用治风寒湿痹之关节疼痛、麻木、痉挛、屈伸不利。又能破沉寒积聚、软坚消肿，用治各种阴寒腹痛、阴疽等。乌头的主块根顶部偏向一侧。炮制方法同附子。

【功效】 祛风除湿，散寒止痛。

【主治】 风寒湿痹，心腹冷痛，寒疝疼痛，跌打损伤，各种寒痛。

【配伍应用精要】

●川乌配麻黄、芍药、甘草，祛风除湿、散寒止痛，治寒湿侵袭之关节疼痛、不可屈伸，如乌头汤（《金匮要略》）。

●川乌配草乌、地龙、乳香，祛风通络、散寒止痛，治寒湿瘀血留滞经络之肢体筋脉挛痛、关节屈伸不利、日久不愈，如活络丹（《太平惠民和剂局方》）。

●川乌配五灵脂，温经散寒、活血止痛，治痹证疼痛、四肢麻木。

●川乌配赤石脂、干姜、花椒，辛散温通、散寒止痛，治阴寒内盛之心腹冷痛，心痛彻背、背痛彻心，如乌头赤石脂丸（《金匮要略》）。

●川乌与蜂蜜同煎，暖肝散寒止痛，治寒疝之绕脐腹痛、手足厥冷，如大乌头煎（《金匮要略》）。

●川乌配自然铜、乌药、地龙，麻醉止痛，治跌打损伤，骨折瘀肿疼痛，如回生续命丹（《跌损妙方》）。

●川乌配生草乌、闹羊花、姜黄，麻醉止痛，如整骨麻药方（《医宗金鉴》）。

●川乌配生南星、蟾酥外用，麻醉止痛，如外敷麻药方（《医宗金鉴》）。

【用法用量】 煎服，1.5～3 g；宜先煎、久煎。外用适量。

【使用注意】 孕妇忌用。忌与半夏、瓜蒌、天花粉、贝母、白蔹、白及同用。内服须用炮制品，生品内服宜慎。酒剂易中毒，慎用。

【来源与品种】 为毛茛科植物乌头 *Aconitum carmichaeli* Debx. 的干燥母根。主产于四川、云南、陕西等地。生用或制后用。

制川乌：毒性降低，可供内服。

【现代研究】 本品含多种生物碱如乌头碱、次乌头碱、中乌头碱、消旋去甲乌药碱等，另含乌头多糖A、B、C、D等，有明显的抗炎、镇痛、强心作用，剂量过大则引起心律失常，具有一定的心肌毒性，有明显的局部麻醉作用，乌头多糖有降血糖作用。

82. 木　香

【原文】 木香微温，散滞和胃，诸风能调，行肝泻肺。形如枯木，苦口粘牙者佳。

【释义】 木香味辛、苦，性温。归脾、胃、大肠、胆、三焦经。能行脾胃气滞，健脾和胃，行气止痛，用于脘腹胀痛、泻痢腹痛；并善行肝气、理肺气，用治肝郁气滞之乳房胀痛、痛经、疝气疼痛等。木香药材外形如枯朽之木，口尝苦口粘牙者为佳。

【功效】 行气止痛，健脾消食。

【主治】 气滞脘腹胀痛，泻痢里急后重，胁痛，黄疸，疝气疼痛，胸痹。

【配伍应用精要】

●木香配砂仁、藿香，行气止痛，治脾胃气滞之脘腹胀痛，如木香调气散（《张氏医通》）。

●木香配党参、白术、陈皮，健脾益气、行气止痛，治脾虚气滞之脘腹胀满、食少便溏，如香砂六君子汤（《时方歌括》）。

●木香配砂仁、枳实、白术，健脾消食，治脾虚食少、食积气滞腹胀，如香砂枳术丸（《摄生秘剖》）。

●木香配黄连，清热燥湿、行气止痛，治湿热泻痢，里急后重，如香连丸（《太平惠民和剂局方》）。

●木香配大黄、槟榔、青皮，消食通便、理气消胀，治饮食积滞之脘腹胀满、大便秘结或泻而不爽，如木香槟榔丸（《儒门事亲》）。

●木香配茵陈、郁金、大黄，疏肝利胆、祛湿退黄，治湿热郁蒸、气机阻滞之脘腹胀痛、胁痛、黄疸。

●木香配川楝子、小茴香，疏肝理气止痛，治寒疝腹痛、睾丸偏坠疼痛，如导气汤（《医方简义》）。

●木香配砂仁、香附、陈皮，散寒消食、行气止痛，治外感风寒、内伤饮食之心腹疼痛、口鼻冷气、吞酸满闷，如二香散（《医学心悟》）。

●木香配郁金、甘草，行气活血止痛，治气滞血瘀之胸痹心痛，如颠倒木金散（《医宗金鉴》）。

【用法用量】 煎服，1.5～6 g。

【来源与品种】 为菊科植物木香 *Aucklandia lappa* Decne.、川木香 *Vladimiria souliei*（Franch.）Ling 或灰毛川木香 *Vladimiria souliei* (Franch.) Shih var. *mirabtlis*（Anth.）Shih 的干燥根。木香产于印度、巴基斯坦、缅甸者，称为广木香；主产于云南、广西者，称为云木香；主产于四川、西藏者，称川木香。生用或煨用。

煨木香：行气力缓，实肠止泻作用增强，用于泄泻腹痛。

【现代研究】 本品主要有效成分为挥发油及木香碱等，具有双向调节胃肠道、促进消化液分泌、松弛气管平滑肌、抗菌、利尿、降血压、促进纤维蛋白溶解等作用。

83. 沉　香

【原文】 **沉香降气，暖胃追邪，通天彻地[1]，卫气为佳。**

【词解】

[1]通天彻地：意指沉香上能治肺胃气逆，下能治肾气虚寒。

【释义】 沉香味辛、苦，性温。归脾、胃、肾经。性偏沉降，能理气降逆，暖胃温肾散寒。用于胃气不降之脘腹胀满、疼痛、呕吐、呃逆，肾气虚寒、肾不纳气之咳喘，有"通天彻地"之效。治气逆不降之咳喘，疗效尤佳。

【功效】 行气止痛，温中止呕，纳气平喘。

【主治】 胸腹胀痛，胃寒呕吐，虚喘。

【配伍应用精要】

●沉香配乌药、木香、槟榔，行气散寒止痛，治寒凝气滞之胸腹胀痛，如沉香四磨汤（《卫生家宝方》）。

●沉香配附子、肉桂、干姜，温胃散寒、行气止痛，治脾胃虚寒之脘腹冷痛、手足厥冷，如沉香桂附丸（《卫生宝鉴》）。

●沉香配荜澄茄、胡椒、陈皮，温胃散寒、降逆止呕，治寒邪犯胃，呕吐清水，如沉香丸（《圣济总录》）。

●沉香配丁香、柿蒂、白豆蔻，温胃散寒、降逆止呕，治脾胃虚寒之呕吐、呃逆。

●沉香配三棱，行气消积、散寒止痛，治饮食积滞之脘腹胀痛、食欲不振。

●沉香配砂仁，温胃降逆、行气止痛，治胃寒气滞之脘腹胀痛。

●沉香配紫苏，温中行气、降逆止呕，治中焦虚寒之呕吐呃逆、妊娠恶阻。

●沉香配附子、肉桂、补骨脂，温肾纳气、降逆平喘，治下元虚冷、肾不纳气之虚喘，如黑锡丹（《太平惠民和剂局方》）。

●沉香配紫苏子、半夏、厚朴，化痰降气、止咳平喘，治上盛下虚之痰饮喘嗽。

●沉香配熟地黄、补骨脂、五味子，补肾纳气平喘，治肾不纳气之虚寒性气逆、喘急。

●沉香配人参、蛤蚧、胡桃肉，补益肺肾、纳气平喘，治肺肾两虚之虚喘。

●沉香配磁石，降气镇逆，治肝气上逆之头晕眼花、耳鸣耳聋。

●沉香配附子、阳起石、补骨脂，补火助阳，治男子阳痿、精冷早泄。

●沉香配肉苁蓉、当归、枳壳，温中暖肾、行气导滞，治脾肾虚寒、大肠气滞之便秘。

【用法用量】 煎服，1.5～4.5 g。宜后下。或磨汁冲服，或入丸散，0.5～1 g。

【使用注意】 阴虚火旺、气虚下陷者慎用。

【来源与品种】 为瑞香科植物白木香 *Aquilaria sinensis* (Lour.) Gilg 含有树脂的木材。沉香主产于东南亚、印度等地，白木香主产于海南、广东、云南、台湾等地。生用。

【现代研究】 本品含挥发油、树脂等。具有促进消化液分泌、明显促进胆汁分泌及麻醉、止痛、松弛肌肉、抗菌等作用。

84. 丁　香

【原文】 **丁香辛热，能除寒呕，心腹疼痛，温胃可晓。**雄丁香如钉子长，雌丁香如枣核大。

【释义】 丁香味辛，性温（原文谓“热”，有误）。归脾、胃、肺、肾经。能温胃降逆、散寒止痛。用治胃寒呕吐、呃逆及心腹冷痛等。雄（公）丁香药材如钉子长，雌（母）丁香如枣核大。

【功效】 温中降逆，散寒止痛，温肾助阳。

【主治】 胃寒呕吐、呃逆，脘腹冷痛，阳痿，宫冷。

【配伍应用精要】

●丁香配柿蒂、党参、生姜，温中散寒、降逆止呕，治胃寒呕逆，如丁香柿蒂汤（《症因脉治》）。

●丁香配白术、砂仁，温中散寒、降逆止呕，治脾胃虚寒之吐泻、食少，如丁香散（《沈氏尊生书》）。

●丁香配人参、藿香，健脾温中、降逆止呕，治妊娠恶阻。

●丁香配延胡索、五灵脂、橘红，温中散寒止痛，治胃寒脘腹冷痛。

●丁香配淫羊藿、附子、肉桂，温肾助阳起痿，治阳痿、宫冷、性冷淡。

【用法用量】 煎服，1～3 g。外用适量。

【使用注意】 热证及阴虚内热者忌用。畏郁金，忌同用。

【来源与品种】 为桃金娘科植物丁香 *Eugenia caryophyllata* Thunb. 的干燥花蕾，习称“公丁香”，其果实习称“母丁香”。主产于坦桑尼亚、马来西亚、印度尼西亚及我国的广东、海南等地。生用。

【现代研究】 本品含挥发油，主要成分为丁香油酚、乙酰丁香油酚等，能促进胃液分泌，增强消化力；能减轻恶心呕吐，缓解腹部气胀；有局部麻醉止痛、抗炎作用；对猪蛔虫有麻醉和杀灭作用，对多种致病性细菌及真菌有抑制作用。

85. 砂 仁

【原文】 **砂仁性温，养胃进食，止痛安胎，通经破滞。去壳取仁。**

【释义】 砂仁味辛，性温。归脾、胃、肾经。能化湿醒脾、理气和胃、增进食欲、行气止痛、安胎。用于脾胃气滞，脘腹痞满胀痛、胃口不开，湿困中焦之呕吐、泄泻，以及妊娠恶阻、胎动不安等。其功皆因其能行气化滞。入药去壳取仁。

【功效】 化湿行气，温中止泻，安胎。

【主治】 中焦湿阻、气滞证，脾胃虚寒吐泻，妊娠恶阻，胎动不安。

【配伍应用精要】

●砂仁配枳实、厚朴、陈皮，化湿行气，治湿阻中焦之脘腹痞满、食少体倦、呕吐泛酸。

●砂仁配木香、枳实，行气消胀止痛，治脾胃气滞之脘腹胀满疼痛、纳呆，如香砂枳术丸（《景岳全书》）。

●砂仁配党参、白术、茯苓，益气健脾、行气化痰，治脾胃气虚、痰阻气滞之呕吐痞闷、不思饮食、脘腹胀痛，如香砂六君子汤（《古今名医方论》）。

●砂仁配半夏、陈皮，理气化痰、和胃止呕，治痰饮呕吐。

●砂仁配干姜、附子，温中暖胃、止呕止泻，治脾胃虚寒呕吐、泄泻。

●砂仁单用，行气和中、止呕安胎，治妊娠呕逆不能食，如缩砂散（《济生方》）。

●砂仁配黄芩、竹茹，清热止呕安胎，治妊娠恶阻，胎热胎动不安。

●砂仁配苏梗、白术，理气和中安胎，治妊娠气滞恶阻、呕吐不能食。

●砂仁配人参、白术、熟地黄，益气养血安胎，治气血不足，胎动不安，如泰山磐石散（《古今医统》）。

●砂仁配白术、桑寄生、续断，补肝肾、固冲任，治肝肾不足、冲任不固之胎动不安。

【用法用量】 煎服，3～6 g，宜后下。

【使用注意】 阴虚血燥者慎用。

【来源与品种】 为姜科植物阳春砂 *Amomum villosum* Lour.、绿壳砂 *Amomum villosum* Lour.var.*xanthioides* T. L. Wu et Senjen 或海南砂 *Amomum longiligulare* T. L. Wu. 的干燥成熟果实。阳春砂主产于广东、广西、云南等地；绿壳砂主产于广东、云南等地；海南砂主产于海南及雷州半岛等地。生用。

【现代研究】 本品含挥发油，主要成分有樟脑、龙脑、乙酸龙脑酯、柠檬烯等。其挥发油有芳香健胃作用，能促进胃液分泌、帮助消化，可排除消化道积气，故能行气消胀。

86. 荜澄茄

【原文】 荜澄茄辛，除胀化食，消痰止哕[1]，能逐鬼气[2]。系嫩胡椒，青时摘取者是。

【词解】

[1] 哕（yuě）：证名，指呕吐、呃逆。

[2] 鬼气：这里指寒气。

【释义】 荜澄茄味辛，性温。归脾、胃、肾、膀胱经。能理气消胀、开胃化食、消痰止呕、温中散寒。用于中寒腹痛胀满、不思饮食、呕呃等。本品又名嫩胡椒，秋季果实呈青色时摘收。

【功效】 温中散寒，行气止痛。

【主治】 胃寒腹痛，呕吐，呃逆，寒疝腹痛。

【配伍应用精要】

●荜澄茄配高良姜、丁香、厚朴，温中散寒止痛，治胃寒脘腹冷痛、呕吐、呃逆。

●荜澄茄配吴茱萸、木香、香附，散寒行气止痛，治寒滞肝脉，寒疝腹痛。

●荜澄茄配肉桂、厚朴，温中散寒、行气止痛，治脾胃虚寒之心腹刺痛。

●荜澄茄配白豆蔻，散寒湿、止呕吐，治胃寒呕吐、嗳气。

●荜澄茄配萆薢、茯苓、乌药，温化寒湿、利水，治下焦虚寒之小便不利或寒湿瘀滞之小便混浊。

【用法用量】 煎服，1.5～3 g。

【来源与品种】 为樟科植物山鸡椒 *Litsea cubeba* (Lour.) Pers. 的干燥成熟果实。主产于广西、广东、湖南等地。生用。

【现代研究】 本品含挥发油类成分，有抗胃溃疡、止泻、抗心律失常、改善心肌缺血及平喘等作用。

87. 肉　桂

【原文】 肉桂辛热，善通血脉，腹痛虚寒，温补可得。去粗皮，不见火。妊娠用要炒黑。厚者肉桂，薄者官桂。

【释义】 肉桂味辛、甘，性大热。归肾、脾、心、肝经。善温通经脉、散寒止痛，并能温补阳气。用治各种虚寒性病证。刮去栓皮即可入药，无需火制。用于妊娠胎动不安要炒黑用。年久皮厚者质好，称肉桂；枝皮或幼树干皮者质逊，称官桂。

【功效】 补火助阳，散寒止痛，温经通脉，引火归原。

【主治】 阳痿、宫冷，腹痛、寒疝，腰痛、胸痹，阴疽，闭经、痛经，虚阳上浮诸证。

【配伍应用精要】

●肉桂配附子、熟地黄、山茱萸，补火助阳、益阳消阴，治肾阳不足、命门火衰之阳痿宫冷、腰膝冷痛、夜尿频多、滑精遗尿，如肾气丸(《金匮要略》)、右归饮（《景岳全书》）。

●肉桂配人参、附子，回阳救逆，治阳虚欲脱之四肢厥逆、脉微欲绝。

●肉桂配附子、干姜，补火助阳、温脾止泻，治虚寒腹痛、下利不止。

●肉桂配干姜、高良姜、荜茇，助阳温中、散寒止痛，治寒邪内侵或脾胃虚寒的脘腹冷痛，如大已寒丸（《太平惠民和剂局方》）。

●肉桂配吴茱萸、小茴香，暖肝散寒、行气止痛，治寒疝腹痛。

●肉桂配独活、桑寄生、杜仲，温通经脉、散寒止痛，治风寒湿痹之关节疼痛、寒痹腰痛，如独活寄生汤（《备急千金要方》）。

●肉桂配附子、干姜、川椒，温阳通脉、散寒止痛，治胸阳不振、寒邪内侵之胸痹心痛，如桂附丸（《寿世保元》）。

●肉桂配当归、川芎、小茴香，温阳通经、散寒止痛，治冲任虚寒、寒凝血滞之闭经、痛经，如少腹逐瘀汤（《医林改错》）。

●肉桂配熟地黄、白芥子、鹿角胶，温阳补血、散寒通滞，治阴疽、流注、瘰核之漫肿不溃、皮色不变，如阳和汤（《外科全生集》）。

●肉桂配黄连，交通心肾，治心肾不交之心悸怔忡、失眠。

●肉桂配黄柏、知母，补肾、助膀胱气化，治热蕴膀胱、气化不利之尿闭不通。

●肉桂配人参、山茱萸、五味子，引火归原，治元阳亏虚、虚阳上浮之面赤、虚喘、汗出、心悸、失眠。

●肉桂配黄芪、当归，鼓舞气血生长，治气血亏虚证。

【用法用量】 煎服，1～4.5 g，宜后下或焗服。研末冲服，1～2 g。

【使用注意】 本品味性大热，凡实热证、阴虚火旺、血热出血者及孕妇均忌用。畏赤石脂。

【来源与品种】 为樟科植物肉桂 *Cinnamomum cassia* Presl 的干燥树皮，主产于广东、广西、海南等地。生用。

【现代研究】 本品含挥发油（桂皮油或肉桂油），主要成分为桂皮醛、乙酸桂皮酯等。本品有扩张血管、促进血循环、增加冠脉及脑血流量、降低血管阻力、抗血小板凝集、镇静、镇痛、解热、抗惊厥、改善胃肠功能、抗溃疡等作用，对多种致病性细菌及真菌有抑制作用。

88. 桂 枝

【原文】 桂枝小梗[1]，横行手臂[2]，止汗[3]舒筋，治手足痹。去梗，汤泡，微炒。

【词解】

[1] 小梗：指细小嫩枝。

[2] 横行手臂：指桂枝善上行，温通上肢肩臂经脉。

[3] 止汗：指桂枝的发表解肌作用。治外感风寒表虚有汗，与白芍配伍调和营卫、固表止汗，用于营卫不和之自汗、盗汗证。

【释义】 桂枝为桂树的嫩枝，味辛、甘，性温。归心、肺、膀胱经。能发表解肌、调和营卫、温通经脉。用于外感风寒表证有汗，营卫不和之汗证，寒凝血滞之风寒湿痹、四肢痹痛。

【功效】 发汗解肌，温通经脉，助阳化气。

【主治】 风寒感冒，寒凝血滞诸痛证，痰饮、蓄水证，心悸、脉结代。

【配伍应用精要】

●桂枝配麻黄，发散风寒、开宣肺气，治外感风寒之表实无汗、头身疼痛、咳嗽，如麻黄汤（《伤寒论》）。

●桂枝配白芍，调和营卫、发汗解肌，治外感风寒、表虚自汗，如桂枝汤（《伤寒论》）。

●桂枝配麻黄、附子、细辛，发散风寒，温助阳气，治素体阳虚，外感风寒，发热，脉沉。

●桂枝配枳实、薤白，温通心阳、散寒止痛，治胸阳不振、心脉瘀阻之胸痹心痛，如枳实薤白桂枝汤（《金匮要略》）。

●桂枝配白芍、饴糖，温中散寒止痛，治中焦虚寒之脘腹冷痛，如小建中汤（《金匮要略》）。

●桂枝配当归、吴茱萸，温散寒凝、化瘀止痛，治寒凝血滞之月经不调、经闭、痛经、产后腹痛，如温经汤（《金匮要略》）。

●桂枝配附子，祛风散寒、通痹止痛，治风寒湿痹之肩臂疼痛，如桂枝附子汤（《伤寒论》）。

●桂枝配茯苓、白术，温助脾肾、化气行水，治脾阳不运、痰饮内停之眩晕、心悸、咳嗽，如苓桂术甘汤（《金匮要略》）。

●桂枝配茯苓、猪苓、泽泻，温阳化气利水，治膀胱气化不行之水肿、小便不利，如五苓散（《伤寒论》）。

●桂枝配甘草、人参、麦冬，温阳通脉、止悸动，治心阳不振、不能宣通血脉之心动悸、脉结代，如炙甘草汤（《伤寒论》）。

●桂枝配白芍，温阳祛寒、平冲降逆，治阴寒内盛、引动下焦冲气，上凌心胸之奔豚气，如桂枝加桂汤（《伤寒论》）。

【用法用量】 煎服，3～9 g。

【使用注意】 本品辛温助热，凡外感热病、阴虚火旺、血热出血者均忌用。孕妇及月经过多者慎用。

【来源与品种】 为樟科植物肉桂 *Cinnamomum cassia* Presl 的干燥嫩枝。主产于广东、广西及云南省。生用。

【现代研究】 本品含桂皮醛、桂皮酸等挥发油类成分，有解热、降温、镇痛、镇静、抗惊厥、抑菌、止咳、利尿及缓解胃肠道挛急性疼痛等作用，尚有一定的强心作用。

89. 吴茱萸

【原文】 **吴萸辛热，能调疝气，心腹寒疼，酸水能治。**

【释义】 吴茱萸味辛、苦，性热，有小毒。归肝、脾、胃、肾经。能散寒止痛、疏肝下气。用治寒疝腹痛、脘腹冷痛及肝胃不和之呕吐、吞酸。

【功效】 散寒止痛，降逆止呕，助阳止泻。

【主治】 寒凝疼痛，胃寒呕吐，虚寒泄泻。

【配伍应用精要】

●吴茱萸配人参、生姜，疏肝解郁，降逆止呕，治厥阴头痛、干呕、吐涎沫，如吴茱萸汤（《伤寒论》）。

●吴茱萸配小茴香、木香、川楝子，疏肝理气、散寒止痛，治寒滞肝脉，疝气腹痛，如导气汤（《医方简义》）。

●吴茱萸配当归、川芎、桂枝，温经散寒、化瘀止痛，治冲任虚寒、瘀血阻滞之痛经、经闭，如温经汤（《金匮要略》）。

●吴茱萸配木瓜、槟榔、紫苏叶，行气降浊、化湿通络，治寒湿脚气肿痛，或上冲入腹，如鸡鸣散（《证治准绳》）。

●吴茱萸配干姜、甘草，散寒止痛、降逆止呕，治霍乱心腹痛、呕吐不止，如吴茱萸汤（《圣济总录》）。

●吴茱萸配半夏、生姜，温胃散寒、降逆止呕，治外寒内侵、胃失和降之呕吐。

●吴茱萸配黄连，疏肝解郁、制酸止痛，治肝郁化火、肝胃不和之胁痛口苦、呕吐吞酸，如左金丸（《丹溪心法》）。

●吴茱萸配茯苓，散寒燥湿、健脾化饮，治痰饮背寒、呕吐吞酸、纳呆。

●吴茱萸配补骨脂、肉豆蔻、五味子，温脾益肾、助阳止泻，治脾肾阳虚之五更泄泻，如四神丸（《校注妇人良方》）。

●吴茱萸研末醋调，外敷足心涌泉穴，引火归原，治虚阳上浮之口舌生疮。

【用法用量】 煎服，1.5～4.5 g。外用适量。

【使用注意】 本品辛热燥烈，实热、阴虚火旺、血热出血者均忌用。

【来源与品种】 为芸香科植物吴茱萸 *Evodia rutaecarpa* (Juss.) Benth.、

石虎 *Evodia rutaecarpa* (Juss.) Benth. var. *officinalis* (Dode) Huang 或疏毛吴茱萸 *Evodia rutaecarpa* (Juss.) Benth. var. *bodinieri* (Dode) Huang 的干燥近成熟果实。主产于贵州、广西、湖南等地。用甘草汤制过用。

【现代研究】 本品含挥发油，主要为吴茱萸烯、罗勒烯、吴茱萸内酯等，还含有多种生物碱，有镇痛、抗胃溃疡、升高体温、降血压、抑制血小板聚集、抑制血栓形成、保护心肌缺血、兴奋子宫等作用。

90. 延胡索

【原文】 **延胡气温，心腹卒[1]痛，通经活血，跌扑血崩。** 即玄胡索。

【词解】

[1]卒（cù）：同“猝”，突然的意思。

【释义】 延胡味辛、苦，性温。归心、肝、脾经。能活血行气、通经止痛，为止痛良药。用治突发胸痹心痛、脘腹疼痛、跌打损伤瘀血肿痛，以及气滞血瘀之月经不调、痛经，产后瘀滞腹痛、崩漏等各种气滞血瘀疼痛。又名玄胡索。

【功效】 活血，行气，止痛。

【主治】 气血瘀滞所致的各种痛证。

【配伍应用精要】

●延胡索配丹参、桂枝、薤白，活血行气止痛，治心血瘀阻之胸痹心痛。

●延胡索配桂枝、高良姜，温中散寒止痛，治中寒胃痛，如安中散（《太平惠民和剂局方》）。

●延胡索配川楝子，活血行气止痛，治肝郁、胃热等脘腹疼痛，如金铃子散（《素问病机气宜保命集》）。

●延胡索配香附、木香、砂仁，理气止痛，治气滞胃痛。

●延胡索配丹参、五灵脂，祛瘀止痛，治血瘀胃痛。

●延胡索配党参、白术、白芍，补中益气、止痛，治中焦虚弱、脘腹疼痛。

●延胡索配柴胡、郁金，活血行气止痛，治肝郁气滞之胸胁痛。

●延胡索配川楝子、栀子，清泄肝热、理气止痛，治肝郁化火之胸胁疼痛。

●延胡索配小茴香、吴茱萸，疏肝下气、散寒止痛，治寒疝腹痛。

●延胡索配当归、红花、香附，活血行气止痛，治气滞血瘀之痛经、月经不调、产后瘀滞腹痛。

●延胡索配乳香、没药，活血化瘀止痛，治跌打损伤、瘀肿疼痛。

●延胡索配秦艽、桂枝，祛风除湿、化瘀止痛，治风湿痹痛、关节疼痛。

【用法用量】 煎服，3～10 g。研粉吞服，1～3 g。

【来源与品种】 为罂粟科植物延胡索 *Corydalis yanhusuo* W. T. Wang 的干燥块茎。主产于浙江、江苏、湖北等地。生用或醋炙用。

醋延胡索：增强行气止痛作用，广泛用于各种疼痛。

【现代研究】 本品含延胡索甲素、延胡索乙素、延胡索丙素、黄连碱等多种生物碱，有明显的镇痛、镇静、催眠与安定作用；有轻度中枢性镇呕及降低体温的作用；能明显扩张冠状血管、增加冠状动脉血流量、抗心律失常、松弛肌肉；有抗溃疡、减少胃酸分泌等作用。

91. 薏苡仁

【原文】 **薏苡味甘，专除湿痹，筋节拘挛，肺痈肺痿。**一名穿谷米。去壳取仁。

【释义】 薏苡仁味甘、淡，性微寒。归脾、胃、肺经。善除痹舒筋，又能清热排脓。用治湿痹、筋脉拘挛、肺痈、肺痿。本品又名穿谷米。入药去掉果壳及种皮，取仁用。

【功效】 利水消肿，渗湿，健脾，除痹，清热排脓。

【主治】 水肿、小便不利、脚气，湿痹拘挛，脾虚泄泻，肺痈、肠痈。

【配伍应用精要】

●薏苡仁配茯苓、白术、黄芪，健脾益气、利水消肿，治脾虚湿胜之水肿腹胀、小便不利。

●薏苡仁配防己、木瓜、苍术，渗湿利水消肿，治脚气浮肿。

●薏苡仁配人参、茯苓、白术，益气健脾、渗湿止泻，治脾虚湿盛之泄泻，如参苓白术散（《太平惠民和剂局方》）。

●薏苡仁煮粥服，渗湿除痹，治风湿久痹，筋脉挛急，如薏苡仁粥（《食医心镜》）。

●薏苡仁配麻黄，散风利水、除湿通痹，治风湿在表，一身尽痛。

●薏苡仁配独活、防风、苍术，渗湿除痹、舒筋活络，治湿痹筋脉挛急疼痛、屈伸不利，如薏苡仁汤（《类证治裁》）。

●薏苡仁配杏仁、白豆蔻、滑石，清热利湿，治湿温初起或暑湿邪在气分之头痛恶寒、胸闷身重，如三仁汤（《温病条辨》）。

●薏苡仁配苇茎、冬瓜仁、桃仁，清热消痈排脓，治肺痈胸痛、咳吐脓痰，如苇茎汤（《备急千金要方》）。

●薏苡仁配附子、败酱草、牡丹皮，消痈排脓，治素体阳虚，肠痈内脓已成、身无热，如薏苡附子败酱散（《金匮要略》）。

【用法用量】 煎服，9～30 g。清利湿热宜生用，健脾止泻宜炒用。

【使用注意】 津液不足者慎用。

【来源与品种】 为禾本科植物薏苡 *Coix lacryma-jobi* L. var. *ma-yuen* (Roman.) Stapf 的干燥成熟种仁。我国大部分地区均产，主产于福建、河北、辽宁等地。生用或炒用。

炒薏苡仁：寒性减弱，近于平和，长于健脾止泻。

【现代研究】 本品含脂肪油、薏苡仁酯、薏苡仁内酯、薏苡多糖A、B、C和多种氨基酸、维生素等。薏苡仁提取物对癌细胞有抑制作用，薏苡仁内酯对小肠有抑制作用，其脂肪油能使血清钙、血糖量下降，并有解热、镇静、镇痛作用。

92. 肉豆蔻

【原文】 肉蔻辛温，脾胃虚冷，泻痢不休，功可立等。一名肉果。面包煨熟，切片，纸包捶去油。

【释义】 肉豆蔻味辛，性温。归脾、胃、大肠经。能温中涩肠，温中行气。用治脾胃虚寒之脘腹冷痛、久泻久痢，见效很快。本品又名肉果。入药宜面裹煨熟用，用纸包捶去油，以减少油脂成分，避免滑肠。

【功效】 涩肠止泻，温中行气。

【主治】 虚寒性泻痢，胃寒胀痛，食少呕吐。

【配伍应用精要】

●肉豆蔻配肉桂、白术、诃子，温中固肠止泻，治脾胃虚寒之久泻、久痢。

●肉豆蔻配五味子、补骨脂、吴茱萸，温补脾肾、涩肠止泻，治脾肾阳虚之五更泄泻，如四神丸（《证治准绳》）。

●肉豆蔻配砂仁、山楂，行气化滞、开胃消食，治饮食积滞之食少纳呆。

●肉豆蔻配干姜、木香、半夏，温中理脾、行气止痛，治胃寒气滞之脘腹胀痛、食少呕吐。

●肉豆蔻配牵牛子、槟榔，温中行气、燥湿利水，治水湿壅滞之腹胀如鼓、饮食不下。

【用法用量】 煎服，3～9 g。入丸散，0.5～1 g。内服须煨熟去油用。

【使用注意】 湿热泻痢者忌用。

【来源与品种】 为肉豆蔻科植物肉豆蔻 *Myristica fragrans* Houtt. 的干燥种仁。主产于马来西亚、印度尼西亚，我国广东、广西、云南亦有栽培。煨制去油用。

煨肉豆蔻：固肠止泻作用增强。

【现代研究】 本品含挥发油，另含肉豆蔻醚、丁香酚、异丁香酚及多种萜烯类化合物。其所含挥发油少量能促进胃液的分泌及胃肠蠕动，大量则有抑制作用，且有较显著的麻醉作用。本品有一定抗菌、抗炎作用，对实验性肿瘤有抑制作用。

93. 草豆蔻

【原文】 草蔻辛温，治寒犯胃，作痛呕吐，不食能食。建宁有淡红花内白色子是真的。

【释义】 草豆蔻味辛，性温。归脾、胃经。能温中散寒、行气、健脾燥湿。用于寒湿犯胃之脘腹冷痛、胀满呕吐或脾虚湿困之胃口不开、不思饮食等。福建建宁生长的草豆蔻，其花色淡红，种子色白者为真品。

【功效】 燥湿行气，温中止呕。

【主治】 寒湿中阻脘腹胀痛，呕吐，泄泻。

【配伍应用精要】

●草豆蔻配干姜、厚朴、陈皮，温中散寒、行气止痛，治中焦寒湿、气机不畅之脘腹冷痛、胀满，如厚朴温中汤（《内外伤辨惑论》）。

●草豆蔻配木香、香附、延胡索，温中理气止痛，治中寒胃痛。

●草豆蔻配吴茱萸、木香，温中行气止痛，治寒凝气滞之胃脘痛、腹痛。

●草豆蔻配肉桂、高良姜、陈皮，温中散寒、降逆止呕，治寒湿内盛、胃气上逆之呕吐，如草豆蔻散（《博济方》）。

●草豆蔻配苍术、厚朴、木香，温中散寒、燥湿止泻，治寒湿内盛、清浊不分之腹痛泻痢。

【用法用量】 煎服，3～6 g。入散剂较佳。入汤剂宜后下。

【使用注意】 阴虚血燥者慎用。

【来源与品种】 为姜科植物草豆蔻 *Alpinia katsumadai* Hayata 的干燥近成熟种子。主产于广西、广东等地。生用。

【现代研究】 本品主要含挥发油和黄酮类物质，对金黄色葡萄球菌、痢疾杆菌及大肠杆菌有抑制作用；对豚鼠离体肠管低浓度呈兴奋作用，高浓度则为抑制作用。

94. 诃　子

【原文】 诃子味苦，涩肠止痢，痰嗽喘急，降火敛肺。又诃黎勒。六棱黑色者佳。火煨去核。

【释义】 诃子味苦、酸、涩，性平。归肺、大肠经。能涩肠止痢、敛肺止咳、降火利咽。用于久泻，久痢，肺虚久咳、喘息，虚火咽痛、失音等。本品又名诃黎勒，以果实呈六棱形、色黑者品质好。入药可去核取肉，煨用。

【功效】 涩肠止泻，敛肺止咳，利咽开音。

【主治】 久泻，久痢，久咳，失音。

【配伍应用精要】

●诃子可单用，涩肠止泻，治久泻久痢，如诃黎勒散（《金匮要略》）。

●诃子配干姜、罂粟壳、陈皮，温中散寒、涩肠止利，治中焦虚寒之久泻、久痢，如诃子皮饮（《兰室秘藏》）。

●诃子配升麻、人参、黄芪，涩肠固脱，治泻痢日久、中气下陷之脱肛。

●诃子配防风、秦艽、白芷，涩肠止血，治肠风下血，如肠风泻血丸（《本草汇言》）。

●诃子配黄连、木香，清热燥湿、行气止痢，治久泻夹有湿热。

●诃子配桔梗、甘草，清肺利咽开音，治痰热郁肺之久咳失音，如诃子汤（《宣明论》）。

●诃子配硼酸、青黛、冰片，清热解毒、利咽开音，治咽喉肿痛、久咳失音，如清音丸（《医学统旨》）。

●诃子配薄荷、蝉蜕，宣散风热、清热利咽，治久咳不止、复感风热之咽痛失音。

●诃子配人参、五味子，敛肺止咳、利咽开音，治肺虚久咳、失音。

●诃子配麦冬、乌梅，养阴润肺、利咽开音，治阴虚咳嗽、咽痛失音。

【用法用量】 煎服，3～10 g。涩肠止泻宜煨用，敛肺止咳、利咽开音宜生用。

【使用注意】 凡外有表邪、内有湿热积滞者忌用。

【来源与品种】 为使君子科植物诃子 *Terminalia chebula* Retz. 或绒毛诃子*Terminalia chebula* Retz. var. *tomentella* (Kurz.) C. B. Clarke 的干燥成熟果实。主产于云南及广东、广西等地。生用或煨用。

炒诃子：缓和酸涩之性，用于消化食积。煨诃子：涩敛之性增强，长于涩肠止泻，用于久泻久痢及脱肛。

【现代研究】 本品含大量鞣质，主要为诃子酸、原诃子酸等，尚含诃子素、鞣酸酶、番泻苷A等。本品与大黄相似，先致泻而后收敛；对平滑肌有罂粟碱样的解痉作用；对多种致病菌有抑制作用。

95. 草　果

【原文】 **草果味辛，消食除胀，截疟逐痰，解瘟[1]辟瘴。**去壳取仁。

【词解】

[1] 瘟(wēn)：即瘟疫。感受疫疠之气而发生的多种流行性急性传染病的总称。

【释义】 草果味辛，性温。归脾、胃经。能消宿食、除胀满，除痰截疟，防治瘟疫。用治寒湿困阻中焦之食积不化、胃脘胀满，疟疾寒热往来，以及感受山岚瘴气、湿热秽浊之气所致的各种急性传染病。入药去壳取仁用。

【功效】 燥湿温中，除痰截疟。

【主治】 寒湿中阻证，疟疾。

【配伍应用精要】

●草果配吴茱萸、砂仁、半夏，温中燥湿止泻，治寒湿偏盛之脘腹冷痛、呕吐泄泻。

●草果配苍术、厚朴，燥湿健脾、温中化滞，治寒湿困脾、气机阻滞之脘腹疼痛、不思饮食。

●草果配高良姜、半夏，温中止痛、和胃降逆，治胃寒呕吐、脘腹疼痛。

●草果配常山、知母、槟榔，芳香辟浊、除痰截疟，治疟疾寒热往来，如草果饮（《慈幼新书》）。

【用法用量】 煎服，3～6 g。

【使用注意】 阴虚血燥者慎用。

【来源与品种】 为姜科植物草果 *Amomum tsao-ko* Crevost et Lemaire 的干燥成熟果实。主产于云南、广西、贵州等地。生用或炒用。

炒草果：燥烈之性缓和，温胃止呕之力增强。

【现代研究】 本品含挥发油，油中含 α－蒎烯和 β－蒎烯、1，8－桉叶素、*p*－聚伞花素等，有镇咳祛痰、平喘、镇痛、解热、抗炎、抗真菌等作用，能抑制胃肠运动，小量有轻度利尿作用。

96. 常 山

【原文】 **常山苦寒，截疟除痰，解伤寒热，水胀能宽。**酒浸切片。

【释义】 常山味苦、辛，性寒，有毒。归肺、心、肝经。能清热截疟、涌吐痰涎。用于疟疾寒热往来、胸膈痰饮积聚、痞满胀闷及伤寒发热等。入药用酒浸后切片、晒干用。

【功效】 涌吐痰涎，截疟。

【主治】 胸中痰饮证，疟疾。

【配伍应用精要】

●常山配甘草，水煎和蜜温服，吐胸中痰饮，治痰饮停聚之胸膈壅塞、不欲饮食、欲吐不能吐。

●常山配槟榔，祛痰截疟，治疟疾寒热往来、发作有时，如胜金丸（《太平惠民和剂局方》）。

●常山配厚朴、草豆蔻、槟榔，祛痰截疟，治疟疾寒热，二三日一发，如常山饮（《圣济总录》）。

●常山配青蒿、黄芩、知母，清暑截疟，治疟疾兼感受暑热，或疟疾热盛寒微。

●常山配柴胡、桂枝，辛温散邪，治疟疾兼感受风寒之往来寒热、寒重热轻。

●常山配人参、黄芪、乌梅，益气祛痰截疟，治虚人久疟不止，如截疟饮（《医宗必读》）。

●常山配鳖甲、三棱、莪术，祛痰截疟、软坚散结，治疟久不愈而成疟母，如截疟常山饮（《丹溪心法》）。

【用法用量】 煎服，4.5～9 g；入丸散酌减。涌吐可生用，截疟宜酒制用。治疟宜在发作前半天或 2 h 服用。

【使用注意】 本品有毒，且能催吐，故用量不宜大；体虚者及孕妇不宜用。

【来源与品种】 为虎耳草科植物常山 *Dichroa febrifuga* Lour. 的干燥根。主产于四川、贵州，湖南、湖北亦产。生用或酒炙用。

酒常山：缓和呕吐的不良反应，毒性降低，多用于截疟。

【现代研究】 本品主要含常山碱，另含常山次碱、4– 喹唑酮及伞形花内酯等，对疟疾有显著疗效，有止呕、降血压、兴奋子宫、抗肿瘤、抗流感病毒及抗阿米巴原虫等作用。

97. 高良姜

【原文】 **良姜性热，下气温中，转筋霍乱，酒食能攻。**结实秋收名红豆蔻，善解酒毒，余治同。

【释义】 高良姜味辛，性热。归脾、胃经。能下气降逆、温中散寒、解酒毒、消宿食。用治霍乱呕吐泄泻、腹痛转筋，酒食积滞。其果实秋季成熟时采收名红豆蔻，尤善解酒毒，其余功效主治与本品同。

【功效】 散寒止痛，温中止呕。

【主治】 胃寒脘腹冷痛，呕吐。

【配伍应用精要】

●高良姜配炮姜，温中散寒止痛，治胃寒脘腹冷痛，如二姜丸（《太平惠民和剂局方》）。

●高良姜配香附，疏肝解郁，散寒止痛，治胃寒气滞之脘腹胀痛，如良附丸（《良方集腋》）。

●高良姜配厚朴、当归、桂心，温里散寒、下气行滞，治心腹突然绞痛如刺、两胁支满、烦闷不可忍，如高良姜汤（《备急千金要方》）。

●高良姜配半夏、生姜，温中散寒、燥湿止呕，治寒湿呕吐。

●高良姜配党参、茯苓、白术，益气健脾、温中止呕，治虚寒呕吐。

【用法用量】 煎服，3～6 g。研末服，3 g。

【来源与品种】 为姜科植物高良姜 *Alpinia officinarum* Hance 的干燥根茎。主产于广东、广西、海南等地。生用。

【现代研究】 本品含挥发油及黄酮类成分，有镇痛抗炎、兴奋胃肠、抗血栓形成及抗病原菌作用。

附药：红豆蔻 为姜科植物大高良姜 *Alpinia galanga* (L.) willd. 的果实，性味辛温，归脾、胃经，功能温中散寒、行气止痛、解酒毒。

98. 山 楂

【原文】 山楂味甘，磨消肉食，疗疝催疮[1]，消膨健胃。一名糖毬子，俗呼山里红。蒸去核用。

【词解】

[1]催疮：指托毒外透、疗疮。

【释义】 山楂味酸、甘，性微温。归脾、胃、肝经。能消食磨谷，尤善消肉食积滞、健脾胃、消胀满。用于饮食积滞、肉食不消、脘腹胀满等。又能行气散瘀、通疮痈，用治疝气睾丸肿痛，疮疡不透。本品又名糖毬子，俗称山里红。入药蒸熟去核用（古人炮制用法，现少用）。

【功效】 消食化积，行气散瘀。

【主治】 肉食积滞，泻痢腹痛，疝气痛，瘀阻胸腹痛，痛经。

【配伍应用精要】

●山楂单味煎服，消食化积，治肉食积滞之脘腹胀满、嗳气吞酸、腹痛便溏。

●山楂配枳实，消食化积、理气除胀，治食积气滞之腹满胀痛。

●山楂配木香、青皮，消食化积、行气导滞，治饮食积滞之脘腹胀痛，如匀气散（《证治准绳》）。

●山楂配黄连，清胃消食，治食积化热之腹痛、泻痢。

●山楂配木香、槟榔，理气止痛，治泻痢腹痛。

●山楂配橘核、荔枝核，理气散结止痛，治疝气腹痛。

●山楂配川芎、桃仁、红花，活血祛瘀止痛，治瘀滞胸胁痛。

●山楂配当归、香附、红花，活血祛瘀止痛，治产后瘀阻腹痛、恶露不尽或痛经、经闭，如通瘀煎（《景岳全书》）。

●山楂配活血祛瘀药，用于治疗多种心脑血管疾病。

【用法用量】 煎服，10～15 g，大剂量30 g。

【使用注意】 脾胃虚弱而无积滞者或胃酸分泌过多者均慎用。

【来源与品种】 为蔷薇科植物山里红 *Crataegus pinnatifida* Bge. var. *major* N. E. Br. 或山楂 *Crataegus pinnatifida* Bge. 的成熟果实。主产于河南、山东、河北等地，生用或炒用。

炒山楂：酸味减弱，缓和对胃的刺激，善于消食化积。焦山楂：酸味减弱，增加苦味，长于消食止泻。

【现代研究】 本品含黄酮类、三萜类（熊果酸、齐墩果酸、山楂酸等）、皂苷、鞣质、游离酸、脂肪酸、维生素 C、无机盐、红色素等成分，能促进脂肪消化，对胃肠功能有一定调整作用；能扩张冠状动脉，增加冠状动脉流量，保护心肌缺血缺氧；可强心、降血压、抗心律失常、降血脂、抗血小板聚集及抗动脉粥样硬化；还能抗氧化、增强免疫、利尿、镇静、收缩子宫、抑菌等。

99. 神 曲

【原文】 神曲味甘，开胃进食，破结逐痰，调中下气。要六月六日制造[1]方可用。要炒黄色。

【词解】

[1] 六月六日制造：明代著作中论述的神曲炮制时间多在六月六日，药效好，方可用。

【释义】 神曲味甘、辛，性温。归脾、胃经。能健脾和胃、增进食欲，用于饮食积滞、食欲不振等，并能消积祛痰，宽中理气降逆，用治胃肠积滞胀满。炒黄入药。

【功效】 消食和胃。

【主治】 饮食积滞证。

【配伍应用精要】

●神曲配山楂、麦芽、木香，健脾开胃、消食和中，治饮食积滞之脘腹胀满、食少纳呆、肠鸣腹泻。

●神曲配人参，补气健脾、消食导滞，治脾虚食积不化。

●神曲与金石、贝壳类药物同用，顾护脾胃、助消化，如磁朱丸（《备急千金要方》）。

【用法用量】 煎服，6～15 g。消食宜炒焦用。

【来源与品种】 为面粉和其他药物混合后经发酵而成的加工品。我国各地均有生产。生用或炒用。

炒神曲：增甘香气，以醒脾和胃为主。炒焦后消食化积力强，以治食积泄泻为主。

【现代研究】 本品含酵母菌、淀粉酶、复合维生素B、麦角甾醇、蛋白质及脂肪、挥发油等，有增进食欲，维持正常消化功能等作用。

100. 麦 芽

【原文】 麦芽甘温，能消宿食，心腹膨胀，行血散滞。炒，孕妇勿用，恐堕胎元。

【释义】 麦芽味甘，性平（原文谓“温”，有误）。归脾、胃、肝经。能消化食积，用治饮食积滞、脘腹胀满，并能行血散滞、疏肝解郁。入药要炒过用，孕妇勿用，以防引起流产。

【功效】 消食健胃，回乳消胀。

【主治】 谷面食积滞，断乳，乳房胀痛、胁痛、脘腹疼痛。

【配伍应用精要】

●麦芽配山楂、神曲、鸡内金，健胃消食，治米面薯芋类积滞不化。

●麦芽单用煎服或研末服，健胃消食，治小儿乳食停滞。

●麦芽配白术、陈皮，健胃消食，治脾虚食少，食后饱胀，如健脾丸（《本草纲目》）。

●生麦芽或炒麦芽120 g煎服，回乳消胀，用于断乳。

●麦芽配川楝子、柴胡，疏肝解郁、理气止痛，治肝气郁滞或肝胃不和之胁痛、脘腹痛。

【用法用量】 煎服，10～15 g，大剂量30～120 g。生麦芽功偏消食健胃。炒麦芽多用于回乳消胀。

【使用注意】 哺乳期妇女不宜使用。

【来源与品种】 为禾本科植物大麦 *Hordeum vulgare* L. 的成熟果实经发芽干燥而成。我国各地均可生产。生用、炒黄或炒焦用。

炒麦芽：增强开胃消食作用，并能回乳。焦麦芽：消食化积作用更强。

【现代研究】 本品含 α-淀粉酶、β-淀粉酶、催化酶、麦芽糖及大麦芽碱、腺嘌呤、胆碱、蛋白质、氨基酸、多种维生素、细胞色素C等，对胃酸及胃蛋白酶的分泌有轻度促进作用，可助消化，因淀粉酶不耐高温，本品炒焦及入煎剂将会降低其活力。本品小剂量催乳，大剂量回乳，如用于抑制乳汁分泌（回乳），用量应在30 g以上。

101. 紫苏子

【原文】 **苏子味辛，驱痰降气，止咳定喘，更润心肺。**

【释义】 紫苏子味辛，性温。归肺、大肠经。能消痰降气、止咳平喘、润肺。用于痰壅气逆之咳嗽、气喘、痰多等。

【功效】 降气化痰，止咳平喘，润肠通便。

【主治】 咳喘痰多，肠燥便秘。

【配伍应用精要】

●紫苏子配白芥子、莱菔子，降气化痰、止咳平喘，治痰壅气逆，咳嗽气喘、痰多胸痞，如三子养亲汤（《韩氏医通》）。

●紫苏子配肉桂、当归、厚朴，温肾下气、止咳平喘，治上盛下虚之久咳痰喘，如苏子降气汤（《太平惠民和剂局方》）。

●紫苏子配陈皮，降气化痰、和胃降逆，治痰涎壅盛之咳喘、胸膈满闷。

●紫苏子配紫菀，润肺降气、止咳平喘，治久咳气喘、咳痰不爽、胸膈满闷。

●紫苏子配杏仁、火麻仁、瓜蒌仁，降泄肺气、润肠通便，治肠燥便秘，如紫苏麻仁粥（《济生方》）。

【用法用量】 煎服，5～10 g。亦可煮粥食或入丸散。

【使用注意】 阴虚喘咳及脾虚便溏者慎用。

【来源与品种】 为唇形科植物紫苏 *Perilla frutescens* (L.) Britt. 的成熟果实。主产于江苏、安徽、河南等地。生用或微炒。

炒苏子：辛散之性缓和，温肺降气作用增强。

【现代研究】 本品含不饱和脂肪酸、亚油酸、亚麻酸及蛋白质、维生素B_1、氨基酸等，有明显的降血脂作用，可提高实验动物的学习能力，动物实验证实其有抗癌作用。

102. 白芥子

【原文】 白芥子辛，专化胁痰，疟蒸痞块，服之能安。微炒。

【释义】 白芥子味辛，性温。归肺、胃经。能温肺化痰，专化寒痰凝滞胸胁之悬饮，咳喘胸满胁痛；又能散结消肿，用于疟疾经久不愈，胁下结成痞块。微炒后入药。

【功效】 温肺化痰，利气，散结消肿。

【主治】 寒痰喘咳，悬饮，阴疽流注，肢体麻木，关节肿痛。

【配伍应用精要】

●白芥子配紫苏子、莱菔子，温肺化痰、止咳平喘，治寒痰壅肺之咳喘胸闷，痰多难咯，如三子养亲汤（《韩氏医通》）。

●白芥子配甘遂、大戟，散寒豁痰逐饮，治悬饮咳喘、胸满胁痛，如控涎丹（《三因极一病证方论》）。

●白芥子配细辛、甘遂、麝香研末，于夏令三伏天外敷肺俞、膏肓等穴，温肺化痰逐饮，治喘咳冷哮日久，为冬病夏治之法。

●白芥子配鹿角胶、肉桂、熟地黄，温阳化滞、消痰散结，治阴寒痰湿流注、阴疽阴疮，如阳和汤（《外科全生集》）。

●白芥子配马钱子、没药，消肿散结止痛，治痰湿阻滞之肢体麻木、关节肿痛，如白芥子散（《校注妇人大全良方》）。

【用法用量】 煎服，3～6 g。外用适量，研末调敷，或作发泡用。

【使用注意】 本品辛温走散，耗气伤阴，久咳肺虚及阴虚火旺者忌用；消化道溃疡、出血者及皮肤过敏者忌用。

【来源与品种】 为十字花科植物白芥 *Sinapis alba* L. 的种子。主产于安徽、河南、四川等地。生用或炒用。

炒白芥子：缓和辛散走窜之性，以免耗气伤阴，并善于顺气豁痰。

【现代研究】 本品含芥子油苷、白芥子苷、脂肪油、芥子碱、芥子酶及数种氨基酸，小剂量能引起反射性气管分泌增加，有祛痰作用；白芥子苷水解后的产物白芥油有较强的刺激作用，可致皮肤充血、发泡；白芥子粉能促使唾液分泌，使淀粉酶活性增加，小剂量可刺激胃黏膜，增加胃液的分泌，大剂量可催吐；另外，本品对皮肤真菌有抑制作用。

103. 甘 遂

【原文】 甘遂苦寒，破癥[1]消痰，面浮蛊胀[2]，利水能安。反甘草。

【词解】

[1] 癥（zhēng）：即癥积，病名，指腹内肿块按之应手坚硬、不能移动的病证。

[2] 蛊（gǔ）胀：即臌胀，病名，是以肚腹胀大、皮色苍黄、腹皮青筋显露、四肢瘦削为特征的一种病证。多见于肝硬化、腹腔内肿瘤、结核性腹膜炎等出现腹水时。

【释义】 甘遂味苦，性寒，有毒。归肺、肾、大肠经。能峻下逐水、通利二便，消除痰涎、破癥消积。用治臌胀之腹大水肿、面目四肢水肿等。用其利水消肿的功效，诸证自能安妥。反甘草，忌同用。

【功效】 泻水逐饮，消肿散结。

【主治】 水肿、臌胀、胸胁停饮，风痰癫痫，疮痈肿毒。

【配伍应用精要】

●甘遂单用研末服，泻下逐饮，治水肿、臌胀、胸胁停饮。

●甘遂配牵牛子，泻下逐饮，治水肿、臌胀、胸胁停饮，如二气汤（《圣济总录》）。

●甘遂配大戟、芫花为末，以枣汤送服，泻下逐饮，治水肿、臌胀、胸胁停饮，如十枣汤（《伤寒论》）。

●甘遂配半夏，攻逐水饮、散结除痰，治痰饮滞留之心下坚满，脉伏有力。

●甘遂配大黄、阿胶，泻水饮、破积聚、通二便，治妇人产后水与血并结在血室，少腹满如敦状，小便微难而不渴，如大黄甘遂汤（《金匮要略》）。

●甘遂为末入猪心煨后配朱砂末为丸，逐痰涎、定癫痫，治风痰癫痫，如遂心丹（《济生方》）。

●甘遂末水调外敷，能消肿散结，治疮痈肿毒。

●甘遂配青核桃枝、参三七、生甘草制膏外贴，消肿散结，治疗乳腺肿瘤。

【用法用量】 入丸散，0.5～1 g。外用适量，生用。内服醋制用，以减低毒性。

【使用注意】 虚弱者及孕妇忌用。反甘草，忌同用。

【来源与品种】 为大戟科植物甘遂 *Euphorbia kansui* T. N. Liou ex T. P. Wang 的干燥块根。主产于甘肃、山西、陕西等地。生用或醋制用。

醋甘遂：降低毒性，缓和泻下作用。

【现代研究】 本品含大戟醇、甘遂醇、大戟二烯醇、鞣质等，能刺激肠管，增加肠蠕动，造成峻泻，生品作用较强，毒性亦较大，醋制后其泻下作用和毒性均有减轻；有镇痛、引产作用；粗制剂有抑制免疫作用；药理实验证明其有抗白血病的作用。

104. 京大戟

【原文】 大戟甘寒，消水利便，腹胀癥坚，其功瞑眩[1]。反甘草。

【词解】

[1] 瞑眩（míngxuàn）：头晕目眩、昏花迷离。这里指服药后可出现恶心、头晕目眩等药物反应。

【释义】 京大戟味苦（原文谓“甘”，有误），性寒，有毒。归肺、脾、肾经。能泻下逐水、通利二便，用于水肿、胸腹积水、胸胁停饮；又能消肿散结，用于痰瘀结聚成坚硬肿块等。本品药性峻猛、有毒，服药后可出现头目昏花、眩晕等反应。反甘草，忌同用。

【功效】 泻水逐饮，消肿散结。

【主治】 水肿、臌胀、胸胁停饮，痈肿疮毒、瘰疬痰核。

【配伍应用精要】

●京大戟与大枣同煮，去大戟不用，食枣，泻水逐饮，治水肿，臌胀。

●京大戟配甘遂、芫花为末，枣汤送服，泻下逐饮，治水肿、臌胀、胸胁停饮，如十枣汤（《伤寒论》）。

●京大戟配牵牛子、大黄、甘遂，逐水消肿、通利二便，治水肿、臌胀，如舟车丸（《景岳全书》）。

●京大戟配甘遂、白芥子，消痰逐饮，治痰饮积聚、胸膈胀满、胁肋隐痛。

●京大戟鲜品捣烂外敷，消肿散结，治热毒痈肿疮毒。

●京大戟配当归、白术、生半夏，消肿散结，治颈项间痈疽。

●京大戟与鸡蛋同煮，食鸡蛋，消肿散结，治痰火凝聚之瘰疬痰核。

●京大戟配山慈菇、雄黄，消肿散结，治热毒壅滞之痈肿疮毒、瘰疬痰核。

【用法用量】 煎服，1.5～3 g；入丸散，1 g。内服醋制用。外用适量，生用。

【使用注意】 体质虚弱者及孕妇忌用。不宜与甘草同用。

【来源与品种】 为大戟科植物大戟 *Euphorbia pekinensis* Rupr. 的干燥根。主产于江苏、四川、江西等地。生用或醋制用。

醋大戟：降低毒性，缓和峻泻作用。

【现代研究】 本品含大戟苷、生物碱、树胶、树脂等，有刺激肠管而导泻的作用；对妊娠离体子宫有兴奋作用；能扩张毛细血管，对抗肾上腺素的升压作用。

105. 芫　花

【原文】 芫花寒苦，能消胀蛊，利水泻湿，止咳痰吐。反甘草。

【释义】 芫花味苦、辛，性温（原文谓“寒”，有误），有毒。归肺、脾、肾经。能消除臌胀腹水、通利二便、泻水除湿，又能祛痰止咳。用于胸胁停饮、痰壅咳喘等。反甘草，忌同用。

【功效】 泻水逐饮，祛痰止咳，杀虫疗疮。

【主治】 胸胁停饮、水肿、臌胀，咳嗽痰喘，头疮、白秃、顽癣、痈肿。

【配伍应用精要】

●芫花配京大戟、甘遂为末，以枣汤送服，泻下逐饮，治水肿、臌胀、胸胁停饮，如十枣汤（《伤寒论》）。

●芫花配京大戟、牵牛子、大黄，逐水消肿、通利二便，治水肿、臌胀，胸胁停饮，如舟车丸（《景岳全书》）。

●芫花配枳壳，行气逐水，治水气互结之水肿胀满、腹痛。

●芫花配椒目，清热逐水，治水湿内盛、湿热郁蒸之身目发黄、小便不利。

●芫花配大枣，祛痰止咳，治咳嗽痰喘。

●芫花单用研末，杀虫疗疮，治头疮、白秃、顽癣等皮肤病。

●芫花醋炒配雄黄研末服，驱杀肠虫，治虫积腹痛。

●芫花配雄黄，以猪脂调敷患处，杀虫疗疮，治头疮、白秃、顽癣等皮肤病及痈肿。

●芫花研末，胶和如粥敷患处，治痈肿（《备急千金要方》）。

【用法用量】 煎服，1.5～3 g。入丸散，0.6 g。外用适量。内服醋制用。

【使用注意】 体质虚弱者及孕妇忌用。反甘草。

【来源与品种】 为瑞香科植物芫花 *Daphne genkwa* Sieb. et Zucc. 的干燥花蕾。主产于安徽、江苏、浙江等地。生用或醋制用。

醋芫花：降低毒性，缓和泻下作用和腹痛症状。

【现代研究】 本品含芫花酯甲、乙、丙、丁、戊，芫花素，羟基芫花素，芹菜素及谷甾醇，另含苯甲酸及刺激性油状物。本品有镇静、镇咳、祛痰作用；芫花素能引起剧烈的水泻和腹痛、有利尿作用，对多种致病菌有抑制作用，还能引起狗的子宫收缩。

106. 商　陆

【原文】 **商陆辛甘，赤白各异，赤者消风，白利水气。**一名章柳。

【释义】 商陆味苦，性寒（原文谓“辛甘”，有误），有毒。归肺、脾、肾、大肠经。药材有红、白两种，红色者毒性大，多外用消肿散结，治疮疡肿毒；白色者可内服泻下逐水，用治水肿、臌胀。本品又名章柳。

【功效】 泻下逐水，消肿散结。

【主治】 水肿、臌胀，疮痈肿毒。

【配伍应用精要】

●商陆单用或与鲤鱼、赤小豆煮食，通利二便，治水肿臌胀、大便秘结、小便不利。

●商陆配泽泻、茯苓皮，泻下逐水、利水消肿，治水肿臌胀、大便秘结、小便不利等，如疏凿饮子（《济生方》）。

●商陆配槟榔、泽泻、茯苓，泻下逐水，治水肿胀满、大便不通、小便不利。

●商陆配赤小豆、陈皮，行气健脾利水，治通身水肿胀满、喘急、小便不利。

●商陆配苦参，清热消肿，治跌打损伤、瘀肿疼痛。

●鲜商陆根酌加食盐，捣烂外敷，解毒消肿散结，治疮疡肿毒，痈肿初起。

【用法用量】 煎服，5～10 g。外用适量。

【使用注意】 孕妇忌用。

【来源与品种】 为商陆科植物商陆 *Phytolacca acinosa* Roxb. 或垂序商陆 *Phytolacca americana* L. 的干燥根。我国大部分地区均产，主产于河南、安徽、湖北等地。生用或醋制用。

醋商陆：毒性降低，缓和泻下作用，以逐水消肿为主，多用于水肿胀满。

【现代研究】 本品含商陆碱、三萜皂苷、生物碱和大量硝酸钾等，有明显的祛痰、镇咳作用；有利尿作用，有研究表明本品小剂量利尿，大剂量反而使尿量减少；对痢疾杆菌、流感杆菌、肺炎双球菌及部分皮肤真菌有抑制作用。

107. 海　藻

【原文】 **海藻咸寒，消瘿[1]散疬[2]，除胀破癥，利水通闭。**粤海带、昆布散结溃坚功同。反甘草。

【词解】

[1] 瘿（yǐng）：瘿瘤，俗称大脖子病，指生长在颈前喉结两旁的肿块，即甲状腺肿大。

[2] 疬：即瘰疬（luǒlì），病名，主要表现是颈部有豆粒大小的圆滑肿块，累累如串珠，不红不痛，溃烂后流脓，不易愈合。

【释义】 海藻味咸，性寒。归肝、肾经。能消痰、软坚散结、利水消肿。用治瘿瘤、瘰疬、癥瘕积聚，痰饮水肿、小便不利等。广东沿海一带所出产之海带、昆布软坚散结功效与本品相同。反甘草、忌同用。

【功效】 消痰软坚，利水消肿。

【主治】 瘿瘤、瘰疬，睾丸肿痛、痰饮水肿。

【配伍应用精要】

●海藻配昆布、贝母，消痰软坚散结，治瘿瘤，如海藻玉壶汤（《外科正宗》）。

●海藻配夏枯草、玄参、连翘，消痰软坚散结，治瘰疬，如内消瘰疬丸（《疡医大全》）。

●海藻配橘核、昆布、川楝子，疏肝理气、软坚散结，治睾丸肿胀疼痛，如橘核丸（《济生方》）。

●海藻配当归、何首乌，补益肝肾、消痰软坚，治肝肾不足、营血亏虚、瘰疬日久。

●海藻配茯苓、猪苓、泽泻，利水消肿，治脚气浮肿、水肿、小便不利。

【用法用量】 煎服，10～15 g。

【使用注意】 反甘草。

【来源与品种】 为马尾藻科植物海蒿子 *Sargassum pallidum* (Turn.) C. Ag. 或羊栖菜 *Sargassum fusiforme.*（Harv.） Setch. 的藻体。前者习称“大叶海藻”，后者习称“小叶海藻”。主产于辽宁、山东、福建等沿海地区。生用。

【现代研究】 本品含碘、钾及多糖类成分等。本品对地方性甲状腺肿大有治疗作用，对甲状腺功能亢进、基础代谢率增高有暂时抑制作用；有抗高脂血症作用，可减轻动脉粥样硬化；有降血压、抗凝血、抗血栓、降低血黏度及改善微循环的作用。海藻多糖对Ⅰ型单纯疱疹病毒有抑制作用。

108. 牵牛子

【原文】 **牵牛苦寒，利水消肿，蛊胀痃癖，散滞除壅。**黑者属水力速，白者属金效迟。并取头末用。

【释义】 牵牛子味苦，性寒，有毒。归肺、肾、大肠经。能通利二便、泻下逐饮、消积杀虫。用治腹水臌胀、脘腹胀满或脐旁及胁下有积聚的痃癖病，以及食滞虫积。本品有黑白两种，分别称黑丑、白丑。黑丑属水，主入肾经，利水逐饮作用力强；白丑属金，主入肺经，利水作用力缓。除去果壳杂质用。

【功效】 泻下逐水，去积杀虫。

【主治】 水肿、臌胀、痰饮喘咳，虫积腹痛。

【配伍应用精要】

●牵牛子单用研末服，通利二便、泻下逐水，治水肿臌胀，二便不利（《备急千金要方》）。

●牵牛子配茴香为末，以姜汁调服，通利二便、泻下逐水，治水肿臌胀，二便不利（《儒门事亲》）。

●牵牛子配沉香、肉桂，温阳化气、通利二便，治脾肾阳虚、水气冷溢之四肢肿胀、水肿腹胀。

●牵牛子配甘遂、京大戟，逐水消肿、通利二便，治水肿、臌胀，胸胁停饮，如舟车丸（《景岳全书》）。

●牵牛子配大黄、槟榔，泻肺气、逐痰饮，治肺气壅滞之痰饮咳喘、面目浮肿，如牛黄夺命散（《保婴集》）。

●牵牛子配槟榔、使君子，消积杀虫，治蛔虫、绦虫及虫积腹痛。

【用法用量】 煎服，3～9 g。入丸散，1.5～3 g。本品炒用药性减缓。

【使用注意】 孕妇忌用。不宜与巴豆、巴豆霜同用。

【来源与品种】 为旋花科植物裂叶牵牛 *Pharbitis nil*（L.）Choisy 或圆叶牵牛 *Pharbitis purpurea*（L.）Voigt 的干燥成熟种子。我国大部分地区有产。生用或炒用。本品外表呈棕黑色的为黑丑，呈淡棕色的为白丑，功用基本相同。

炒牵牛子：降低毒性，缓和药性，以涤痰饮、消积滞见长，略有健脾作用。

【现代研究】 本品主要含牵牛子苷、牵牛子酸甲、没食子酸及多种生物碱，可刺激肠道，促进肠蠕动，导致强烈的泻下；体外实验证明，本品对猪蛔虫等寄生虫有一定驱虫效果。

109. 葶苈子

【原文】 **葶苈辛苦，利水消肿，痰咳癥瘕[1]，治喘肺痈。**隔纸略炒。

【词解】

[1] 癥瘕（zhēngjiǎ）：病名，指腹中积块。固定不移者为“癥”，或聚或散不固定者为“瘕”。二者均为气血凝聚而成，血瘀为癥、气聚为瘕。

【释义】 葶苈子味辛、苦，性大寒。归肺、膀胱经。能利水消肿、泻肺祛痰平喘。用于痰涎壅盛、咳嗽喘息、肺痈、痰瘀互结之癥瘕积聚等。微炒入药。

【功效】 泻肺平喘，利水消肿。

【主治】 痰壅喘咳，不得平卧，水肿、小便不利，悬饮、胸腹积水。

【配伍应用精要】

●葶苈子配大枣，清肺热、泻肺水、止咳平喘，治痰涎壅盛之喘息不得平卧，如葶苈大枣泻肺汤（《金匮要略》）。

●葶苈子配紫苏子、桑白皮、杏仁，泻肺化痰、止咳平喘，治痰涎壅盛之喘息不得平卧。

●葶苈子配防己、椒目、大黄，通调水道、利水消肿，治水肿、悬饮、胸腹积水、小便不利，即己椒苈黄丸（《金匮要略》）。

●葶苈子配人参、黄芪，益气行水，治心肺气虚、水饮停聚之水肿喘满、小便不利。

●葶苈子配附子，温阳益气、平喘利水，治心肾阳虚，水肿喘满。

●葶苈子配杏仁、大黄、芒硝，泻热逐水，治实热结胸、胸水，胸中硬满而痛，腹水肿满，即大陷胸丸（《伤寒论》）。

【用法用量】 煎服，5～10 g。研末服，3～6 g。

【来源与品种】 为十字花科植物独行菜 *Lepidium apetalum* Willd. 或播娘蒿 *Descurinia sophia* (L.) Webb ex Prantl 的干燥成熟种子。前者称“北葶苈”，主产于河北、辽宁、内蒙古等地；后者称“南葶苈”，主产于江苏、山东、安徽等地。生用或炒用。

炒葶苈子：药性缓和，免伤肺气，用于体虚患者。

【现代研究】 播娘蒿的种子含强心苷类、脂肪油类；独行菜的种子含芥子苷、脂肪油、蛋白质、糖类。两种葶苈子均有强心作用，使心肌收缩力增强，心率减慢，增加心输出量，降低静脉压；有利尿、广谱抗菌作用及一定抗癌作用。

110. 瞿　麦

【原文】 瞿麦辛寒，专治淋病[1]，且能堕胎，通经立应。

【词解】

[1] 淋病：即中医之淋证，以小便频急、淋沥不尽、尿道涩痛、小腹拘急、痛引腰腹为主要表现的疾病。多为现代医学之泌尿系统感染，与性传播疾病中的淋病不同。

【释义】 瞿麦味苦（原文谓“辛”，有误），性寒。归心、小肠经。能清热利尿通淋，善治热淋、石淋、血淋等，并能堕胎、破血通经，用治血瘀经闭、月经不调。通经的作用见效很快。

【功效】 利尿通淋，破血通经。

【主治】 淋证，闭经、月经不调。

【配伍应用精要】

●瞿麦配木通、萹蓄、车前子，清热利尿通淋，治热淋之小便淋沥涩痛，如八正散（《太平惠民和剂局方》）。

●瞿麦配栀子、甘草，利尿通淋、凉血止血，治血淋小便淋沥、尿血，如立效散（《太平惠民和剂局方》）。

●瞿麦配滑石、石韦、冬葵子，治石淋，如石韦散（《症治汇补》）。

●瞿麦配海金沙，利尿通淋排石，治热淋、石淋茎中痛　血淋。

●瞿麦配桃仁、赤芍、丹参，破血通经，治血热瘀阻之经闭、月经不调。

【用法用量】 煎服，9～15 g。

【使用注意】 孕妇忌服。

【来源与品种】 为石竹科植物瞿麦 *Dianthus superbus* L. 和石竹 *Dianthus chinensis* L. 的干燥地上部分。主产于河北、河南、辽宁等地。生用。

【现代研究】 本品含花色苷、水杨酸甲酯、丁香油酚、维生素A类物质、皂苷、糖类等，有利尿作用，其穗作用较茎强；有兴奋肠管、抑制心脏、降血压及抑菌作用。

111. 三 棱

【原文】 三棱味苦，利血消癖，气滞作痛，虚者当忌。去毛，火煅切片，醋炒。

【释义】 三棱味辛、苦，性平。归肝、脾经。能破血消积，行气止痛。善治腹中积聚、癥瘕痞块、食积气滞、脘腹疼痛等。其药力峻猛、易伤正气，体虚者忌用。入药宜去掉须根和外皮，烘干切片、醋炒用。

【功效】 破血行气，消积止痛。

【主治】 癥瘕积聚，经闭、心腹瘀痛、跌打损伤瘀肿疼痛，食积脘腹胀痛。

【配伍应用精要】

●三棱配莪术、当归、香附，破血散瘀、行气止痛，治经闭腹痛，如莪术散（《寿世保元》）。

●三棱配莪术、鳖甲、柴胡，消癥化积、疏肝解郁，治肝脾肿大、胁下痞块。

●三棱配莪术、当归、红花，破血散瘀、行气止痛，治血瘀经闭、痛经。

●三棱配莪术、丹参、川芎，破血散瘀、行气止痛，治胸痹心痛。

●三棱配青皮、槟榔，行气止痛、消食化积，用于食积不化之脘腹胀痛。

●三棱配党参、茯苓、白术，补气健脾、消食化积，治脾虚食积之脘腹胀痛。

●三棱配莱菔子，消食化积降气，治食积气滞之腹胀、腹痛。

【用法用量】 煎服，3～10 g。醋制后可加强祛瘀止痛作用。

【使用注意】 孕妇及月经过多者忌用。

【来源与品种】 为黑三棱科植物黑三棱 *Sparganium stoloniferum* Buch.-Ham. 的干燥块茎。主产于江苏、河南、山东等地。生用或醋炙后用。

醋三棱：主入血分，增强破瘀散结、止痛的作用。

【现代研究】 本品含有挥发油及多种有机酸，能显著延长凝血时间、抑制血小板聚集、降低全血黏度、抗血栓形成，对离体家兔子宫有兴奋作用。

112. 五灵脂

【原文】 五灵味甘，血痢腹痛，止血用炒，行血用生。

【释义】 五灵脂味苦、咸、甘，性温。归肝经。能活血止痛、化瘀止血。善治胸胁刺痛、痛经、产后腹痛、血痢腹痛等瘀滞疼痛，又可用治崩漏下血等瘀血出血。止血用炒五灵脂，活血用生品。

【功效】 活血止痛，化瘀止血。

【主治】 瘀血阻滞之疼痛，瘀滞出血。

【配伍应用精要】

●五灵脂配蒲黄，活血化瘀止痛，治各种瘀滞疼痛，即失笑散（《太平惠民和剂局方》）。

●五灵脂配川芎、丹参、乳香，活血化瘀止痛，治胸痹心痛。

●五灵脂配延胡索、香附、没药，活血化瘀、理气止痛，治脘腹、胸胁疼痛。

●五灵脂配当归、益母草，活血化瘀止痛，治痛经、经闭、产后瘀滞腹痛。

●五灵脂配白及、乳香、没药研末外敷，化瘀止血、活血止痛，治骨折、外伤肿痛。

●五灵脂单味炒研末，以温酒送服，活血散瘀止血，治瘀血内阻、血不归经之出血，如五灵脂散（《永类钤方》）。

●五灵脂配神曲，活血散瘀止血，治崩漏经多、色紫多块、少腹刺痛，如五灵脂丸（《玉机微义》）。

●五灵脂配三七、蒲黄、生地黄，活血散瘀、凉血止血，治各种瘀血导致的出血证。

●五灵脂研末外用涂之，活血止血疗伤，治蜈蚣、蛇、蝎等毒虫咬伤。

【用法用量】 煎服，3～10 g，宜包煎。

【使用注意】 血虚无瘀者及孕妇慎用。不宜与人参同用。

【来源与品种】 为鼯鼠科动物复齿鼯鼠 *Trogopterus xanthipes* Milne-Edwards 的干燥粪便。主产于河北、山西、甘肃。生用或醋炙、酒炙用。

醋五灵脂：引药入肝，增强散瘀止痛作用。酒五灵脂：增强活血止痛作用。

【现代研究】 本品主要含尿素、尿酸、维生素A类物质及大量树脂。本品可抑制血小板聚集、降低全血黏度、改善微循环、降低心肌细胞耗氧量，可提高耐缺氧、耐寒和耐高温能力，缓解平滑肌痉挛，增强机体免疫功能，以及抑制多种皮肤真菌、结核杆菌等。

113. 莪　术

【原文】 **莪术温苦，善破痃癖，止渴消瘀，通经最宜。**去根，火煨切片，醋炒。

【释义】 莪术味辛、苦，性温。归肝、脾经。善于破血消积，治疗血瘀癥瘕积聚；并能行气止痛（原文谓“止渴”，有误）、化瘀通经，用于经闭、痛经、产后瘀滞腹痛等妇科瘀血证最为适宜。入药除去须根，煨过后切片，醋炒用。

【功效】 破血行气，消积止痛。

【主治】 癥瘕积聚，经闭、心腹瘀痛、跌打损伤瘀肿疼痛，食积脘腹胀痛。

【配伍应用精要】

●莪术配三棱、当归、香附，破血散瘀、行气止痛，治经闭腹痛，如莪术散（《寿世保元》）。

●莪术配三棱、鳖甲、柴胡，消癥化积、疏肝解郁，治肝脾肿大、胁下痞块。

●莪术配三棱、当归、红花，破血散瘀、行气止痛，治血瘀经闭、痛经。

●莪术配三棱、丹参、川芎，破血散瘀、行气止痛，治胸痹心痛。

●莪术配木香，破血逐瘀、行气止痛，治心腹气滞，攻窜剧痛。

●莪术配小茴香，行气破血、散寒止痛，治寒凝气滞血瘀之疝气腹痛、睾丸肿胀偏坠。

●莪术配青皮、槟榔，行气止痛、消食化积，用于食积不化之脘腹胀痛。

●莪术配黄连，清热理气、消积导滞，治食积化热之嗳腐吞酸、脘腹胀痛。

●莪术配党参、茯苓、白术，补气健脾、消食化积，治脾虚食积之脘腹胀痛。

【用法用量】 煎服，3～15 g。外用适量。

【使用注意】 孕妇及月经过多者忌用。

【来源与品种】 为姜科植物蓬莪术 *Curcuma phaeocaulis* Val.、广西莪术 *Curcuma Kwangsiensis* S. G. Lee et C. F. Liang 或温郁金 *Curcuma wenyujin* Y. H. Chen et C. Ling 的干燥根茎。野生。蓬莪术主产于四川、广东、广西；温郁金又称温莪术，主产于浙江温州；广西莪术又称桂莪术，主产于广西。生用或醋煮用。

醋莪术：主入肝经血分，增强散瘀止痛作用。

【现代研究】 本品主要含挥发油类成分，包括α－蒎烯、β－蒎烯、樟脑、龙脑、莪术醇等。本品有抗癌、消除水肿、抗炎、抑菌、抗胃溃疡作用；可抑制血小板聚集、抑制血栓形成、改善微循环；对呼吸道合胞病毒有直接灭活作用；莪术油有明显的保肝和抗早孕作用。

114. 干　漆

【原文】 **干漆辛温，通经破瘕，追积杀虫，效如奔马。**捣，炒令烟尽，生则损人肠胃。

【释义】 干漆味辛，性温，有毒。归肝、脾经。能通经闭、祛瘀破癥，消积杀虫。用于瘀血腹中结块、癥瘕积聚，妇女经闭，以及虫积腹痛等。药效迅猛显著。炮制时先将本品捣砸成小块，置锅内炒至烟尽为度。内服宜炮制后用，若生用则易损伤肠胃。

【功效】 破瘀血，消积，杀虫。

【主治】 妇女闭经、瘀血癥瘕，虫积腹痛。

【配伍应用精要】

●干漆配牛膝、生地黄，破血逐瘀，治瘀血阻滞的经闭、癥瘕积聚。

●干漆配地黄汁，破血通经，治妇女血瘕、闭经、小腹积聚结块。

●干漆配当归、桃仁、莪术，活血通经、祛瘀破癥，治妇女血瘕、闭经、小腹积聚结块、发热羸瘦。

●干漆配槟榔、龙胆草，消积杀虫，治虫积腹痛。

【用法用量】 入丸散，2.5～4.5 g。

【使用注意】 孕妇及体虚无瘀者慎服。

【来源与品种】 本品为漆树科植物漆树 *Toxicodendron vernicifluum* (Stokes)F. A. Barkl. 的树脂经加工后的干燥品。主产于四川等地。生用或炮制后用。

制干漆：捣碎炒熟，减轻毒性，使之不损肠胃。

【现代研究】 本品是生漆中的漆酚在虫漆酶的作用下，经空气氧化而生成的黑色树胶状物质，有一定解痉作用，亦可引起过敏。内服有毒。

115. 蒲　黄

【原文】 **蒲黄味甘，逐瘀止崩，补血须炒，破血用生。**

【释义】 蒲黄味甘，性平。归肝、心包经。能收敛止血，又可活血行瘀止血，为止血良药，并能化瘀止痛。用于崩漏、尿血、衄血、咯血等各种出血证及血瘀导致之各种疼痛。补血止血宜用炒蒲黄，活血化瘀宜用生蒲黄。

【功效】 止血，化瘀，利尿。

【主治】 出血证，瘀血诸痛，血淋尿血。

【配伍应用精要】

●蒲黄单用冲服，收敛止血，治吐衄、尿血、便血、崩漏等，外伤出血可单用外掺伤口。

●蒲黄配阿胶，养血、化瘀止血，治各种出血证。

●蒲黄配石榴花研末服，收敛止血，治鼻衄经久不止（《太平圣惠方》）。

●蒲黄配生地黄、栀子、黄芩，凉血止血，治血热吐衄。

●蒲黄配青黛，清肝火止血，治肝火犯肺、灼伤肺络之衄血。

●蒲黄配龙骨、艾叶，收敛止血，治月经过多、漏下不止，如蒲黄丸（《圣济总录》）。

●蒲黄配郁金，化瘀止血、利尿，治小便出血不止。

●蒲黄配生地黄、冬葵子，凉血止血、利尿通淋，治血淋尿血，如蒲黄散（《证治准绳》）。

●蒲黄配小蓟，清热止血、利尿通淋，治血淋热结、尿血。

●蒲黄配乌贼骨，化瘀收敛止血，治崩漏下血、外伤出血。

●蒲黄配滑石，清热利尿、化瘀止血，治下焦湿热之小便不利、血淋涩痛、小腹急痛。

●蒲黄单用研末服，活血通经、消瘀止痛，治跌打损伤、痛经、产后疼痛、心腹疼痛等瘀血疼痛。

●蒲黄配五灵脂，活血通经、消瘀止痛，治心腹疼痛、产后瘀痛、痛经等，如失笑散（《太平惠民和剂局方》）。

●蒲黄配桃仁、当归、川芎，化瘀止痛，治跌打损伤瘀血肿痛。

【用法用量】　煎服，3～10 g，包煎。外用适量。止血多炒用，化瘀、利尿多生用。

【来源与品种】　为香蒲科植物水烛香蒲 *Typha angustifolia* L.、东方香蒲 *Typha orientalis* Presl 或同属植物的干燥花粉。主产于浙江、江苏、安徽等地。生用或炒用。

炒蒲黄：性涩，能增强止血作用。

【现代研究】　本品的主要成分为黄酮类、甾类及生物碱等，有促进凝血作用；能够降血脂，降血压，减轻心脏负荷，增加冠状动脉血流量，改善微循环，抗缺血再灌注损伤，提高机体耐缺氧能力，减轻心肌缺血性病变；对离体子宫、离体肠有兴奋性作用；还具有抗炎、利胆、利尿、镇痛、平喘等作用。

116. 苏　木

【原文】　**苏木甘咸，能行积血，产后月经，兼治扑跌。**

【释义】　苏木味甘、咸，性平。归心、肝经。能活血疗伤、逐瘀痛经。用于多种血瘀疼痛等，尤善治跌打损伤、瘀肿疼痛。

【功效】　活血疗伤，祛瘀通经。

【主治】　跌打损伤、筋伤骨折、瘀滞肿痛，血滞经闭、痛经、产后瘀阻腹痛，心腹疼痛，痈肿疮毒。

【配伍应用精要】

●苏木配乳香、没药、自然铜，活血散瘀、消肿止痛，治跌打损伤、骨折筋伤、瘀滞肿痛，如八厘散（《医宗金鉴》）。

●苏木配川芎、当归、红花，活血祛瘀、通经止痛，治血滞经闭、产后瘀阻腹痛、痛经，如通经丸（《类证治裁》）。

●苏木配大黄，活血通经、祛瘀攻下，治下焦瘀热之月经不通、小腹胀痛、烦热便秘。

●苏木配丹参、川芎、延胡索，活血祛瘀、通经止痛，治心腹瘀痛。

●苏木配五灵脂，活血化瘀止痛，治心腹瘀痛。

●苏木配金银花、连翘、白芷，清热解毒、化瘀消疮，治痈肿疮毒。

●苏木配防风，活血祛风、止痉止痒，治破伤风、口噤、手足拘急、风疹瘙痒。

【用法用量】　煎服，3～10 g。外用适量，研末撒敷。

【使用注意】　月经过多者和孕妇忌用。

【来源与品种】　为豆科植物苏木 *Caesalpinia sappan* L. 的干燥心材。主产于广西、广东、台湾等地。生用或蒸软切片用。

【现代研究】　本品含有巴西苏木酚、挥发油及鞣质，能使离体蛙心收缩增强，增加冠状动脉血流量，促进微循环，抑制血小板聚集；能降低中枢兴奋性及镇静、催眠；有抑菌、消炎、抗癌等作用。

117.桃　仁

【原文】 桃仁甘寒，能润大肠，通经破瘀，血瘕[1]堪尝。汤浸，去皮尖，研如泥。

【词解】

[1]血瘕：病证名，指因瘀血聚积所生的有形肿块。这里指妇女盆腔肿块，多因月经期间邪气与血结聚，阻于经络而成。

【释义】 桃仁味苦、甘，性平（原文谓“寒”，有误），有小毒。归心、肝、大肠经。能破血通经、祛瘀生新，并能润滑大肠。用于腹中有瘀血结块的血瘕、痛经、经闭，血滞心腹疼痛及跌打损伤瘀肿疼痛，疮痈瘀滞及肠燥便秘。沸水中短暂浸煮，去掉皮尖，捣碎用。

【功效】 活血祛瘀，润肠通便，止咳平喘。

【主治】 瘀血阻滞诸证，肺痈、肠痈，肠燥便秘，咳嗽气喘。

【配伍应用精要】

●桃仁配红花、当归、川芎，活血祛瘀通经，治瘀血经闭、痛经，如桃红四物汤（《医宗金鉴》）。

●桃仁配炮姜、川芎，活血祛瘀、温经止痛，治产后瘀滞腹痛，如生化汤（《傅青主女科》）。

●桃仁配桂枝、牡丹皮、赤芍，活血祛瘀、消癥散结，治瘀血蓄积之癥瘕痞块，如桂枝茯苓丸（《金匮要略》）。

●桃仁配大黄、芒硝、桂枝，泻热逐瘀，治下焦蓄血之少腹急结、发热，以及血瘀经闭、痛经，如桃核承气汤（《伤寒论》）。

●桃仁配水蛭、虻虫、大黄，破血逐瘀，治蓄血发狂，少腹硬满。

●桃仁配柴胡，疏肝理气、祛瘀止痛，治肝郁气滞之胸胁疼痛。

●桃仁配治当归、红花、大黄，活血祛瘀止痛，治跌打损伤，瘀肿疼痛，如复元活血汤（《医学发明》）。

●桃仁配苇茎，冬瓜仁，活血祛瘀消痈，治肺痈，如苇茎汤（《备急千金要方》）。

●桃仁配大黄、牡丹皮，活血祛瘀消痈，治肠痈，如大黄牡丹皮汤（《金匮要略》）。

●桃仁配当归、火麻仁、瓜蒌仁，润燥滑肠，治肠燥便秘，如润肠丸（《脾胃论》）。

●桃仁单用煮粥食用，止咳平喘，治咳嗽气喘。

●桃仁配杏仁，润肺降气、止咳平喘，治咳嗽气喘，如双仁丸（《圣济总录》）。

【用法用量】 煎服，5～10 g。

【使用注意】 孕妇忌用。便溏者慎用。本品有毒，不可过量。

【来源与品种】 为蔷薇科植物桃 *Prunus persica* (L.) Batsch 或山桃 *Prunus* *davidiana* (Carr.) Franch. 的干燥成熟种子。桃我国各地均有产，多为栽培；山桃主产于辽宁、河北、河南等地。生用或炒用。

炒桃仁：偏于润燥和血，多用于肠燥便秘、心腹胀满等。

【现代研究】 本品含苦杏仁苷、苦杏仁酶、挥发油、脂肪油，油中主要含有油酸甘油酯和少量亚油酸甘油酯。本品能明显增加脑血流量，降低血管阻力，改善血流动力学状况；能改善动物的肝脏表面微循环，并促进胆汁分泌；对体外血栓有抑制作用；可润滑肠道，利于排便；能促进初产妇子宫收缩及止血；有镇痛、抗炎、抗菌、抗过敏作用。苦杏仁苷有镇咳平喘及抗肝纤维化的作用。

118. 姜　黄

【原文】 **姜黄味辛，消痈破血，心腹结痛，下气最捷。**

【释义】 姜黄味辛、苦，性温。归肝、脾经。能消痈破血、行气、通经止痛。用于心腹气血结聚之胸胁脘腹疼痛，痛经、经闭、产后腹痛，跌打损伤瘀肿疼痛，疮疡痈肿等。

【功效】 活血行气，通经止痛。

【主治】 气滞血瘀之心腹胸胁诸痛，风湿痹痛。

【配伍应用精要】

●姜黄配木香、乌药、当归，活血行气止痛，治胸阳不振、心脉闭阻之心胸疼痛，如姜黄散（《圣济总录》）。

●姜黄配枳壳、桂心、炙甘草，活血行气、散寒止痛，治肝胃气滞、寒凝之胸胁疼痛，如推气散（《丹溪心法》）。

●姜黄配川芎、当归、红花，活血行气、祛瘀止痛，治气滞血瘀之痛经、经闭、产后腹痛，如姜黄散（《圣济总录》）。

●姜黄配乳香、没药、苏木，活血行气、祛瘀止痛，治跌打损伤，瘀肿疼痛，如姜黄汤（《伤科方书》）。

●姜黄配当归、羌活、防风，祛风除湿、通经止痛，治风寒湿痹之关节疼痛，如五痹汤（《妇人良方》）。

●姜黄配桂枝，温经散寒、通痹止痛，治风寒湿痹，上肢肩臂疼痛。

●姜黄配白芷、细辛研末外用，通络止痛，治牙龈肿胀疼痛，如姜黄散（《百一选方》）。

●姜黄配大黄、白芷、天花粉研末外敷，清热解毒、祛瘀止痛，治疮疡痈肿，如如意金黄散（《外科正宗》）。

●姜黄配僵蚕、蝉蜕、大黄，活血散风止痒，治风疹瘙痒。

【用法用量】 煎服，3～10 g。外用适量。

【使用注意】 孕妇忌用。

【来源与品种】 为姜科植物姜黄 *Curcuma longa* L. 的干燥根茎。主产于四川、福建等地。生用。

【现代研究】 本品含挥发油，主要为姜黄酮、芳姜黄酮、姜烯、水芹烯、莪术酮、樟脑等；也含色素物，主要为姜黄素、去甲氧基姜黄素等。本品能抑制血小板聚集，降低血黏度、降血压；有抗早孕、抗肿瘤、降血脂、抗炎、利胆、抑菌作用；能保护胃黏膜、肝细胞等。

119. 郁　金

【原文】 **郁金味苦，破血生肌，血淋溺血，郁结能舒。**

【释义】 郁金味辛、苦，性寒。归肝、胆、心经。能活血止痛、生肌，清热凉血、疏肝解郁。用于气滞血瘀之胸胁疼痛、痛经、癥瘕积聚，血热吐衄、热淋、尿血，以及肝气郁结之胁痛、乳房胀痛。

【功效】 活血止痛，行气解郁，清心凉血，利胆退黄。

【主治】 气滞血瘀诸痛证，热病神昏、癫痫痰闭，血热吐衄、倒经、血淋，湿热黄疸、胆石症。

【配伍应用精要】

●郁金配木香，活血行气止痛，治气血瘀滞之各种疼痛，如颠倒木金散（《医宗金鉴》）。

●郁金配柴胡、香附、白芍，活血行气止痛，治肝郁气滞之胸胁刺痛。

●郁金配瓜蒌、薤白、丹参，活血行气、通痹止痛，治心血瘀阻之胸痹心痛。

●郁金配旋覆花，降气化痰、散瘀宽胸，治痰瘀互阻之胸痹疼痛、脘腹胀痛。

●郁金配当归、柴胡、栀子，疏肝清热、化瘀止痛，治肝热、气滞血瘀之痛经、乳房作胀，如宣郁通经汤（《傅青主女科》）。

●郁金配青皮、鳖甲、莪术，破血逐瘀、消癥散结，治癥瘕积聚。

●郁金配石菖蒲、栀子，解郁清心、开窍醒神，治痰热蒙蔽心窍、热陷心包之高热、烦躁、神昏谵语，如菖蒲郁金汤（《温病全书》）。

●郁金配白矾，清心化痰开窍，治癫痫痰闭神昏，如白金丸（《摄生众妙方》）。

●郁金配菖蒲、竹沥、姜汁，清心凉血、解郁开窍，治湿温病湿热蒙蔽清窍之胸脘痞闷、神志不清。

●郁金配生地黄、牡丹皮、栀子，凉血解郁、降气止血，治气火上逆之吐血、衄血、倒经，如生地黄汤（《医学心悟》）。

●郁金配生地黄、小蓟，清热凉血止血，治热结膀胱、血热妄行之尿血、血淋，如郁金散（《普济方》）。

●郁金配茵陈蒿、栀子，清热利胆退黄，治湿热熏蒸之黄疸、尿赤。

●郁金配金钱草，清利肝胆湿热、排石，治胆石症。

【用法用量】 煎服，5～12 g；研末服，2～5 g。

【使用注意】 畏丁香。

【来源与品种】 为姜科植物温郁金 *Curcuma wenyujin* Y. H. Chen et C. Ling、姜黄 *Curcuma longa* L.、广西莪术 *Curcuma kwangsiensis* S. G. Lee et C. F. Liang 或蓬莪术 *Curcuma phaeocaulis* Val. 的干燥块根。温郁金主产于浙江，以温州地区最有名，为道地药材；黄郁金（植物郁金）及绿丝郁金（蓬莪术）主产于四川；广西莪术主产于广西。生用或明矾水炙用。

醋郁金：引药入血，疏肝止痛作用增强。

【现代研究】 本品含挥发油（莰烯、樟脑、倍半萜烯等）、姜黄素、姜黄酮等，有保护肝脏的作用，能对抗肝脏毒性病变；可促进胆汁分泌和排泄；能刺激胃酸及十二指肠液分泌；能降低全血黏度，抑制血小板聚集；有抑菌、抗炎、止痛作用；还有抗早孕作用。

120. 金银花

【原文】 **金银花甘，疗痈无对[1]，未成则散，已成则溃。**一名忍冬，一名鹭丝藤，一名金钗股，一名老翁须。

【词解】

[1] 无对：无双，无可比拟之义。

【释义】 金银花味甘，性寒。归肺、心、胃经。善清热解毒、消散痈肿，是治疗疮痈之最佳药物。用治各种疮疡肿毒。疮疡初起未成脓者可促其消散，已成脓者可促其溃破排脓。本品别名有忍冬、鹭鸶藤、金钗股及老翁须。

【功效】 清热解毒，疏散风热。

【主治】 痈肿疔疮，外感风热、温病初起，热毒血痢。

【配伍应用精要】

●金银花单用煎服，并用药渣敷患处，清热解毒、散痈消肿，治痈疮初起，红肿热痛。

●金银花配皂角刺、穿山甲、白芷，清热解毒、散痈消肿，治痈疮初起，红肿热痛，如仙方活命饮（《妇人良方》）。

●金银花配紫花地丁、蒲公英、野菊花，清热解毒、散痈消肿，治疮疡疔毒坚硬根深者，如五味消毒饮（《医宗金鉴》）。

●金银花配乳香、没药，清热解毒、消肿止痛，治痈肿疮毒，红肿热痛，或外伤瘀肿疼痛。

●金银花配当归、地榆、黄芩，清热解毒、消痈止痛，治肠痈腹痛，如清肠饮（《辨证录》）。

●金银花配鱼腥草、芦根、桃仁，清解肺热、消痈排脓，治肺痈，咳吐脓血。

●金银花配连翘、薄荷、牛蒡子，疏风清热解表，治外感风热或温病初起之身热、头痛、咽痛口渴，如银翘散（《温病条辨》）。

●金银花配犀牛角、生地黄、黄连，清热解毒、凉血，治热入营血之舌绛神昏、心烦少寐，如清营汤（《温病条辨》）。

●金银花配连翘、香薷、厚朴，清热解暑，治疗暑温发热烦渴、头痛无汗，如新加香薷饮（《温病条辨》）。

●金银花配淡竹叶，清热利尿，治小便不利、赤涩热痛。

●金银花配莲子心，清泻心火，治热病心烦，口舌生疮。

●金银花配射干，清热解毒、利咽消肿，治咽喉肿痛。

●金银花配槐花，清热解毒、凉血消肿，治痔疮肿痛。

●金银花单用浓煎服，清热解毒、凉血止痢，治热毒痢疾之便下脓血。

●金银花配黄芩、黄连、白头翁，清热解毒、凉血止痢，治热毒痢疾，便下脓血。

●金银花配苦参煎汤外洗，清热燥湿，治痱子痛痒或痱毒化脓。

●金银花配硫黄适量，煎汤外洗，治痤疮、皮肤毛囊感染。

【用法用量】 煎服，6～15 g。炒炭宜用于热毒血痢，露剂多用于暑热烦渴。

【使用注意】 脾胃虚寒及气虚疮疡脓清者忌用。

【来源与品种】 为忍冬科植物忍冬 *Lonicera japonica* Thunb.、红腺忍冬 *Lonicera hypoglauca* Miq.、山银花 *Lonicera confusa* DC. 或毛花柱忍冬 *Lonicera dasystyla* Rehd. 的干燥花蕾或带初开的花。我国南北各地均有分布，主产于河南、山东等省。生用、炒用或制成露剂使用。

金银花炭：寒性减弱，并具涩性，有止血作用。

【现代研究】 本品含绿原酸、异绿原酸、挥发油、木犀草素、环己六醇、黄酮类、肌醇、皂苷、鞣质等，具有广谱抗菌作用，对钩端螺旋体、流感病毒、霉菌等有较强抑制作用；能促进白细胞的吞噬功能，有抗炎及解热作用；有一定降低胆固醇作用；大量口服对实验性胃溃疡有预防作用；对艾氏腹水瘤有明显的细胞毒作用；对中枢神经有一定的兴奋作用。

121. 漏　芦

【原文】 漏芦性温，祛恶疮毒，补血排脓，生肌长肉。一名野兰。

【释义】 漏芦味苦，性寒（原文谓“温”，有误）。归胃经。善清热解毒、消痈散结、托毒排脓、敛疮生肌。用于乳痈等各种疮痈肿毒，未化脓时可以消散痈肿，已化脓时可托毒排脓、促进肌肉生长、愈合疮口。本品又名野兰。

【功效】 清热解毒、消痈散结，通经下乳，舒筋通脉。

【主治】 乳痈肿痛、瘰疬疮毒，乳汁不下、乳房胀痛，湿痹拘挛。

【配伍应用精要】

●漏芦配瓜蒌、蛇蜕，清热解毒、消痈散结，治乳痈肿痛，如漏芦散（《太平惠民和剂局方》）。

●漏芦配连翘、紫花地丁、大黄，清热解毒、消痈散结，治热毒壅聚，痈肿疮毒，如漏芦汤（《备急千金要方》）。

●漏芦配板蓝根，解毒散结，治大头瘟，头面焮赤肿痛。

●漏芦配连翘、海藻、玄参，清热解毒、消痰散结，治痰火郁结，瘰疬欲破，如漏芦汤（《圣济总录》）。

●漏芦配荆芥、白鲜皮、当归浸酒蒸饮，燥湿解毒、祛风止痒，治疗湿疹湿疮、皮肤瘙痒（《本草汇言》）。

●漏芦配穿山甲、王不留行，通经下乳，治乳络塞滞之乳汁不下、乳房胀痛。

●漏芦配黄芪、鹿角胶，补益气血通乳，治气血亏虚之乳少清稀。

●漏芦配地龙，舒筋活络、通脉止痛，治湿痹之筋脉拘挛、骨节疼痛，如古圣散（《圣济总录》）。

●漏芦配金银花、黄柏，清热解毒燥湿，治湿疮湿疹久治不愈。

●漏芦配连翘、大黄，清热解毒、消肿散结，治痈肿疮毒之红肿热痛、痔疮肿痛。

【用法用量】 煎服，5～9 g。外用研末调敷或煎水洗。

【使用注意】 气虚、疮疡平塌者及孕妇忌服。

【来源与品种】 为菊科植物祁州漏芦 *Rhaponticum uniflorum*（L.）DC. 的干燥根。在我国北方各省多有分布，主产于东北、华北、西北等地。生用。

【现代研究】 本品含挥发油等脂溶性成分，有抗氧化、抗动脉粥样硬化、抗衰老作用，还能提高细胞的免疫功能。

122. 蒺　藜

【原文】 蒺藜味苦，疗疮瘙痒，白癜[1]头疮，翳除目朗。

【词解】

[1] 白癜：即白癜风，又名白驳风，是一种常见多发的色素性皮肤病，以局部或泛发性色素脱失形成白斑为特征。

【释义】 蒺藜味辛、苦，微温，有小毒。归肝经。能祛风止痒、退翳明目。用于皮肤瘙痒、白癜风、小儿头疮等皮肤病，以及目赤云翳、视物不清等眼病。本品又名刺蒺藜。

【功效】 平肝疏肝，祛风明目。

【主治】 肝阳上亢头晕目眩，肝郁胸胁疼痛、乳闭胀痛，目赤翳障，风疹瘙痒，白癜风。

【配伍应用精要】

●蒺藜配钩藤、珍珠母、菊花平肝潜阳，治肝阳上亢之头晕目眩。

●蒺藜配柴胡、香附、青皮，疏肝解郁、理气止痛，治肝郁气滞之胸胁胀痛。

●蒺藜单用研末服，疏肝解郁，治肝郁乳汁不通、乳房作痛。

●蒺藜配穿山甲、王不留行，疏肝解郁、通经下乳，治肝郁乳汁不通、乳房作痛。

●蒺藜配金银花、蒲公英，清热解毒、疏肝散结，治淤乳成痈，红肿热痛。

●蒺藜配青葙子、木贼，疏风清热明目，治肝经风热上攻之目赤疼痛、目生翳膜。

●蒺藜配菊花、蔓荆子、决明子，疏风清热、明目退翳，治风热目赤肿痛、多泪多眵，或翳膜遮睛等，如白蒺藜散（《张氏医通》）。

●蒺藜配荆芥、防风、地肤子，祛风止痒，治疗风疹瘙痒。

●蒺藜配当归、何首乌、防风，养血祛风止痒，治血虚风盛，皮肤瘙痒难忍。

●蒺藜配白鲜皮、苦参，祛风燥湿解毒，治湿疮疥癣瘙痒。

●蒺藜单用研末，或配补骨脂、黄芪，治白癜风。

【用法用量】 煎服，6～9 g；或入丸散。外用适量。

【使用注意】 孕妇慎用。

【来源与品种】 为蒺藜科植物蒺藜 *Tribulus terrestris* L. 的干燥成熟果实。主产于河南、河北、山东等地。炒黄或盐炙用。

【现代研究】 本品含脂肪油及少量挥发油、鞣质、树脂、甾醇、钾盐、皂苷、微量生物碱等，有降血压、利尿、强心作用，能增强机体免疫功能、强壮及抗衰老，还有降血糖、抗过敏、抑菌等作用。

123. 白　及

【原文】 **白及味苦，功专收敛，肿毒疮疡，外科最善。**

【释义】 白及味苦、甘、涩，性寒。归肺、胃、肝经。功专收敛止血、敛疮生肌。用于各种内外出血证，尤擅长止肺胃出血。还善治外科创伤，疮痈肿毒红肿疼痛、疮溃不敛等。

【功效】 收敛止血，消肿生肌。

【主治】 出血证，痈肿疮疡、手足皲裂、水火烫伤。

【配伍应用精要】

●白及研末，糯米汤调服，收敛止血，治诸内出血证，如验方独圣散。

●白及研末，童便调服，收敛止血，治衄血，如白及散（《保命集》）。

●白及配枇杷叶、阿胶，收敛止血，治咯血，如白及枇杷丸（《证治准绳》）。

●白及配枇杷叶，化痰止咳、化瘀止血，治肺有虚热，瘀血咯血。

●白及配百部，润肺化痰、止血止咳，治阴虚咳嗽、咯血。

●白及配茜草、牡丹皮、生地黄，收敛止血，治吐血，如白及汤（《古今医彻》）。

●白及配乌贼骨，收敛止血、制酸止痛，治胃痛、泛酸、呕血。

●白及单味研末外掺或水调外敷，收敛止血，治外伤或金疮出血（《本草汇言》）。

●白及配白蔹、黄芩、龙骨共研细末掺疮口，收敛止血，治金疮出血不止（《普济方》）。

●白及单用研末外敷，消肿敛疮，治疮疡初起，红肿热痛。

●白及配金银花、皂刺、乳香，消肿敛疮，治疮疡初起，红肿热痛，如内消散（《外科正宗》）。

●白及配天花粉，消肿生肌排脓，治热毒疮痈初起，或脓肿已成，或脓肿已溃。

●白及配黄连、五倍子、贝母等份为末外敷，敛疮生肌，治疮痈已溃，久不收口，如生肌干脓散（《证治准绳》）。

●白及研末麻油调涂，敛疮生肌、促进裂口愈合，治手足皲裂。

●白及粉配煅石膏粉、凡士林调膏外用，促进生肌结痂，治水火烫伤。

【用法用量】 煎服，3～10 g；研末吞服，1.5～3 g。外用适量。

【使用注意】 反乌头。

【来源与品种】 为兰科植物白及 *Bletilla striata* (Thunb.) Reichb. f. 的干燥块茎。主产于贵州、四川、湖南等地。生用。

【现代研究】 本品含菲类衍生物、胶质和淀粉等。本品可明显缩短出血和凝血时间，保护黏膜。白及粉对胃及十二指肠溃疡、穿孔有明显治疗作用，对实验性烫伤、烧伤动物模型能促进肉芽生长，促进疮面愈合。此外，本品还有抑菌作用。

124. 蛇床子

【原文】 蛇床辛苦，下气温中，恶疮[1]疥癞[2]，逐瘀祛风。

【词解】

[1] 恶疮：指脓液多、严重而顽固的疮疡。

[2] 疥癞：疥，指疥疮，是一种由疥虫感染引起的传染性皮肤病，以瘙痒为主。癞，即麻风病，是由麻风杆菌引起的一种慢性接触性传染病，主要侵犯人体皮肤和神经。

【释义】 蛇床子味辛、苦，性温，有小毒。归肾经。能温肾壮阳，下气温中，并能祛风止痒，燥湿杀虫。用于命门火衰之男子阳痿、不育，女子宫寒不孕，外用治湿疹、疥癣、麻风等皮肤疾病。

【功效】 杀虫止痒，燥湿，温肾壮阳。

【主治】 肾虚阳痿、宫冷不孕，寒湿带下，湿痹腰痛，阴部湿痒、湿疹、疥癣。

【配伍应用精要】

●蛇床子配当归、枸杞子、淫羊藿，温肾助阳，治阳痿、不育，如赞育丹（《景岳全书》）。

●蛇床子配五味子、菟丝子，温肾助阳，治男子阳痿或妇女宫冷不孕。

●蛇床子配桑寄生、杜仲、牛膝，温肾助阳、祛湿除痹，治肾阳虚之湿痹腰痛。

●蛇床子配山茱萸、乌贼骨、鹿茸，助阳散寒、燥湿止带，治肾阳虚衰、带脉不固之寒湿带下。

●蛇床子单用煎汤外洗，燥湿止痒，治阴囊湿疹。

●蛇床子配白矾煎汤频洗，燥湿杀虫止痒，治阴部瘙痒（《濒湖集简方》）。

●蛇床子配苦参、黄柏、白矾煎汤外洗，燥湿杀虫止痒，治湿疹、湿疮、皮肤瘙痒、阴痒等。

●蛇床子单用研粉，以猪脂调之外涂，燥湿杀虫止痒，治疗疥癣瘙痒（《备急千金要方》）。

●蛇床子配硫黄、雄黄、轻粉外用，解毒杀虫、燥湿止痒，治疥疮瘙痒。

【用法用量】 外用适量，多煎汤熏洗或研末调敷。煎服，3～9 g。

【使用注意】 阴虚火旺或下焦有湿热者不宜内服。

【来源与品种】 为伞形科植物蛇床 *Cnidium monnieri*（L.）Cuss. 的干燥成熟果实。我国各地均产，以河北、山东、浙江等地产量较大，均为野生。生用。

【现代研究】 本品含挥发油1.3%，还含蛇床明素、花椒毒素等香豆精类成分，能提高性功能、抑菌、抗病毒及杀灭阴道滴虫，有抗炎和镇痛作用，还有抗心律失常、降血压、祛痰平喘、延缓衰老、促进记忆、局部麻醉、抗诱变、抗骨质疏松、杀精子等作用。

125. 天　麻

【原文】 天麻味辛，能驱头眩[1]，小儿惊痫[2]，拘挛[3]瘫痪。

【词解】

[1] 头眩：病证名，即眩晕。眼花、视物不清和昏暗发黑为眩，视物旋转不能站立为晕，两者常同时出现。

[2] 惊痫：因受惊而得的痫病，这里指小儿急惊风发作。

[3] 拘挛：筋骨拘急挛缩，肢节屈伸不利。

【释义】 天麻味甘（原文谓“辛”，有误），性平。归肝经。能平肝潜阳、息风止痉。用于肝阳头痛、眩晕，肝风内动之小儿惊风抽搐、肢体痉挛；又能祛风通络，用于四肢拘挛、麻木，手足不遂，以及风寒湿痹证。

【功效】 息风止痉，平抑肝阳，祛风通络。

【主治】 惊痫抽搐，眩晕、头痛，肢体麻木、手足不遂，风湿痹痛。

【配伍应用精要】

●天麻配羚羊角、钩藤、全蝎，清热凉肝、息风止痉，治小儿急惊风之高热、抽搐痉挛，如钩藤饮（《医宗金鉴》）。

●天麻配人参、白术、白僵蚕，息风止痉，治小儿脾虚慢惊，如醒脾丸（《普济本事方》）。

●天麻配白僵蚕、全蝎、制南星，息风止痉，治小儿诸惊，如天麻丸（《魏氏家藏方》）。

●天麻配天南星、白附子、防风，息风止痉，治破伤风之痉挛抽搐、角弓反张，如玉真散（《外科正宗》）。

●天麻配石决明、钩藤、牛膝，平肝潜阳，治肝阳上亢之眩晕、头痛，如天麻钩藤饮（《杂病证治新义》）。

●天麻配半夏、茯苓、白术，祛风化痰，治风痰上扰之眩晕、头痛，痰多胸闷，如半夏白术天麻汤（《医学心悟》）。

●天麻配川芎，祛风活血止痛，治头风偏正头痛、眩晕，如天麻丸（《普济方》）。

●天麻配没药、制乌头、麝香，祛风通络止痛，治中风后手足不遂、筋骨疼痛、肢体麻木，如天麻丸（《圣济总录》）。

●天麻配牛膝、杜仲、附子浸酒服，祛风通络止痛，治行痹之手足不遂，如天麻酒（《十便良方》）。

●天麻配秦艽、羌活、桑枝，祛风除湿、通络止痛，治风湿痹痛、关节屈伸不利，如秦艽天麻汤（《医学心悟》）。

【用法用量】 煎服，3～9 g。研末冲服，1～1.5 g。

【来源与品种】 为兰科植物天麻 *Gastrodia elata* Bl. 的干燥块茎。主产于四川、云南、贵州等地。生用。

【现代研究】 本品含天麻苷、天麻苷元、β-谷甾醇和胡萝卜苷等，尚含多糖、维生素、多种氨基酸和微量元素等，有镇静、止痛、抗惊厥、抗炎、降血压、减慢心率作用。天麻多糖有免疫活性。

126. 白附子

【原文】 白附辛温，治面百病，血痹[1]风疮[2]，中风痰症。

【词解】

[1] 血痹：邪入血分而成的痹证。由气血虚弱，当风睡卧，或因劳汗出，风邪乘虚侵入，使血气闭阻不通、肢体麻痹不仁。

[2] 风疮：因胎毒而生疮疥，系胎热外达而生。

【释义】 白附子味辛、甘，性温，有毒。归胃、肝经。能祛风痰、止痉、止痛，并能解毒散结。用于头面部肢体多种风疾病证，以及痰核、瘰疬、毒蛇咬伤等。

【功效】 祛风痰，止痉，止痛，解毒散结。

【主治】 中风痰壅，口眼㖞斜、肢体麻木不仁，惊风癫痫，破伤风，痰厥头痛、眩晕，瘰疬痰核，毒蛇咬伤。

【配伍应用精要】

●白附子配全蝎、僵蚕，祛风痰、解痉止痛，治中风口眼㖞斜。

●白附子配半夏、天南星，祛风痰、息风止痉，治风痰壅盛之惊风、癫痫。

●白附子配天南星、防风、天麻，祛风痰、息风止痉，治破伤风。

●白附子配半夏、天南星，祛风止痛，治痰厥头痛、眩晕。

●白附子配白芷，祛风痰、解痉止痛，治痰湿阻络之口眼㖞斜，或头痛、面瘫、齿痛。

●白附子鲜品捣烂外敷，解毒散结，治瘰疬痰核。

●白附子磨汁内服并外敷，或鲜品捣烂外敷，解毒散结，治瘰疬、痰核、蛇虫咬伤。

【用法用量】 煎服，3～5 g。研末服，0.5～1 g。外用适量。

【使用注意】 本品辛温燥烈，阴虚血虚动风或热盛动风者、孕妇均不宜用。生品一般不内服。

【来源与品种】 为天南星科植物独角莲 *Typhonium giganteum* Engl. 的干燥块茎。主产于河南、甘肃、湖北等地。生用或用白矾、生姜制后用。

制白附子：毒性降低，燥湿化痰作用增强。

【现代研究】 本品主含 β－谷甾醇及其葡萄糖苷、肌醇、胆碱、尿嘧啶、黏液质，并含白附子凝集素，有镇静、抗惊厥、镇痛、抗炎、降血清胆固醇、止咳祛痰、抗结核及抗癌等作用。

127. 全　蝎

【原文】 **全蝎味辛，却风痰毒，口眼㖞斜，风痫[1]发搐。**去毒。

【词解】

[1] 风痫：指癫痫，发作时症见突然昏倒、不省人事，甚至四肢抽搐、牙关紧闭。另指小儿外感温热病发生的痫证，症见高热、神志昏迷、牙关紧闭、四肢抽搐等，即急惊风。

【释义】 全蝎味辛，性平，有毒。归肝经。能祛除风痰、止痉挛抽搐。善治中风引起的口眼㖞斜、半身不遂，癫痫，小儿惊风，破伤风抽搐，以及头风头痛等。使用时应注意本品有毒。

【功效】 息风镇痉，攻毒散结，通络止痛。

【主治】 痉挛抽搐，疮疡肿毒、瘰疬结核，风湿顽痹、顽固性偏正头痛。

【配伍应用精要】

●全蝎配蜈蚣，息风镇痉，治各种原因之惊风、痉挛抽搐，如止痉散（《经验方》）。

●全蝎配羚羊角、钩藤、天麻，清热平肝、息风止痉，治小儿急惊风高热、神昏、抽搐。

●全蝎配党参、白术、天麻，息风止痉，治小儿慢惊风抽搐。

●全蝎配郁金、白矾等份研细末服，息风镇痉，治痰迷癫痫抽搐。

●全蝎配蜈蚣、天南星、蝉蜕，息风镇痉，治破伤风痉挛抽搐、角弓反张，如五虎追风散（广州中医学院《方剂学》）。

●全蝎配蜈蚣、钩藤、朱砂，息风止痉，治破伤风痉挛抽搐，如摄风散（《证治准绳》）。

●全蝎配白僵蚕、白附子，息风止痉、祛风通络，治风中经络，口眼㖞斜，如牵正散（《杨氏家藏方》）。

●全蝎焙焦，黄酒送服，解毒散结，治颌下肿块（《医学衷中参西录》）。

●全蝎配炮山甲，活血通经、攻毒散结，治瘰疬、痰核。

●全蝎配马钱子、半夏、五灵脂，攻毒散结，治流痰、瘰疬、瘿瘤等，如小金散（《经验方》）。

●全蝎配麝香少许，共为细末，以温酒送服，祛风通络止痛，用于各种疼痛，如全蝎末方（《仁斋直指方论》）。

●全蝎配川乌、蕲蛇、没药，祛风止痛、舒筋活络，治风湿顽痹久治不愈，筋脉拘挛，甚则关节变形。

●全蝎单味研末吞服，祛风止痛，治偏正头痛。

●全蝎配天麻、蜈蚣、川芎，祛风止痛，治偏正头痛。

●全蝎配细辛，祛风通络止痛，治风冷牙痛、龋齿。

●全蝎配甘草，祛风止痒，治风疹瘙痒。

【用法用量】 煎服，3～6 g。研末吞服，0.6～1 g。外用适量。

【使用注意】 本品有毒，用量不宜过大。孕妇慎用。

【来源与品种】 为钳蝎科动物东亚钳蝎 *Buthus martensii* Karsch 的干燥体。主产于河南、山东、湖北等地。沸水或沸盐水煮至虫体僵硬捞出，阴干用。

【现代研究】 本品含蝎毒（一种类似蛇毒神经毒的蛋白质），并含三甲胺、甜菜碱、牛磺酸、棕榈酸、胆甾醇、卵磷脂及铵盐等，尚含多种微量元素。本品有镇痛、抗癫痫、抗惊厥、抗癌、抗血栓、抗凝、降血压作用。蝎毒的主要危害是使呼吸麻痹。

128. 蝉 蜕

【原文】 **蝉蜕甘平，消风定惊，杀疳除热，退翳侵睛。**

【释义】 蝉蜕味甘，性寒（原文谓“平”，有误）。归肺、肝经。能疏散风热、息风定惊止痉、消疳积，并能退翳明目。用于外感风热、温病初起之发热、咽痛喑哑，小儿惊风抽搐，破伤风，小儿疳积，以及肝热目赤、翳障等眼疾。

【功效】 疏散风热，利咽开音，透疹止痒，明目退翳，息风止痉。

【主治】 风热外感、温病初起，咽痛喑哑，急慢惊风、破伤风，目赤翳障，麻疹不透、风疹瘙痒。

【配伍应用精要】

●蝉蜕配薄荷、牛蒡子、前胡，疏散风热，治风热外感、温病初起之发热恶风、头痛、口渴（《时病论》）。

●蝉蜕配桔梗、薄荷，宣肺利咽、开音疗哑，治外感风热、温病初起之咽喉肿痛、声音嘶哑。

●蝉蜕配金银花、连翘、牛蒡子，清热解毒、利咽开音，治风热火毒上攻之咽喉红肿疼痛、声音嘶哑，如蝉薄饮（《中国当代名中医秘验方临证备要》）。

●蝉蜕配麻黄、牛蒡子、升麻，散风透疹止痒，治风热外束，麻疹不透，如麻黄散（《杂病源流犀烛》）。

●蝉蜕配紫草、连翘，疏风清热、透疹止痒，治热盛疹出不畅。

●蝉蜕配荆芥、防风、苦参，祛风燥湿止痒，治风湿浸淫肌肤血脉，皮肤瘙痒，如消风散（《外科正宗》）。

●蝉蜕配菊花、决明子、车前子，明目退翳，治风热上攻或肝火上炎之目赤肿痛、翳膜遮睛，如蝉花散（《银海精微》）。

●蝉蜕配僵蚕、栀子、天竺黄，凉肝息风止痉，治疗破伤风、小儿急慢惊风，如天竺黄散（《幼科释迷》）。

●蝉蜕配全蝎、天南星，息风止痉，治小儿慢惊风，如蝉蝎散（《幼科释迷》）。

●蝉蜕配天麻、全蝎、天南星，息风止痉，治破伤风牙关紧闭、手足抽搐、角弓反张，如五虎追风散（广州中医学院《方剂学》）。

●蝉蜕配钩藤、薄荷、莲子心，凉肝清心息风，治小儿夜啼、哭闹不安。

【用法用量】 煎服，3～10 g，或单味研末冲服。

【使用注意】 孕妇慎用。

【来源与品种】 为蝉科昆虫黑蚱 *Cryptotympana pustulata* Fabricius 的若虫羽化时脱落的皮壳。主产于山东、河北、河南等地。生用。

【现代研究】 本品含大量甲壳质，并含异黄质蝶呤、赤蝶呤、蛋白质、氨基酸，有镇静、抗惊厥、解热等作用。

129. 僵 蚕

【原文】 僵蚕味咸，诸风惊痫，湿痰喉痹，疮毒瘢痕。去丝酒炒。

【词解】

[1]喉痹：病名。痹者，闭也，指咽喉闭塞。“喉痹”指以咽部红肿疼痛，或干燥、有异物感，或咽痒不适、吞咽不利等为主要表现的疾病。

【释义】 僵蚕味辛、咸，性平。归肝、肺、胃经。能祛风定惊止痉、化痰散结、消疮毒。用于惊风、癫痫之抽搐，咽痛喉痹，疮肿、瘢痕等。用时去掉丝毛，酒炒用。

【功效】 祛风定惊，化痰散结。

【主治】 惊痫抽搐，风中经络、口眼㖞斜，风热头痛、目赤、咽痛，风疹瘙痒，痰核、瘰疬。

【配伍应用精要】

●白僵蚕配蝉衣、钩藤、菊花，息风止痉、化痰定惊，治痰热惊风、癫痫，高热抽搐。

●白僵蚕配全蝎、牛黄、胆南星，清热化痰、息风定惊，治急惊风之痰喘、抽搐、痉挛，如千金散（《寿世保元》）。

●白僵蚕配党参、白术、天麻，益气健脾、息风定惊，治小儿脾虚久泻，慢惊搐搦，如醒脾散（《古今医统》）。

●白僵蚕配全蝎、蜈蚣、钩藤，息风定惊，治破伤风之四肢抽搐、角弓反张，如撮风散（《证治准绳》）。

●白僵蚕配胆南星、川贝母，清热化痰、息风止痉，治痰热壅盛之癫痫频发。

●白僵蚕配菊花、蒺藜，疏风清热平肝，治肝经风热上扰之偏正头痛。

●白僵蚕配全蝎、白附子，祛风化痰通络，治风中经络，口眼㖞斜，如牵正散（《杨氏家藏方》）。

●白僵蚕配桑叶、木贼、荆芥，疏风清热凉肝，治肝经风热上攻之头痛、目赤肿痛、迎风流泪，如白僵蚕散（《证治准绳》）。

●白僵蚕配桔梗、薄荷、防风，疏风清热利咽，治风热上攻，咽喉肿痛、声音嘶哑，如六味汤（《咽喉秘集》）。

●白僵蚕配牛蒡子，祛风清热利咽，治风热喉痹，咽喉肿痛。

●白僵蚕配白矾，涌吐风痰通痹，治痰壅气塞之喉痹、缠喉风。

●白僵蚕单味研末服，祛风止痒，治风疹瘙痒（《太平圣惠方》）。

●白僵蚕配蝉蜕、薄荷，祛风止痒，治风疹瘙痒。

●白僵蚕单用为末，化痰软坚散结，治痰核、瘰疬。

●白僵蚕配浙贝母、夏枯草、玄参，化痰软坚散结，治痰核、瘰疬、瘿瘤。

●白僵蚕配金银花、连翘、板蓝根，清热解毒、消痈散结，治乳痈、痄腮、疔疮肿毒。

【用法用量】 煎服，5～9 g。研末吞服，1～1.5 g。散风热宜生用，其他多制用。

【来源与品种】 为蚕蛾科昆虫家蚕 *Bombyx mori* Linnaeus. 4～5龄的幼虫感染（或人工接种）白僵菌 *Beauveria bassiana* (Bals.) Vuillant 而致死的干燥体。主产于浙江、江苏、四川等养蚕区。生用或炒用。

【现代研究】 主要成分为蛋白质、脂肪、多种氨基酸及微量元素等，体表的白粉中含草酸铵。本品有催眠、抗惊厥、抑菌、抗凝、降血糖及一定抗癌作用。

130. 蜈 蚣

【原文】 **蜈蚣味辛，蛇虺[1]恶毒，杀鬼除邪[2]，堕胎逐瘀。**头足赤者佳。炙黄，去头足用。

【词解】

[1] 虺（huǐ）：蜥蜴，也指毒蛇。

[2] 杀鬼除邪：这里意指驱除内风、毒邪、痰瘀等病邪，治疗重症顽固性疾病。

【释义】 蜈蚣味辛、咸，性温，有毒。归肝经。能解毒散结，息风止痉，活血通络。用治毒蛇毒虫咬伤、恶疮肿毒、痰核瘰疬、动风抽搐、风湿痹痛、头风头痛等，还能逐瘀堕胎。本品以头足色赤者为佳。使用时微火焙黄，除去头足入药。

【功效】 息风镇痉，攻毒散结，通络止痛。

【主治】 痉挛抽搐，疮疡肿毒、瘰疬结核，风湿顽痹、顽固性头痛。

【配伍应用精要】

●蜈蚣配全蝎，息风止痉，治各种原因引起的痉挛抽搐，如止痉散（《经验方》）。

●蜈蚣配全蝎、钩藤、僵蚕，息风止痉，治小儿破伤风之手足抽搐，如撮风散（《证治准绳》）。

●蜈蚣配丹砂、轻粉等份研末服，息风止痉，治小儿急惊风之抽搐痉挛，如万金散（《太平圣惠方》）。

●蜈蚣配人参、天麻，补气健脾、息风止痉，治小儿脾虚慢惊。

●蜈蚣配全蝎、白僵蚕，息风化痰、祛风止痉，治中风半身不遂、口眼㖞斜、语言謇塞。

●蜈蚣配南星、防风，息风止痉，治破伤风，四肢抽搐，角弓反张，如蜈蚣星风散（《医宗金鉴》）。

●蜈蚣配雄黄、猪胆汁制膏外敷，攻毒散结，治恶疮肿毒，如不二散（《拔萃方》）。

●蜈蚣配全蝎、土鳖虫等份研末服，攻毒散结，治瘰疬、结核。

●蜈蚣配夏枯草，清热攻毒散结，治瘰疬结核未溃。

●蜈蚣配黄连、大黄、生甘草，攻毒泻火，治毒蛇咬伤。

●蜈蚣配蕲蛇，祛风通络止痛，治顽痹疼痛、麻木。

●蜈蚣配全蝎、防风、威灵仙，祛风除湿、通络止痛，治风湿顽痹、痛剧、游走不定。

●蜈蚣配天麻、川芎、白僵蚕，祛风通络止痛，治久治不愈之顽固性头痛。

●蜈蚣配乌梢蛇，祛风止痒，治风疹瘙痒。

【用法用量】 煎服，3～5 g。研末冲服，0.6～1 g。外用适量。

【使用注意】 本品有毒，用量不宜过大。孕妇忌用。

【来源与品种】 为蜈蚣科动物少棘巨蜈蚣 *Scolopendra subspinipes mutilans* L. Koch 的干燥体。主产于江苏、浙江、湖北等地。生用。

【现代研究】 本品含有类似蜂毒的成分及脂肪油、胆甾醇、蚁酸、氨基酸、糖类、蛋白质、多种微量元素等，有抗惊厥、抑菌、镇痛、抗炎、抗肿瘤、增强免疫、抗凝、降低血黏度、改善微循环等作用。

131. 木鳖子

【原文】 **木鳖甘寒，能追疮毒，乳痈腰疼，消肿最速。去头足。**

【释义】 木鳖子味甘，性寒，有毒。归肝、脾、胃经。能攻毒疗疮，消肿散结。用于疮痈肿毒、乳痈、跌打损伤、瘀肿腰痛等，能很快消肿止痛。原文炮制方法谓“去头足”，有误。应为去壳取仁。

【功效】 攻毒疗疮，消肿散结。

【主治】 疮疡肿毒、乳痈、瘰疬、痔疮肿痛，筋脉拘挛。

【配伍应用精要】

●木鳖子单用醋磨汁外涂，或研末醋调敷于患处，散结消肿、攻毒疗疮，治疮疡肿毒、瘰疬等。

●木鳖子配草乌、半夏炒焦研细，水调外敷，散结消肿、攻毒疗疮，治痈肿诸毒，如乌龙膏（《医宗金鉴》）。

●木鳖子配炮山甲、白僵蚕，解毒散结、消肿止痛，治痈疽肿痛。

●木鳖子配荆芥、朴硝等份煎汤熏洗，解毒散结止痛，治痔疮肿痛（《普济方》）。

●木鳖子研碎入鸡蛋内蒸熟食之，解毒散结，治瘰疬、痰核，如木鳖膏（《仁斋直指方论》）。

●木鳖子配肉桂、丁香研末生姜汁调糊外敷，消肿止痛，治跌打损伤，瘀肿疼痛，如木鳖裹方（《圣济总录》）。

●木鳖子配乳香为末，加清油、黄蜡为膏，搓擦患处，疏通经络、消肿止痛，治痹痛、瘫痪，如木鳖子膏（《百一选方》）。

●木鳖子配自然铜、土鳖虫、乳香，消肿散结止痛，治跌打损伤、骨折瘀血肿痛。

【用法用量】 外用适量，研末，以油或醋调涂患处。内服 0.9～1.2 g，入丸散用。

【使用注意】 本品有毒，内服宜慎，孕妇及体虚者忌服。

【来源与品种】 为葫芦科植物木鳖 *Momordica cochinchinensis* (Lour.) Spreng. 的干燥成熟种子。主产于湖北、广西、四川等地。生用或制霜用。

木鳖子霜：除去大部分油脂，毒性降低，可供内服。

【现代研究】 本品含木鳖子皂苷、有机酸、蛋白质、海藻糖等成分，有抗炎及降血压作用，并能抑制离体蛙心和离体兔十二指肠。

132. 蜂 房

【原文】 **蜂房咸苦，惊痫瘛疭[1]，牙疼肿毒，瘰疬肺痈。**

【词解】

[1]瘛疭（chìzòng）：病症名。筋脉拘急称瘛、弛张称疭。“瘛疭”指手足伸缩交替、抽动不已的症状，又称抽搐、搐搦、抽风。

【释义】 蜂房味咸、苦，性平。归胃经。能祛风止痉，止痛，解毒消肿。用治惊痫抽搐、牙龈肿痛、疮疡肿毒、肺痈等病证。

【功效】 攻毒杀虫，祛风止痛。

【主治】 疮疡肿毒、瘰疬、乳痈、肺痈、癌肿，风湿痹痛、牙痛，风疹顽癣瘙痒。

【配伍应用精要】

●蜂房配生南星、生草乌、白矾共为细末，以醋调涂，消肿止痛，治疮肿初发（《证治准绳》）。

●蜂房配蒲公英、全瓜蒌，拔毒软坚、散结止痛，治乳痈红肿硬痛。

●蜂房配黄连、黄芩、黄柏，清热解毒、消肿止痛，治火毒疔疮、坚硬根深。

●蜂房配夏枯草、浙贝母，清热解毒、软坚散结，治瘰疬初起。

●蜂房配蛇蜕、黄芪、黄丹为膏外用，消肿散结止痛，治瘰疬，如蜂房膏（《太平圣惠方》）。

●蜂房配莪术、全蝎、僵蚕，攻毒散结、消肿止痛，治癌肿（《太平圣惠方》）。

●蜂房配全蝎、蜈蚣、土鳖虫，祛风通络止痛，治风寒湿顽痹疼痛。

●蜂房配川乌、草乌，以乙醇浸泡外涂，祛风止痛，治风湿痹痛。

●蜂房单用或配川椒、细辛煎水含漱，解毒杀虫、祛风止痛，治龋齿疼痛。

●蜂房配苦参、蝉蜕，清热解毒、祛风止痒，治皮肤瘙痒、癣疾。

●蜂房配蝉衣，祛风止痒，治风疹瘙痒。

●蜂房为末，调猪脂涂擦，攻毒杀虫止痒，治头上癣疮。

【用法用量】 煎服，3～5 g。外用适量，研末油调敷或熏洗患处。

【来源与品种】 为胡蜂科昆虫果马蜂 *Polistes olivaceous* (Degeer)、日本长脚胡蜂 *Polistes japonicus* Saussure 或异腹胡蜂 *Parapolybia varia* Fabricius 的巢。我国各地均有，南方较多。剪块生用或煅用。又名露蜂房。

煅蜂房：毒性降低，疗效增强，利于制剂。

【现代研究】 本品含挥发油（露蜂房油）、蜂蜡、树脂、蛋白质、铁、钙等，有抗炎、镇痛、降血压、扩张血管、强心等作用，体外促凝血，并可驱虫、抗癌、抗菌和降温。

133. 白花蛇

【原文】 **花蛇温毒，瘫痪㖞斜，大风[1]疥癞，诸毒称佳。**两口有四獠牙，头带二十四朵花，尾上有个佛指甲是。出蕲州者佳。

【词解】

[1] 大风：指较重的风邪。

【释义】 白花蛇味甘、咸，性温。有毒。归肝经。能祛风通络，息风止痉，攻毒止痒。用于肢体麻木拘挛，中风偏瘫、口眼㖞斜，麻风、疥癣瘙痒等风证，对诸多风毒类疾病有较好疗效。蛇口内有4个獠牙，头背部有白色菱形花斑24个，尾尖有1枚鳞片尖长的角质刺（称作佛指甲）者为好。以蕲州（今湖北省黄冈市蕲春县内）产者佳。本品又称蕲蛇。

【功效】 祛风通络，息风止痉。

【主治】 风湿顽痹，中风半身不遂，小儿惊风、破伤风，麻风，疥癣。

【配伍应用精要】

●白花蛇配防风、羌活、当归，祛风湿、通经络，治久治不愈之风湿顽痹，疼痛，麻木拘挛，以及中风口眼㖞斜、半身不遂，如白花蛇酒(《濒湖集简方》)。

●白花蛇配乌梢蛇、蜈蚣，息风止痉，治小儿急慢惊风、破伤风之抽搐痉挛，如定命散（《圣济总录》）。

●白花蛇配大黄、蝉蜕、皂角刺，祛风攻毒，治麻风，如追风散(《秘传大麻风方》)。

●白花蛇配荆芥、薄荷、天麻，祛风止痒，治疥癣瘙痒，如驱风膏（《医垒元戎》）。

【用法用量】 煎汤，3～9 g。研末吞服，1～1.5 g。

【使用注意】 阴虚内热者忌服。

【来源与品种】 为蝰科动物五步蛇 *Agkistrodon acutus* (Güenther) 的干燥体。主产于湖北、江西、浙江等地。切段生用或酒炙用。

酒白花蛇：祛风除湿、通络止痛作用增强，腥气减少。

【现代研究】 本品含3种毒蛋白，即AaT-Ⅰ、AaT-Ⅱ、AaT-Ⅲ，由18种氨基酸组成，并含透明质酸酶、出血毒素等。本品有镇静、催眠、镇痛及降血压作用，其水提物能激活纤溶系统，醇提物可增强免疫。

134. 蛇蜕

【原文】 蛇蜕辟恶，能除翳膜，肠痔蛊毒[1]，惊痫搐搦[2]。

【词解】

[1] 蛊（gǔ）毒：泛指能导致疾病的各种虫毒，包括肠道寄生虫。

[2] 搐搦（chùnuò）：病症名，即抽搐，足伸缩交替抽动不已的症状。

【释义】 蛇蜕味甘、咸，性平。归肝经。能明目退翳，解毒消肿，息风止痉，用治翳膜遮睛、痔疮肿痛、各种虫毒和痈疽疮疡，以及惊风、癫痫之抽搐痉挛等。

【功效】 祛风定惊，退翳，解毒止痒。

【主治】 惊风癫痫，翳障，喉痹、口疮、痈疽疔毒，皮肤瘙痒、白癜风。

【配伍应用精要】

●蛇蜕配瓜蒌，退翳明目，治翳膜遮睛。

●蛇蜕配钩藤，祛风定惊，治小儿惊风之高热、抽搐。

●蛇蜕配当归，解毒消肿，治咽喉肿痛。

●蛇蜕烧灰，以蛋清调敷患处，治疗疮肿毒。

●蛇蜕配蝉蜕、徐长卿，祛风止痒，治风疹皮肤瘙痒。

【用法用量】 煎汤，1.5～3 g。研末吞服，0.3～0.6 g。外用适量。

【使用注意】 孕妇忌服。

【来源与品种】 为游蛇科动物黑眉锦蛇 *Elaphe taeniura* Cope 、锦蛇 *Elaphe carinata* (Guenther) 或乌梢蛇 *Zaocys dhumnades* (Cantor) 等蜕下的干燥表皮膜。我国各地均产。生用或酒炙用。

酒蛇蜕：祛风作用增强，腥气减少，利于服用。

【现代研究】 本品含骨胶原、氨基酸、糖原、核酸、氨肽酶、β-葡萄糖醛酸酶等多种生物活性酶及酸性蛋白质等，有抗炎、消肿、止痛等作用。

135. 槐花

【原文】 槐花味苦，痔漏[1]肠风[2]，大肠热痢，更杀蛔虫。

【词解】

[1] 痔漏，病名，指痔疮合并肛瘘者。现多用“痔瘘”。

[2] 肠风：病名，指以便血为主症的疾病。

【释义】 槐花味苦，性寒。归肝、大肠经。能凉血止血，疏风清热，驱蛔虫。善治痔疮、肛瘘出血、肠风下血，热结大肠之痢疾便下脓血，以及肠道蛔虫病。

【功效】 凉血止血，清肝泻火。

【主治】 血热出血证，目赤、头痛、眩晕。

【配伍应用精要】

●槐花配黄连、地榆，凉血止血，治痔疮下血，无论新久，如榆槐脏连丸（《成方便读》）。

●槐花配槐实，凉血止血，治上下各个部位的出血证。

●槐花配侧柏叶，凉血止血，治便血、尿血、崩漏、衄血等。

●槐花配栀子，清热泻火、凉血止血，治血分热盛之便血，如槐花散（《经验良方》）。

●槐花配百草霜，凉血止血，治吐血。

●槐花配生蒲黄，凉血止血，治鼻衄。

●槐花配芍药、枳壳、甘草，凉血止血、缓急止痛，治赤白痢疾、便下脓血。

●槐花配夏枯草、菊花，清肝泻火，治肝火上炎之目赤、头胀头痛、眩晕。

●槐花单味煎汤代茶饮，清肝泻火，治肝火头痛、眩晕。

【用法用量】 煎服，10～15 g。止血多炒炭用，清热泻火宜生用。

【使用注意】 脾胃虚寒及阴虚发热而无实火者慎用。

【来源与品种】 为豆科植物槐 *Sophora japonica* L. 的干燥花蕾及花。我国各地均产。夏季花未开放时采收其花蕾，称为“槐米”；花开放时采收，称为“槐花”。生用、炒用或炒炭用。

炒槐花：苦寒之性缓和，清热凉血作用弱于生品，止血作用逊于槐花炭而强于生品。槐花炭：以止血为主。

【现代研究】 本品富含芸香苷、槲皮素等黄酮类成分及鞣质等，能明显缩短出血和凝血时间，制炭后作用更强；有降血压、减少毛细血管脆性、降血脂、扩张冠状动脉、增加冠状动脉血流量、保护心脏等作用；有一定抗炎、抑菌等作用。

136.鼠粘子

【原文】 鼠粘子辛，能除疮毒，瘾疹[1]风热，咽疼可逐。一名牛蒡子，一名大力子，一名恶实。

【词解】

[1]瘾疹：病名，是以皮肤异常瘙痒，出现成块、成片状风团为主症的疾病。因其时隐时起，遇风易发，故名“瘾疹”。与现代医学的急、慢性荨麻疹等过敏性皮肤病类似。

【释义】 鼠粘子味辛、苦，寒。归肺、胃经。能解毒疗疮，疏风解表，透疹利咽，消肿散结。用治热毒疮痈、风疹瘾疹瘙痒、外感风热、咽喉肿痛等。本品又名牛蒡子、大力子、恶实。

【功效】 疏散风热，宣肺祛痰，利咽透疹，解毒消肿。

【主治】 风热感冒、温病初起，麻疹不透、风疹瘙痒，痈肿疮毒、痄腮、喉痹咽痛。

【配伍应用精要】

●鼠粘子配金银花、连翘、桔梗，疏散风热、清利咽喉，治风热外感或温病初起之发热、咽喉肿痛，如银翘散（《温病条辨》）。

●鼠粘子配桑叶、桔梗、前胡，疏散风热、宣肺祛痰，治风热咳嗽、痰多不畅。

●鼠粘子配薄荷、柽柳、竹叶，疏散风热、透泄疹毒，治麻疹不透或透而复隐，如竹叶柳蒡汤（《先醒斋医学广笔记》）。

●鼠粘子配荆芥、蝉蜕、苍术，散风止痒，治风湿浸淫，疮疥、风疹瘙痒，如消风散（《外科正宗》）。

●鼠粘子配大黄、芒硝、栀子，清热解毒、泻火通便，治火毒内结、痈肿疮毒、便秘。

●鼠粘子配金银花、连翘、瓜蒌，清热解毒、消肿散结，治乳痈初起，红肿热痛，如牛蒡子汤（《外科正宗》）。

●鼠粘子配阿胶，清肺泻火、补血止血，治肺热壅络，咳痰带血。

●鼠粘子配玄参、黄连、板蓝根，清热泻火、解毒散结，治瘟毒发颐、痄腮、喉痹咽痛，如普济消毒饮（《东垣试效方》）。

【用法用量】 煎服，6～12 g。

【使用注意】 本品性寒滑肠，便溏者慎用。

【来源与品种】 为菊科植物牛蒡 *Arctium lappa* L. 的干燥成熟果实。主产于东北及浙江等地。生用或炒用。

炒牛蒡子：缓和寒滑之性，宣散作用更佳。

【现代研究】 本品含牛蒡子苷、脂肪油、拉帕酚、维生素A、维生素B_1及生物碱等，对肺炎双球菌、多种致病真菌有显著抗菌作用，有解热、利尿、降血糖、抗肿瘤、抗肾病变等作用。

137. 茵 陈

【原文】 茵陈味苦，退疸除黄，泻湿利水，清热为凉。

【释义】 茵陈味苦、辛，微寒。归脾、胃、肝、胆经。善清热利湿、利疸退黄，为退黄疸之要药。用于湿热黄疸及其他证候之身黄、目黄、小便黄，湿疹湿疮等。

【功效】 利湿退黄，解毒疗疮。

【主治】 黄疸，湿疹湿疮。

【配伍应用精要】

●茵陈配栀子、大黄，清热利湿退黄，治阳黄热重于湿之身黄如橘子色、小便短赤，如茵陈蒿汤（《伤寒论》）。

●茵陈配茯苓、猪苓，清热利湿退黄，治阳黄湿重于热之身目发黄、小便短赤，如茵陈五苓散（《金匮要略》）。

●茵陈配附子、干姜，温阳散寒、利湿退黄，治寒湿困阻、阳气不运之阴黄，皮肤黄疸、黄而晦暗，如茵陈四逆汤（《卫生宝鉴·补遗》）。

●茵陈单味煎汤外洗，燥湿止痒，治湿热风疹、瘾疹瘙痒。

●茵陈配黄柏、苦参、地肤子，解毒燥湿止痒，治湿热内蕴之风疹、瘾疹瘙痒及湿疹、湿疮。

【用法用量】 煎服，6～15 g。外用适量。煎汤熏洗。

【使用注意】 蓄血发黄及血虚萎黄者慎用。

【来源与品种】 为菊科植物滨蒿 *Artemisia scoparia* Waldst. et Kit. 或茵陈蒿 *Artemisia capillaris* Thunb. 的干燥地上部分。我国大部分地区有分布，主产于陕西、山西、安徽等地。春季采收的习称“绵茵陈”，秋季采割的称“茵陈蒿”。生用。

【现代研究】 本品含挥发油，油中有β-蒎烯、茵陈二炔烃、茵陈炔酮等，还含香豆素、黄酮、有机酸、呋喃类等成分。本品有显著利胆作用，有解热、保肝、抗肿瘤和降血压作用，对人型结核菌、流感病毒等有抑制作用。

138. 红　花

【原文】 **红花辛温，最消瘀热，多则通经，少则养血。**

【释义】 红花味辛，性温。归心、肝经。最善活血化瘀，消散瘀血引起的发热。较大剂量用能祛瘀通经，少量用则可和血养血。用于血瘀所致之妇科疾病。其化瘀通经作用广泛，还用于其他多种瘀血病证。

【功效】 活血通经，祛瘀止痛。

【主治】 血滞经闭、痛经、产后瘀滞腹痛，癥瘕积聚，跌打损伤、瘀滞肿痛，瘀滞斑疹色暗。

【配伍应用精要】

●红花配桃仁、当归、川芎，活血祛瘀、通经止痛，治妇产科属血瘀之各种病证。

●红花单用酒煎服，通经止痛，治痛经，如红蓝花酒（《金匮要略》）。

●红花配赤芍、延胡索、香附，疏肝理气、活血止痛，治气滞血瘀之痛经。

●红花配当归、赤芍、桃仁，活血祛瘀通经，治血瘀经闭，如桃红四物汤

（《医宗金鉴》）。

●红花配荷叶、蒲黄、牡丹皮，活血祛瘀止痛，治产后瘀滞腹痛，如红花散（《活法机要》）。

●红花配三棱、莪术、香附，活血祛瘀、消癥散结，治瘀血癥瘕积聚。

●红花配丹参，活血祛瘀、宁心安神，治心血瘀阻之胸痹心痛。

●红花配桂枝、瓜蒌，化痰散结、祛瘀止痛，治胸阳不振、痰瘀互结之胸痹心痛。

●红花配桃仁、川芎、牛膝，活血祛瘀止痛，治瘀滞腹痛，如血府逐瘀汤（《医林改错》）。

●红花配桃仁、柴胡、大黄，活血祛瘀止痛，治胁肋刺痛，如复元活血汤（《医学发明》）。

●红花配苏木、乳香、没药，活血疗伤、消肿止痛，治跌打损伤、瘀滞肿痛。

●红花配蒲公英、连翘、赤芍，清热散瘀、消肿止痛，治疮疡肿毒。

●红花配紫草、大青叶、连翘，清热散瘀、凉血消斑，治麻疹夹斑、透发不畅。

【用法用量】 煎服，3～10 g。外用适量。

【使用注意】 孕妇忌用。有出血倾向者慎用。

【来源与品种】 为菊科植物红花 *Carthamus tinctorius* L. 的干燥花。我国各地均有栽培，主产于河南、湖北、四川等地。生用。

【现代研究】 本品含有红花醌苷、新红花苷、红花苷、红花黄色素和黄色素，另含红花油等，能扩张周围血管、扩张冠状动脉、降血压、降低全血黏度、保护和改善心肌缺血、对抗心律失常；对缺血乏氧性脑病有保护作用；对子宫和肠道平滑肌有兴奋作用；有镇痛、镇静和抗惊厥作用；还有抗炎、免疫抑制等作用。

139.蔓荆子

【原文】 **蔓荆子苦，头疼能治，拘挛湿痹，泪眼堪除。**

【释义】 蔓荆子味辛、苦，微寒。归膀胱、肝、胃经。能疏散风热、清利头目、宣散风湿、祛风止痛。用于外感风热或风热上攻之头昏头痛、目赤肿痛、目昏多泪，以及风湿痹痛、筋脉拘挛、屈伸不利等。

【功效】 疏散风热，清利头目。

【主治】 风热感冒、头昏头痛、目赤肿痛，风湿痹痛。

【配伍应用精要】

●蔓荆子配薄荷、菊花，疏散风热、清利头目，治风热感冒、头昏头痛。

●蔓荆子配川芎、白芷、细辛，祛风止痛，治风邪上攻之偏头痛。

●蔓荆子配蒺藜，祛风清热、散邪止痛，治风热头痛。

●蔓荆子配菊花、蝉蜕、蒺藜，疏散风热、清利头目，治风热上攻之目赤肿痛、目昏多泪。

●蔓荆子配黄芪、人参、升麻，清利头目、升发清阳，治中气不足、清阳不升之耳鸣、耳聋，如益气聪明汤（《证治准绳》）。

●蔓荆子配羌活、独活、川芎，祛风止痛，治风湿痹痛，如羌活胜湿汤（《内外伤辨惑论》）。

●蔓荆子配生石膏、生地黄、黄连，疏风清热止痛，治胃火上炎之齿龈肿痛。

【用法用量】 煎服，5～9 g。

【来源与品种】 为马鞭草科植物单叶蔓荆 *Vitex trifolia* L. var. *simplicifolia* Cham. 或蔓荆 *Vitex trifolia* L. 的干燥成熟果实。单叶蔓荆主产于山东、江西、浙江等地；蔓荆主产于广东、广西等地。生用或炒用。

炒蔓荆子：辛散作用缓和，长于升清阳之气和祛湿止痛。

【现代研究】 本品含挥发油，主要为莰烯、蒎烯，并含蔓荆子黄素、脂肪油、生物碱和维生素 A 等，有一定的镇静、止痛、退热、抗菌、抗病毒等作用。

140. 马兜铃

【原文】 **兜铃苦寒，能熏痔漏，定喘消痰，肺热久嗽。**去隔膜。根名青木香，散气。

【释义】 马兜铃味苦、微辛，寒。归肺、大肠经。能清泄肺与大肠之热邪，降气化痰，止咳平喘。用治咳嗽气喘、痰多，肺热久咳，外用熏洗治痔瘘，清热消肿止痛。入药去掉果实隔膜。其根名青木香，能理气止痛。

【功效】 清肺化痰，止咳平喘，清肠消痔。

【主治】 肺热咳喘，痔疮肿痛出血。

【配伍应用精要】

●马兜铃配桑白皮、黄芩、枇杷叶，清肺降气、化痰止咳，治肺热咳嗽、气喘、痰多。

●马兜铃配防己，降气利水，治肺气不降之咳喘肿满、小便不利。

●马兜铃配阿胶，养阴清肺止咳平喘，治肺虚火盛之咳喘咽干或痰中带血，如补肺阿胶散（《小儿药证直诀》）。

●马兜铃配生地黄、白术，清肠热、消肿止痛，治痔疮肿痛或出血。

●马兜铃配地榆、槐实内服或煎汤熏洗，凉血止血、消肿止痛，治痔疮出血、肿痛。

●马兜铃配钩藤，平肝潜阳，治高血压属肝阳上亢者。

【用法用量】 煎服，3～10 g；外用适量，煎汤熏洗。

【使用注意】 用量不宜过大，以免引起呕吐。虚寒喘咳及脾虚便溏者不宜。

【来源与品种】 为马兜铃科植物北马兜铃 *Aristolochia contorta* Bge. 或马

兜铃 *Aristolochia debilis* Sieb. et Zucc. 的干燥成熟果实。前者主产于黑龙江、吉林、河北等地，后者主产于山东、江苏、安徽等地。生用或蜜炙用。

炙马兜铃：苦寒之性缓和，润肺止咳功效增强，减少呕吐的不良反应。

【现代研究】　北马兜铃果实含马兜铃酸A、C、D，β-谷甾醇和木兰花碱；马兜铃果实和种子含有马兜铃酸A和季铵生物碱。本品有明显止咳、微弱祛痰作用，能缓解支气管痉挛，对多种致病真菌有抑制作用。

141. 百　合

【原文】　百合味甘，安心定胆，止嗽消浮，痈疽[1]可啖。

【词解】

[1] 痈疽（yōngjū）：毒疮。疮面大的称痈，深的称疽。痈发于肌肉，红肿高大，多属于阳证；疽发于骨之上，平塌色暗，多属于阴证。

【释义】　百合味甘，微寒。归肺、心、胃经。能清心安神，润肺止咳。用于虚烦惊悸、失眠多梦，肺热阴虚燥咳、劳嗽痰血、面目虚浮等，疮疡痈疽亦可服用。

【性能】　甘，微寒。归肺、心、胃经。

【功效】　养阴润肺，清心安神。

【主治】　阴虚干咳、咽干喑哑，失眠心悸，胃脘疼痛。

【配伍应用精要】

●百合配玄参、桔梗、川贝母，清热养阴、润肺止咳，治阴虚肺燥有热之干咳少痰、咯血或咽干喑哑，如百合固金汤（《慎斋遗书》）。

●百合配麦冬、酸枣仁、丹参，养阴清心、宁心安神，治虚热上扰之失眠、心悸。

●百合配黄连、阿胶，交通心肾、清心安神，治心阴亏虚、心肾不交之失眠多梦、心烦健忘。

●百合配知母、生地黄，养阴清热安神，治热病后期余热未清之虚烦惊悸、失眠多梦。

●百合配生地黄、知母，养阴清热、宁心安神，治百合病阴虚内热之神志恍惚、烦躁、口苦、小便赤。

●百合配沙参、麦冬，养胃阴、清胃热，治胃热阴虚之胃脘疼痛。

【用法用量】　煎服，6～12 g。蜜炙可增加润肺作用。

【来源与品种】　为百合科植物卷丹 *Lilium lancifolium* Thunb.、百合 *Lilium brownii* F. E. Brown var. *viridulum* Baker 或细叶百合 *Lilium pumilum* DC. 的干燥肉质鳞叶。我国各地均产。生用或蜜炙用。

炙百合：润肺止咳作用增强，多用于肺虚久咳和肺痨咯血。

【现代研究】　本品含蛋白质、脂肪酸、多种糖苷、生物碱、微量元素等，有止咳、祛痰、润肺、强壮、抗缺氧、镇静、抗过敏和一定抗癌作用。

142. 秦 艽

【原文】 秦艽微寒，除湿荣筋，肢节风痛，下血骨蒸。新好罗纹者佳。

【释义】 秦艽味辛、苦，性平（原文谓“微寒”，有误）。归胃、肝、胆经。能祛风除湿、舒筋活络、通痹止痛，善治风湿痹痛、筋骨拘挛等。又能清退虚热，用治骨蒸潮热、小儿疳热及肠风下血。入药以根新鲜、螺纹（“罗纹”同“螺纹”）状旋转纠结者为佳。

【功效】 祛风湿，通络止痛，退虚热，清湿热。

【主治】 风湿痹证，中风不遂，骨蒸潮热，疳积发热，湿热黄疸。

【配伍应用精要】

●秦艽配防己、络石藤、忍冬藤，祛风湿、清热通痹，治热痹之关节红肿疼痛。

●秦艽配天麻、羌活、川芎，祛风散寒、通痹止痛，治风寒湿痹之关节疼痛，如秦艽天麻汤（《医学心悟》）。

●秦艽单用大量水煎服，祛风舒筋活络，治中风半身不遂、口眼㖞斜、四肢拘急，舌强不语。

●秦艽配升麻、防风、白芍，祛风散寒、舒筋活络，治中风口眼㖞斜、言语不利，如秦艽升麻汤（《卫生宝鉴》）。

●秦艽配当归、熟地黄、白芍，治血虚中风之半身不遂，如秦艽汤（《不知医必要》）。

●秦艽配青蒿、地骨皮、鳖甲，清虚热、退骨蒸，治骨蒸、日晡潮热，如秦艽鳖甲散（《卫生宝鉴》）。

●秦艽配人参、鳖甲、柴胡，益气养阴、退骨蒸，治肺痿、骨蒸劳嗽，如秦艽扶羸汤（《杨氏家藏方》）。

●秦艽配薄荷、炙甘草，清疳热，治小儿疳积发热，如秦艽散（《小儿药证直诀》）。

●秦艽单用为末服，清热利湿退黄，治肝胆湿热，发为黄疸（《海上集验方》）。

●秦艽配茵陈蒿、栀子、大黄，清热利湿退黄，治湿热黄疸，如山茵陈丸（《圣济总录》）。

【用法用量】 煎服，3～9 g。

【来源与品种】 为龙胆科植物秦艽 *Gentiana macrophylla* Pall.、麻花秦艽 *Gentiana straminea* Maxim.、粗茎秦艽 *Gentiana crassicaulis* Duthie ex Burk. 或小秦艽 *Gentiana dahurica* Fisch. 的干燥根。主产于陕西、甘肃、内蒙古等地。生用。

【现代研究】 本品含生物碱、苦苷、二氢黄酮、三萜类、甾醇类等成分，具有镇静、镇痛、解热、抗炎、抑制肠液分泌、降低胸腺指数、抗组胺作用，对病毒、细菌、真菌有一定的抑制作用，还有降血压、升血糖及抗肝炎作用。

143. 紫 菀

【原文】 紫菀苦辛，痰喘咳逆，肺痈吐脓，寒热并济。去芦。

【释义】 紫菀味苦、辛、甘，微温。归肺经。能润肺下气、化痰止咳。善治各种咳嗽痰喘、肺痈咯吐脓痰，无论寒热虚实、外感内伤咳喘均可使用。入药去掉芦头。

【功效】 润肺化痰止咳。

【主治】 咳嗽气喘，咳痰。

【配伍应用精要】

●紫菀配荆芥、桔梗、百部，化痰止咳，治风寒犯肺之咳嗽咽痒、咳痰不爽，如止嗽散（《医学心悟》）。

●紫菀配阿胶、贝母，养阴润肺、化痰止嗽，治阴虚劳嗽之痰中带血。

●紫菀配款冬花、百部，止咳平喘，治久嗽不愈。

●紫菀单用或配茯苓、泽泻，宣肺利水，治肺气壅滞之小便不利。

【用法用量】 煎服，5～10 g。外感新咳生用，肺虚久咳蜜炙用。

【来源与品种】 为菊科植物紫菀 *Aster tataricus* L. f. 的干燥根及根茎。主产于东北、华北、西北及河南、安徽等地。生用或蜜炙用。

炙紫菀：润肺止咳力胜，多用于肺虚久咳或肺虚咯血。

【现代研究】 本品含皂苷、萜类、挥发油等成分，有祛痰、止咳、抑菌、抗癌、利尿等作用。

144. 款冬花

【原文】 款花甘温，理肺消痰，肺痈喘咳，补劳除烦。要嫩蕊，去干。

【释义】 款冬花味辛、甘，性温。归肺经。能润肺降气，消痰止咳。用于虚实寒热各种咳嗽气喘、咳痰，以及肺痈咯吐脓痰。还能补虚劳除烦，用治虚劳烦热咳嗽。入药以嫩花蕾为佳，去掉花梗用。

【功效】 润肺下气，止咳化痰。

【主治】 咳嗽，气喘，咳痰。

【配伍应用精要】

●款冬花配干姜、紫菀、五味子，温肺下气、止咳平喘，治肺寒咳嗽气喘，如款冬煎（《备急千金要方》）。

●款冬花配知母、桑叶、川贝母，清肺下气、止咳平喘，治肺热咳喘，如款冬花汤（《圣济总录》）。

●款冬花配人参、黄芪，补益肺气、止咳平喘，治肺气虚弱之咳嗽不已。

●款冬花配沙参、麦冬，润肺下气、止咳平喘，治阴虚燥咳。

●款冬花配百合，养阴润肺、止咳平喘，治喘咳日久、痰中带血，如百花膏（《济生方》）。

●款冬花配桔梗、薏苡仁，宣肺排脓、止咳平喘，治肺痈咳吐脓痰，如款花汤（《疮疡经验全书》）。

【用法用量】 煎服，5～10 g。外感咳喘宜生用，内伤久咳宜炙用。

【来源与品种】 为菊科植物款冬 *Tussilago farlara* L. 的干燥花蕾。主产于河南、甘肃、山西等地。生用或蜜炙用。

炙款冬花：性温润，润肺止咳功效增强。多用于肺虚久咳、阴虚燥咳。

【现代研究】 本品含生物碱、倍半萜、三萜成分及芸香苷、金丝桃苷、精油、氨基酸及鞣质等，有镇咳、祛痰、扩张支气管、解痉、升血压、抗血小板激活因子等作用。

145. 金沸草

【原文】 **金沸草寒，消痰止嗽，明目祛风，逐水尤妙。**一名旋覆花。一名金钱花。

【释义】 金沸草味苦、辛、咸，性微温（原文谓“寒”，有误）。归肺、胃经。以降气为功，能降肺气、行水化痰止咳，降胃气止呕，并能明目祛风。用于痰涎壅盛或寒饮内停之咳嗽痰喘，胃气上逆之恶心呕吐、嗳气等。行水化痰饮的作用很好。本品又名旋覆花、金钱花。

【功效】 降气行水化痰，降逆止呕。

【主治】 咳喘痰多，痰饮蓄结，胸膈痞满，噫气、呕吐。

【配伍应用精要】

●金沸草配紫苏子、半夏，降气化痰、平喘止咳，治痰壅咳喘。

●金沸草配桑白皮、瓜蒌，清热化痰、止咳平喘，治痰热咳嗽气喘。

●金沸草配海浮石、海蛤壳，降气消痰、理气宽胸，治顽痰胶结，胸中满闷。

●金沸草配代赭石、半夏、生姜，化痰降气止呕，治痰浊中阻、胃气上逆之噫气呕吐、胃脘痞鞕，如旋覆代赭汤（《伤寒论》）。

●金沸草配菊花、天麻，祛风明目，治风湿痰饮上攻之头晕目眩、多泪多眵。

●金沸草配葱白、茜草，通阳化气、活血通脉，治气血瘀滞、痰水内停之胸胁胀痛。

●金沸草配香附，疏肝理气止痛，治气血不和之胸胁疼痛，如香附旋覆花汤（《温病条辨》）。

【用法用量】 煎服，3～10 g，包煎。

【使用注意】 阴虚劳嗽，津伤燥咳者忌用。

【来源与品种】 为菊科植物旋覆花 *Inula japonica* Thunb. 或欧亚旋覆花 *Inula britannica* L. 的干燥头状花序。主产于河南、河北、江苏等地。生用或蜜炙用。

炙旋覆花：性偏润，降逆止呕作用减弱，长于润肺止咳、降气平喘。

【现代研究】 本品含多种倍半萜内酯化合物、异槲皮苷、咖啡酸、绿原酸等，有明显的镇咳、祛痰、扩张支气管及较弱的利尿作用，有抑菌、杀灭病原虫作用，并有保护肝损伤和一定抗癌作用。

146. 桑白皮

【原文】 **桑皮甘辛，止嗽定喘，泻肺火邪，其功不浅。**风寒新嗽生用，虚劳久嗽蜜水炒。

【释义】 桑白皮味甘、辛，性寒。归肺经。能清泄肺热、降泻肺气、止咳平喘、利水消肿。用于肺热、水饮停肺之咳嗽气喘，肌肤水肿、小便不利等，其功效很好。外感风寒咳嗽宜生用，虚劳久咳宜蜜炙用。

【功效】 泻肺平喘，利水消肿。

【主治】 肺热咳喘，水肿。

【配伍应用精要】

●桑白皮配地骨皮，清肺火、止咳平喘，治肺热咳喘，如泻白散（《小儿药证直诀》）。

●桑白皮配黄芩、贝母，泻肺清热化痰，治肺热咳喘，痰稠而黄。

●桑白皮配桑叶，宣肺清热、止咳平喘，治风热袭肺、肺失宣降之咳喘、痰黄。

●桑白皮配麻黄、杏仁、葶苈子，泻肺水、止咳喘，治水饮停肺，胀满喘急。

●桑白皮配人参、五味子、熟地黄，益气养阴、清肺止咳，治肺虚有热之咳嗽气短、潮热盗汗，如补肺汤（《永类钤方》）。

●桑白皮配茯苓皮、大腹皮、陈皮，泻肺降气、利水消肿，治水肿实证之面目肌肤水肿、小便不利，如五皮散（《华氏中藏经》）。

●桑白皮配决明子、夏枯草，平肝潜阳，治高血压属肝阳上亢者。

【用法用量】 煎服，5～15 g。泻肺利水宜生用，止咳平喘宜蜜炙用。

【来源与品种】 为桑科植物桑 *Morus alba* L. 的干燥根皮。我国大部分地区均产，主产于安徽、河南、浙江等地。生用或蜜炙用。

炙桑白皮：寒泻之性缓和，偏于润肺止咳，多用于肺虚喘咳。

【现代研究】 本品含多种黄酮类衍生物、伞形花内酯、东莨菪素，还含有作用类似乙酰胆碱的降血压成分，近又提得桑皮呋喃A。本品有轻度止咳作用，并有利尿、降血压、镇静、安定、抗惊厥、镇痛、降温、抑菌、抗癌作用，对肠和子宫有兴奋作用，近年研究表明，本品能抗艾滋病毒。

147. 杏 仁

【原文】 杏仁温苦，风寒喘嗽，大肠气闭[1]，便难切要。单仁者泡去皮尖，麸炒入药。双仁者有毒，杀人，勿用。

【词解】

[1] 大肠气闭：大肠气机闭阻不降所致病证，多表现为便秘、腹胀等。

【释义】 杏仁味苦，性微温，有小毒。归肺、大肠经。能止咳平喘，降气润肠通便。用于外感风寒引起的咳嗽气喘，大肠气机闭阻、津亏肠燥之大便秘结。果核中为单个种仁者，浸泡后去皮尖、麸炒后入药；双个种仁者有毒，可能致人中毒死亡，禁用。

【功效】 止咳平喘，润肠通便。

【主治】 咳嗽气喘，肠燥便秘。

【配伍应用精要】

●杏仁配麻黄、甘草，发散风寒、止咳平喘，治风寒外感之咳嗽气喘、胸闷气逆，如三拗汤（《伤寒论》）。

●杏仁配石膏、麻黄，清肺热、止咳喘，治肺热咳喘，如麻杏石甘汤（《伤寒论》）。

●杏仁配桑叶、菊花，发散风热、宣肺止咳，治风热咳嗽、发热汗出，如桑菊饮（《温病条辨》）。

●杏仁配桑叶、贝母、沙参，清肺润燥止咳，治肺燥咳嗽、痰少难咯，如桑杏汤（《温病条辨》）。

●杏仁配厚朴，降气平喘，治湿邪阻滞、水湿成痰之咳嗽痰多、脘闷。

●杏仁配桃仁，止咳平喘，治肺失宣降兼有瘀滞之喘咳日久。

●杏仁配白蔻仁、薏苡仁，宣肺化湿、清热利湿，治湿温初起之头痛身重、胸闷不饥、午后身热。

●杏仁配紫苏子，降气平喘、润肠通便，治肺气不降之咳喘兼大便不通。

●杏仁配柏子仁、郁李仁，润肠通便，治肠燥便秘，如五仁丸（《世医得效方》）。

【用法用量】 煎服，3～10 g，宜打碎入煎，或入丸散。

【使用注意】 阴虚咳喘及大便溏泻者忌用。有小毒，用量不宜过大。

【来源与品种】 为蔷薇科植物山杏 *Prunus armeniaca* L.var. *ansu* Maxim.、西伯利亚杏 *Prunus sibirica* L.、东北杏 *Prunus mandshurica* (Maxim.)Koehne 或杏 *Prunus armeniaca* L. 的干燥成熟种子。主产于我国东北、华北等地。生用。

【现代研究】 本品含苦杏仁苷及脂肪油、蛋白质、氨基酸及苦杏仁酶、苦杏仁苷酶等，能抑制咳嗽中枢而镇咳平喘；可抑制胃蛋白酶的活性，而影响消化功能；有驱虫、抑菌和润滑性通便作用；此外，还有抗突变、抗炎、镇痛作用。

148. 乌　梅

【原文】 **乌梅酸温，收敛肺气，止渴生津，能安泻痢。**

【释义】 乌梅味酸、涩，性温。归肝、脾、肺、大肠经。能收敛肺气，生津止渴，涩肠止痢。用于肺虚久咳不止，阴津不足之口渴、消渴，以及泻痢日久等。

【功效】 敛肺止咳，生津止渴，涩肠止泻，安蛔止痛。

【主治】 肺虚久咳，虚热消渴，久泻、久痢，蛔厥腹痛，呕吐。

【配伍应用精要】

●乌梅配罂粟壳、杏仁，敛肺咳嗽，治肺虚久咳、少痰或干咳无痰，如一服散（《世医得效方》）。

●乌梅单用煎服，生津止渴，治虚热消渴。

●乌梅配天花粉、麦冬、人参，益气生津止渴，治虚热消渴，如玉泉散（《沈氏尊生》）。

●乌梅配罂粟壳、诃子，涩肠止痢，治久泻、久痢，如固肠丸（《证治准绳》）。

●乌梅配黄连，解毒、涩肠止痢，治湿热泻痢、便下脓血，如乌梅丸（《太平圣惠方》）。

●乌梅配川椒、黄连、附子，安蛔止痛、和胃止呕，治蛔厥腹痛、呕吐、四肢厥冷，如乌梅丸（《伤寒论》）。

●乌梅单味炒炭，固冲止漏，治崩漏下血、便血，外敷消疮毒，治胬肉外突、头疮。

●乌梅配地榆、槐花，凉血泄热、收敛止血，治血热便血、痔疮出血。

●乌梅配小蓟、白茅根，清热凉血、收敛止血，治血热尿血、血淋。

●乌梅配炮姜、艾叶，固冲涩漏、温经止血，治冲任虚寒之崩漏下血。

【用法用量】 煎服，3～10 g，大剂量可用至30 g。外用适量，捣烂或炒炭研末外敷。止泻止血宜炒炭用。

【使用注意】 表证或内有实热积滞者均不宜服。

【来源与品种】 为蔷薇科植物梅 *Prunus mume* (Sieb.) Sieb. et Zucc. 的干燥近成熟果实。主产于浙江、福建、云南等地。去核生用或炒炭用。

乌梅炭：长于涩肠止泻、止血，常用于久泻、久痢及便血、崩漏等。

【现代研究】 本品主要含有柠檬酸、苹果酸、琥珀酸、酒石酸、齐墩果酸、谷甾醇等成分，能抑制离体兔肠管的运动；有轻度收缩胆囊的作用，能促进胆汁分泌；体外有抑菌和抑制蛔虫活动的作用；能抗休克和增强机体免疫功能。

149. 天花粉

【原文】 **天花粉寒，止渴祛烦，排脓消毒，善除热痢。**

【释义】 天花粉味甘、微苦，性寒。归肺、胃经。能清热泻火除烦，生津止渴，消肿排脓。用于热病津伤、烦热口渴、消渴多饮、疮疡肿毒。还善于清热止痢。

【功效】 清热泻火，生津止渴，消肿排脓。

【主治】 热病烦渴、内热消渴，疮疡肿毒，肺热燥咳。

【配伍应用精要】

●天花粉配生地黄、五味子，清热生津止渴，治热病烦渴，如天花散（《仁斋直指方论》）。

●天花粉配沙参、麦冬、玉竹，生津止渴，治燥伤肺胃，咽干口渴，如沙参麦冬汤（《温病条辨》）。

●天花粉配麦冬、芦根、白茅根，清热滋阴、生津止渴，治肺胃积热、化燥伤津之消渴证（《备急千金要方》）。

●天花粉配人参，益气养阴、生津止渴，治内热消渴，气阴两伤，如玉壶丸（《仁斋直指方论》）。

●天花粉配金银花、白芷、穿山甲，清热解毒、消肿排脓，治疮疡肿毒之红肿热痛或脓成不溃，如仙方活命饮（《妇人良方》）。

●天花粉配薄荷，以西瓜汁送服，清热消肿，治风热上攻，咽喉肿痛，如银锁匙（《外科百效全书》）。

●天花粉配天冬、麦冬、生地黄，清热润燥、止咳化痰，治肺热燥咳之干咳少痰、痰中带血等，如滋燥饮（《杂病源流犀烛》）。

●天花粉配瓜蒌皮，清热养阴、化痰止咳，治热病伤阴之口干口渴、燥咳、气逆喘息。

●天花粉配人参，生津润燥、止咳化痰，治燥热伤肺、气阴两伤之咳喘咯血，如参花散（《万病回春》）。

●天花粉配贝母，清热养阴、润肺化痰，治痰热咳嗽、咳痰黏稠、咽喉肿痛。

●天花粉配牡蛎，清热化痰、软坚散结，治痰核瘰疬、瘿瘤。

【用法用量】 煎服，10～15 g。

【使用注意】 反乌头。

【来源与品种】 为葫芦科植物栝楼 *Trichosanthes kirilowii* Maxim. 或双边栝楼 *Trichosanthes rosthornii* Herms 的干燥根。我国南北各地均产。鲜用或干燥用。

【现代研究】 本品主要含淀粉、皂苷、多糖类、氨基酸类、酶类和天花粉蛋白等。天花粉蛋白有免疫刺激和免疫抑制作用，皮下或肌内注射有引产和终止妊娠的作用，体外实验证明，天花粉蛋白对艾滋病病毒有一定抑制作用；其他成分有降血糖、抑菌等作用。

150. 瓜蒌仁

【原文】 瓜蒌仁寒，宁嗽化痰，伤寒结胸[1]，解渴止烦。去壳用仁。重纸包，砖压掺之，只一度，去油用。

【词解】

[1]结胸：病证名，指因邪气内结，胸腹胀满疼痛，手不可近之证。

【释义】 瓜蒌仁味甘、微苦，性寒。归肺、胃、大肠经。能清热润肺、化痰止咳、宽胸散结、解渴除烦。用于胸痹、结胸、痰热咳喘、消渴等。去果壳取仁，多层纸包裹，用砖压去油后使用。

【功效】 清热润燥化痰，润肠通便。

【主治】 肺燥咳痰，肠燥便秘。

【配伍应用精要】

●瓜蒌仁配川贝母、天花粉、桔梗，润燥化痰、止咳平喘，治燥热伤肺之干咳无痰或痰少质黏、咯吐不利。

●瓜蒌仁配海蛤壳，清热化痰，治痰热壅肺之燥咳痰黏、咽痛。

●瓜蒌仁配火麻仁、郁李仁、生地黄，润燥滑肠，治肠燥便秘。

【用法用量】 煎服，10～15 g。

【使用注意】 本品甘寒而滑，寒痰、湿痰证及脾虚便溏者均忌用。反乌头。

【来源与品种】 为葫芦科植物栝楼 *Trichosanthes kirilowii* Maxim. 或双边栝楼 *Trichosanthes rosthornii* Harms 的干燥成熟种子。我国大部分地区均产，主产于河北、河南、安徽等地。生用或制霜用。

【现代研究】 本品含脂肪油、皂苷等，有祛痰、抑菌和一定致泻作用。

【按】 本品为瓜蒌的种子。果壳入药为瓜蒌皮，重在清热化痰、宽胸理气；果实全用为全瓜蒌，既清热化痰，又宽胸散结、润肠通便，用治痰热咳嗽、胸痹结胸、肺痈肠痈、肠燥便秘等。

151. 密蒙花

【原文】 密蒙花甘，主能明目，虚翳青盲[1]，服之效速。酒洗，蒸过晒干。

【词解】

[1]青盲：黑睛与瞳神之气色、形态正常，唯视力严重下降，甚至失明的慢性内障眼病。相当于现代医学的眼底退行性病变，或继发于多种眼病的视神经萎缩、黄斑变性等。

【释义】 密蒙花味甘，性微寒。归肝、胆经。能养肝明目、退翳。用于肝肾亏虚、阴血不足之青盲翳障，有较快疗效。此外，尚能清肝明目，用于肝热或风热上攻之目赤肿痛。入药用酒浸，再用蜜拌蒸，晒干用。

【功效】 养肝清肝，明目退翳。

【主治】 肝虚目暗、视物昏花，目赤肿痛，眼生翳膜。

【配伍应用精要】

●密蒙花配菟丝子、山药、肉苁蓉，养肝、清肝明目，治肝虚有热之目暗干涩、视物昏花，如绿风还睛丸（《医宗金鉴》）。

●密蒙花配菊花、甘草，清肝明目，治肝火上炎之目赤肿痛，如密蒙花散（《圣济总录》）。

●密蒙花配木贼、石决明，清热明目，治风火上攻之羞明多泪，如密蒙花散（《和剂局方》）。

●密蒙花配蝉蜕、蒺藜，明目退翳，治肝火郁滞、眼生翳膜，如拨云退翳丸（《原机启微》）。

●密蒙花配枸杞子、菟丝子、桑椹，养肝明目，治血虚肝旺之青盲翳障等。

【用法用量】 煎服，9～15 g。

【来源与品种】 为马钱科植物密蒙花 *Buddleja officinalis* Maxim. 的干燥花蕾。主产于湖北、四川、陕西等地。生用。

【现代研究】 本品含刺槐苷，密蒙皂苷A、B，对甲氧基桂皮酰梓醇，梓苷，梓醇等，能降低皮肤、小肠血管的通透性及脆性，有解痉、抗炎及轻度利胆、利尿作用。

152. 菊　花

【原文】 **菊花味甘，除热祛风，头晕目赤，收泪殊功。**家园内味甘黄小者佳。去梗。

【释义】 菊花味辛、甘、苦，微寒。归肺、肝经。能疏风清热，清肝明目。用治外感风热之头痛、头晕、目赤肿痛、多泪等，功效显著。以味甘、色黄、花小者效佳，去掉花梗用。

【功效】 疏散风热，清肝明目，平抑肝阳，清热解毒。

【主治】 风热外感，温病初起，目赤肿痛，视物昏花，头痛眩晕，疮痈肿毒。

【配伍应用精要】

●菊花配桑叶、连翘、薄荷，疏风清热，治风热外感、温病初起之发热、头痛、咳嗽等，如桑菊饮（《温病条辨》）。

●菊花配蝉蜕、木贼、白僵蚕，疏风清热明目，治肝经风热之目赤肿痛。

●菊花配石决明、决明子、夏枯草，清肝泻火明目，治肝火上攻之目赤肿痛。

●菊花配枸杞子、熟地黄、山茱萸，养肝明目，治肝肾精血不足之眼目干涩、视物不清，如杞菊地黄丸（《医级》）。

●菊花配石决明、珍珠母、白芍，清肝热、平肝阳，治肝阳上亢之头痛眩晕。

●菊花配羚羊角、钩藤、桑叶，清肝热、平肝息风，治肝经热盛、热极动风，如羚角钩藤汤（《通俗伤寒论》）。

●菊花配金银花、生甘草，清热解毒，治疮痈肿毒，如甘菊汤（《揣摩有得集》）。

【用法用量】 煎服，5～9 g。疏散风热宜用黄菊花，平肝、清肝明目宜用白菊花。

【来源与品种】 为菊科植物菊 *Chrysanthemum morifolium* Ramat. 的干燥头状花序。主产于浙江、安徽、河南等地。生用。

【现代研究】 本品含龙脑、樟脑、菊油环酮等挥发油，尚含有菊苷、腺嘌呤、胆碱、黄酮、多种维生素、氨基酸等，有抗菌、抗病毒作用，能扩张冠状动脉、增加冠状动脉血流量、提高心肌耗氧量，有降血压、缩短凝血时间、解热、抗炎、镇静等作用。

153. 木　贼

【原文】 木贼味甘，益肝退翳[1]，能止月经，更消积聚。

【词解】

[1] 翳：病证名，指引起黑睛（角膜）混浊或溃陷的外障眼病，以及病变愈后遗留于黑睛的瘢痕，统称为翳。

【释义】 木贼味甘、苦，性平。归肺、肝经。能疏散风热、益肝退翳障。用于目赤肿痛、翳膜遮睛等多种眼疾。还能止血、消积，用治月经过多、崩漏、积聚等。

【功效】 疏散风热，明目退翳。

【主治】 风热目赤、目生翳障，出血证。

【配伍应用精要】

●木贼配蝉蜕、谷精草、菊花，疏散风热、明目退翳，治风热上攻之目赤肿痛、多泪、目生翳障。

●木贼配决明子、夏枯草、菊花，清肝泻火明目，治肝热目赤肿痛。

●木贼配苍术，疏风明目，治夜盲雀目、目昏多泪。

●木贼配连翘，清热解毒、消痈散结，治疔疮肿毒。

●木贼配槐实、荆芥，祛风止血，治肠风下血，如木贼散（《仁斋直指方论》）。

●木贼配益母草、五倍子，收敛止血，治外伤出血、便血、崩漏等。

【用法用量】 煎服，3～9 g。

【来源与品种】 为木贼科植物木贼 *Equisetum hyemale* L. 的干燥地上部分。主产于黑龙江、吉林、辽宁等省。生用。

【现代研究】 本品含挥发油、黄酮及犬问荆碱、氨基酸、果糖等成分，有较明显的扩张血管、降血压作用，能增加冠状动脉血流量，减慢心率，有抑制中枢神经、抗炎、收敛及利尿等作用。

154. 决明子

【原文】 **决明子甘，能祛肝热，目疼收泪，仍止鼻血。**

【释义】 决明子味苦、甘、咸，性微寒。归肝、大肠经。善清肝热、明肝目。用于目赤肿痛、羞明多泪、目暗不明、青盲内障等，为治目疾之要药，也用治鼻出血。

【功效】 清热明目，平抑肝阳，润肠通便。

【主治】 目赤肿痛、羞明多泪、目暗不明，头痛、眩晕，肠燥便秘。

【配伍应用精要】

●决明子配黄芩、赤芍、木贼，清肝明目，治肝热目赤肿痛、羞明多泪，如决明子散（《银海精微》）。

●决明子配菊花、青葙子、茺蔚子，清热明目，治风热上攻之头痛目赤，如决明子丸（《证治准绳》）。

●决明子配山茱萸、生地黄，益肝明目，用治肝肾阴亏之视物昏花、目暗不明，如决明散（《银海精微》）。

●决明子配枸杞子、女贞子，补益肝肾，治青盲内障。

●决明子配菊花、钩藤、夏枯草，清泻肝火、平抑肝阳，治肝阳上亢之头痛、眩晕。

●决明子配蔓荆子，清肝火、散风热，治肝火头痛、风热头痛。

●决明子单用或配火麻仁、瓜蒌仁，清热润肠通便，治内热肠燥，大便秘结。

●决明子配当归，补血益肝、润肠通便，治血虚肠燥便秘。

【用法用量】 煎服，10～15 g。用于润肠通便不宜久煎。

【使用注意】 气虚便溏者不宜用。

【来源与品种】 为豆科植物决明 *Cassia obtusifolia* L. 或小决明 *Cassia tora* L. 的干燥成熟种子。我国南北各地均有栽培，主产于安徽、广西、四川等地。生用，或炒用。

炒决明子：寒泻之性缓和，有平肝养肾功效。

【现代研究】 本品主要含大黄酸、大黄素、芦荟大黄素、决明子素等蒽醌类物质，以及决明苷、决明酮、决明内酯等，有降血压、降血脂及缓和的泻下作用，对多种致病细菌、真菌有不同程度的抑制作用。

155. 犀 角

【原文】 **犀角酸寒，化毒辟邪，解热止血，消肿毒蛇。**

【释义】 犀角味咸，性寒。入心、肝经。善入血分，能清热泻火解毒、清心安神、凉血止血。用于温热病邪入营血之皮肤斑疹、高热烦躁，邪毒内陷所致神志昏迷、惊痫发狂，以及血热迫血妄行之吐血、衄血、便血等，还用治热毒疮痈及毒蛇咬伤。

【功效】 凉血止血，清心安神，泻火解毒。

【主治】 血热出血证，高热烦躁神昏，热毒斑疹、丹毒。

【配伍应用精要】

●犀角配生地黄、牡丹皮、赤芍，清热解毒、凉血止血，治热入营血、迫血妄行之斑疹、吐衄下血，如犀角地黄汤（《备急千金要方》）。

●犀角配黄连、生地黄、丹参，清营解毒，凉血清心，治外感热病、热入营血之高热神昏、心烦不寐，如清营汤（《温病条辨》）。

●犀角配羚羊角、石膏、麝香，泻火解毒、镇惊开窍，治热盛火炽、内灼心肝之神昏谵语、惊厥抽搐，如紫雪丹（《太平惠民和剂局方》）。

●犀角配玄参、生石膏、知母，泻火解毒、凉血消斑，治温热病热毒炽盛之斑疹紫暗、丹毒等，如化斑汤（《温病条辨》）。

【用法用量】 1～3 g，磨汁或锉末冲服，多入丸散。犀角现已禁用，而以水牛角替代。水牛角用量一般为犀角的5～10倍。

【使用注意】 畏川乌、草乌，不宜同用。非实热证者不宜用，孕妇慎用。

【来源与品种】 为脊椎动物犀科犀牛的角。分暹罗角和广角两类。暹罗角原动物为亚洲的印度犀 *Rhinoceros unicornis* L. 或爪哇犀 *Rhinoceros sondaicus* Desmarest 和苏门答腊犀 *Rhinoceros sumatrensis* (Fischer)，主产于印度、尼泊尔、缅甸等国；广角的原动物为非洲产的黑犀 *Rhinoceros bicornis* L. 和白犀 *Rhinoceros simus* Burchell，主产于非洲东部及东南部。镑片、锉细末或磨汁用，多入丸散。

【现代研究】 本品主要成分为角蛋白、其他蛋白质、肽类及游离氨基酸、胍衍生物、甾醇类等，对离体心脏有强心作用，有明显解热作用。

附药：水牛角 为牛科动物水牛 *Bubalus bubalis* Linnaeus 的角。主产于华南、华东地区。生用或制为浓缩粉用。苦，寒。归心、肝经。功效、主治同犀角。用法用量：镑片或粗粉煎服，15～30 g，宜先煎 3 h 以上。水牛角浓缩粉冲服，每次1.5～3 g，每日2次。

156. 羚羊角

【原文】 羚羊角寒，明目清肝，祛惊解毒，神志能安。

【释义】 羚羊角味咸，性寒。归肝、心经。能清肝明目、平肝息风、定惊安神，并可清热解毒。用治肝火目赤肿痛、目赤翳障，肝风内动之惊痫抽搐，温热病高热神昏、惊厥，以及肝阳上亢之头痛、眩晕等证，是清肝火、息肝风之重要药物。

【功效】 平肝息风，清肝明目，凉血解毒。

【主治】 惊痫抽搐，头痛眩晕，目赤头痛，温热病高热神昏、发斑。

【配伍应用精要】

●羚羊角配钩藤、白芍、菊花，平肝息风、镇惊解痉，治温热病热邪炽盛之高热、神昏、惊厥抽搐，如羚羊钩藤汤（《通俗伤寒论》）。

●羚羊角配防风、茯神、酸枣仁，安神息风止痉，治妇女子痫，如羚羊角散（《济生方》）。

●羚羊角配钩藤、天竺黄、朱砂，镇惊息风止痉，治癫痫、惊悸。

●羚羊角配石决明、龟甲、生地黄，平肝潜阳，治肝阳上亢之头晕目眩、烦躁失眠、头痛，如羚羊角汤（《医醇賸义》）。

●羚羊角配天麻、川芎，祛风通络、息风止痉，治中风四肢不遂、舌謇语塞。

●羚羊角配夏枯草、龙胆草，清肝泻火，治肝火上攻之头痛如劈、痛连目珠。

●羚羊角配决明子、黄芩、车前子，清肝明目，治肝火上炎之目赤肿痛、羞明流泪、头痛，如羚羊角散（《太平惠民和剂局方》）。

●羚羊角配生地黄、枸杞子、石斛，补肝肾、清热明目，治内障目暗、视物昏花。

●羚羊角配石膏、寒水石、朱砂，清热凉血、泻火解毒，治温热病高热、神昏谵语，或见抽搐、热毒斑疹等，如紫雪丹（《太平惠民和剂局方》）。

●羚羊角配石膏、知母、甘草，清热泻火、凉血平肝，治温热病壮热、谵语发斑。

●羚羊角配黄连、紫花地丁、蒲公英，清热泻火、凉血解毒，治热毒疮痈、肿痛、发热。

●羚羊角配川贝母、生石膏，清肺化痰止咳，治肺热咳喘。

【用法用量】 煎服，1～3 g，宜单煎 2 h 以上。磨汁或研粉服，0.3～0.6 g。

【使用注意】 本品性寒，脾虚慢惊者忌用。

【来源与品种】 为牛科动物赛加羚羊 *Saiga tatarica* Linnaeus 的角。主产于新疆、青海、甘肃等地。镑片或粉碎成细粉。

【现代研究】 本品含角质蛋白，水解后可得18种氨基酸及多肽，尚含多种磷脂、磷酸钙、胆固醇、维生素A、多种微量元素。本品对中枢神经系统有抑制作用，可镇痛、抗惊厥；能解热、降血压、增强动物耐缺氧能力；小剂量可使离体心脏收缩加强，中等或大剂量可抑制心脏。

157. 龟 甲

【原文】 **龟甲味甘，滋阴补肾，逐瘀续筋，更医颅囟[1]。** 即败龟板。

【词解】

[1] 颅囟（lúxìn）：连合胎儿或新生儿颅顶各骨间的膜质部，称颅囟。这里指小儿囟门不合、发育迟缓等疾病。

【释义】 龟甲味甘，性微寒。归肾、肝、心经。能滋阴潜阳，益肾健骨，逐瘀续筋。用于阴虚阳亢之眩晕，阴虚、潮热盗汗、耳鸣腰酸，阴虚血热之崩漏下血，以及肝肾亏虚之筋骨痿弱，小儿囟门不合、齿迟、鸡胸等。又名败龟板。

【功效】 滋阴潜阳，益肾健骨，养血补心。

【主治】 头目眩晕，阴虚内热，虚风内动，筋骨痿弱，惊悸、失眠、健忘，崩漏。

【配伍应用精要】

●龟甲配天冬、白芍、牡蛎，滋阴潜阳，治阴虚阳亢之头目眩晕，如镇肝息风汤（《医学衷中参西录》）。

●龟甲配熟地黄、知母、黄柏，滋阴降火、退虚热，治阴虚内热、骨蒸潮热、盗汗遗精，如大补阴丸（《丹溪心法》）。

●龟甲配阿胶、鳖甲、生地黄，滋阴养血、息风止痉，治阴虚风动之抽搐、痉挛，如大定风珠（《温病条辨》）。

●龟甲配熟地黄、知母、黄柏，滋肾养肝健骨，治肝肾亏虚之筋骨不健、腰膝酸软及小儿囟门不合、鸡胸等，如虎潜丸（《丹溪心法》）。

●龟甲配紫河车、鹿茸、当归，补脾益肾、养血填精，治小儿脾肾不足、阴虚血亏之发育迟缓。

●龟甲配龙骨、石菖蒲、远志，养血补心、安神定志，治阴血不足、心肾失养之惊悸、失眠、健忘，如孔圣枕中丹（《备急千金要方》）。

●龟甲配生地黄、黄芩、地榆，滋阴清热、凉血止血，治阴虚血热、冲任不固之崩漏、月经过多。

【用法用量】 煎服，9～24 g，宜先煎。

【来源与品种】 为龟科动物乌龟 *Chinemys reevesii* (Gray) 的腹甲及背甲。主产于浙江、湖北、湖南等地。砂炒后醋淬用。

醋龟甲：有效成分更容易煎出，并可除去腥气，便于制剂。补肾健骨，滋阴止血力胜。多用于劳热咯血、脚膝痿弱、潮热盗汗、痔疮肿痛。

【现代研究】 本品含动物胶、角蛋白、脂肪、骨胶原、氨基酸、多种常量及微量元素。龟上甲与下甲所含成分相似。本品能促进“阴虚证”病理动物功能状态恢复正常，有双向调节DNA合成率的效应，有增强免疫功能、兴奋子宫、解热、补血、镇静作用，能抗凝血、增加冠状动脉血流量和提高耐缺氧能力。龟甲胶有一定升高白细胞的作用。

158. 鳖 甲

【原文】 鳖甲酸平，劳嗽骨蒸，散瘀消肿，去痞[1]除崩。去裙，蘸醋炙黄。

【词解】

[1]痞（pǐ）：痞块，这里指腹部可以摸得到的包块。

【释义】 鳖甲味甘、咸，性寒（原文谓“酸平”，有误）。归肝、肾经。能退热除蒸，通利血脉，散瘀消肿，消痞除癥。用于阴虚骨蒸潮热、盗汗，虚劳咳嗽，阴虚风动，手足瘛疭，血瘀所致癥瘕痞块、痈肿、疟母、崩漏下血。此外，尚能滋阴潜阳、息风止痉，用于炮制时要去尽背甲裙边、皮肉，用醋炙黄。

【功效】 滋阴潜阳，退热除蒸，软坚散结。

【主治】 肝肾阴虚诸证，癥瘕积聚。

【配伍应用精要】

●鳖甲配牡丹皮、生地黄、青蒿，滋阴退热除蒸，治温病后期、邪伏阴分之夜热早凉、热退无汗，如青蒿鳖甲汤（《温病条辨》）。

●鳖甲配秦艽、地骨皮、知母，滋阴养血、退热除蒸，治阴血亏虚之骨蒸潮热、盗汗，如秦艽鳖甲汤(《卫生宝鉴》)。

●鳖甲配阿胶、生地黄、生龟甲，滋阴潜阳息风，治阴虚风动、手足瘛疭，如大定风珠（《温病条辨》）。

●鳖甲配桃仁、土鳖虫、半夏，消痞软坚，治疟疾日久不愈，胁下痞块，如鳖甲煎丸（《金匮要略》）。

●鳖甲配大黄、莪术、琥珀，散瘀通经，治经闭、癥瘕。

【用法用量】 煎服，9～24 g，宜先煎。

【来源与品种】 为鳖科动物鳖 *Trionyx sinensis* Wiegmann 的背甲。主产于湖北、湖南、安徽等地。砂炒后醋淬用。

醋鳖甲：去其腥气，软坚散结之力较强，多用于癥瘕积聚、闭经。

【现代研究】 本品含动物胶、骨胶原、角蛋白、多种氨基酸、钙质、碘、维生素D及微量元素，能降低实验性甲状腺功能亢进动物血浆环腺苷酸（cAMP）含量；能增强免疫功能、保护肾上腺皮质功能、促进造血功能、提高血红蛋白含量、防止细胞突变；可抑制结缔组织增生，消散肿块；有一定镇静作用。

159. 海螵蛸

【原文】 海螵味咸，破血除痈，通经水肿，目翳心疼。

【释义】 海螵蛸味咸、涩，性微温。归肝、肾经。能活血止血、敛疮燥脓除痈、通经脉、去翳障。用治上下各部位出血证、湿疮溃疡痈脓不敛，也用于眼病翳障等。

【按】 本药与“237.海螵蛸”重复，且记述的内容与现代实际应用相去甚远，恐为龚氏原文或版本流传之误。海螵蛸原文与诠解参见“237.海螵蛸”。

160. 桑寄生

【原文】 桑上寄生，风湿腰痛，安胎止崩，疮疡亦用。

【释义】 桑寄生味苦、甘，性平。归肝、肾经。能祛风湿、补肝肾、强筋骨、安胎、止崩漏。用于风湿痹痛、腰膝酸痛、肝肾亏虚之筋骨痿软，以及孕妇胎动不安、胎漏，月经过多等。疮疡亦可应用。

【功效】 祛风湿，补肝肾，强筋骨，安胎。

【主治】 风湿痹证，崩漏，妊娠出血、胎动不安。

【配伍应用精要】

●桑寄生配独活、杜仲、牛膝，祛风湿、强筋骨，治风湿痹证日久，腰膝酸软、筋骨无力，如独活寄生汤（《备急千金要方》）。

●桑寄生配阿胶、续断、菟丝子，补肝肾、止血安胎，治肝肾亏虚之胎动不安、胎漏，如寿胎丸（《医学衷中参西录》）。

●桑寄生配阿胶、杜仲、旱莲草，补肾养血止血，治肾虚崩漏下血。

●桑寄生单用水煎服，益肝肾、降血压，治高血压。

【用法用量】 煎服，9～15 g。

【来源与品种】 为桑寄生科植物桑寄生 *Taxillus chinensis* (DC.) Danser 的干燥带叶茎枝。主产于广东、广西、云南等地。生用。

【现代研究】 本品含黄酮类化合物及少量的右旋儿茶酚，有降血压作用；对冠状动脉血管有扩张作用，能减慢心率；有利尿作用；在体外对多种病原微生物有抑制活性。

161. 火麻仁

【原文】 火麻味甘，下乳催生，润肠通结，小水能行。微炒，砖擦去壳，取仁。

【释义】 火麻仁味甘，性平。归脾、胃、大肠经。能滋养补虚、润肠通便，通乳催产，通利小便。用于老年人、产妇等体虚血亏、津少肠燥之大便秘结，亦用于小便不利等。入药微炒，砸碎外壳取仁用。

【功效】 润肠通便。

【主治】 肠燥便秘。

【配伍应用精要】

●火麻仁研碎与米煮粥服，润肠通便，治肠燥便秘（《肘后备急方》）。

●火麻仁配郁李仁、瓜蒌仁、紫苏子，润肠通便，治老年人、体虚者肠燥便秘。

●火麻仁配大黄、厚朴，泻下通便，治肠胃燥热、津液不足之大便干结，如麻子仁丸（《伤寒论》）。

●火麻仁配决明子、生首乌，潜阳通便，治老年高血压兼大便秘结。

●火麻仁配大黄、当归、桃仁，润肠通便，治脾胃伏火，大便秘涩不通，如润肠丸（《奇效良方》）。

●火麻仁配人参、麦冬、阿胶，益气养血，治阴血不足、阳气虚弱之心动悸、脉结代，如炙甘草汤（《伤寒论》）。

【用法用量】 煎服，10～15 g，宜打碎入煎。

【来源与品种】 为桑科植物大麻 *Cannabis sativa* L. 的干燥成熟果实。我国各地均有栽培。主产于山东、河北、黑龙江等地。生用。

【现代研究】 本品主要含脂肪油约30%，油中含有大麻酚、植酸，能润滑肠道，刺激肠道蠕动，通便，还能降血压及阻止血脂升高。

162. 山豆根

【原文】 山豆根苦，疗咽肿痛，敷蛇虫伤，可救急用。俗名金钥匙。

【释义】 山豆根味苦，性寒，有毒。归肺、胃经。能清热解毒、利咽消肿。善治热毒引起的咽喉肿痛和牙龈肿痛。外敷用治虫蛇咬伤，可急救使用。俗名“金钥匙”。

【功效】 清热解毒，利咽消肿。

【主治】 咽喉肿痛，牙龈肿痛。

【配伍应用精要】

●山豆根单用，清热解毒、利咽消肿，治热毒蕴结之咽喉肿痛（《永类钤方》）。

●山豆根配桔梗、栀子、连翘，清热解毒、利咽消肿，治热毒蕴结之咽喉肿痛，如清凉散（《增补万病回春》）。

●山豆根配射干、花粉、麦冬，清热解毒、利咽消肿，治乳蛾喉痹，如山豆根汤（《慈幼新书》）。

●山豆根配石膏、黄连、升麻，清热解毒，治胃火上炎之牙龈肿痛、口舌生疮。

●山豆根配牛蒡子、桔梗，解毒利咽，治实热火毒之咽喉肿痛、牙龈肿痛。

●山豆根配槐花、槐实，清热解毒、消散痈肿，治痔疮肿痛。

●山豆根配茵陈、栀子，解毒利湿，治湿热黄疸。

●山豆根配枇杷叶，清肺止咳，治肺热咳嗽。

【用法用量】 煎服，3～6 g。外用适量。

【使用注意】 本品有毒，用量不宜过大。脾胃虚寒者慎用。

【来源与品种】 为豆科植物越南槐 *Sophora tonkinensis* Gapnep. 的干燥根及根茎。主产于广西、广东、江西等地。生用。

【现代研究】 本品主要含生物碱及黄酮类化合物，有抗癌、抗溃疡、抑制多种病原微生物作用，并有兴奋呼吸、平喘、升高白细胞、抗心律失常、抗炎及保肝等作用。

163. 益母草

【原文】 **益母草甘，女科为主，产后胎前，生新去瘀。**一名茺蔚子。

【释义】 益母草味苦、辛（原文谓“甘”，有误），性微寒。归心、肝、膀胱经。为妇女经产要药。能活血调经，行瘀血，生新血。无论胎前、产后诸多瘀血病证皆可用治。用于水肿、小便不利、疮痈肿毒等。果实名茺蔚子。

【功效】 活血调经，利水消肿，清热解毒。

【主治】 血滞经闭、痛经、产后恶露不尽、瘀滞腹痛，水肿、小便不利，跌打损伤、疮痈肿毒。

【配伍应用精要】

●益母草单用熬膏服，活血调经、祛瘀通经，治血滞月经不调、痛经、经闭、产后恶露不尽，瘀滞腹痛，如益母草膏（《上海市药品标准》1980 年版）。

●益母草配当归、丹参、川芎，活血调经、祛瘀通经，治血滞月经不调、痛经、经闭，如益母丸（《集验良方》）。

●益母草配当归、川芎、乳香，活血祛瘀，治产后恶露不尽、瘀滞腹痛，或难产、胎死腹中，如送胞汤（《傅青主女科》）。

●益母草单用或配白茅根、泽兰，利水消肿、活血化瘀，治水瘀互阻之水肿。

●益母草配车前子、石韦、木通，凉血化瘀止血，治血热兼瘀滞之血淋尿血。

●益母草配川芎、当归，活血散瘀止痛，治跌打损伤瘀痛。

●益母草单用外洗或外敷，清热解毒，治疮痈肿毒、皮肤瘾疹。

●益母草配黄柏、蒲公英、苦参，清热解毒，治疮痈肿毒、皮肤瘾疹。

【用法用量】 煎服，10～30 g。外用适量捣敷或煎汤外洗。

【使用注意】 无瘀滞及阴虚血少者忌用。

【来源与品种】 为唇形科植物益母草 *Leonurus japonicus* Houtt. 的新鲜或干燥地上部分。我国大部分地区均产。生用或熬膏用。

【现代研究】 本品含有益母草碱、水苏碱、益母草定、亚麻酸、β-亚麻酸、油酸、月桂酸、苯甲酸、芸香苷及延胡索酸，有兴奋子宫、抗着床和抗早孕作用，对离体肠管张力及蠕动功能有双向调节作用，有强心、扩张血管、减慢心率、降血压、保护心肌、抗凝、改善肾功能、利尿等作用。

164. 紫 草

【原文】 **紫草苦寒，能通九窍[1]，利水消膨，痘疹最要。**

【词解】

[1]九窍：头面部七窍及前、后阴的合称。

【释义】 紫草味甘（原文谓“苦”，有误）、咸，性寒。归心、肝经。能通利九窍、利水消肿、凉血活血、解毒透疹，为治疗斑疹不透、痘毒、疮痈之要药。

【功效】 清热凉血，活血，解毒透疹。

【主治】 温病血热毒盛、斑疹紫黑，麻疹不透、疮疡、湿疹，水火烫伤。

【配伍应用精要】

●紫草配赤芍、蝉蜕、甘草，凉血活血、解毒透疹，治温毒发斑、血热毒盛之斑疹紫黑，如紫草快斑汤（《张氏医通》）。

●紫草配大青叶，凉血解毒，治热毒壅盛之皮肤发斑、斑疹紫黑成片。

●紫草配牛蒡子、山豆根、连翘，凉血活血、解毒透疹，治麻疹不透，疹色紫暗，咽喉肿痛，如紫草消毒饮（《张氏医通》）。

●紫草配黄芪、升麻、荆芥，益气解毒透疹，治麻疹气虚，疹出不畅，如紫草解肌汤（《证治准绳》）。

●紫草配金银花、连翘、蒲公英，清热解毒、活血消痈，治痈肿疮疡。

●紫草配当归、白芷、血竭，清热解毒、生肌敛疮，治疮疡久溃不敛，如生肌玉红膏（《外科正宗》）。

●紫草配黄连、黄柏、漏芦，清热解毒燥湿，治湿疹、湿疮，如紫草膏（《仁斋直指方论》）。

●紫草配黄柏、牡丹皮、大黄，以麻油熬膏外搽，凉血解毒，治水火烫伤。

【用法用量】 煎服，5～10 g。外用适量，熬膏或用植物油浸泡涂搽。

【使用注意】 本品性寒而滑利，脾虚便溏者忌服。

【来源与品种】 为紫草科植物新疆紫草 *Arnebia euchroma* (Royle) Johnst. 或内蒙紫草 *Arnebia guttata* Bunge 的干燥根。主产于辽宁、湖南、河北等地。生用。

【现代研究】 本品含紫草素（紫草醌）、紫草烷、乙酰紫草素、去氧紫草素、二甲基戊烯酰紫草素等，有抑菌、抗炎、抗生育、抗肿瘤、解热等作用，对心脏有明显的兴奋作用。

165. 紫 葳

【原文】 紫葳味酸，调经止痛，崩中[1]带下，癥瘕通用。即凌霄花。

【词解】

[1]崩中：又名血崩，指阴道突然大量出血，包括月经过多和其他异常出血。

【释义】 紫葳味酸、辛，性微寒。归肝、心包经。能活血通经、破瘀消癥、止痛。凡血瘀经闭、腹痛，月经过多、出血不止，带下，以及瘀血积聚成块之癥瘕均可应用。本品即凌霄花。

【功效】 破瘀通经，凉血祛风。

【主治】 血瘀经闭、癥瘕积聚、跌打损伤，风疹、皮癣、皮肤瘙痒，痤疮，便血、崩漏。

【配伍应用精要】

●紫葳配当归、红花、赤芍，破瘀通经，治血瘀经闭，如紫葳散（《妇科玉尺》）。

●紫葳配鳖甲、牡丹皮，破瘀消癥，治瘀血癥瘕积聚、肝脾肿大，如鳖甲煎丸（《金匮要略》）。

●紫葳配乳香、没药，化瘀通经、消肿止痛，治跌打损伤、瘀肿疼痛。

●紫葳配生地黄、牡丹皮、蒺藜，凉血祛风止痒，治血热风疹、疹块发红、遇热痒甚。

●紫葳配雄黄、黄连为末外搽，解毒祛风止痒，治风疹、皮癣，如凌霄花散（《证治准绳》）。

●紫葳配地龙，活血祛风、舒筋通络，治痹证关节肿痛、中风肢体麻木。

●紫葳单用研末冲服，或配地榆、槐花、生地黄，凉血止血，治血热便血、崩漏。

【用法用量】 煎服，3～10 g。外用适量。

【使用注意】 孕妇忌用。

【来源与品种】 为紫葳科植物凌霄 *Campsis grandiflora* (Thunb.) K. Schum. 或美洲凌霄 *Campsis radicans* (L.) Seem. 的干燥花。产于我国大部。生用。

【现代研究】 本品含有芹菜素、β-谷甾醇、辣红素、水杨酸、阿魏酸等，对福氏痢疾杆菌、伤寒杆菌有不同程度的抑制作用，有解痉、抗溃疡、降胆固醇、止咳、抗癌、抗炎等作用。

166. 地肤子

【原文】 地肤子寒，去膀胱热，皮肤瘙痒，除热甚捷。一名铁扫帚子。

【释义】 地肤子味辛、苦，性寒。归肾、膀胱经。能清热利湿，利尿通淋，止痒。用于热结膀胱之小便不利、淋沥涩痛，皮肤风疹、湿疹、疥癣瘙痒等，除湿热的疗效很快。本品又名铁扫帚子。

【功效】 利尿通淋，清热利湿，止痒。

【主治】 淋证，阴痒带下，风疹、湿疹。

【配伍应用精要】

●地肤子配木通、瞿麦、冬葵子，清热利湿通淋，治膀胱湿热之小便不利、淋沥涩痛，如地肤子汤（《济生方》）。

●地肤子配党参，益气通淋，治阳虚气弱之小便不利。

●地肤子配熟地黄、白芍，养阴通淋，治阴虚血亏之小便不利。

●地肤子配白鲜皮、蝉蜕、黄柏，利湿止痒，治风疹、湿疹瘙痒。

●地肤子配苦参、龙胆草、白矾煎汤外洗，清热利湿止痒，治下焦湿热之外阴湿痒。

●地肤子配黄柏、苍术，清热燥湿止带，治湿热带下增多。

●地肤子配地榆、黄芩，清热利湿、凉血止痢，治血痢日久。

【用法用量】 煎服，9～15 g。外用适量。

【来源与品种】 为藜科植物地肤 *Kochia scoparia* (L.) Schrad. 的干燥成熟果实。生用。

【现代研究】 本品含三萜皂苷、脂肪油、维生素A等，对多种皮肤真菌有抑制作用，能抑制单核巨噬系统的吞噬功能及迟发型超敏反应（DTH）。

167. 苦楝皮

【原文】 楝根性寒，能追诸虫，疼痛立止，积聚立通。

【释义】 苦楝皮味苦，性寒，有毒。归肝、脾、胃经。能清热燥湿，杀虫疗癣。用于驱杀各种肠道寄生虫，并治寄生虫引起的脐腹疼痛、蛔虫性肠梗阻，用药后可收立竿见影之效。

【功效】 杀虫，疗癣。

【主治】 蛔虫、蛲虫、钩虫等肠道寄生虫病，疥癣、湿疮。

【配伍应用精要】

●苦楝皮单用水煎、煎膏服用，驱杀肠虫，治各种肠道寄生虫。

●苦楝皮配使君子、槟榔、大黄，泻下杀虫，治多种肠道寄生虫，如化虫丸（《全国中药成药处方集》）。

●苦楝皮配苦参、百部、蛇床子，治蛲虫病。

●苦楝皮配百部、乌梅，水煎液晚间作保留灌肠，驱杀肠虫，治蛲虫病。

●苦楝皮配石榴皮，驱杀肠虫，治钩虫病，如楝榴二皮饮（《湖北药物志》）。

●苦楝皮单用煎汤外洗，或研末以醋调涂患处，清热燥湿、杀虫止痒，治疥疮、头癣、湿疮湿疹瘙痒等。

●苦楝皮配皂角研末外用，清热燥湿、杀虫止痒，治疥癣、湿疮。

【用法用量】 煎服，4.5～9 g，鲜品15～30 g。外用适量。

【使用注意】 本品有毒，不宜过量或久服。

【来源与品种】 为楝科植物川楝 *Melia toosendan* Sieb. et Zucc. 或楝 *Melia azedarach* L. 的干燥树皮及根皮。前者我国大部分地区均产，后者主产于四川、湖北、贵州等地。鲜用或切片生用。

【现代研究】 本品含川楝素、苦楝酮、苦楝萜酮内酯、苦楝萜醇内酯等，能抗蛔虫、蛲虫、血吸虫等寄生虫，对肉毒中毒动物有治疗作用，可增加兔肠肌肌张力及收缩力、抑制呼吸等。

168. 樗根皮

【原文】 樗[1]根味苦，泻痢带崩，肠风[2]痔漏，燥湿涩精。去粗皮，取二层白皮切片，酒炒。

【词解】

[1] 樗（chū）：臭椿树。

[2] 肠风：病名，指痔疮出血或其他以便血为主症的疾病。

【释义】 樗根皮味苦、涩，性寒。归大肠、肝经。能清热燥湿止泻，涩肠止痢，止血，涩精止带。用于湿热泄泻、痢疾，妇女赤白带下，以及崩漏下血、肠风痔血等。使用时去掉粗皮，取内层白皮切片、酒炒用。

【功效】 清热燥湿，收敛止带，止泻，止血。

【主治】 湿热泻痢，久泻久痢，赤白带下，崩漏下血、便血痔血。

【配伍应用精要】

●樗根皮配地榆，清热燥湿止痢，治湿热泻痢，如椿根散（《鲁府禁方》）。

●樗根皮配爵床、凤尾草，清热燥湿止痢，治湿热痢疾之里急后重、便下脓血。

●樗根皮配诃子、母丁香，收涩止泻，治久泻久痢，如诃黎勒丸（《脾胃论》）。

●樗根皮配黄柏，清热燥湿、收敛止带，治湿热下注、带脉失约之赤白带下，如樗树根丸（《摄生众妙方》）。

●樗根皮配黄柏、黄芩、白芍，凉血止血、收敛止血，治血热崩漏、月经过多，如固经丸（《医学入门》）。

●樗根皮配侧柏叶、升麻、白芍，收敛止血，治便血痔血，如椿皮丸（《丹溪心法》)。

●樗根皮配蛇床子，清热祛湿、杀虫止痒，治滴虫、阴痒。

【用法用量】 煎服，6~9 g。外用适量。

【使用注意】 脾胃虚寒者慎用。

【来源与品种】 为苦木科植物臭椿(樗) *Ailanthus altissima* (Mill.) Swingle 的干燥根皮或树干皮。主产于山东、辽宁、河南等地。生用或麸炒用。

【现代研究】 本品含苦楝素、鞣质、赭朴酚等，有抗菌、抗阿米巴原虫及抗肿瘤作用。

169. 泽 兰

【原文】 **泽兰甘苦，痈肿能消，打扑伤损，肢体虚浮。**

【释义】 泽兰味苦、辛，性微温。归肝、脾经。能活血消痈、祛瘀疗伤、利水消肿。用治疮痈肿痛、跌打损伤、瘀血肿痛、肢体水肿等。

【功效】 活血调经，祛瘀消痈，利水消肿。

【主治】 跌打损伤，瘀肿疼痛，疮痈肿毒，水肿，血瘀经闭、痛经、产后腹痛。

【配伍应用精要】

●泽兰配丹参、郁金、延胡索，活血祛瘀、消肿止痛，治胸胁损伤疼痛。

●泽兰配金银花、黄连、赤芍，清热解毒、消肿止痛，治疮痈肿毒，红肿热痛，如夺命丹（《外科全生集》）。

●泽兰配防己，活血祛瘀、利水消肿，治产后水瘀互结之水肿（《随身备急方》）。

●泽兰配茯苓、防己、车前子，利水消肿，治四肢水肿、腹水。

●泽兰配黄芪、防己，补气利水消肿，治产后小便不利、身面浮肿。

●泽兰配当归、川芎、香附，活血调经，治妇女瘀血所致月经不调、痛经、闭经、产后腹痛等，如泽兰汤（《医学心悟》）。

●泽兰配当归、白芍，活血补血，治血瘀而兼血虚之月经不调、痛经、闭经、产后腹痛等，如泽兰汤（《济阴纲目》）。

【用法用量】 煎服，10～15 g。外用适量。

【使用注意】 血虚及无瘀滞者慎用。

【来源与品种】 为唇形科植物毛叶地瓜儿苗 *Lycopus lucidus* Turcz. var. *hirtus* Regel 的干燥地上部分。我国大部分地区均产，主产于黑龙江、辽宁、浙江等地。生用。

【现代研究】 本品含挥发油、葡萄糖苷、鞣质、黄酮苷、酚类、有机酸、皂苷、泽兰糖、水苏糖、半乳糖、果糖等，能对抗体外血栓形成，有轻度抑制凝血、增强纤溶活性的作用，并有一定强心作用。

170. 猪牙皂

【原文】 **牙皂味辛，通关利窍，敷肿痛消，吐风痰妙。**去弦子皮，用不蛀者。

【释义】 猪牙皂味辛、咸，性温，有小毒。归肺、大肠经。能通关开窍，祛风催吐消痰，外敷散结消肿止痛。用于中风、痰厥、癫痫之牙关紧闭、痰涎壅盛、关窍阻闭，以及咳喘痰多。研末外用治痈疽、疮毒肿痛。入药去掉果实周边的筋、种子和粗皮，以无虫蛀者为佳。

【功效】 祛顽痰，通窍开闭，祛风杀虫。

【主治】 中风痰厥、癫痫、喉痹，咳喘痰多，疮痈肿毒。

【配伍应用精要】

●猪牙皂配细辛共研为散，吹鼻取嚏，开窍醒神，治中风痰厥、癫痫、喉痹之痰涎壅盛、关窍阻闭，如通关散（《丹溪心法附余》）。

●猪牙皂配明矾为散，温水调服，涌吐痰涎、开窍醒神，治中风痰厥、癫痫、喉痹之痰涎壅盛、关窍阻闭，如稀涎散（《传家秘宝》）。

●猪牙皂单味研末，以蜜为丸，枣汤送服，祛除顽痰，治顽痰阻肺之咳喘痰多、不得平卧，如皂荚丸（《金匮要略》）。

●猪牙皂熬膏外敷，散结消肿，治疮肿未溃。

●猪牙皂配海蛤壳，清热散结、解毒消痈，治乳痈肿痛。

●猪牙皂配以陈醋浸泡后研末调涂，祛风杀虫止痒，治皮癣。

【用法用量】 研末服，1～1.5 g；入汤剂，1.5～5 g。外用适量。

【使用注意】 内服不宜过量。孕妇、体虚及有出血倾向者忌用。

【来源与品种】 为豆科植物皂荚 *Gleditsia sinensis* Lam. 的干燥不育果实，又名皂角、皂荚。主产于四川、陕西、河南等地。生用或炒用。

【现代研究】 本品含三萜类皂苷、鞣质、蜡醇、二十九烷、豆甾醇等，有祛痰、兴奋子宫、抑菌作用。皂荚中所含之大量皂苷可刺激胃肠黏膜，产生呕吐、腹泻，而且腐蚀胃黏膜，发生吸收中毒，甚至产生全身毒性，引起溶血，还可导致呼吸中枢麻痹而死亡。

171. 芜　荑

【原文】 **芜荑味辛，驱邪杀虫，痔瘘癣疥，化食除风。**火煅用。

【释义】 芜荑味辛、苦，性温。归脾、胃经。能驱杀肠虫，消积疗疳，祛风止痒。用于蛔虫、蛲虫、钩虫、绦虫等多种肠道寄生虫病，小儿食积不化，虫积腹痛，以及治痔疮、瘘瘤及皮癣、疥疮瘙痒等。火煅后入药。

【功效】 杀虫消积。

【主治】 虫积腹痛，小儿疳积，疥癣瘙痒。

【配伍应用精要】

●芜荑单用和面粉炒黄、为末，米饮送服，杀虫消积，驱杀蛔虫、蛲虫、绦虫（《备急千金要方》）。

●芜荑配雷丸、干漆，杀虫，治蛔虫病。

●芜荑配槟榔、南瓜子，杀虫，治绦虫病。

●芜荑配槟榔、木香研末，石榴根煎汤送服，治蛔虫、蛲虫、绦虫之面黄、腹痛，如芜荑散（《仁斋直指方论》）。

●芜荑配鸡内金、白术、山药，健脾消积，治小儿疳积。

●芜荑配使君子、芦荟、白术，杀虫、消积疗疳，治小儿疳积、虫积腹痛、消瘦泄泻，如布袋丸（《补要袖珍小儿方论》）。

●芜荑研末，醋或蜜调涂患处，除风止痒，治疥癣瘙痒、皮肤恶疮。

【用法用量】 煎服，3～10 g。入丸散，2～3 g。外用适量，研末调敷。

【使用注意】 脾胃虚弱、肺脾燥热者忌服。

【来源与品种】 为榆科植物大果榆 *Ulmus macrocarpa* Hance 果实的加工品。主产于黑龙江、吉林、辽宁等地。

【现代研究】 本品含鞣质、糖类等，在体外对猪蛔虫、蚯蚓、水蛭有显著杀灭效力，对多种皮肤真菌有一定抑制作用，有抗疟作用。

172. 雷 丸

【原文】 **雷丸味苦，善杀诸虫，癫痫[1]蛊[2]毒，治儿有功。**赤者杀人。白者佳。甘草煎。水泡一宿。

【词解】

[1] 癫痫：病名，是由脑部疾患或脑外伤等引起的一种病。发作时突然昏倒、口吐涎沫、两目上视、牙关紧急、四肢抽搐，或口中发出类似猪羊的叫声，俗称“羊角风”。

[2] 蛊（gǔ）：泛指虫毒结聚、肝脾受伤、脉络瘀塞所致的臌胀。

【释义】 雷丸味苦，性寒，有小毒。归胃、大肠经。善于杀虫消积，用治各种肠道寄生虫病，脑囊虫所致癫痫，以及由虫毒引起的形瘦腹大、羸弱虚衰等蛊毒症。对小儿虫积、疳积等疗效较好。原药色红者毒性强，入药以色白者为佳。用甘草煎水浸泡一宿可减毒。

【功效】 杀虫消积。

【主治】 肠道寄生虫病，小儿疳积。

【配伍应用精要】

●雷丸单用研末吞服，驱杀肠虫，治绦虫病。

●雷丸配槟榔、牵牛子、苦楝皮，驱杀肠虫，治钩虫、蛔虫病，如追虫丸（《证治准绳》）。

●雷丸配大黄、牵牛子，驱杀肠虫，治蛲虫病。

●雷丸配半夏、茯苓，杀虫，治脑囊虫病。

●雷丸配使君子、鹤虱、槟榔，开滞消疳，治小儿疳积、虫积，如雷丸散（《杨氏家藏方》）。

【用法用量】 入丸散，6～15 g。驱杀绦虫12～18 g。每日2～3次，冷开水调服，连服3 d（天）。

【使用注意】 不宜入煎剂。本品有效成分雷丸素为一种蛋白酶，加热易被破坏。

【来源与品种】 为白蘑科真菌雷丸 *Omphalia lapidescens* Schroet. 的干燥菌核。主产于四川、贵州、云南等地。生用。

【现代研究】 主要成分为一种蛋白水解酶——雷丸素，尚含雷丸多糖等。本品可驱除绦虫，对猪蛔虫、蚯蚓及水蛭有杀灭作用，可使阴道毛滴虫虫体颗粒变形，有抗炎、增强动物免疫功能及一定抗肿瘤作用。

173. 胡麻仁

【原文】 **胡麻仁甘，疔肿恶疮，熬补虚损，筋壮力强。**一名巨胜。黑者佳。

【释义】 胡麻仁味甘，性平。归肝、肾、大肠经。生用外敷能消肿敛疮，炒熟内服能补肝肾、益精血。用治肿毒恶疮、肝肾不足、腰膝酸软，使筋骨强壮。又名巨胜。以黑色者入药为佳。本品即黑芝麻。

【功效】 补肝肾，益精血，润肠通便。

【主治】 精血亏损、须发早白、头晕眼花，肠燥便秘。

【配伍应用精要】

●胡麻仁单用或配大枣、蜂蜜，补肝肾、益精血，治肝肾不足之须发早白、头晕眼花。

●胡麻仁配桑叶、熟地黄、女贞子，补肝肾、益精血，治肝肾不足、精血亏损之头晕眼花、须发早白。

●胡麻仁配桑椹，补肝肾、润五脏，治病后虚羸、须发早白、虚风眩晕等。

●胡麻仁单用或配当归、肉苁蓉、火麻仁，润肠通便，治血虚津亏、肠燥便秘。

【用法用量】 10～30 g。宜炒熟服。

【使用注意】 便溏者慎用。

【来源与品种】 为脂麻科植物脂麻 *Sesamum indicum* L. 的干燥成熟种子。我国各地均产。生用或炒用。

炒胡麻仁：气香浓，具有补益肝肾、填补精血、润肠通便功效。

【现代研究】 本品主要含油酸、亚油酸、棕榈酸、花生酸等，又含甾醇、芝麻素、芝麻酚、维生素E、叶酸、烟酸、蛋白质和钙等，有抗氧化、调节胆固醇、降血糖、补血、润肠等作用。

174. 苍耳子

【原文】 苍耳子苦，疥癣细疮，驱风湿痹，瘙痒堪尝。一名枲耳。实多刺。

【释义】 苍耳子味辛、苦，性温，有毒。归肺经。能祛风湿，止痹痛，祛风止痒。用于风湿痹痛、四肢拘挛、风疹疥癣瘙痒、疮疡等。又名枲耳。成熟果实多刺。

【功效】 散风寒，通鼻窍，祛风湿，止痛。

【主治】 风寒感冒，鼻渊头痛，风湿痹痛。

【配伍应用精要】

●苍耳子配防风、白芷、羌活、藁本，散风寒、通鼻窍，治外感风寒之头身疼痛、鼻塞流涕。

●苍耳子配辛夷、白芷，散风寒、通鼻窍，治外感风寒之鼻渊头痛、鼻塞、浊涕，如苍耳子散（《济生方》）。

●苍耳子配薄荷、黄芩，散风热、通鼻窍，治风热外袭或湿热内蕴之鼻渊头痛、鼻塞、浊涕。

●苍耳子配羌活、威灵仙、木瓜，祛风除、止痹痛，治风寒湿痹之关节疼痛、四肢拘挛。

●苍耳子配蒺藜、地肤子、白鲜皮，散风除湿止痒，治皮肤湿疹、湿疮瘙痒。

【用法用量】 煎服，3～9 g，或入丸散。

【使用注意】 血虚头痛者不宜服用。过量服用易致中毒。

【来源与品种】 为菊科植物苍耳 *Xanthium sibiricum* Patr. 的干燥成熟带总苞的果实。产于我国各地。炒去硬刺用。

炒苍耳子：毒性降低，长于通鼻窍、祛风湿止痛。

【现代研究】 本品含苍耳苷、脂肪油、生物碱、苍耳醇、蛋白质、维生素C等，有降血糖、镇咳作用；小剂量兴奋呼吸，大剂量抑制呼吸；有抑制心脏、扩张血管及一定抑菌作用。

175. 蕤　仁

【原文】 蕤仁味甘，风肿烂弦[1]，热胀胬肉[2]，眼泪立痊。

【词解】

[1] 烂弦：病名，指睑弦部潮红溃烂，或眦部睑弦潮红糜烂、刺痒、羞明多泪之眼病，俗称烂眼边或烂弦风。

[2] 胬肉（nǔròu）：病名，指眼球结膜增生而突起的肉状物。未遮掩住角

膜的称胬肉，遮掩住角膜的称胬肉攀睛。

【释义】 蕤仁味甘，性寒。归肝经。能疏风散热，养肝明目。善治风热上攻之目赤肿痛、睑弦赤烂、胬肉遮睛。肝阴不足之目暗羞明、多泪用之立效。

【功效】 疏风清热明目，养肝明目。

【主治】 目赤肿痛，睑弦赤烂，目暗羞明。

【配伍应用精要】

●蕤仁配杭白菊、白芍、夜明砂，疏风清热明目，治肝经风热之目赤肿痛、眦烂流泪。

●蕤仁配硼砂研细粉，以乳汁调膏点眼，清热明目退翳，治赤眼，翳膜遮睛，如春雪膏（《普济方》）。

●蕤仁配杏仁去皮研匀、煎汤外洗，清热明目，治赤烂眼。

●蕤仁配酸枣仁、五味子，养肝明目，治肝肾阴虚、目昏多泪。

【用法用量】 煎服，5～9 g。外用去油研成膏点眼或煎水洗。

【来源与品种】 为蔷薇科植物蕤核 *Prinsepia uniflora* Batal. 或齿叶扁核木 *Prinsepia uniflora* Batal. var. *serrata* Rehd. 的干燥成熟果核。主产于山西、陕西、甘肃。晒干捣碎用。

【现代研究】 本品含蛋白质、脂肪、纤维、油脂等成分，常用于眼科疾病的治疗。

176. 青葙子

【原文】 **青葙子苦，肝脏热毒，暴发赤障[1]，青盲[2]可服。**

【词解】

[1] 赤障：病证名，指以白睛红肿热痛、黑睛生翳膜、视物模糊为主症的眼病。

[2] 青盲：病证名，指黑睛与瞳神之气色、形态正常，唯视力严重下降，甚至失明的慢性眼病，相当于视神经萎缩。

【释义】 青葙子味苦，性凉。归肝、脾经。能清泻肝火，明目退翳，善治眼科诸疾。用于肝火热毒上攻之目赤肿痛、赤障、青盲视物不清等。

【功效】 清肝泻火，明目退翳。

【主治】 肝热目赤，眼生翳膜，视物昏花，肝火眩晕。

【配伍应用精要】

●青葙子配龙胆草，清肝明目，治肝火上炎之目赤肿痛。

●青葙子配决明子、茺蔚子、羚羊角，清肝明目退翳，治肝火上炎之目赤肿痛、眼生翳膜、视物昏花，如青葙丸（《证治准绳》）。

●青葙子配生地黄、玄参、车前子，清热明目退翳，治肝虚血热之视物昏花，如青葙丸（《医宗金鉴》）。

●青葙子配菟丝子、肉苁蓉、山药，养肝明目退翳，治肝肾亏损之目昏干涩，如绿风还睛丸（《医宗金鉴》）。

●青葙子配石决明、栀子、夏枯草，清肝火、平肝阳，治肝阳化火之头痛、眩晕、烦躁不寐。

【用法用量】 煎服，10～15 g。

【使用注意】 有扩瞳作用，青光眼患者禁用。

【来源与品种】 为苋科植物青箱 *Celosia argentea* L. 的干燥成熟种子。产于我国中部及南部各省。生用或炒用。

炒青葙子：缓和寒性，多用于目生翳膜、视物昏暗。

【现代研究】 本品含对羟基苯甲酸、棕榈酸胆甾烯酯、烟酸、β-谷甾醇、脂肪油及丰富的硝酸钾等，有降血压、扩瞳、抑菌等作用。

177. 谷精草

【原文】 **谷精草辛，牙齿风痛，口疮咽痹，眼翳通用。**一名戴星草。

【释义】 谷精草味辛、甘，性平。归肝、肺经。能疏散上焦风热，清利头目，明目退翳。凡风热上攻之头痛、牙痛、口舌生疮、咽喉肿痛、翳膜遮睛等皆可应用。又名戴星草。

【功效】 疏散风热，明目，退翳。

【主治】 目赤肿痛、羞明、眼生翳膜，风热头痛。

【配伍应用精要】

●谷精草配荆芥、决明子、龙胆草，疏风清热、明目退翳，治风热上攻之目赤肿痛、羞明多泪、眼生翳膜，如谷精草汤（《审视瑶函》）。

●谷精草配青葙子、密蒙花煎汤外洗，清热明目，治目赤肿痛。

●谷精草配白芍，清肝热养肝阴，治小儿痘疹、眼中生翳。

●谷精草配鸭肝炖服，养肝明目，治风热目翳、夜晚视物不清。

●谷精草配薄荷、菊花、牛蒡子，疏风清热，治风热头痛。

【用法用量】 煎服，6～15 g。

【使用注意】 阴虚血亏之目疾者不宜用。

【来源与品种】 为谷精草科植物谷精草 *Eriocaulon buergerianum* Koern. 的干燥带花茎的头状花序。主产于浙江、江苏、安徽等地。生用。

【现代研究】 本品主要含谷精草素等，体外试验证明其对某些皮肤真菌、绿脓杆菌、肺炎双球菌、大肠杆菌等有抑制作用。

178. 白　薇

【原文】 **白薇大寒，疗风治疟，人事不知，鬼邪堪却。**

【释义】 白薇味苦、咸，性寒。归胃、肝、肾经。能清热凉血，退虚热，散邪治疟。用于温热病后期余邪未尽、夜热早凉，或阴虚发热、骨蒸潮热，以及疟疾日久身热不退，退热效果很好。还用治妇人血虚、阳气偏盛之血厥，神志昏迷、不省人事。

【功效】 清热凉血，利尿通淋，解毒疗疮。

【主治】 阴虚发热，产后虚热，阴虚外感，热淋、血淋，热毒疮痈。

【配伍应用精要】

●白薇配地骨皮、知母、青蒿，清热凉血，益阴退热，治热病后期余邪未尽，夜热早凉，或阴虚发热、骨蒸潮热。

●白薇配当归、人参、甘草，养血益阴、清热除蒸，治产后血虚发热、低热不退，或见昏厥，如白薇汤（《全生指迷方》）。

●白薇配生地黄、玄参，清热泻火凉血，治温邪入营之高热烦渴、神昏舌绛等。

●白薇配玉竹、淡豆豉、薄荷，泻肺益阴透邪，治阴虚外感之发热咽干、口渴心烦等，如加减葳蕤汤（《通俗伤寒论》）。

●白薇配木通、滑石、石韦，利尿通淋，治膀胱湿热之血淋涩痛。

●白薇配竹叶，清热利湿，治阴虚血热之小便淋沥涩痛。

●白薇配贝母、桑白皮，清透肺热止咳，治肺热咳嗽。

●白薇配蒺藜，清肝息风，治肝热眩晕、头痛。

●白薇配白僵蚕，清肝息风，治血虚肝旺之眩晕、头痛。

●白薇配天花粉、赤芍、甘草，凉血解毒、消肿散结，治血热毒盛之疮痈肿毒、毒蛇咬伤，如白薇散（《证治准绳》）。

●白薇配金银花、桔梗、山豆根，清热解毒、消肿散结，治热毒壅盛之咽喉红肿疼痛。

【用法用量】 煎服，4.5～9 g。

【使用注意】 脾胃虚寒、食少便溏者不宜服用。

【来源与品种】 为萝摩科植物白薇 *Cynanchum atratum* Bge. 或蔓生白薇 *Cynanchum versicolor* Bge. 的干燥根及根茎。我国南北各省均有分布。生用或蜜炙用。

炙白薇：其性偏润，退虚热力胜，常用于阴虚内热、产后虚热。

【现代研究】 本品含挥发油、强心苷等，有加强心肌收缩的作用，可使心率减慢；对肺炎球菌有抑制作用；有解热、利尿等作用。

179. 白蔹

【原文】 白蔹微寒，儿疟惊痫，女阴肿痛，痈疔可啖。

【释义】 白蔹味苦、辛，性微寒。归心、胃经。能清热解毒，消痈散结，敛疮生肌。用治小儿疟疾、发热惊痫，以及妇女阴部肿痛、疮痈疔毒等。

【功效】 清热解毒，消痈散结，敛疮生肌。

【主治】 疮痈肿毒，瘰疬痰核，水火烫伤，手足皲裂。

【配伍应用精要】

●白蔹配金银花、连翘、蒲公英，清热解毒、消痈散结，治热毒壅聚，痈疮初起，红肿硬痛。

●白蔹配苦参、天南星、皂荚制膏药外贴，清热解毒、消痈排脓，治疮痈脓成不溃者。

●白蔹配黄连、龙骨、乌贼骨，解毒燥湿敛疮，治聤耳出脓血。

●白蔹配生地黄、阿胶，清热凉血、止血，治血热之咯血、吐血。

●白蔹配白及、络石藤共研细末，干撒疮口，清热解毒、敛疮生肌，如白蔹散（《鸡峰普济方》）。

●白蔹配玄参、赤芍、大黄研末，以醋调外敷患处，清热解毒、消肿散结，治痰火郁结，痰核瘰疬，如白蔹散（《太平圣惠方》）。

●白蔹配地榆研末外敷，清热解毒、敛疮生肌，治水火烫伤（《肘后备急方》）。

【用法用量】 煎服，4.5～9 g。外用适量，煎汤外洗或研成极细粉末敷于患处。

【使用注意】 脾胃虚寒者不宜服。反乌头。

【来源与品种】 为葡萄科植物白蔹 *Ampelopsis japonica*（Thunb.）Makino 的干燥块根。产于华北、华东及中南地区。生用。

【现代研究】 本品含有黏液质和淀粉、酒石酸、龙脑酸、甾醇类成分及其糖苷、脂肪酸和酚性化合物等，有抑菌和抗真菌作用，有护肝及抗脂质过氧化活性，可增强某些药物的镇痛作用。

180. 青蒿

【原文】 青蒿气寒，童便熬膏，虚寒[1]盗汗[2]，除骨蒸劳[3]。

【词解】

[1] 虚寒：原文有误，应为“虚热”。

[2] 盗汗：证名，以入睡后汗出异常、醒后汗泄即止为特征的一种病症。

[3] 骨蒸劳：即骨蒸劳热。主症见午后发热，低热、五心烦热、盗汗，热似从骨缝里发出一样，故称骨蒸。多为阴虚火旺的证候。

【释义】 青蒿味苦、辛，性寒。归肝、胆经。善清透阴分伏热，凉血除蒸，截疟退热。用于温邪伤阴夜热早凉、阴虚骨蒸劳热、疟疾往来寒热。可以童便熬膏应用。

【功效】 清透虚热，凉血除蒸，解暑，截疟。

【主治】 温邪伤阴、夜热早凉，阴虚骨蒸，疟疾寒热，外感暑热。

【配伍应用精要】

●青蒿配鳖甲、知母、牡丹皮，清透虚热，治温病伤阴之夜热早凉、热退无汗，或低热不退，如青蒿鳖甲汤（《温病条辨》）。

●青蒿配银柴胡、胡黄连、知母，清退虚热、凉血除蒸，治阴虚发热、骨蒸劳热、潮热盗汗，如清骨散（《证治准绳》）。

●青蒿单用鲜品捣汁服，截疟退热，治疟疾寒热（《肘后备急方》）。

●青蒿配黄芩、常山，截疟退热，治疟疾寒热。

●青蒿配黄芩、滑石、半夏，清解肝胆湿热，治湿热郁遏肝胆、气机不利之往来寒热如疟、胸脘痞闷、恶心呕吐，如蒿芩清胆汤（《通俗伤寒论》）。

●青蒿配黄芩、秦艽，清透虚热，治肺痨、骨蒸潮热。

●青蒿配茵陈，清热利湿，治湿热黄疸。

●青蒿配藿香、佩兰，清热解暑，治暑热外感之发热、头痛、胸闷。

●青蒿配滑石、连翘、西瓜翠衣，清热解暑，治外感暑热之头昏头痛、发热口渴，如清凉涤暑汤（《时病论》）。

【用法用量】 煎服，6～12 g，不宜久煎，或鲜用绞汁服。

【使用注意】 脾胃虚弱、肠滑泄泻者忌服。

【来源与品种】 为菊科植物黄花蒿 *Artemisia annua* L. 的干燥地上部分。生用。

【现代研究】 本品主要含倍半萜类（青蒿素等）、黄酮类、香豆素类、挥发性成分等，有显著抗疟作用，有抗动物血吸虫的作用；能促进机体细胞的免疫作用；可减慢心率、抑制心肌收缩力、降低冠状动脉血流量及降血压；有解热、镇痛、抑菌、抗病毒作用；有防辐射、抗癌、治疗矽肺作用。青蒿素可能有遗传毒性。

181. 白茅根

【原文】 茅根味甘，通关逐瘀，止吐衄血[1]，客热[2]可去。

【词解】

[1] 衄血（nǜxuè）：广义指非外伤所致的某些部位的外部出血证，狭义指鼻出血。

[2] 客热：此指肺胃膀胱之郁热。

【释义】 白茅根味甘，性寒。归肺、胃、膀胱经。能通关窍、利小便，祛瘀血，凉血止血，清泄郁热。用于血分有热之吐血、衄血、尿血，水肿，热淋、小便不利及肺胃郁热之烦渴、呕吐、咳喘等。

【功效】 凉血止血，清热利尿，清肺胃热。

【主治】 血热出血证，水肿、热淋、黄疸，胃热呕吐，肺热咳喘。

【配伍应用精要】

●白茅根单用或鲜品捣汁服，凉血止血，治鼻衄、吐血、尿血、血淋等多种出血证。

●白茅根配小蓟、蒲黄、旱莲草，凉血止血，治尿血。

●白茅根配栀子，清热泻火、凉血止血，治血热妄行之咯血、吐血、衄血、尿血等。

●白茅根鲜品配鲜莲藕，清热凉血止血，治咯血，如二鲜饮（《医学衷中参西录》）。

●白茅根配人参、生地黄、茯苓，清热益气止血，治气虚内热，血尿间断发作，如茅根饮子（《外台秘要》）。

●白茅根单用，利水消肿、利尿通淋，治热淋、水肿、小便不利。

●白茅根配茵陈、栀子，利湿退黄，治湿热黄疸。

●白茅根配芦根，清热生津、和胃止呕，治胃热呕吐。

●白茅根配葛根，清胃止呕，治胃热呕吐，如茅根汤（《小品方》）。

●白茅根配桑白皮，清肺热止咳，治肺热咳喘，如如神汤(《太平圣惠方》)。

【用法用量】 煎服，15～30 g，鲜品加倍；可捣汁服。止血亦可炒炭用。

【来源与品种】 为禾本科植物白茅 *Imperata cylindrica* Beauv. var. *major* (Nees) C. E. Hubb. 的干燥根茎。我国各地均有产，但以华北地区较多。生用或炒炭用。

茅根炭：清热凉血作用较弱，止血作用较强，专用于出血证，并偏于收敛止血。

【现代研究】 本品含糖类化合物、有机酸类及其钾盐、三萜烯类成分、5-羟色胺、维生素等，能显著缩短出血和凝血时间，有利尿作用，对多种致病菌有抑制作用，并有一定抗乙型肝炎病毒（HBV）活性。

182. 大蓟、小蓟

【原文】 **大小蓟苦，消肿破血，吐衄咯唾，崩漏可啜。**

【释义】 大蓟、小蓟味甘、苦，性凉。归心、肝经。能凉血止血，活血散瘀消痈。用于热毒疮痈、血热妄行之吐血、衄血、咯血、尿血及崩漏下血等各种出血证。

【功效】 凉血止血，散瘀解毒消痈。

【主治】 血热出血证，热毒痈肿。

【配伍应用精要】

●大蓟鲜品捣汁服，凉血止血，治吐血、衄血、崩中下血（《本草汇言》）。

●大蓟鲜品煎汤内服，散瘀解毒消痈，治肺痈（《闽东本草》）。

●大蓟研末外敷，凉血止血，治外伤出血。

●大蓟研末调服，散瘀解毒消痈，治肠痈（《日华子本草》）。

●大蓟配黄柏，清热燥湿、凉血止血，治下焦热盛之崩漏下血。

●大蓟配金银花，清热凉血、解毒消痈，治肠痈、疮痈肿毒。

●大蓟、小蓟相须为用，凉血止血，治九窍出血（《不居集》）。

●小蓟鲜品捣烂外涂，凉血止血，治金疮出血（《食疗本草》）。

●小蓟单用捣汁服，凉血止血，治九窍出血（《卫生易简方》）。

●小蓟单味应用，凉血止血、利尿通淋，治尿血、血淋。

●小蓟配生地黄、滑石、栀子，凉血止血、利尿通淋，治尿血、血淋，如小蓟饮子（《济生方》）。

●小蓟配乳香、没药，清热散瘀消肿，治热毒疮疡初起，红肿热痛，如神效方（《普济方》）。

●小蓟配大蓟、侧柏叶、白茅根，凉血止血，治多种出血证，如十灰散（《十药神书》）。

●小蓟、大蓟皆可单用鲜品捣烂敷患处，清热散瘀消肿，治热毒疮疡初起，红肿热痛。

【用法用量】 煎服，10～15 g，鲜品加倍。外用适量，捣敷患处。

【来源与品种】 大蓟和小蓟分别为菊科植物蓟 *Cirsium japonicum* Fisch. ex DC.、刺儿菜 *Cirsium setosum* (Willd.) MB. 的干燥地上部分。我国大部分地区均产。生用或炒炭用。

大蓟炭、小蓟炭：凉性减弱，收敛止血作用增强。

【现代研究】 大蓟主要含三萜和甾体类、挥发油类、长链炔醇类和黄酮苷类化合物。小蓟主要含生物碱、黄酮、三萜及简单酚酸。两者均能显著缩短凝血时间，对多种致病菌及病毒有抑制作用；小蓟尚能降血脂、利胆、利尿、强心。

【按】 大蓟、小蓟二者功效相似，均用治血热出血证及热毒疮疡。稍有区别的是大蓟散瘀消痈力强，止血应用广，对吐血、咯血及崩漏下血尤为适宜；小蓟又能利尿通淋，更善治血尿、血淋。

183. 枇杷叶

【原文】 枇杷叶苦，偏理肺脏，吐哕不止，解酒清上。布拭去毛。

【释义】 枇杷叶味苦，性微寒。归肺、胃经。能清肺胃热、止咳喘，降逆止呕。用于肺热咳嗽、气喘，胃热恶心呕吐等。还能解酒毒，止口渴。刷去叶片上绒毛用。

【功效】 清肺止咳，降逆止呕。

【主治】 肺热咳喘，胃热呕吐、哕逆。

【配伍应用精要】

●枇杷叶配黄芩、桑白皮、栀子，清肺止咳，治肺热咳嗽、气逆喘急、痰黄而稠，如枇杷清肺饮（《医宗金鉴》）。

●枇杷叶配桑叶、麦冬、阿胶，宣肺润燥、清肺止咳，治燥热咳喘之咳痰不爽、口干舌红，如清燥救肺汤（《医门法律》）。

●枇杷叶配半夏，消痰止咳，降逆止呕，治咳喘日久、咳痰清稀或痰阻气逆之胃脘胀闷、呕吐。

●枇杷叶配陈皮、竹茹，清胃热、降逆止呕，治胃热呕吐、呃逆。

●枇杷叶配芦根、生石膏、竹茹，清胃止呕，治胃热呕吐、恶心。

【用法用量】 煎服，5～10 g。止咳宜炙用，止呕宜生用。

【来源与品种】 为蔷薇科植物枇杷 *Eriobotrya japonica*（Thunb.）Lindl. 的干燥叶。我国大部分地区均有栽培。主产于广东、江苏、浙江等地。生用或蜜炙用。

炙枇杷叶：润肺止咳作用增强，多用于肺燥咳嗽。

【现代研究】 本品含挥发油（主要为橙花椒醇和金合欢醇）、酒石酸、熊果酸、齐墩果酸、苦杏仁苷、鞣质、维生素B、维生素C、山梨醇等，有镇咳、平喘作用，祛痰作用较弱，另有抑菌、抗炎作用。

184. 木　律

【原文】 **木律大寒，口齿圣药，瘰疬能医，心烦可却。** 一名胡桐泪。

【释义】 木律味苦、咸，性寒。归肺、胃经。能清热解毒、除烦，化痰软坚，为治疗口齿疾病的良药。用治咽喉肿痛、牙龈肿痛、脓肿、心胸烦满、瘰疬等病症。又名胡桐泪。

【功效】 清热解毒，化痰软坚。

【主治】 咽喉肿痛、牙痛，瘰疬。

【配伍应用精要】

●木律配硼砂、生矾、胆南星研末姜汤调咽，清热解毒，治咽喉急胀、肿痛不通（《本草汇言》）。

●木律研细末敷齿缝，清热解毒止血，治齿缝忽然出血不止（《太平圣惠方》）。

●木律研细粉、以葡萄醋调敷于患处，清热解毒，治脓肿发痒、皮肤瘙痒。

●木律煎汤，与蜂蜜调配制成滴剂，滴于耳孔，清热解毒，治耳聋、耳鸣。

●木律配海藻、牡蛎、浙贝母，化痰软坚，治瘰疬。

【用法用量】 煎服，6～10 g；或入丸散。外用适量，煎水含漱或研末撒敷患处。

【来源与品种】 为杨柳科植物胡杨 *Populus euphratica* Oliv. 的树脂在土中留存多年而成的物质。产于内蒙古、甘肃、青海等地。生用。

【现代研究】 本品含黄酮类、树脂和水杨酸等成分。

185. 射　干

【原文】 **射干味苦，逐瘀通经，喉痹口臭，痈毒堪凭。**一名乌翣根。

【释义】 射干味苦，性寒。归肺经。能活血通经，清热解毒，消痰利咽。用于妇女血瘀闭经、积聚，肺热郁结之咽喉肿痛、喉痹、口臭，咳嗽痰鸣气喘，以及疮疡肿毒等。本品又名乌翣（shà）根。

【功效】 清热解毒，消痰，利咽。

【主治】 咽喉肿痛，痰盛咳喘。

【配伍应用精要】

●射干单用，清热解毒、利咽消肿，治热毒痰火郁结之咽喉肿痛，如射干汤（《圣济总录》）。

●射干配桔梗，解毒利咽，治咽喉肿痛、饮食难咽。

●射干配升麻、甘草，清热解毒、利咽消肿，治热毒痰火郁结之咽喉肿痛。

●射干配荆芥、连翘、牛蒡子，祛风清热利咽，治外感风热之咽痛音暗哑。

●射干配黄芩，清肺火、利咽喉，治肺痈、喉痹。

●射干配桑白皮、马兜铃、桔梗，清肺消痰、平喘止咳，治肺热咳喘、痰多色黄。

●射干配杏仁，祛痰止咳，治肺热咳嗽、痰黄黏稠。

●射干配葶苈子，清化痰饮，治痰涎壅肺之咳嗽痰喘。

●射干配麻黄、细辛、半夏，消痰化饮、止咳平喘，治寒痰咳喘、痰多清稀，如射干麻黄汤（《金匮要略》）。

【用法用量】 煎服，3～9 g。

【使用注意】 本品苦寒，脾虚便溏者不宜使用。孕妇忌用或慎用。

【来源与品种】 为鸢尾科植物射干 *Belamcanda chinensis* (L.) DC. 的干燥根茎。主产于湖北、河南、江苏等地。生用。

【现代研究】 本品含射干定、鸢尾苷、鸢尾黄酮、射干酮及苯酚类化合物等，对常见致病真菌、腺病毒等有抑制作用，有抗炎、解热、镇痛、利尿等作用。

186. 鬼箭羽

【原文】 鬼箭羽苦，通经堕胎，杀虫祛结，驱邪除怪。一名卫矛。

【释义】 鬼箭羽味苦，性寒。归肝经。能逐瘀通经，杀虫，解毒消肿。用于瘀血经闭、产后瘀滞腹痛，堕胎，癥瘕积聚，以及风湿痹痛、虫积腹痛等证。又名卫矛。

【功效】 破血通经，解毒消肿，杀虫。

【主治】 血瘀诸痛证，疮肿，虫积腹痛，烫火伤，毒蛇咬伤。

【配伍应用精要】

●鬼箭羽配川芎、当归，活血通经，治瘀血阻滞之行经腹痛或经闭。

●鬼箭羽配丹参、益母草、香附，活血通经，治经闭、瘀血腹痛。

●鬼箭羽配红蓝花、当归，活血通经，治产后血瘀，恶露不尽、下腹痛，如当归散（《太平惠民和剂局方》）。

●鬼箭羽配赤芍、红花，活血通经消癥，治腹内包块。

●鬼箭羽配桃仁、赤芍、当归，活血通经止痛，治胸痹心痛、胁肋脘腹刺痛，或肩背疼痛，如鬼箭羽散（《太平圣惠方》）。

●鬼箭羽配红花、桃仁、大黄，活血通经止痛，治跌打损伤。

●鬼箭羽配防风、独活、桑寄生，祛风通经止痛，治风湿痹痛。

●鬼箭羽配蒲公英、紫花地丁、金银花，化瘀解毒消肿，治疮肿、毒蛇咬伤。

●鬼箭羽配防风、蒺藜、白蔹，祛风止痒，治风疹瘾疹瘙痒、漆疮。

●鬼箭羽配苦楝皮、槟榔、南瓜子，杀虫消积止痛，治虫积腹痛。

【用法用量】 煎服，5～10 g，或入丸散。外用适量，煎汤洗。

【使用注意】 孕妇忌用。

【来源与品种】 为卫矛科植物卫矛 *Euonymus alatus* (Thunb.) Sieb. 的带翅嫩枝或枝翅。产于湖北、河北、浙江等地。

【现代研究】 本品含表无羁萜醇、无羁萜、槲皮素、卫矛醇等，有一定降血糖作用。

187. 夏枯草

【原文】 夏枯草苦，瘰疬[1]瘿瘤[2]，破癥散结，湿痹能瘳[3]。冬至发生，夏至枯瘁。

【词解】

[1] 瘰疬：病名，以颈部缓慢出现豆粒大小圆滑肿块、累累如串珠、不红不痛，溃后脓水清稀、夹有败絮状物、易成瘘管为主要表现的结核类疾病。

[2] 瘿瘤：病名，以颈前喉结两旁肿块为主要表现的甲状腺疾病。

[3] 瘳（chōu）：痊愈。

【释义】 夏枯草味辛、苦，性寒。归肝、胆经。能清肝火，散郁结，消癥积。用于肝火和气郁所致瘰疬、瘿瘤，痈肿癥瘕，乳痈肿痛，以及风湿痹痛。本品冬至发芽，夏至枯萎。

【功效】 清热泻火，明目，散结消肿。

【主治】 瘰疬、瘿瘤，目赤肿痛、目珠夜痛，头痛眩晕，乳痈肿痛。

【配伍应用精要】

●夏枯草配贝母、香附，清肝火、散郁结，治肝郁化火、痰火凝聚之瘿瘤、瘰疬，如夏枯草汤（《外科正宗》）。

●夏枯草配昆布、玄参，散结消肿，治瘿瘤，如夏枯草膏（《医宗金鉴》）。

●夏枯草配桑叶、菊花、决明子，清肝火明目，治肝火上炎之目赤肿痛、头痛眩晕。

●夏枯草配牛膝、龙胆草、羚羊角，清肝泻火，治肝火上攻之头痛眩晕、目赤肿痛。

●夏枯草配当归、枸杞子，清肝养肝明目，治肝阴不足之目珠疼痛、至夜尤甚。

●夏枯草配香附、甘草，清肝明目，治目珠疼痛，如夏枯草散（《张氏医通》）。

●夏枯草配蒲公英，清肝泻火、散结消肿，治乳痈肿痛（《本草汇言》）。

●夏枯草配金银花，清热泻火、散结消肿，治热毒疮痈，如化毒丹（《青囊秘传》）。

【用法用量】 煎服，9～15 g，或熬膏服。

【使用注意】 脾胃寒弱者慎用。

【来源与品种】 为唇形科植物夏枯草 *Prunella vulgaris* L. 的干燥果穗。我国各地均产，主产于江苏、浙江、安徽、河南等地。生用。

【现代研究】 本品含三萜皂苷、芸香苷、金丝桃苷等，以及熊果酸、咖啡酸、游离齐墩果酸等，可降血压、抑菌、抗炎等。

188. 卷　柏

【原文】 卷柏味苦，癥瘕血闭[1]，风眩[2]痿躄[3]，更驱鬼疰[4]。

【词解】

[1] 血闭：病名，即经闭，是以女子年逾18周岁，月经尚未来潮，或已来潮、非怀孕而又中断 3 个月以上为主要表现的月经病。

[2] 风眩：病名，又称风头眩，因风邪、风痰所致的眩晕。多由血气亏损、风邪上乘所致。

[3] 痿躄（wěibì）:病名，指四肢痿弱、足不能行的一种病症。

[4] 鬼疰（guǐzhù）：病名，又称流注，指流窜无定、随处可生的多发性

深部脓疡，能互相传染。现认为是结核之类疾病。

【释义】 卷柏味辛（原文谓“苦”，有误），性平。归肝、心经。能活血通经，消癥散结，化瘀止血。用于瘀血内结之癥瘕积聚、闭经，肝风头目眩晕，下肢痿弱、不能行走，瘰核，流注等。炒炭可用治便血等出血及脱肛。

【功效】 活血通经，化瘀止血。

【主治】 经闭痛经、癥瘕痞块、跌打损伤，崩漏、便血，脱肛。

【配伍应用精要】

●卷柏鲜品煎服，活血通经止痛，治跌打损伤、瘀血肿痛。

●卷柏配当归、白术、川芎，活血通经，治闭经、癥瘕积聚。

●卷柏配侧柏叶、棕榈炒炭，化瘀收敛止血，治大便下血。

●卷柏配青皮，破气化瘀、通经止痛，治肝气郁滞之瘀血腹痛、癥瘕积聚。

●卷柏配香附，疏肝解郁、活血通经，治肝郁气滞之月经不调、闭经。

●卷柏配车前子，活血止血、利水通淋，治湿热淋证、尿血。

●卷柏配三七，活血化瘀、消肿止痛，治跌打损伤，瘀滞疼痛。

●卷柏配血余炭，化瘀止血，治血瘀崩漏、月经过多。

●卷柏配牛膝，活血通经、强筋壮骨，治腰膝酸痛、下肢痿软。

【用法用量】 煎服，4.5～9 g。

【使用注意】 孕妇忌服。

【来源与品种】 为卷柏科植物卷柏 *Selaginella tamariscina*（Beauv.）Spring 或垫状卷柏 *Selaginella pulvinata* （Hook. et Grev.）Maxim. 的干燥全草。我国各地均产。生用。

【现代研究】 本品含黄酮、酚性成分、氨基酸、海藻糖等多糖类成分及少量鞣质等，有抗癌作用，炒后具有止血作用。

189. 马鞭草

【原文】 马鞭味甘，破血通经，癥瘕痞块[1]，服之最灵。

【词解】

[1] 痞块（pǐkuài）：证名，是腹腔内可以摸得到的硬块。

【释义】 马鞭草味苦（原文谓“甘”，有误），性微寒。归肝、脾经。能活血散瘀、破血通经。用于瘀血所致癥瘕、痞块及妇女痛经、经闭等，服用效果很好。

【功能】 活血散瘀，截疟，解毒，利水消肿。

【主治】 癥瘕积聚、经闭痛经，喉痹，痈肿、水肿，疟疾。

【配伍应用精要】

●马鞭草配益母草、香附，活血通经，治妇女瘀血阻滞、经闭、痛经。

●马鞭草配三棱、莪术，活血散瘀、消肿散结，治癥瘕积聚。

●马鞭草配红花、落得打、乳香，活血散瘀、消肿止痛，治跌打损伤、瘀血肿痛。

●马鞭草鲜品捣汁服，解毒利咽，治咽喉肿痛、喉痹。

●马鞭草配蒲公英、连翘、赤芍，活血解毒消肿，治痈肿火毒。

●马鞭草配鼠尾草，利水消肿，治大腹水肿、小便不利。

●马鞭草鲜品捣汁服，截疟，治疟疾寒热。

【用法用量】 煎服。15～30 g，鲜品30～60 g。外用适量，捣敷或煎水洗。

【使用注意】 孕妇慎服。

【来源与品种】 为马鞭草科植物马鞭草 *Verbena officinalis* L. 的干燥地上部分。主产于湖北、江苏、广西等地。生用。

【现代研究】 本品含马鞭草苷、5-羟基马鞭草苷、苦杏仁酶、鞣质、β-谷甾醇、蒿黄素、腺苷、β-胡萝卜素、水苏糖等，有抗炎止痛、镇咳、兴奋子宫平滑肌作用，对哺乳动物可促进乳汁分泌。

190. 鹤　虱

【原文】 **鹤虱味苦，杀虫追毒，心腹卒痛，蛇虫堪逐。**

【释义】 鹤虱味苦、辛，性平，有小毒。归脾、胃经。善杀虫消积，用于驱杀多种肠道寄生虫，以及因肠道寄生虫引起的腹部突然疼痛等。还用治虫蛇咬伤、恶疮。

【功效】 杀虫消积。

【主治】 虫积腹痛，小儿疳积。

【配伍应用精要】

●鹤虱单用研散服，驱杀肠虫，杀蛔虫、蛲虫（《新修本草》）。

●鹤虱配川楝子、白矾、槟榔，杀虫止痛，治虫积腹痛、口吐清水，如安虫散（《小儿药证直诀》）。

●鹤虱配苦楝皮、槟榔、使君子，驱杀肠虫，治各种肠道寄生虫，如化虫丸（《医方集解》）。

●鹤虱配百部、苦楝皮，研末装胶囊，肛门给药，用治蛲虫病。

●鹤虱配牵牛子、槟榔，驱杀肠虫，治绦虫病。

●鹤虱配使君子、槟榔、木香，杀虫消疳，治湿热蕴结之蛔虫腹痛、疳积，如下虫丸（《医宗金鉴》）

●鹤虱配胡粉、槟榔、苦楝皮，杀虫消疳，治虫积所致四肢消瘦、面色青黄等虫积证，如化虫丸（《太平惠民和剂局方》）。

【用法用量】 煎服，3～10 g，或入丸散。外用适量。

【使用注意】 本品有小毒，服后可有头晕、恶心、耳鸣、腹痛等反应，故孕妇、腹泻者忌用；南鹤虱有抗生育作用，孕妇忌用。

【来源与品种】 为菊科植物天名精 *Carpesium abrotanoides* L. 或伞形科植物野胡萝卜*Daucus carota* L.的干燥成熟果实。前者主产于华北各地，称“北鹤虱”，为本草书籍所记载的正品；后者主产于江苏、浙江、安徽等地，称“南鹤虱”。生用或炒用。

【现代研究】 天名精含缬草酸、正己酸、油酸、右旋亚麻酸、豆甾醇天名精素等。野胡萝卜果实挥发油中含细辛醚、β-没药烯、巴豆酸、牻牛儿醇、胡萝卜醇等。二者均有驱蛔作用；天名精能使小鼠短暂兴奋后转入抑制，呈麻醉状态；野胡萝卜种子对实验动物有抗生育、中晚期引产等作用。

191. 白头翁

【原文】 白头翁温，散癥逐血，瘿疬疟疝，止痛百节[1]。

【词解】

[1] 百节：泛指全身关节。

【释义】 白头翁味苦，性寒（原文谓“温”，有误）。归胃、大肠经。能清热解毒，凉血散瘀消癥。用于热毒疮痈、瘿瘤、瘰疬、热多寒少之温疟，疝气腹痛及周身关节疼痛。

【功效】 清热解毒，凉血止痢。

【主治】 疮痈肿毒、瘰疬，热毒血痢。

【配伍应用精要】

●白头翁配蒲公英、连翘，清热解毒、消痈散结，治痄腮、瘰疬、疮痈肿痛。

●白头翁配草果仁、生石膏，清热截疟，治先热后寒、热重寒轻、口渴喜凉饮。

●白头翁配柴胡、槟榔，清热截疟，治温疟寒热，热多寒少。

●白头翁单用，清热解毒、凉血止痢，治热痢腹痛、里急后重、便下脓血。

●白头翁配黄连、黄柏、秦皮，清热解毒、凉血止痢，治热痢腹痛、里急后重、便下脓血，如白头翁汤（《伤寒论》）。

●白头翁配阿胶、干姜、赤石脂，温经补虚止痢，治赤痢下血日久、腹内冷痛，如白头翁汤（《备急千金要方》）。

●白头翁配秦皮，煎汤外洗，清热解毒、燥湿止带，治阴痒、带下。

【用法用量】 煎服，9～15 g，鲜品15～30 g。外用适量。

【使用注意】 虚寒泻痢者忌服。

【来源与品种】 为毛茛科植物白头翁 *Pulsatilla chinensis*（Bge.）Regel 的干燥根。主产于吉林、黑龙江、辽宁等地。生用。

【现代研究】 本品主要含皂苷，水解产生三萜皂苷元、葡萄糖、鼠李糖等，尚含白头翁素、胡萝卜素等，体外对多种致病菌、皮肤真菌、阿米巴原虫、阴道滴虫、流感病毒等病原微生物有抑制作用，尚有一定的镇静、镇痛、抗惊厥、强心等作用。

192. 墨旱莲

【原文】 旱莲草甘，生须黑发，赤痢堪止，血流可截。

【释义】 墨旱莲味甘、酸，性寒。归肝、肾经。能滋肝补肾、乌须发、凉血止血。用于肝肾不足之脱发、须发早白、腰膝酸软、遗精耳鸣等，还用治血热痢疾、便下脓血及吐血、衄血、咯血、崩漏等各种出血病证。

【功效】 滋补肝肾，凉血止血。

【主治】 肝肾阴虚之虚热、眩晕、失眠、须发早白、腰膝酸软，血热出血。

【配伍应用精要】

●墨旱莲单用熬膏服，滋补肝肾，治肝肾阴虚须发早白、失眠多梦，如旱莲膏（《医灯续焰》）。

●墨旱莲配女贞子，滋补肝肾，治肝肾阴虚之虚热、须发早白、失眠多梦、腰膝酸软等，如二至丸（《医方集解》）。

●墨旱莲配熟地黄、枸杞子，滋补肝肾，治肝肾阴虚或阴虚内热之发热、头晕目眩、腰膝酸软、遗精耳鸣。

●墨旱莲单用或配生地黄、阿胶，滋阴凉血止血，治阴虚血热之出血证。

●墨旱莲配白茅根、大蓟、小蓟，凉血止血，治血热吐血、衄血。

【用法用量】 煎服，6～12 g。

【来源与品种】 为菊科一年生草本植物鳢肠 *Eclipta prostrata* L. 的干燥地上部分。主产于江苏、江西、浙江等地。生用。

【现代研究】 本品含皂苷、鞣质、维生素A样物质、鳢肠素、三噻嗯甲醇、三噻嗯甲醛、蟛蜞菊内酯、去甲蟛蜞菊内酯、去甲蟛蜞菊内酯苷及烟碱等成分，能提高机体非特异性免疫功能，能消除氧自由基、保护染色体、保肝、增加冠状动脉流量、提高小鼠耐缺氧能力，有镇静、镇痛、促进毛发生长、使头发变黑、止血、抗菌、抗阿米巴原虫、抗癌等作用。

193. 山慈菇

【原文】 慈菇辛苦，疔肿痈疽，恶疮瘾疹，蛇虺并施。

【释义】 山慈菇味甘、微辛（原文谓“辛苦”，有误），性微寒。归肝、脾经。能清热解毒，消肿散结。用治各种痈疽疔疮、恶疮肿毒、皮肤瘾疹、毒蛇毒虫咬伤等病证。内服外敷均可。

【功效】 清热解毒，消痈散结。

【主治】 痈疽疔毒，瘰疬痰核、癥瘕痞块。

【配伍应用精要】

●山慈菇配雄黄、朱砂、麝香，内服或外用，清热解毒、消痈散结，治痈疽发背、疔疮肿毒、瘰疬痰核，蛇虫咬伤，如紫金锭（《百一选方》）。

●山慈菇配土鳖虫、穿山甲、蝼蛄，消癥散结，治肝硬化、肝脾肿大。

●山慈菇配蚤休、浙贝母、夏枯草，消癥散结，治瘿瘤、瘰疬。

●山慈菇配金银花、连翘，清热解毒、消痈散结，治一切痈肿疮毒之红肿热痛。

●山慈菇配芒硝，水煎外洗，清热解毒、消肿散结，治痔疮肿痛。

【用法用量】 煎服，3～9 g。外用适量。

【使用注意】 正虚体弱者慎用。

【来源与品种】 为兰科植物杜鹃兰 *Cremastra appendiculata*（D. Don）Makino、独蒜兰 *Pleione bulbocodioides*（Franch.）Rolfe 或云南独蒜兰 *Pleione yunnanens* Rolfe 的干燥假鳞茎。前者习称“毛慈菇”，后二者习称“冰球子”。主产于四川、贵州等地。切片或捣碎用。

【现代研究】 本品含菲类、联苄类，以及少量苷类、木脂素类及黄烷类化合物等，有抗肿瘤、抗血管生成、降血压、抗菌等作用。

194. 榆白皮

【原文】 **榆皮味甘，通水除淋，能利关节，敷肿痛定。**取里面白皮，切片，晒干。

【释义】 榆白皮味甘，性微寒。归肺、脾、膀胱经。能利湿通淋，通利关节。用于水肿、小便不利、热淋涩痛。外敷能消肿止痛，用治关节肿痛、疮痈肿痛等。取树皮里层白皮，切片晒干用。

【功效】 利水，通淋，消肿。

【主治】 水肿、小便不利，淋浊，痈疽发背、丹毒、疥癣。

【配伍应用精要】

●榆白皮配冬葵子、滑石，利水通淋，治热淋、血淋、尿道涩痛，如榆白皮汤（《圣济总录》）。

●榆白皮配冬葵子，利水消肿，治妊娠水肿、小便不利（《备急千金要方》）。

●榆白皮研末，以鸡子白调和外敷，消肿止痛，治痈肿、丹毒（《备急千金要方》）。

●榆白皮配槐白皮、桑白皮、朴硝研末，以鸡子白调和外敷，解毒消肿，治风热肿毒、颈部瘰疬，如榆白皮散（《太平圣惠方》）。

●榆白皮鲜品捣烂，以香油调敷，解毒消肿，治痈疽、发背。

【用法用量】 煎服，9～15 g。外用适量，煎水洗、捣敷或研末调敷。

【来源与品种】 为榆科植物榆树 *Ulmus pumila* L. 的树皮、根皮。我国各地均产，长江以南系栽培。生用。

【现代研究】 本品含 β－谷甾醇、植物甾醇、豆甾醇等多种甾醇类成分及鞣质、树胶、脂肪油等，有较强的抑菌作用。

195. 钩 藤

【原文】 **钩藤微寒，疗儿惊痫，手足瘈疭[1]，抽搐口眼。** 苗类钓钩，故名钩藤。

【词解】

[1]瘈疭：亦作瘛疭，病证名，指手脚痉挛、口眼㖞斜的症状。俗称“抽风”。

【释义】 钩藤味甘、苦，性微寒。归肝、心包经。能清热平肝，息风定惊。善治小儿惊痫夜啼、惊风抽搐，以及肝风内动之手足抽搐及口眼㖞斜等。本品藤茎上带钩，故名钩藤。

【功效】 清热平肝，息风定惊。

【主治】 惊痫抽搐，头痛、眩晕。

【配伍应用精要】

●钩藤配天麻、全蝎、僵蚕，清热泻火、息风止痉，治小儿急惊风之壮热神昏、手足抽搐，如钩藤饮子（《小儿药证直诀》）。

●钩藤配白术、天麻，理脾凉肝定惊，治小儿脾虚慢惊、手足搐搦。

●钩藤配羚羊角、白芍、菊花，清热泻火、息风止痉，治温热病热极生风、痉挛抽搐，如羚角钩藤汤（《通俗伤寒论》）。

●钩藤配天竺黄、蝉蜕、黄连，清热化痰、息风止痉，治痰热惊痫，痉挛抽搐，如钩藤饮子（《普济方》）。

●钩藤配当归、阿胶，补血养肝、息风止痉，治心肝血虚、虚风内动之子痫抽搐。

●钩藤配蝉蜕、薄荷，灯心草，清心凉肝定惊，治小儿惊啼、夜间哭闹不安。

●钩藤配夏枯草、龙胆草、黄芩，清热泻火、平肝潜阳，治肝火上攻之头胀头痛、眩晕。

●钩藤配川芎、柴胡，祛风止痛，治头风头痛、偏头痛。

●钩藤配天麻、石决明、杜仲，清热平肝潜阳，治肝阳上亢之头胀头痛、眩晕，如天麻钩藤饮（《杂病证治新义》）。

●钩藤配薄荷、桑叶，疏风解表，治外感风热表证。

【用法用量】 煎服，3～12 g，宜后下。

【来源与品种】 为茜草科植物钩藤 *Uncaria rhyunchophylla* (Miq.) Jacks.、大叶钩藤 *Uncaria macrophylla* Wall.、毛钩藤 *Uncaria hirsuta* Havil.、华钩藤 *Uncaria sinensis* (Oliv.) Havil. 或无柄果钩藤 *Uncaria sessilifructus* Roxb.的干燥带钩茎枝。产于长江以南至福建、广东、广西等省区。生用。

【现代研究】 本品含钩藤碱、异钩藤碱等多种吲哚类生物碱，尚含黄酮类化合物、儿茶素类化合物等，有降血压、镇静、抗惊厥作用，可对抗乌头碱、氯化钡、氯化钙诱导的心律失常，有抑制血小板聚集及抗血栓、降血脂等作用。

196. 豨莶草

【原文】 **豨莶味甘，追风除湿，聪耳明目，乌须黑发。**蜜酒浸，九晒为丸服。

【释义】 豨莶草味辛、苦（原文谓“甘”，有误），性寒。归肝、肾经。能祛风除湿，利关节，聪耳明目，乌须黑发。用于风湿痹痛，头痛、耳鸣、眩晕，视物不清、须发早白等。入药可用蜜酒炮制，反复蒸晒、制成丸剂服用。

【功效】 祛风湿，利关节，解毒。

【主治】 风湿痹痛，中风半身不遂，风疹、湿疮、疮痈。

【配伍应用精要】

●豨莶草单用为丸服，祛风湿、利关节，治风湿痹痛、筋骨无力、四肢麻痹，或中风半身不遂，如豨莶丸(《万氏家抄方》)。

●豨莶草配威灵仙，祛风通络止痛，治风湿筋骨疼痛、四肢麻木。

●豨莶草配臭梧桐，祛风湿、利关节，治风湿痹痛、筋骨无力、四肢麻痹，如豨桐丸（《济世养生经验集》）。

●豨莶草配蕲蛇、黄芪、威灵仙，祛风湿、利关节，治中风口眼㖞斜、半身不遂（《方脉正宗》）。

●豨莶草配蒺藜、地肤子、白鲜皮，清热解毒、化湿止痒，治风疹湿疮。

●豨莶草配蒲公英、野菊花，清热解毒，治疮痈肿毒、红肿热痛。

●豨莶草配五爪龙、小蓟、大蒜，清热解毒，治发背、疔疮(《乾坤秘韫》)。

【用法用量】 煎服，9～12 g。外用适量。治风湿痹痛、半身不遂宜制用，治风疹湿疮、疮痈宜生用。

【来源与品种】 为菊科植物豨莶 *Siegesbeckia orientalis* L.、腺梗豨莶 *Siegesbeckia pubescens* Makino 或毛梗豨莶 *Siegesbeckia glabrescens* Makino 的干燥地上部分。我国大部分地区有产，以湖南、湖北、江苏等地产量较大。生用或黄酒蒸制用。

酒豨莶草：祛风湿、强筋骨力增强。用于中风偏瘫、头痛眩晕、风湿痹痛、腰膝酸软无力等。

【现代研究】 本品含生物碱、酚性成分、豨莶苷、豨莶苷元、氨基酸、有机酸、糖类、苦味质等，有抗炎、镇痛、降血压作用，可通过调整机体免疫功能而抗风湿，有扩张血管、抑制血栓形成、抑菌、抗疟原虫、抗病毒作用，有兴奋子宫和抗早孕作用。

197. 葵花子

【原文】 葵花味甘，带痢两功，赤治赤者，白治白同。

【释义】 葵花子味甘，性凉。归脾、大肠经。能凉血止痢、止带。用治痢疾、带下等。血痢、赤带用淡红色的种仁，痢下白冻及白带用白色的种仁。

【功效】 凉血止痢，止带。

【主治】 痢疾，带下。

【配伍应用精要】

●葵花子配桑叶、黑芝麻，补肝平肝，治阴虚阳亢之眩晕失眠、耳鸣眼花。

●葵花子去壳，睡前一次空腹嚼服250 g，驱杀蛲虫。

【用法用量】 煎服或嚼服，15～30 g。外用适量，捣敷或榨油涂患处。

【来源与品种】 为菊科植物向日葵 *Helianthus annuus* L. 的种子。我国各地都有栽培。生用。

【现代研究】 本品含蛋白质、不饱和脂肪酸、亚油酸，钙、铁、磷等微量元素，叶酸、烟酸及维生素B_1、维生素E等多种维生素，有助于降低胆固醇水平、保护心血管健康、预防贫血等。

198. 辛　夷

【原文】 辛夷味辛，鼻塞流涕，香臭不闻，通窍之剂。去心毛。

【释义】 辛夷味辛，性温。归肺、胃经。能散风寒，通鼻窍，用治外感风寒、肺窍郁闭之鼻渊、鼻塞流涕、香臭不闻等，为通鼻窍之要药。用时除去柔毛。

【功效】 发散风寒，通鼻窍。

【主治】 风寒感冒鼻塞，鼻渊。

【配伍应用精要】

●辛夷配防风、白芷、细辛，发散风寒、宣通鼻窍，治外感风寒、肺窍郁闭之头痛、鼻塞。

●辛夷配薄荷、金银花、菊花，发散风热、宣通鼻窍，治外感风热、鼻塞头痛。

●辛夷配白芷、细辛、苍耳子，散风寒、通鼻窍，治鼻渊头痛、鼻塞流涕，如苍耳子散（《济生方》）。

●辛夷配薄荷、连翘、黄芩，散风热、通鼻窍，治鼻渊头痛、鼻塞流涕。

●辛夷配黄连、连翘、野菊花，清肺热、通鼻窍，治肺胃郁热之鼻疮鼻塞、黄脓浊涕。

【用法用量】 煎服，3～9 g，包煎。

【使用注意】 阴虚火旺者忌服。

【来源与品种】 为木兰科植物望春花 *Magnolia biondii* Pamp.、玉兰 *Magnolia denudata* Desr. 或武当玉兰 *Magnolia sprengeri* Pamp. 的干燥花蕾。主产于河南、安徽、湖北等省。生用。

【现代研究】 望春花花蕾含望春花素、α-菠烯、桉叶素、木脂素等，玉兰花蕾含柠檬醛、丁香油酚、桉叶素等，武当玉兰花蕾含挥发油、柳叶木兰碱、武当玉兰碱等成分。本品有收缩鼻黏膜血管的作用，能保护鼻黏膜，并促进黏膜分泌物的吸收，减轻炎症，通畅鼻腔；有兴奋子宫平滑肌、亢奋肠运动、局部麻醉作用；对多种致病菌有抑制作用。其挥发油有镇静、镇痛、抗过敏、降血压作用等。

199. 续随子

【原文】 **续随子辛，恶疮蛊毒，通经消积，不可过服。**一名千金子，一名拒冬实，去皮壳，取仁，纸包，压去油。

【释义】 续随子味辛，性温，有毒。归肝、肾、大肠经。能逐水消肿，通月经，破血消癥。用治水肿、臌胀或血吸虫等虫证引起的腹水、小便不利及血瘀经闭、瘀血结聚之癥瘕积聚。外敷治疥癣恶疮。本品有毒且药性较猛，内服不可过量。又名千金子、拒冬实。使用时去掉皮壳取仁，纸包压去油用。

【功效】 逐水消肿，破血消癥。

【主治】 水肿、臌胀、经闭、癥瘕，外用治顽癣、恶疮。

【配伍应用精要】

●续随子配大黄，逐水消肿，治实证水肿、臌胀、二便不利。

●续随子配防己、槟榔、桑白皮，逐水消肿，治实证水肿、臌胀腹水、二便不利，如续随子丸（《证治准绳》）。

●续随子配当归、川芎、红花，破瘀血、通经脉，治血瘀经闭。

●续随子配轻粉、青黛，有破瘀血、消癥瘕，治癥瘕痞块，如续随子丸（《圣济总录》）。

●续随子配大戟、麝香、山慈菇内服或外敷，解毒消肿，治恶疮肿毒。

●续随子研散内服加外敷，解毒消肿，治毒蛇咬伤。

【用法用量】 1～2 g，去壳、去油用，多入丸散。外用适量，捣烂敷患处。

【使用注意】 孕妇及体弱便溏者忌服。

【来源与品种】 为大戟科植物续随子 *Euphorbia lathyris* L. 的干燥成熟种子。主产于河北、浙江、四川等地。生用或制霜用。

续随子霜：缓和泻下作用，并能降低毒性。

【现代研究】 本品含脂肪油，油中含千金子甾醇等成分及毒性成分。本品对胃肠有刺激，可产生峻泻作用。

200. 海桐皮

【原文】 海桐皮苦，霍乱久痢，疳䘌[1]疥癣，牙疼亦治。

【词解】

[1] 疳䘌（nì）："䘌"指小虫。"疳䘌"指嗜食甘味，肠虫侵蚀脏腑所致的疾患。

【释义】 海桐皮味苦、辛，性平。归肝经。能止痢，杀虫止痒。用于霍乱久痢、小儿虫积、疳积等，还可外敷治疥癣，煎水含漱止牙痛。

【功效】 祛风湿，通络止痛，杀虫止痒。

【主治】 风湿痹证，疥癣、湿疹。

【配伍应用精要】

●海桐皮配薏苡仁、牛膝、五加皮，祛风除湿、通络止痛，治风湿痹痛、四肢拘挛或麻痹不仁，如海桐皮酒（《杂病源流犀烛》）。

●海桐皮配丹参、肉桂、防己，祛风除湿、通络止痛，治风湿痹痛、四肢拘挛或麻痹不仁，如海桐皮汤（《圣济总录》）。

●海桐皮单用或配蛇床子、苦参、土茯苓煎汤外洗或内服，祛风燥湿、杀虫止痒，治疥癣、湿疹瘙痒。

●海桐皮配当归、乳香、没药，活血通络止痛，治跌打损伤、瘀阻疼痛。

【用法用量】 煎服，5～15 g，或酒浸服。外用适量。

【来源与品种】 为豆科植物刺桐 *Erythrina variegata* L. 或乔木刺桐 *Erythrina arborescens* Roxb. 的干燥干皮或根皮。主产于浙江、福建、台湾、四川等地。生用。

【现代研究】 本品含刺桐文碱、水苏碱等多种生物碱，还含黄酮、氨基酸和有机酸等，有抗炎、镇痛、镇静作用，能增强心肌收缩力，有降血压、抑菌等作用。

201. 石南藤

【原文】 石南藤辛，肾衰脚弱，风淫湿痹，堪为妙药。一名鬼目。女人不可久服。犯则切切思男。

【释义】 石南藤味辛，性温。归肝、脾经。能祛风湿、舒筋络、除痹痛。用于风寒湿痹、筋骨疼痛、麻木拘挛，为风湿痹痛之妙药。还能补肝肾、强腰膝，用治肾虚腰腿酸软无力等。又名鬼目。女人不可久服，可使人性欲增强。

【功效】 祛风湿，除痹痛，舒筋络，强腰膝。

【主治】 风寒湿痹、筋骨疼痛、腰膝无力，肾虚咳喘，阳痿。

【配伍应用精要】

●石南藤配羌活、独活、秦艽，祛风湿、止痹痛，治风湿痹痛。

●石南藤配牛膝、杜仲、桑寄生，补肾、强腰膝，治肾虚腰痛、筋骨不健。

●石南藤配当归、络石藤、苏木，活血舒筋、通络止痛，治腰膝扭挫伤疼痛。

【用法用量】 煎服，5～15 g。

【使用注意】 阴虚火旺者慎用。

【来源与品种】 为胡椒科植物石南藤 *Piper wallichii*（Miq.）Hand.-Mazz. 的干燥枝叶。主产于四川、湖南、云南等地。

【现代研究】 本品主要含有木脂素和新木脂素、生物碱、有机酸、甾醇类和挥发油类等成分，有明显抑制血小板活化因子诱导的血小板聚集作用，可改善冠状动脉循环和保护脑缺血，有镇痛、抗炎等作用。

202. 鬼 臼

【原文】 鬼臼有毒，辟瘟除恶，蛊毒鬼疰[1]，风邪可却。

【词解】

[1] 鬼疰：病名。即劳瘵、痨瘵，多见于肺结核等结核病。

【释义】 鬼臼味苦、微辛，性凉，有毒。能清热解毒，辟除各种瘟疫、致病邪气，解除毒邪蛊毒。用于痈肿疔毒、咽喉肿痛、蛇虫咬伤等，还用治风热所致烦躁不安。

【功效】 清热解毒，散瘀消肿。

【主治】 痈肿疔疮，虫蛇咬伤，跌打瘀痛。

【配伍应用精要】

●鬼臼单用磨汁含咽，解毒散结，治咽喉肿痛、喉痹。

●鬼臼配蒲公英、紫花地丁、金银花，清热解毒、消痈散结，治疮痈红肿热痛。

●鬼臼配酒磨糊外敷，或配野菊花、紫花地丁、半边莲煎服，清热解毒，治毒蛇咬伤。

●鬼臼配桃仁、川芎、红花，活血止痛，治跌打损伤、瘀肿疼痛。

【用法用量】 煎服，3 ～ 9 g；或磨汁、入丸散。外用磨汁涂或研末调敷。

【来源与品种】 为小檗科植物六角莲 *Dysosma pleiantha* (Hance) woods. 及八角莲 *Dysosma versiPcllis* (Hance.) M. Cheng 的干燥根茎。主产于浙江、江西、湖北等省。

【现代研究】 本品主要含鬼臼毒素等木质素类成分，具有抗肿瘤、抗病毒活性，有祛风湿、止痛、镇咳平喘等作用。

203. 大青叶

【原文】 **大青气寒，伤寒热毒，黄汗[1]黄疸，时疫[2]宜服。**

【词解】

[1] 黄汗：病名，出自《金匮要略》。因汗出沾衣，色如黄柏汁，故名。兼见口渴发热、胸部满闷、浮肿、小便不利等。

[2] 时疫：病名，即瘟疫，指一时流行的传染病。

【释义】 大青叶味苦，性寒。归心、胃经。能解心胃火毒，凉血消斑。用治伤寒、气血两燔之发斑发疹，湿热蕴结之黄疸，汗出染衣、面目皮肤发黄。还用于热毒咽喉肿痛、痄腮丹毒及其他流行性瘟疫病。

【功效】 清热解毒，凉血消斑。

【主治】 温毒发斑，喉痹口疮、痄腮丹毒。

【配伍应用精要】

●大青叶配水牛角、玄参、栀子，清热解毒、凉血消斑，治温热病气血两燔之高热神昏、发斑发疹，如犀角大青汤（《医学心悟》）。

●大青叶配紫草、赤芍、牡丹皮，凉血清心、解毒化斑，治外感热病、邪入营血之高热神昏、温毒发斑。

●大青叶配葛根、连翘，疏风解表、清热解毒，治风热表证或温病初起之发热头痛、口渴咽痛，如清瘟解毒丸（《中华人民共和国药典》2010 年版）。

●大青叶配山豆根，清热解毒、利咽消肿，治咽喉肿痛。

●大青叶配生地黄、大黄、升麻，解毒利咽，凉血消肿，治心胃火盛之咽喉肿痛、口舌生疮，如大青汤（《圣济总录》）。

●大青叶配金银花、大黄、拳参，清热解毒利咽，治瘟毒上攻之发热头痛、痄腮、喉痹。

●大青叶鲜品捣烂外敷，清热解毒、凉血消肿，治血热毒盛，丹毒红肿。

●大青叶配蒲公英、紫花地丁、蚤休，清热解毒、凉血消肿，治血热毒盛，丹毒红肿。

●大青叶配生石膏，清热泻火，治温热病高热不退、头晕头痛。

●大青叶配桃仁、红花，清热凉血、活血化瘀，治胁下癥瘕痞块。

●大青叶配黄连，清热解毒、凉血止痢，治热毒泻痢。

【用法用量】 煎服，9～15 g，鲜品30～60 g。外用适量。

【使用注意】 脾胃虚寒者忌用。

【来源与品种】 为十字花科植物菘蓝 *Isatis indigotica* Fort. 的干燥叶片。主产于江苏、安徽、河北等地。鲜用或晒干生用。

【现代研究】 本品主要含色氨酸、靛玉红、靛蓝等，体外有抗菌、抗病毒活性；靛玉红有显著的抗白血病作用。

204. 侧柏叶

【原文】 **侧柏叶苦，吐衄崩痢，能生须眉，除湿之剂。**

【释义】 侧柏叶味苦、涩，性寒。归肺、肝、脾经。为止血要药。能凉血止血，生发乌发，清热除湿。用于血热所致吐血、衄血、崩漏、血痢等出血，以及血热脱发、须发早白，湿热带下。

【功效】 凉血止血，化痰止咳，生发乌发。

【主治】 血热各种出血，脱发、须发早白，肺热咳嗽。

【配伍应用精要】

●侧柏叶配荷叶、生地黄、艾叶鲜品捣汁服，凉血止血，治血热妄行之吐血、衄血，如四生丸（《校注妇人良方》）。

●侧柏叶配蒲黄、小蓟、白茅根，清热凉血，治尿血、血淋。

●侧柏叶配槐花、地榆，清热凉血，治肠风、痔血或血痢。

●侧柏叶配赤芍、茜草，清热凉血，治崩漏下血。

●侧柏叶配干姜、艾叶，温经止血，治中气虚寒、吐血不止，如柏叶汤（《金匮要略》）。

●侧柏叶配续断、鹿茸、阿胶，温肾助阳、温经止血，治下焦虚寒、大便出血不止，如断红汤（《张氏医通》）。

●侧柏叶研末，和麻油涂之，生发乌发，治脱发不生（《孙真人食忌》）。

●侧柏叶配附子研末，猪脂为丸，入汤中洗头，生发乌发，治脱发（《备急千金要方》）。

●侧柏叶配生地黄、墨旱莲、黑芝麻，生发乌发，治血热脱发、须发早白。

●侧柏叶配制首乌、女贞子、墨旱莲，益肝肾、乌须发，治肝肾不足、须发早白。

●侧柏叶单用或配贝母、制半夏，清肺化痰止咳，治肺热咳喘、痰稠难咯。

●侧柏叶配椿根皮、黄连、黄柏，燥湿止带，治湿热带下。

【用法用量】 煎服，10～15 g。外用适量。止血多炒炭用，化痰止咳宜生用。

【来源与品种】 为柏科植物侧柏 *Platycladus orientalis* (L.) Franco 的嫩枝叶。我国各地均有产。生用或炒炭用。

侧柏炭：寒凉之性趋于平和，专于收涩止血。用于热邪不盛的各种出血证。

【现代研究】 本品含挥发油，主要为α-侧柏酮、侧柏烯、小茴香酮等，尚含黄酮类成分及钾、氮、磷、镁、锰、锌等微量元素，能明显缩短出血时间及凝血时间，有镇咳、祛痰、平喘、抑菌、镇静等作用。

205. 槐 实

【原文】 **槐实味苦，阴疮[1]湿痒，五痔[2]肿疼，止涎极莽[3]。**即槐角黑子也。

【词解】

[1] 阴疮：病名，指妇人外阴部结块红肿，或溃烂成疮、黄水淋漓、局部肿痛，甚或溃疡如虫蚀。

[2] 五痔：病名，古人对肛门痔五种类型之合称，分别为牡痔、牝疮、脉痔、肠痔、血痔（《备急千金要方》）。

[3] 莽：大，猛烈，指止血作用很强。

【释义】 槐实味苦，性寒。归肝、大肠经。能清热解毒、燥湿，凉血止血（原文谓“止涎”，有误）。用治外阴生疮、溃烂瘙痒，痔疮肿痛，尤擅长于治血热所致各种出血病证。本品即槐的黑色果实，又名槐角。

【功效】 止血，润肠，清肝泻火。

【主治】 痔血、便血，肝热目赤、头痛、眩晕。

【配伍应用精要】

●槐实配地榆、黄芩、当归，清热凉血止血，治痔疮肿痛出血，如槐角丸（《太平惠民和剂局方》）。

●槐实配黄连、黄柏、栀子，清肝泻火、凉血止血，治大肠火盛之便血、痔疮肿痛。

●槐实配赤芍、枳壳、甘草，凉血止血，治血痢。

●槐实配白茅根、大蓟、小蓟，凉血止血，治尿血。

●槐实烧存性研末，以麻油调敷，凉血解毒，治烫伤。

●槐实配黄芩、菊花、夏枯草，清泻肝火，治肝火上炎的头痛、眩晕、目赤等。

【用法用量】 煎服，6～12 g，或入丸散。

【使用注意】 孕妇慎用。

【来源与品种】 为豆科植物槐 *Sophora japonica* L. 的成熟果实。我国各地区产，以黄土高原和华北平原为多。生用。

【现代研究】 本品主要含黄酮类和异黄酮类化合物，亦含槐糖、油酸、亚油酸、亚麻酸等，对家兔有一时性升高血糖作用，对葡萄球菌和大肠杆菌有抑制作用，能使家兔及豚鼠的红细胞减少，有抗早期妊娠作用，还有抗癌、降低谷丙转氨酶等作用。

206. 瓦楞子

【原文】 瓦楞子咸，妇人血块，男子痰癖[1]，癥瘕可瘥[2]。即蚶子壳。火煅醋淬。

【词解】

[1] 痰癖：病名，指痰浊流滞胁肋之间，致胁肋疼痛的病证。

[2] 瘥（chài）：痊愈。

【释义】 瓦楞子味咸，性平。归肺、胃、肝经。能消痰散瘀、软坚散结消癥。用于妇女经血瘀滞，男子痰饮凝聚胸胁所致痰癖，痰火凝结之瘿瘤、瘰疬，以及瘀血癥瘕等。此外，本品尚能制酸止痛，用于肝胃不和、胃痛泛酸。本品为蚶子的贝壳，火煅醋淬后用。

【功效】 消痰软坚，化瘀散结，制酸止痛。

【主治】 瘰疬、瘿瘤，癥瘕痞块，胃痛吐酸。

【配伍应用精要】

●瓦楞子配海藻、昆布，消痰软坚散结，治瘰疬、瘿瘤，如含化丸（《证治准绳》）。

●瓦楞子单用醋淬为丸服，消痰化瘀散结，治癥瘕痞块，即瓦楞子丸（《万氏家抄方》）。

●瓦楞子配三棱、莪术、鳖甲，消痰软坚、化瘀散结，治气滞血瘀、痰积所致癥瘕痞块。

●瓦楞子配贝母、瓜蒌、海浮石，消痰散结，治顽痰结聚，稠黏难咯。

●瓦楞子配香附、桃仁、当归，行气化瘀、散结止痛，治血滞不行、痛经，按之少腹硬满。

●瓦楞子配乌贼骨、陈皮、甘草，制酸止痛，治胃痛、嗳气、吐酸。

【用法用量】 煎服，10～15 g，宜打碎先煎。研末服，1～3 g。生用消痰散结，煅用制酸止痛。

【来源与品种】 为蚶科动物毛蚶 *Arca subcrenata* Lischke 泥蚶 *Arca granosa* Linnaeus 或魁蚶 *Arca inflata* Reeve 的贝壳。产于各地沿海地区。生用或煅用，用时打碎。

【现代研究】 本品主要含碳酸钙，并含有机质及少量铁、镁、硅酸盐、磷酸盐等，能中和胃酸，减轻胃溃疡之疼痛。

207. 棕榈子

【原文】 棕榈子苦，禁泄涩痢，带下崩中，肠风堪治。

【释义】 棕榈子味苦涩，性平。归肝、肺、大肠经。能收敛止血，涩肠止泻，固精止带。用于久泻久痢、带下、遗精，崩漏下血、肠风便血等。现多用棕榈的叶鞘纤维炒炭用，即棕榈炭。

【功效】 收敛止血，涩肠，固精。

【主治】 便血、吐血、衄血、崩漏，痢疾，带下、遗精。

【配伍应用精要】

●棕榈子配侧柏叶、槐花、黄柏，清热燥湿、凉血止血，治肠风下血、便血、痔血。

●棕榈子配赤芍、仙鹤草、茜草，凉血止血，治血热崩漏下血。

●棕榈子配阿胶、艾叶炭、棕榈炭，固冲止血，治冲任不固，崩漏下血。

●棕榈子配石榴皮、黄连、黄柏，清热燥湿、涩肠止泻，治久泻久痢。

●棕榈子配菟丝子、金樱子、山萸肉，补肾涩精止遗，治肾虚遗精、带下。

●棕榈子配桑螵蛸、覆盆子、莲须，固精缩尿，治遗尿、尿频。

【用法用量】 煎服，5～10 g。

【来源与品种】 为棕榈科植物棕榈 *Trachycarpus fortunei* (HooK. f.) H. Wendl 的干燥成熟果实。主产于广东、福建、云南等地。生用。

【现代研究】 本品主要含花白苷、左旋表儿茶精、没食子酸盐、右旋儿茶精、没食子酸等成分，对小白鼠离体子宫及小白鼠、蛙的在体肠系膜微血管有收缩作用，有较好的凝血作用。

208. 冬葵子

【原文】 冬葵子寒，滑胎易产，癃[1]利小便，善通乳难。即葵菜子。

【词解】

[1]癃（lóng）：病证名，指小便不通或淋沥点滴而出。

【释义】 冬葵子味甘，性寒。归大肠、小肠、膀胱经。有滑利通窍的作用，能滑胎、利水通淋、下乳、润肠通便，用治难产，癃闭、小便不利，乳汁不通，大便秘结等。本品即葵菜子。

【功效】 利尿通淋，下乳，润肠通便。

【主治】 淋证，乳汁不通、乳房胀痛，便秘。

【配伍应用精要】

●冬葵子单用或配小蓟、白茅根，利水通淋，治血淋及妊娠子淋（《备急千金要方》）。

●冬葵子配石韦、瞿麦、滑石，利尿通淋，治热淋、小便淋沥涩痛，如石韦散（《证治汇补》）。

●冬葵子配海金沙、金钱草、鸡内金，利水通淋，治石淋。

●冬葵子配猪苓、泽泻、茯苓，通关格、利水退肿，治水肿胀满，小便不利。

●冬葵子配砂仁等份为末，热酒送服，通经下乳，治乳汁不通、乳房胀痛（《妇人良方》）。

●冬葵子配漏芦、瓜蒌、白芷，通经散结，治乳痈初起、红肿热痛。

●冬葵子配穿山甲、王不留行，利窍通乳，治产后乳汁不通、乳房胀痛。

●冬葵子配郁李仁、苦杏仁、桃仁，润肠通便，治肠燥便秘。

【用法用量】 煎服，3～9 g。

【使用注意】 本品寒润滑利，脾虚便溏者与孕妇慎用。

【来源与品种】 为锦葵科植物冬葵 *Malva verticillata* L. 的干燥成熟种子。多为栽培。我国各地均产。生用或捣碎用。

【现代研究】 本品含脂肪油及蛋白质、多糖类等成分，以及锌、铁、锰、磷等微量元素，有降血糖、抗补体活性、抑菌作用，并有一定的利尿和降低肾钙作用等。

209. 淫羊藿

【原文】 **淫羊藿辛，阴起阳兴，坚筋益骨，志强力增。** 即仙灵脾。俗呼三枝九叶草也。

【释义】 淫羊藿味辛、甘，性温。归肾、肝经。能补肾壮阳，益精起痿，益肾健骨，祛风湿。用于肾阳虚衰之阳痿、不育、宫冷不孕、性冷淡，有“阴起阳兴”之效。还用治肝肾亏虚之腰膝无力、筋骨痿弱，或风湿痹痛、四肢拘挛、麻木不仁。本品尚能改善记忆，增强体力。又名仙灵脾，俗称三枝九叶草。

【功效】 补肾壮阳，祛风除湿。

【主治】 阳痿尿频、腰膝无力，风寒湿痹、肢体麻木。

【配伍应用精要】

●淫羊藿单用浸酒服，补肾壮阳，治肾虚阳痿、腰膝冷痛，如淫羊藿酒（《食医心镜》）。

●淫羊藿配肉苁蓉、巴戟天、杜仲，补肾壮阳，治肾阳虚衰之阳痿、遗精、尿频，如填精补髓丹（《丹溪心法》）。

●淫羊藿配附子、肉桂、当归，温肾助阳散寒，治肾阳不足、冲任虚寒之宫冷不孕。

●淫羊藿配威灵仙、川芎、肉桂，祛风湿、强筋骨，治风湿痹痛、关节拘挛、肢体麻木，如仙灵脾散（《太平圣惠方》）。

●淫羊藿配巴戟天、仙茅、知母，调补阴阳，治阴阳两虚之月经不调及妇女更年期高血压。

【用法用量】 煎服，3～15 g。

【使用注意】 阴虚火旺者不宜服。

【来源与品种】 为小檗科植物淫羊藿 *Epimedium brevicornum* Maxim.、箭叶淫羊藿 *Epimedium sagittatum* (Sieb. et Zucc.) Maxim.、柔毛淫羊藿 *Epimedium pubescens* Maxim.、巫山淫羊藿 *Epimedium wushanense* T. S. Ying 或朝鲜淫羊藿 *Epimedium koreanum* Nakai 的干燥地上部分。主产于陕西、辽宁、山西等地。生用或以羊脂油炙用。

炙淫羊藿：补肾壮阳作用增强。

【现代研究】 本品的化学成分主要是黄酮类化合物，还含有木脂素、生物碱和挥发油等，能增强下丘脑—垂体—性腺轴及肾上腺皮质轴、胸腺轴等内分泌系统的分泌功能；可促进蛋白质的合成，调节细胞代谢，明显增强动物体重及耐冻时间；能显著增强离体兔心冠脉流量，有降血压作用。

210. 松 脂

【原文】 **松脂味甘，滋阴补阴，驱风安脏，膏可贴疮。**一名沥青，即松香。

【释义】 松脂味苦、甘，性温。归肝、脾经。能滋阴安脏，祛风燥湿，外用生肌止痛，收湿止痒。熬膏外贴，用治疮痈肿毒和疥癣等皮肤病。本品又名沥青、松香。

【功效】 祛风燥湿，生肌止痛。

【主治】 痈疖疮疡，湿疹、疥癣，外伤出血、烧烫伤。

【配伍应用精要】

●松脂配乳香、没药、樟脑共研细末外撒，燥湿生肌止痛，治痈疽肿毒溃破。

●松脂配煅石膏、枯矾、冰片同研细末，以凡士林调膏外涂，收湿止痒，治小儿湿疹。

●松脂配大黄、荜茇、樟脑共同研细调和为丸，摩擦患处，解毒敛疮，治疥癣瘙痒。

●松脂配甘草研细末服，祛痰止咳，治肺寒痰饮咳喘。

【用法用量】 3～9 g，入丸散或浸酒服。本品极少内服，多外用入膏药或研末敷患处。

【来源与品种】 为松科植物马尾松 *Pinus massoniana* Lamb. 和油松

Pinus tablaeformis Carr. 或从同属植物树干中取得的含油树脂，经蒸馏除去挥发油后的遗留物。主产于广东、广西、福建等地。

【现代研究】 本品含松香酸、松香酸酐、树脂烃、挥发油及苦味物质等，能明显延长出血、凝血时间，使血小板数量减少。本品有毒，对局部组织有刺激性，使用大量对中枢神经有先兴奋后麻痹作用，主要表现为消化道受刺激、肾脏受损及神经刺激症状。

211. 覆盆子

【原文】 覆盆子甘，肾损精竭，黑须明眸，补虚续绝。去蒂。

【释义】 覆盆子味甘、酸，性微温。入肝、肾经。能益肾固精缩尿、乌须发、明目。用于肾虚、精关不固之遗精滑精、阳痿不育、尿频，以及肝肾亏虚之须发早白、视物昏花等。入药去蒂用。

【功效】 固精缩尿，益肝明目。

【主治】 肾虚遗精、滑精、遗尿、尿频，视物昏花。

【配伍应用精要】

●覆盆子配枸杞子、菟丝子、五味子，补肾助阳、固精止遗，治肾虚遗精、滑精、阳痿、不孕，如五子衍宗丸(《丹溪心法》)。

●覆盆子配鹿茸、巴戟天、肉苁蓉，温肾助阳，治肾虚阳痿、精冷不育、女子宫冷不孕。

●覆盆子配桑螵蛸、益智仁、补骨脂，补肾固精缩尿，治肾虚遗尿、尿频。

●覆盆子配枸杞子、桑椹、菟丝子，益肝肾、明目，治疗肝肾不足之视物昏花。

【用法用量】 煎服，5～10 g。

【来源与品种】 为蔷薇科植物华东覆盆子 *Rubus chingii* Hu 的未成熟果实。主产于浙江、福建等地，夏初果实含青时采收。沸水略烫，晒干生用。

【现代研究】 本品含有机酸、糖类及少量维生素C、三萜类成分、覆盆子酸、鞣花酸和β-谷甾醇等，对葡萄球菌、霍乱弧菌有抑制作用，并有雌激素样作用。

212. 合欢皮

【原文】 合欢味甘，利人心志，安脏明目，快乐无虑。即交枝树。

【释义】 合欢皮味甘，性平。归心、肝、肺经。能解郁除烦安神、安五脏、明目。用于精神忧郁引起的心烦、失眠及两目昏暗等症，使人快乐无忧。

本品又名交枝树。

【功效】 解郁安神，活血消肿。

【主治】 心神不宁、忿怒忧郁、烦躁失眠，跌打骨折、血瘀肿痛，疮痈肿毒。

【配伍应用精要】

●合欢皮单用或配柏子仁、酸枣仁、首乌藤，安神解郁，治情志不遂、忿怒忧郁、烦躁失眠。

●合欢皮配麝香、乳香研末，以温酒调服，活血祛瘀、续筋接骨，治跌打损伤、筋断骨折、血瘀肿痛（《续本事方》）。

●合欢皮配桃仁、乳香、骨碎补，活血祛瘀、续筋接骨，治跌打损伤、筋断骨折、血瘀肿痛。

●合欢皮单用或配鱼腥草、冬瓜仁、桃仁，活血消痈，治肺痈、胸痛、咳吐脓血。

●合欢皮配蒲公英、紫花地丁、野菊花，清热解毒、消痈排脓，治各种疮痈肿毒。

【用法用量】 煎服，6～12 g。外用适量。

【使用注意】 孕妇慎用。

【来源与品种】 为豆科植物合欢 *Albizia julibrissin* Durazz. 的干燥树皮。我国大部分地区都有分布，主产于长江流域各省。夏、秋二季剥取树皮，晒干，切段生用。

【现代研究】 本品含皂苷、黄酮、鞣质、多种木脂素及其糖苷、吡啶醇衍生物的糖苷等，能延长戊巴比妥钠诱导的小鼠睡眠时间；能增强妊娠子宫节律性收缩，并有抗早孕效应；可增强小鼠免疫功能及抗肿瘤。

附药：合欢花 为合欢树的花或花蕾。性味甘，平。归心、肝经。功能解郁安神。适用于虚烦不眠、抑郁不舒、健忘多梦等症。用法用量：煎服，5～10 g。

213. 金樱子

【原文】 金樱子甘，梦遗精滑，禁止遗尿，寸白虫[1]杀。霜后红熟者佳。去核用。

【词解】

[1]寸白虫：指绦虫。

【释义】 金樱子味酸、涩（原文谓“甘”，有误），性平。归肾、膀胱、大肠经。能补肾固精，缩尿止带。用于肾虚梦遗、滑精、遗尿、尿频、白带过多等，还能驱杀肠虫，用治绦虫病。入药以霜降后红色成熟果实为佳，去核用。

【功效】 固精缩尿止带，涩肠止泻。

【主治】 遗精、滑精，遗尿、尿频，带下，久泻、久痢。

【配伍应用精要】

●金樱子单用熬膏服，固精缩尿止带，治肾虚遗精、遗尿、白带过多，如金樱子膏（《明医指掌》）。

●金樱子配芡实，固精缩尿止带，治肾虚遗精、滑精、遗尿、尿频、白带过多，如水陆二仙丹（《仁存堂经验方》）。

●金樱子配芡实、银杏、海螵蛸，补肾固精止带，治脾肾两虚之白带增多。

●金樱子配阿胶、艾叶炭、棕榈炭，温经养血固冲，治脾不统血或冲任不固之崩漏下血。

●金樱子配菟丝子、补骨脂、海螵蛸，固精缩尿止带，治肾虚遗精、滑精、遗尿、尿频、白带过多。

●金樱子单用浓煎或配党参、白术、芡实，涩肠止泻，治脾虚久泻、久痢，如秘元煎（《景岳全书》）。

●金樱子配党参、黄芪、升麻，补中益气、升阳举陷，治中气下陷之久痢脱肛。

【用法用量】 煎服，6～12 g。

【来源与品种】 为蔷薇科植物金樱子 *Rosa laevigata* Michx. 成熟果实。主产于广东、四川、云南等地。生用。

【现代研究】 本品含苹果酸、枸橼酸、鞣酸及树脂，尚含皂苷、维生素C及丰富糖类，有收敛、止泻作用，对金黄色葡萄球菌、大肠杆菌、绿脓杆菌、破伤风杆菌、钩端螺旋体及流感病毒均有抑制作用，还有抗动脉粥样硬化作用。

214. 楮实子

【原文】 楮实味甘，壮筋明目，益气补虚，阴痿[1]当服。

【词解】

[1] 阴痿：此指阳痿，即男性在性生活时，阴茎不能勃起或勃起不坚，不能完成正常性生活。

【释义】 楮实子味甘，性寒。归肝、肾经。能补肝肾、强筋骨，清肝明目，益气补虚。用治肝肾亏虚之筋骨痿弱、腰膝无力、阳痿及肝热视物昏花、目生翳障等。

【功效】 滋肾，清肝，明目，利尿。

【主治】 腰膝酸软，虚劳骨蒸，盗汗遗精，目翳昏花，水肿胀满。

【配伍应用精要】

●楮实子配杜仲、枸杞子、淫羊藿，补益肝肾、助阳起痿，治肝肾亏虚之腰膝酸软、阳痿。

●楮实子配枸杞子、黑豆，滋补肝肾，治肝肾不足之腰膝酸软、虚劳骨蒸、盗汗遗精、头晕目昏等。

●楮实子单味研末，蜜汤调下，清肝明目，治肝经有热、目生翳障，如楮实散（《仁斋直指方论》）。

●楮实子配荆芥穗、地骨皮，清热明目，治风热上攻所致目翳流泪、眼目昏花。

●楮实子配丁香、茯苓，滋肾阴、补肾气，治肾虚气化不利之臌胀、小便不利，如楮实子丸（《素问病机气宜保命集》）。

●楮实子配赤小豆、茯苓、泽泻，利水退肿，治水肿、小便不利。

【用法用量】 煎服，6～9 g，或入丸散。外用捣敷。

【使用注意】 虚寒证、便溏患者不宜。

【来源与品种】 为桑科植物构树 *Broussonetia papyrifera* (L.) Vent. 的干燥成熟果实。主产于河南、湖北、湖南等地。生用。

【现代研究】 果实中含皂苷、B族维生素和油脂，种子中含皂化物、饱和脂肪酸及油酸等。本品有增强记忆、增强免疫、降血脂、抗氧化等作用，对毛发癣菌有抑制作用。

215. 郁李仁

【原文】 郁李仁酸，破血润燥，消肿利便，关格[1]通导。碎核取仁，汤泡去皮，研碎。

【词解】

[1]关格：以小便不通与呕吐并见为主要表现的病证。小便不通称为关，呕吐不止称为格。此指大小便不通。

【释义】 郁李仁味辛、苦、甘（原文谓“酸”，有误），性平。归脾、大肠、小肠经。能破血，润燥通便，利水消肿。用治大便燥结、小便不利、水肿胀满或二便不通之关格证。用时砸开果核取种仁，浸泡去皮，研碎。

【功效】 润肠通便，利水消肿。

【主治】 肠燥便秘，水肿、小便不利。

【配伍应用精要】

●郁李仁配火麻仁、柏子仁、杏仁，润肠通便，治大肠气滞，肠燥便秘，如五仁丸（《世医得效方》）。

●郁李仁配芒硝、当归、生地黄，清热软坚、润肠通便，治产后肠胃燥热、大便秘结，如郁李仁饮（《圣济总录》）。

●郁李仁配当归，养血润燥通便，治血虚肠燥便秘。

●郁李仁配黄芪、茯苓、冬瓜皮，利水消肿，治水肿小便不利、腹满喘促、脚气浮肿。

●郁李仁配大黄、牵牛子、甘遂，峻下逐水、通利二便，治阳实水肿、二便不通。

●郁李仁配桑白皮、赤小豆，利水消肿，治水肿胀满、脚气浮肿、小便不利，如郁李仁汤（《圣济总录》）。

【用法用量】 煎服，6～12 g，宜打碎入煎。

【使用注意】 孕妇慎用，津亏便溏者忌用。

【来源与品种】 为蔷薇科植物欧李 *Prunus humilis* Bge.、郁李 *Prunus japonica* Thunb. 或长柄扁桃 *Prunus pedunculata* Maxim. 的干燥成熟种子。前两种习称“小李仁”，后一种习称“大李仁”。主产于内蒙古、河北、辽宁等地。去皮捣碎生用。

【现代研究】 本品含苦杏仁苷、脂肪油、有机酸、皂苷、植物甾醇等，具有润滑性缓泻作用，并对实验动物有显著降血压作用。

216. 没食子

【原文】 **没食子苦，益血生精，染须最妙，禁痢极灵。**即无食子。

【释义】 没食子味苦、涩，性温。入肺、脾、肾经。能涩肠止泻，益气血固精、生精。用于大肠虚滑、泻痢不止，肾虚遗精、滑泄。乌须发与止痢效果很好。本品又名无食子。

【功效】 涩肠止泻，固精，敛肺，止血。

【主治】 久泻久痢，肾虚滑泄，咳嗽，咯血、便血。

【配伍应用精要】

●没食子配诃子研末，米汤调服，治滑脱不禁、久泻久痢。

●没食子配木香、黄连、青皮，温中行气止泻，治脾胃虚寒、食滞不化之泄泻。

●没食子配地榆、黄连、石榴皮，清热止痢、凉血止血，治小儿肠虚受热所致下痢鲜血、腹痛后重，昼夜不止，如没食子散（《普济方》）。

●没食子配覆盆子、莲须、熟地黄，治肾虚梦遗、滑精。

●没食子配百合、麦冬、白及，滋阴凉血止血，治阴虚肺热之咳嗽、咯血。

●没食子研末外敷，收敛止血，治外伤出血。

●没食子配地榆、侧柏叶、椿皮，凉血止血，治痔瘘下血。

●没食子水磨成膏，每晚外涂，治鼻面酒齄，如没石子散（《圣济总录》）。

【用法用量】 煎服，4.5～9 g，或入丸散。外用研末撒或调敷。

【使用注意】 泻痢初起、湿热内郁或有积滞者忌服。

【来源与品种】 为没食子蜂科昆虫没食子蜂 *Cynips gallae-tinctoriae* Olivier 的幼虫，寄生于壳斗科植物没食子树 *Quercus infectoria* Olivier 幼

枝上所产生的虫瘿。主产于希腊、土耳其、伊朗等国。

【现代研究】 本品含鞣质、没食子酸、并没食子酸、树脂等，有收敛、抗炎、镇痛、止血、止泻、抗免疫、降血脂、降血糖、抗氧化、抗菌、抗病毒、抗肿瘤、杀灭蚊子幼虫等作用。

217. 空　青

【原文】 **空青气寒，治眼通灵，青盲赤肿，去暗回明。**

【释义】 空青味甘、酸，性寒，有小毒。归肝经。能明目去翳，治疗眼科疾病效果很好。用于青盲、雀目（夜盲症）、目赤肿痛、目生云翳等。

【功效】 明目去翳，利窍。

【主治】 青盲、雀目、翳膜内障、目赤肿痛，中风口㖞、手臂麻木。

【配伍应用精要】

●空青配蕤仁、冰片研细末点眼，明目退翳，治目生翳膜、视物昏暗（《圣济总录》）。

●空青配决明子、菊花、石决明，清热明目，治肝经风热之目赤肿痛。

●空青配矾石研细末点眼，明目退翳，治翳膜遮睛（《僧深集方》）。

●空青研末吞服，通络利窍，治中风口㖞、手臂麻木不仁。

【用法用量】 内服研末，3～9 g。外用研细水飞点眼。

【来源与品种】 为碳酸盐类矿物蓝铜矿 Azurite 的矿石，呈球形或中空者。主产于赞比亚、澳大利亚、纳米比亚等国，在我国主产于广东、湖北和江西。

【现代研究】 本品主要含碱式碳酸铜[$CuCO_3 \cdot Cu(OH)_2$]，尚含铅、锌、铜、钙、镁、钛、铁、铝等元素，有一定毒性。

218. 密陀僧

【原文】 **密陀僧咸，止痢医痔，能除白癜，诸疮可治。**即金炉底。

【释义】 密陀僧味咸、辛，性平，有毒。归肝经。能燥湿止痢，杀虫疗疮。内服可治久痢，外用用于痔疮、白癜风、口疮、疮疡疥癣等。本品即金炉底。

【功效】 燥湿，杀虫，敛疮。

【主治】 久痢，痔疮，白癜风、口疮、疥癣、湿疮。

【配伍应用精要】

●密陀僧配冰片、黄柏、枯矾研末外敷，燥湿敛疮，治湿疹湿疮、皮肤糜烂。

●密陀僧单用研细末，香油调敷，解毒敛疮，治臁疮、疮疡溃烂，久不收口。

●密陀僧配黄柏、蒲黄、黄药子研末涂局部，解毒敛疮，治口舌生疮。

●密陀僧配龙骨、炉甘石、冰片制软膏外用，燥湿收敛，治足癣溃烂。

●密陀僧配白芷等份研末，蜡烛油调涂患处，治鼻内生疮。

【用法用量】 外用适量，研末撒或调涂。

【使用注意】 本品有毒，现在临床极少内服用。

【来源与品种】 为方铅矿石或以铅为原料加工制成的氧化铅（PbO）。主产于广东、湖南、湖北等省。

【现代研究】 本品主要含氧化铅，亦含砂石、金属铅及二氧化铅等少量夹杂物，有抑制细菌、真菌等病原微生物作用，能与蛋白质结合而成蛋白铅，有收敛局部黏膜血管而减轻炎症和保护溃疡面、减少黏液分泌的作用。

219. 伏龙肝

【原文】 **伏龙肝温，治疫[1]安胎，吐血咳逆，心烦妙哉。**即灶心土。取年深色变褐者佳。

【词解】

[1] 疫：流行性急性传染病。

【释义】 伏龙肝味辛，性温。归脾、胃经。能温中止呕、安胎、温经止血。用治疫病，妊娠恶阻、呕吐不止，脾虚失统之吐血、衄血、便血、崩漏，以及心烦、反胃等。本品又名灶心土，以火烧烤年久、色变褐色者为好。

【功效】 温中止血，止呕，止泻。

【主治】 虚寒出血证，胃寒呕吐，脾虚久泻。

【配伍应用精要】

●伏龙肝单用或配干姜、阿胶、黄芩，温经止血，治下焦虚寒、大便下血，如伏龙肝汤（《外台秘要》）。

●伏龙肝配附子、白术、熟地黄，益气温经止血，治脾气虚寒之吐血、衄血、大便下血、崩漏等，如黄土汤（《金匮要略》）。

●伏龙肝配干姜、半夏、白术，温中和胃、降逆止呕，治脾胃虚寒、胃气不降之呕吐。

●伏龙肝研细，米汤送服，和胃止呕，治妊娠呕吐（《百一选方》）。

●伏龙肝配紫苏梗、陈皮、砂仁，理气和胃止呕，治妊娠恶阻、呕吐不食。

●伏龙肝配附子、干姜、白术，益气温中、涩肠止泻，治脾虚久泻。

●伏龙肝煎汤代水，送服山楂、黑糖所制之丸，涩肠止泻，治胎前、产后下痢不止，如伏龙肝汤丸（《张氏医通》）。

●伏龙肝配黄柏、黄丹、赤石脂，共研细粉，以清油调敷，敛疮生肌，治疮疡溃烂。

【用法用量】 煎服，15～30 g，布包、先煎；或60～120 g，煎汤代水；亦可入丸散。外用适量。

【来源与品种】 为烧木柴或杂草的土灶内底部中心的焦黄土块。

【现代研究】 本品主要含硅酸、氧化铝、氧化铁，尚含氧化钠、氧化钾、氧化镁等，有缩短凝血时间、抑制纤维蛋白溶解酶及增加血小板第三因子活性等作用，也有止呕作用。

220. 石 灰

【原文】 石灰味辛，性烈有毒，辟虫立死，堕胎甚速。陈久者佳。

【释义】 石灰味辛、苦、涩，性温，有毒。归肝、脾经。用之杀虫，可使虫立即死亡；用于堕胎，作用迅猛。入药以陈久者为佳。

【功效】 消肿毒，腐蚀息肉，止血敛疮，杀虫止痒。

【主治】 痈疽疔疮、丹毒，水火烫伤，外伤出血，疥癣、湿疹、痱子。

【配伍应用精要】

●陈石灰配马齿苋同捣，蛋清调敷，清热解毒消肿，治疗疮肿毒。

●陈石灰醋调患处，清热解毒消肿，治痄腮肿痛。

●石灰配青黛，醋调外敷，解毒消肿，治丹毒之局部皮肤红肿、焮热疼痛。

●陈石灰配生大黄共炒，研粉外用，收敛止血，治创伤出血。

●熟石灰膏外涂患处，腐蚀赘疣，治寻常疣、鸡眼、痣。

●陈石灰研细末，撒布创面，解毒敛疮，治下肢溃疡、冻伤、烫伤。

●石灰配葛粉、甘草研粉外用，敛疮止痒，治夏月痱子及热疮（《太平圣惠方》）。

【用法用量】 外用：研末外掺或调敷。现已不作内服。

【来源与品种】 生石灰为石灰岩 Lime-stone 类矿物烧煅而成；生石灰吸收水分成粉末状物，称熟石灰，又称消石灰，其主要成分是氢氧化钙[$Ca(OH)_2$]。生石灰具吸水性，可作干燥剂；石灰水具碱性，有漂白、抑菌、消毒、杀虫、去污等作用。

221. 穿山甲

【原文】 穿山甲毒，痔癖[1]恶疮，吹奶[2]肿痛，鬼魅潜藏[3]。俗呼炮甲。用砂炒醋淬。

【词解】

[1]癖（pǐ）：病名，又称癖气。指痞块生于两胁，时痛时止的病证。多由饮食不节、寒痰凝聚、气血瘀阻所致。

[2]吹奶：病名，指妇女哺乳期乳汁瘀滞、感染而致乳房结块成痈肿。

[3]鬼魅潜藏：这里指久治不愈的痰瘀病证、癥瘕积聚等。

【释义】 穿山甲味咸，性微寒。归肝、胃经。善活血通经，消癥散结，通经下乳，消肿排脓。用治痔疮、癖气癥瘕、恶疮痈肿、乳汁不通、乳房肿痛、痛经、经闭等。本品俗称炮甲。用砂子炒烫，再用醋淬入药。

【功效】 活血消癥，通经，下乳，消肿排脓，通利关节。

【主治】 癥瘕，经闭，产后乳汁不下，痈肿疮毒，瘰疬，风湿痹痛，中风瘫痪。

【配伍应用精要】

●穿山甲配鳖甲、大黄、赤芍，活血通经、祛瘀消癥，治疗癥瘕痞块，如穿山甲散（《妇科大全》）。

●穿山甲配当归、红花、桃仁，活血通经，治血瘀经闭，如化瘀汤（《经验方》）。

●穿山甲单用研末，以酒冲服，通经下乳，治产后乳汁不下，如涌泉散(《本草纲目》）。

●穿山甲配黄芪、党参、当归、白芍，益气养血、通经下乳，治气血亏虚乳汁稀少。

●穿山甲配当归、柴胡、川芎，疏肝解郁、通经下乳，治肝气郁滞、乳房胀痛、乳汁不下，如下乳涌泉散（《清太医院配方》）。

●穿山甲配金银花、天花粉、皂角刺，清热解毒、活血消痈，治疮痈初起、红肿热痛，如仙方活命饮（《校注妇人良方》）。

●穿山甲配黄芪、当归、皂角刺，活血消痈、托毒排脓，治疮痈脓成不溃，如透脓散（《外科正宗》）。

●穿山甲配夏枯草、贝母、玄参，软坚消癥散结，治瘰疬、痰核。

●穿山甲配全蝎、羌活、蕲蛇，活血通经、通利关节，治风湿痹痛、关节不利、麻木拘挛。

●穿山甲配川乌研末调敷，活血通经、通利关节，治中风瘫痪、手足不举，如趁风膏（《三因极一病证方论》）。

【用法用量】 煎服，3～10 g。研末吞服，1～1.5 g。

【使用注意】 孕妇慎用。痈肿已溃者忌用。

【来源与品种】 为鲮鲤科动物鲮鲤 *Manis pentadactyla* Linnaeus 的鳞甲。主产于广西、广东、云南等地，生用或砂烫醋淬后用。

【现代研究】 本品含硬脂酸、胆固醇、二十三酰丁胺、碳原子数为26和29的两个脂肪族酰胺、L-丝-L酪环二肽和D-丝-L-酪环二肽及挥发油、水溶性生物碱，还含有微量元素、氨基酸和无机物等，有抗凝、降低血液黏度、扩张血管、降低外周阻力、增加股动脉血流量的作用，还有抗炎、抗心肌缺氧、升高白细胞等作用。

222. 蚯　蚓

【原文】 蚯蚓气寒，伤寒温病[1]，大热狂言，投之立应。

【词解】

[1]温病：指外感温热病邪所致的多种急性热病的总称。又称温热病。

【释义】 蚯蚓味咸，性寒。归肝、脾、膀胱经。能清热定惊，息风止痉。用治伤寒、温病所致高热狂躁，谵语抽搐，以及小儿急惊风之神昏、抽搐，药后见效迅速。本品又称地龙。

【功效】 清热定惊，通络，平喘，利尿。

【主治】 高热惊痫、癫狂，半身不遂、痹证，肺热哮喘，小便不利、尿闭不通。

【配伍应用精要】

●蚯蚓配钩藤、白僵蚕、全蝎，清热定惊、息风止痉，治高热狂躁、抽搐惊痫。

●蚯蚓鲜品同盐化为水服，清热息风止痉，治狂热癫痫（《本草拾遗》）。

●蚯蚓研烂，配朱砂作丸服，安神定惊、息风止痉，治小儿急慢惊风（《摄生众妙方》）。

●蚯蚓配黄芪、当归、川芎，补气活血通络，治中风后气虚血滞、经络不利、半身不遂、口眼㖞斜，如补阳还五汤（《医林改错》）。

●蚯蚓配防己、秦艽、忍冬藤，清热除湿、通经活络，治热痹，关节红肿疼痛、屈伸不利。

●蚯蚓配川乌、天南星、乳香，祛风散寒、通络止痛，治风寒湿痹之肢体关节麻木、疼痛尤甚、屈伸不利，如小活络丹（《太平惠民和剂局方》）。

●蚯蚓单用研末或鲜品水煎，清肺平喘，治肺热喘息、喉中哮鸣有声。

●蚯蚓配麻黄、杏仁、葶苈子，清肺化痰、止咳平喘，治肺热咳喘、喉中哮鸣有声。

●蚯蚓配车前子、木通、冬葵子，清热利尿，治热结膀胱、小便不通。

●蚯蚓鲜品加白糖化水取液外涂，清热敛疮，治烫伤、下肢疮疡溃烂。

【用法用量】 煎服，5～10 g，鲜品10～20 g。研末吞服，1～2 g。外用适量。

【来源与品种】 为钜蚓科动物参环毛蚓 *Pheretima aspergillum* (E. Perrier)、通俗环毛蚓 *Pheretima vulgaris* Chen、威廉环毛蚓 *Pheretima guillelmi* (Michaelsen) 或栉盲环毛蚓 *Pheretima pectinifera* Michaelsen 的干燥体。前一种习称“广地龙”，主产于广东、广西、福建等地；后三种习称“沪地龙”，主产于上海一带。生用或鲜用。

【现代研究】 本品含多种氨基酸，铁、锌、镁、铜、铬等微量元素，花生四烯酸、琥珀酸等有机酸，以及蚯蚓解热碱、蚯蚓素、蚯蚓毒素、黄嘌呤、次黄嘌呤、黄色素及酶类等成分，有解热、镇静、抗惊厥、舒张支气管、降血压、抗凝作用，以及增强免疫、抗肿瘤、抗菌、利尿、兴奋子宫及肠道平滑肌作用。

223. 蜘　蛛

【原文】 **蜘蛛气寒，狐疝[1]偏痛，蛇虺咬涂，疔肿敷用。**腹大黑色者佳。

【词解】

[1]狐疝：病名，又名小肠气、阴狐疝。指腹中部分小肠坠入阴囊，阴囊时大时小，胀痛俱作，如狐之出没无常，故名。

【释义】 蜘蛛味苦，性寒，有毒。归肝经。能解毒消肿，内服可治疝气睾丸偏痛，外用涂敷可用治毒蛇咬伤、疔肿恶疮。入药以腹大色黑者为佳。

【功效】 解毒消肿，祛风。

【主治】 疮痈肿毒，瘰疬，痔瘘，慢惊风。

【配伍应用精要】

●蜘蛛配红糖捣烂敷患处，解毒消肿，治疔毒恶疮。

●蜘蛛捣汁外敷，解毒消肿，治蝎子、蜈蚣、蜂等毒虫螫伤。

●蜘蛛研末、酥油调和外敷，解毒消肿，治瘰疬。

●蜘蛛配朱砂研末、白芥子煎汤送服，祛风止痉，治小儿慢惊风。

【用法用量】 内服去头足，多入丸散，0.25～0.5 g，不入汤剂。外用适量，研末撒、捣汁涂或调敷。

【来源与品种】 为圆蛛科动物大腹圆蛛 *Aranea ventricosa* (L. Koch) 等的全虫。产于我国各地。

【现代研究】 本品含蛋白质、多肽类神经毒素、非肽类神经毒素、脂类、有机酸、游离氨基酸、无机盐、生物碱和多糖等成分，可防止脑出血、增强心肌收缩力、减慢心率、抗惊厥、抗癫痫、抗肿瘤，有神经毒性、溶血毒性和混合毒性。

224. 蟾　蜍

【原文】 **蟾蜍气凉，杀疳蚀癖，瘟疫能治，疮毒可祛。**

【释义】 蟾蜍味辛，性凉，有小毒。归脾、胃、肝、肺经。能清热解毒、利水消肿、杀虫消积、抗癌。用于疳积腹胀、痈疽疮毒、瘰疬瘿瘤等，也可用治瘟疫。

【功效】 清热解毒，利水消胀。

【主治】 痈疽疮毒，瘰疬肿瘤，疳积腹胀。

【配伍应用精要】

●蟾蜍烧存性，研末外敷，清热解毒，治疮痈肿毒初起红肿热痛。

●蟾蜍配肉桂、鹿茸、硫黄，制膏药外用，温经散寒、解毒敛疮，治疮痈肿毒、阴疽、瘰疬久溃不敛。

●蟾蜍配茯苓、泽泻、薏苡仁，利水消肿，治水肿、小便不利。

●蟾蜍配五谷虫、山楂，健脾消食、杀虫消积，治小儿疳积。

●蟾蜍配皂角烧存性，加蛤粉、麝香共为末、糊丸，杀虫消积，治小儿疳积，嗜食异物、不思乳食、面黄肌瘦。

●蟾蜍用黄酒煎服或制丸内服，解毒消癥，治各种恶性肿瘤。

【用法用量】 煎服，1只，烧存性研末服，1～3 g。外用适量，烧存性研末调敷或熬膏贴敷。

【使用注意】 内服不可过量，不可久服。孕妇忌服。

【来源与品种】 为蟾蜍科动物中华大蟾蜍 *Bufo bofo gargarizans* Cantor、黑眶蟾蜍 *Bufo melaostictus* Schneider 或花背蟾蜍 *Bufo raddei* Strauch 等的全体。中华大蟾蜍产于东北、华北、华中地区，黑眶蟾蜍产于云南、贵州、广东等省，花背蟾蜍产于东北、西北、华北地区。

【现代研究】 本品主要含有蟾酥毒素类，如蟾毒、蟾毒配基类、蟾毒色胺类，还含多糖类、有机酸、氨基酸、肽类、肾上腺素等，有强心、抗心肌缺血、抗凝血、升压、抗休克、兴奋大脑皮层及呼吸中枢、抗炎、镇痛、局部麻醉、抗肿瘤作用，能升高白细胞、抗放射线，还有镇咳、增强免疫力、抗疲劳、兴奋肠管和子宫平滑肌等作用。

225. 刺猬皮

【原文】 **刺猬皮苦，主医五痔，阴肿疝痛，能开胃气。**

【释义】 刺猬皮味苦、涩，性平。归肾、胃、大肠经。能化瘀止痛、收敛止血、开胃。用于各种痔疮肿痛、便血，睾丸肿痛、疝气腹痛，胃脘疼痛。

【功效】 固精缩尿，收敛止血，化瘀止痛。

【主治】 便血、痔血，胃痛、呕吐，遗精、滑精，遗尿、尿频。

【配伍应用精要】

●刺猬皮配木贼，收敛止血，治肠风下血，如猬皮散(《杨氏家藏方》)。

●刺猬皮配槐实，清热收敛止血，治痔瘘出血，如猬皮丸(《寿世保元》)。

●刺猬皮配槐花、地榆，凉血散瘀止血，治痔疮肿痛、便血。

●刺猬皮单用焙干研末、黄酒送服，或配延胡索、香附，化瘀止痛，治气血瘀滞之胃痛日久、呕吐。

●刺猬皮单用炒炙研末服或配益智仁、龙骨、金樱子，固精止遗缩尿，治肾虚遗精、滑精、遗尿、尿频。

【用法用量】 煎服，3～10 g。研末服，1.5～3 g。

【来源与品种】 为刺猬科动物刺猬 *Erinaceus europaeus* L. 或短刺猬 *Hemiechinus dauuricus* Sundevall 的干燥皮。主产于河北、江苏、河南等地。炒用。

【现代研究】 本品上层的刺主要由角蛋白组成；下层的真皮层主要由胶原与其他蛋白质和脂肪等组成。本品具有收敛、止血及促进胃肠平滑肌蠕动等作用。

226. 蛤 蚧

【原文】 蛤蚧味咸，肺痿血咯，传尸劳疰[1]，邪魅可却。

【词解】

[1] 传尸劳疰：病名，亦称劳瘵，“传尸”和“劳疰”均为肺结核之古称。

【释义】 蛤蚧味咸，性平。归肺、肾经。能补肺益肾、纳气平喘。用于肺肾两虚之肺痿气喘咳嗽、咯血，肺结核，以及其他不明病邪引起的喘咳。

【功效】 补肺益肾，纳气平喘，助阳益精。

【主治】 肺虚咳嗽，肾虚作喘，虚劳喘咳，肾虚阳痿。

【配伍应用精要】

●蛤蚧配贝母、紫菀、杏仁等，补肺气、止咳喘，治肺虚咳嗽、虚劳喘咳，如蛤蚧丸（《太平圣惠方》）。

●蛤蚧配胡桃肉、五味子、沉香，补肾纳气，治肾虚气喘。

●蛤蚧配人参、贝母、杏仁，补益肺肾、止咳平喘，治肺肾双虚之咳嗽气喘，如人参蛤蚧散（《卫生宝鉴》）。

●蛤蚧单用浸酒服或配益智仁、巴戟天、补骨脂，补肾助阳、益精养血，治肾虚阳痿、遗精滑泄，如养真丹（《御院药方》）。

【用法用量】 煎服，5～10 g。研末服， 1 ～2 g。

【使用注意】 风寒或实热咳喘者忌服。

【来源与品种】 为壁虎科动物蛤蚧 *Gekko gecko* Linnaeus 除去内脏的干燥体。主产于广西、广东、云南等地。生用。

【现代研究】 本品含有胆固醇、脂肪酸、磷脂，还含有18种游离氨基酸及多种微量元素，有性激素样双向调节作用，有增强免疫和“适应原”样作用，还有抗炎、平喘、降血糖、抗衰老等作用。

227. 蝼　蛄

【原文】 蝼蛄味咸，治十水肿[1]，上下左右，效不旋踵。俗呼土狗，虫类。

【词解】

[1]十水肿：古代对十种水肿病的合称。历代记述不一。

【释义】 蝼蛄味咸，性寒。归膀胱、大肠、小肠经。能利水消肿、通淋、通便。善治各类及全身上下各部位水肿。用药后很快即可见效。本品俗称土狗，属虫类药。

【功效】 利水消肿，通淋。

【主治】 水肿，淋证。

【配伍应用精要】

●蝼蛄单用或配大戟、芫花、大黄，利水消肿、通利小便，治头面浮肿、大腹水肿、小便不利，如半边散（《普济方》）。

●蝼蛄配盐烘干为末，以酒送服，利尿通淋，治热淋、石淋作痛（《本草图经》）。

●蝼蛄配滑石，利尿通淋排石，治石淋涩痛。

●蝼蛄捣烂外敷或煎汤洗患处，解毒消肿，治痈肿、风疹、脚气肿。

【用法用量】 煎服，6～9 g。研末服，3～5 g。外用适量。用时去翅足。

【使用注意】 气虚体弱者及孕妇忌用。

【来源与品种】 为蝼蛄科昆虫华北蝼蛄(北方蝼蛄) *Gryllotalpa unispina* Saussure 和非洲蝼蛄(南方蝼蛄) *Gryllotalpa africana* Palisot de Beaurois 的干燥全虫。前者主产于华北，后者主产于江苏、浙江、广东等地。生用或烘至黄褐色用。

【现代研究】 本品含有天冬氨酸、组氨酸、谷氨酸等多种氨基酸，以及牛磺酸、多种消化酶类等。蝼蛄粉混悬液灌胃，对家兔不能证实其利尿作用；本品长期喂饲，对家兔与小白鼠并未见中毒现象。

228. 蜗　牛

【原文】 蜗牛味咸，口眼㖞僻[1]，惊痫[2]拘挛，脱肛咸治。

【词解】

[1]㖞僻：即歪斜。

[2]惊痫：泛指惊风、癫痫等出现抽搐痉挛的病证。也指因受惊而得的痫病。

【释义】 蜗牛味咸，性寒，有小毒。归肺、胃、膀胱经。能清热解毒，息风定惊，固脱缩肛。用于中风口眼㖞斜，惊风、癫痫抽搐痉挛，疮痈肿毒、脱肛等。

【功效】 清热解毒，通利小便，固脱缩肛。

【主治】 惊痫，疮痈肿毒，脱肛，癃闭。

【配伍应用精要】

●蜗牛配蜈蚣、全蝎、钩藤，清热息风定惊，治热盛惊风、抽搐痉挛。

●蜗牛配金银花、野菊花、马齿苋，清热解毒，治疮痈肿毒。

●蜗牛配丁香共捣外敷，解毒敛疮，治瘰疬未溃或已溃烂。

●蜗牛配龙胆草、桑白皮，清泄肺热，治肺热烦渴多饮。

●蜗牛焙干为末，以猪脂调敷，固脱缩肛，治便后脱肛。

●蜗牛单味水煎服，或配麝香少许捣烂敷脐下，通利小便，治小便癃闭不通。

【用法用量】 煎服，6～9 g。外用适量，捣敷。

【使用注意】 有小毒，不宜久服。

【来源与品种】 为蜗牛科动物同型巴蜗牛 *Brabybaena gimilaris* (Ferussac) 或灰巴蜗牛 *Brabybaena rivida* (Benson) 等的全体。产于我国各地。生用或鲜活用。

【现代研究】 本品含有丰富的蛋白质、多种氨基酸、维生素、微量元素及多糖类成分等。研究表明，蜗牛多糖体外有抗乙型肝炎病毒作用。

229. 桑螵蛸

【原文】 **桑螵蛸咸，淋浊[1]精泄[2]，除疝腰疼，虚损莫缺。**即螳螂种。

【词解】

[1] 淋浊：指小便频数而痛，尿出混浊，或尿道流出浊物似脓的病证。多因湿热下注膀胱所致。

[2] 精泄：指遗精、滑精。

【释义】 桑螵蛸味甘、咸，性平。归肝、肾经。能补肾助阳，固精缩尿。用于肾虚遗尿、尿频、淋浊、白带不止、梦遗滑精及疝气、腰痛，还可用治肾虚阳痿及肝肾虚损各种病证。本品为螳螂的卵鞘。

【功效】 固精缩尿，补肾助阳。

【主治】 遗尿、尿频、白浊，白带不止，遗精、滑精、阳痿。

【配伍应用精要】

●桑螵蛸配益智仁，温肾益气助阳、固精缩尿止遗，治下焦虚寒之尿频、遗尿、遗精、滑精。

●桑螵蛸配龙骨、五味子、制附子，补肾固精，治肾虚遗精、滑精、白浊，如桑螵蛸丸(《世医得效方》)。

●桑螵蛸配乌贼骨、菟丝子，补肾固涩、固精止带，治肾虚不固之带下、遗精滑精。

●桑螵蛸配远志、龙骨、石菖蒲，宁心安神、固精止遗，治心肾不足之神志恍惚、尿频、遗尿、白浊，如桑螵蛸散(《本草衍义》)。

●桑螵蛸配鹿茸、肉苁蓉、菟丝子，补肾壮阳起痿，治肾虚阳痿、早泄。

【用法用量】 煎服，6～10 g。

【使用注意】 本品助阳固涩，故阴虚火旺，膀胱湿热者忌用。

【来源与品种】 为螳螂科昆虫大刀螂 *Tenodera sinensis* Saussure、小刀螂 *Statilia maculata* (Thunberg) 或巨斧螳螂 *Hierodula patellifera* (Serville) 的干燥卵鞘。以上三种分别习称“团螵蛸”“长螵蛸”及“黑螵蛸”。我国大部分地区均产。蒸透晒干用。

【现代研究】 本品含蛋白质、脂肪、氨基酸、磷脂、粗纤维，并有铁、钙及胡萝卜素样的色素，有轻微抗利尿及敛汗作用，有促进消化液分泌、降血糖、降血脂及抗癌作用。

230. 田　螺

【原文】 **田螺性冷，利大小便，消肿除热，醒酒立见[1]。** 浊酒煮熟，挑肉食之。

【词解】

[1]醒酒立见：指用于醒酒见效很快。

【释义】 田螺味甘、咸，性寒。归胃、大肠、小肠、膀胱经。能通利大小便、清热消肿。用于水肿、小便不利，大便不通，疮痈肿毒，以及湿疹、湿疮等。还有醒酒作用，用于解酒醒酒。用时以浊酒煮熟，挑壳之肉食之。

【功效】 清热利水，消肿。

【主治】 热结小便不利、水肿，湿疹溃疡。

【配伍应用精要】

●田螺配葱白、食盐捣敷肚脐，通利小便，治热结小便不利。

●田螺配车前子、红枣，清热利水，治热淋、石淋之小便短赤、涩痛。

●田螺配茵陈、青蒿、栀子，清热利湿退黄，治湿热黄疸。

●田螺配茵陈、溪黄草、田基黄，清热利湿退黄，治湿热黄疸。

●田螺肉晒干、炒焦煎服，清热止痢，治菌痢。

●田螺烧存性，香油调搽，收湿敛疮，治疮疡溃破、溃疡渗液、湿疹。

●田螺配冰片，取渗出液外搽患处，清热消肿，治痔疮肿痛。

●田螺取汁液服用，清热止渴，治消渴。

【用法用量】 煎服，30～60 g。煅研为末服，3～6 g。外用适量，捣敷。

【来源与品种】 为田螺科动物中国圆田螺 *Cipangopaludina chinensis*

(Gray) 或其同属动物的全体。产于我国各地。

【现代研究】 本品含蛋白质、脂肪、碳水化合物及钙、磷、铁、维生素B_1、核黄素、烟酸、维生素A等，有利尿、生肌等作用。

231. 象　牙

【原文】 **象牙气平，杂物刺喉，能通小便，诸疮可瘳。**

【释义】 象牙味淡，性寒（原文谓“平”，有误），能清热解毒、生肌敛疮、通利小便。用于咽喉肿痛糜烂、杂物刺喉、口疮、疮痈、溃疡及小便不利等病症，各种疮疡皆可治愈。

【功效】 清热解毒，生肌敛疮，清热镇惊。

【主治】 热毒痈肿，口疮、咽喉肿痛糜烂，小儿惊风抽搐。

【配伍应用精要】

●象牙配珍珠、牛黄、青黛共研细末吹患处，清热解毒、敛疮生肌，治咽喉肿痛糜烂、口疮溃疡等（《温热经纬》），现名锡类散。

●象牙磨汁服，研末以蜂蜜调敷患处，解毒生肌，治痈肿疮毒。

●象牙配蜈蚣、黄蜡、明矾，解毒敛疮生肌，治瘘管。

●象牙配鳖甲、刺猬皮为末，内服加猪胆汁调敷，治杨梅疮成漏，如象牙丸（《医学入门》）。

●象牙配石决明、钩藤、天竺黄，清热镇惊，治小儿惊风抽搐。

【用法用量】 煎服，3～10 g，研末服，1.5～3 g。外用适量。象为国家保护动物，故象牙现已不用。

【来源与品种】 为象科动物亚洲象 *Elephas maximus* L. 的牙齿。主产于印度、印度尼西亚、斯里兰卡等国及中国。

【现代研究】 本品含磷酸钙及多种有机物。

【按】 除上述品种外，非洲象 *Elephas africanus* Blumenbach 的牙齿亦可入药。非洲象主产于非洲国家。

232. 水　蛭

【原文】 **水蛭味咸，除积瘀坚[1]，通经堕产，折伤可痊。**一名马蝗[2]。

【词解】

[1]瘀坚：瘀血积聚、坚硬结块。

[2]马蝗：同“蚂蟥”。

【释义】 水蛭味咸、苦，性平，有小毒。归肝经。能逐瘀散结消癥、破血通经。用于瘀血积聚、癥瘕肿块、血滞经闭不通及堕胎。还用治跌打损伤、瘀血疼痛等，均可治愈。又名蚂蟥。

【功效】 破血通经，逐瘀消癥。

【主治】 癥瘕积聚，血瘀经闭，跌打损伤，心腹瘀痛。

【配伍应用精要】

●水蛭配虻虫、桃仁、大黄，破血逐瘀通经，治下焦蓄血、少腹硬满、闭经，如抵当汤（《伤寒论》）。

●水蛭配三棱、莪术、红花，破血逐瘀通经，治瘀血经闭、癥瘕积聚。

●水蛭配人参、当归，益气养血、逐瘀通经，治癥瘕积聚、血瘀经闭，如化癥回生丹（《温病条辨》）。

●水蛭配海藻，破血逐瘀消癥、化痰软坚散结，治痰瘀互结之噎膈、肿瘤及痹证等。

●水蛭配苏木、自然铜，破血逐瘀、接骨疗伤，治跌打损伤，如接骨火龙丹（《普济方》）。

●水蛭配大黄、牵牛子，逐瘀通经，治瘀血内阻之心腹疼痛、大便不通，如夺命散（《济生方》）。

【用法用量】 煎服，1.5～3 g。研末服，0.3～0.5 g。以入丸散或研末服为宜。可取鲜活者放置于瘀肿局部吸血消瘀。

【使用注意】 孕妇禁用，月经过多者忌用。

【来源与品种】 为水蛭科动物蚂蟥 *Whitmania pigra* Whitman、水蛭 *Hirudo nipponica* Whitman 或柳叶蚂蟥 *Whitmania acranulata* Whitman 的干燥体。我国大部分地区均产。生用。或用滑石粉烫后用。

【现代研究】 本品主要含蛋白质，唾液中含有水蛭素，还含有肝素、抗血栓素及组胺样物质，有强抗凝血作用，可治疗弥散性血管内凝血；能改善血液流变学、降血脂、抗动脉粥样硬化、增加心肌营养性血流量、抗心律失常；可促进脑血肿吸收、缓解颅内压升高、改善局部血循环、保护脑组织；对皮下血肿有明显抑制作用，可降低血清尿素氮、肌酐水平而保护肾缺血；对升高的血清肿瘤坏死因子有明显的降低作用、对肿瘤细胞有抑制作用；有终止妊娠等作用。

233. 贝 子

【原文】 贝子味咸，解肌散结，利水消肿，目翳[1]清洁。

【词解】

[1] 目翳：指眼内所生遮蔽视线之障膜。

【释义】 贝子味咸，性平。归肝经。能清热散结、利水消肿、消除翳膜、清肝明目。用于伤寒热结之水肿、小便不利及目生翳膜等。

【功效】 明目退翳，平肝潜阳，镇惊安神。

【主治】 目赤翳障、头昏眼花，头晕目眩，惊悸失眠。

【配伍应用精要】

●贝子配菊花、蝉蜕、夏枯草，清肝明目退翳，治肝热目赤肿痛、目生翳膜、视物昏花等。

●贝子配珍珠、冰片研为极细末，点翳膜上，清肝明目退翳，治目赤肿痛、翳膜遮睛。

●贝子配石决明、牡蛎、磁石，平肝潜阳，治肝阳上亢之头晕目眩。

●贝子配龙骨、磁石、酸枣仁，镇惊安神平肝，治肝阳上扰之惊悸心烦、失眠、多梦。

●贝子配羚羊角、珍珠母、钩藤，清热息风止痉，治小儿惊风之高热、抽搐。

●贝子配天葵子、滑石、石燕，利水通淋，治热结成淋之小便引痛或见尿血。

【用法用量】 煎服，10～15 g，宜打碎先煎，或研末入丸散剂。

【使用注意】 脾胃虚弱者慎用。

【来源与品种】 为宝贝科动物蛇首眼球贝 *Erosaria caputserpentis* (L.)、山猫宝贝 *Cypraea lynx* (L.) 或绶贝 *Mauritia arabica* (L.) 等的贝壳。主产于海南、广东、福建等地。生用或煅用。

【现代研究】 本品含碳酸钙、有机物及少量镁、铁、硅酸盐、磷酸盐、硫酸盐和氧化物，尚含锌、锰、铜、铬、锶等微量元素及多种氨基酸。

234. 蛤　蜊

【原文】 **蛤蜊肉冷，能止消渴[1]，酒毒堪除，开胃顿豁。**

【词解】

[1]消渴：病证名，指以多饮、多食、多尿为主要表现的疾病。

【释义】 蛤蜊味咸，性寒。归胃经。能滋阴利水、化痰软坚、开胃进食。用于内热消渴、水肿、小便不利、痰积痞块、瘿瘤及食少纳呆。还能解酒毒，用于饮酒过量、醉酒。

【功效】 滋阴利水，化痰软坚。

【主治】 消渴，水肿，痰积、痞块、瘿瘤。

【配伍应用精要】

●蛤蜊配生地黄、牡丹皮、石斛，养阴生津止渴，治消渴。

●蛤蜊配麦冬、地骨皮、小麦，滋阴退虚热，治肺痨阴虚之潮热骨蒸、咽干口渴、盗汗。

●蛤蜊配桑白皮、赤小豆、白茅根，利水消肿，治水肿、小便不利。

●蛤蜊配贝母、栀子、桑白皮，清热化痰止咳，治肺热咳嗽气喘、咳痰。

●蛤蜊配牡蛎、昆布、海藻，化痰软坚散结，治瘿瘤。

【用法用量】 煮食，适量。

【来源与品种】 为蛤蜊科动物四角蛤蜊 *Mactra quadrangularis* Deshayes 等的肉。主产于广东、海南、福建等地。晒干生用。

【现代研究】 本品含有蛋白质、脂肪、碳水化合物，还含钙、磷、铁、维生素等，有抑菌、抗肿瘤等药理作用。

235. 海 粉

【原文】 **海粉味咸，大治顽痰[1]，妇人白带，咸能软坚。**即海石。火煅研，如无，以蛤粉代之。

【词解】

[1]顽痰：坚结胶固之痰，亦指久治不愈导致顽固怪症之痰证。

【释义】 海粉味咸，性寒。归肺、肾经。能清肺化痰，软坚散结。用于各种顽固痰证，妇女带下增多及瘰疬瘿瘤等结聚肿块。本品又名海石、海浮石，火煅后研末用。如无海石，常以海蛤壳粉代替。

【功效】 清肺化痰，软坚散结，利尿通淋。

【主治】 痰热咳喘，瘰疬、瘿瘤，血淋、石淋。

【配伍应用精要】

●海粉配瓜蒌、贝母、胆南星，清热化痰止咳，治痰热壅肺之咳喘、咳痰黄稠，如清膈煎（《景岳全书》）。

●海粉配青黛、栀子、瓜蒌，泻肝清肺、化痰止血，治肝火灼肺之久咳有痰、痰中带血，如咳血方（《丹溪心法》）。

●海粉配牡蛎、贝母、海藻，软坚散结、清化痰火，治痰核、瘰疬、瘿瘤。

●海粉配玄参、夏枯草，清肝火、散痰结，治痰火互结之瘰疬。

●海粉单味研末或配小蓟、蒲黄、木通，利尿通淋，治血淋、石淋。

●海粉配海金沙、鸡内金，清热利尿通淋，治热淋、血淋、石淋。

【用法用量】 煎服，10～15 g，宜打碎先煎。

【来源与品种】 为胞孔科动物脊突苔虫 *Costazia aculeala* Canu et Bassler 和瘤苔虫 *Costazia costazii* Audouin 的骨骼，俗称“石花”；或火山喷出的岩浆形成的多孔状石块，又称“浮海石”。前者主产于浙江、江苏、福建沿海；后者主产于辽宁、山东、福建沿海。生用。

【现代研究】 脊突苔虫和瘤苔虫的骨骼主含碳酸钙，并含少量镁、铁及酸不溶物质；火山喷出的岩浆形成的多孔状石块，主要成分为二氧化硅，亦含氯、镁等。本品有促进尿液分泌及祛除支气管分泌物的作用。

236. 石蟹

【原文】 石蟹味咸，点目肿翳，解蛊胀毒，催生落地。

【释义】 石蟹味咸，性寒。归肝、胆经。能清肝明目、解毒消肿。用于目赤肿痛、目生翳障，可外用点眼；研末外敷局部还用于消蛊毒肿胀、疮疡肿毒。石蟹还有催生下胎作用。

【功效】 清肝明目，解毒消肿。

【主治】 目赤、翳膜遮睛，喉痹、痈肿。

【配伍应用精要】

●石蟹配石决明、决明子、菊花，清肝明目，治肝火上炎之目赤肿痛。

●石蟹配木贼、枸杞子、甘菊，清肝明目退翳，治肝热目赤云翳，如石蟹丸（《卫生家宝方》）。

●石蟹配石决明、珍珠、琥珀研细末点眼，明目退翳，治风热上攻、翳膜遮睛。

●石蟹研细末吹喉，解毒消肿，治咽喉肿痛、喉痹。

●石蟹配冰片、黄连、青黛研细末外敷，清热解毒消肿，治疮疡肿毒。

●石蟹配乳香、滑石研细为散、灯心草煎服，治妊娠子淋之小便频数涩痛，如石蟹散（《圣济总录》）。

【用法用量】 水磨汁服，6～9 g，或入丸散。外用适量，研细末点眼、吹喉或外敷。现临床已基本不用。

【来源与品种】 为古代生节肢动物弓蟹科石蟹 *Telphusa* sp. 及其他近缘动物的化石。主产于我国台湾、四川等地。

【现代研究】 本品主要含碳酸钙，还有多种微量元素。

237. 海螵蛸

【原文】 海螵蛸咸，漏下[1]赤白，癥瘕惊气，阴肿可得。一名乌贼鱼骨。

【词解】

[1] 漏下：病证名，简称漏，指妇女停经后，又续见下血，淋沥不断，或经期出血持续、日久不止。

【释义】 海螵蛸味咸、涩，微温。归肝、肾经。能收敛止血、固精止带。用于崩漏下血、吐血、便血，赤白带下，癥瘕、疝气腹痛、外阴肿痛等病症。一名乌贼鱼骨。

【功效】 固精止带，收敛止血，制酸止痛，收湿敛疮。

【主治】 带下、遗精，出血证，胃痛吐酸，湿疹湿疮、溃疡不敛。

【配伍应用精要】

●海螵蛸配山茱萸、菟丝子、沙苑子，固精止遗，治肾失封藏之遗精、滑精。

●海螵蛸配山药、芡实，固精止带，治肾虚带脉不固之带下清稀。

●海螵蛸配白芷、血余炭，固精止带止血，治赤白带下，如白芷散(《妇人良方》)。

●海螵蛸配白芷、黄柏，清热燥湿止带，治湿热带下、色黄味腥。

●海螵蛸配黄芪、党参，益气摄血、固冲止血，治气虚不摄之崩漏下血。

●海螵蛸配茜草、棕榈炭、五倍子，收敛止血，治崩漏下血，如固冲汤(《医学衷中参西录》)。

●海螵蛸配白及等份为末服，收敛止血，治吐血、便血。

●海螵蛸配茜草根、山药、阿胶，收敛止血，治血淋及大便下血。

●海螵蛸配延胡索、贝母、瓦楞子，制酸止痛，治胃酸过多之胃脘痛。

●海螵蛸配黄柏、青黛、煅石膏研末外敷，收湿敛疮，治湿疮、湿疹。

●海螵蛸单用研末，或配煅石膏、枯矾、冰片共研细末撒敷，收湿敛疮，治溃疡久不愈合。

【用法用量】 煎服，6～12 g。散剂酌减。外用适量。

【来源与品种】 为乌贼科动物无针乌贼 *Sepiella maindroni* de Rochebrune 或金乌贼 *Sepia esculenta* Hoyle 的干燥内壳。主产于辽宁、江苏、浙江沿海等地。生用。

【现代研究】 本品主要含碳酸钙、壳角质、黏液质，尚含大量的钙，少量钠、锶、镁、铁，以及微量硅、铝、钛、锰、钡、铜等微量元素，具有抗消化性溃疡、抗肿瘤、抗辐射及接骨作用。

238. 无名异

【原文】 **无名异甘，金疮[1]损折，去瘀止痛，生肌有准。**

【词解】

[1]金疮：指刀箭等金属利器造成的伤口，包括伤口的溃烂、化脓。也称金创。

【释义】 无名异味甘，性平。归肝、肾经。能祛瘀止痛、活血消肿、止血生肌。用于金疮出血、跌伤骨折、瘀肿疼痛，能促进伤口生肌愈合。

【功效】 活血止血，消肿止痛，敛疮生肌。

【主治】 外伤出血，跌打损伤、瘀血肿痛，痈肿疮毒、溃疡。

【配伍应用精要】

●无名异研末酒调服，活血消肿止痛，治跌打损伤、瘀肿疼痛。

●无名异配乳香、没药、三七研末调服，活血消肿止痛，治跌打损伤、瘀肿疼痛。

●无名异研末外敷，收敛止血，治创伤出血。

●无名异配铅丹研细末，以清油调涂，敛疮生肌，治臁疮、溃疡不敛。

●无名异配黄连研末为丸，以茄根、蚕茧煎汤送服，治消渴引饮（《圣济总录》）。

【用法用量】 内服入丸散，1.5～3 g。外用适量，研末调涂。本品现已少用。

【来源与品种】 为斜方晶系氧化物类矿物软锰矿 Pyrolusitue 的矿石。主产于广西、广东、山西等地。

【现代研究】 本品主含二氧化锰，是一种很强的氧化剂，有消毒杀菌的作用。

239. 礞 石

【原文】 青礞石寒，硝煅金色，坠痰消食，神妙莫测。用焰硝同入锅内，火煅如金色者佳。

【释义】 礞石味咸，性平（原文谓“寒”，有误）。归肺、肝经。能下气坠痰、消食。用于顽痰老痰之咳喘痰壅及食积不化，疗效很好。本品与火硝同入锅内，煅至呈金色者为佳。

【功效】 坠痰下气，平肝镇惊。

【主治】 气逆喘咳，癫狂、惊痫。

【配伍应用精要】

●礞石配沉香、黄芩、大黄，清热坠痰下气，治顽痰、热痰胶固之气逆咳喘、痰壅难咳，如礞石滚痰丸（《景岳全书》）。

●煅礞石研末，以薄荷汁和白蜜调服，消痰平肝镇惊，治小儿痰热壅塞、惊风抽搐，如夺命散（《婴孩宝鉴》）。

●礞石配白术、枳实、木香，健脾理气消食，治食积成痰、胃实眩晕。

【用法用量】 煎服，6～10 g，宜打碎布包先煎。入丸散，1.5～3 g。

【使用注意】 本品重坠性猛，非痰热实证不宜使用。脾虚胃弱者及孕妇忌用。

【来源与品种】 为绿泥石片岩或云母岩的石块或碎粒。前者称青礞石，主产于湖南、湖北、四川等地；后者称金礞石，主产于河南、河北等地。全年可采，除去杂质，煅用。

【现代研究】 青礞石主要成分为硅酸盐、镁、铝、铁及结晶水；金礞石主要成分为云母与石英，亦即主含钾、铁、镁、锰、铝、硅酸盐等与结晶水。本品能促进阳离子交换，产生吸附作用，这是化痰利水的作用机制之一。

240. 磁　石

【原文】 磁石味咸，专杀铁毒，若误吞针，系线即出[1]。即吸铁石。

【词解】

[1]若误吞针，系线即出：用磁石来吸出误吞的金属针。古人这种方法并不可行，现已无人应用。

【释义】 磁石味辛、咸，性寒。归心、肝、肾经。能镇惊安神、平肝潜阳、纳气平喘。用于肝火上炎、扰动心神所致心神不宁、惊悸、癫痫，肝阳上亢之头晕目眩，肾不纳气之虚喘等。还能聪耳明目，用治肝肾不足之耳聋耳鸣、视物昏花等。本品也称吸铁石。

【功效】 镇惊安神，平肝潜阳，聪耳明目，纳气平喘。

【主治】 惊悸、失眠、癫痫，眩晕，虚喘，耳鸣耳聋、视物昏花。

【配伍应用精要】

●磁石配朱砂、神曲，镇惊安神，治肾虚肝旺、惊恐气乱之心神不宁、惊悸、失眠及癫痫，如磁朱丸（《备急千金要方》）。

●磁石配羚羊角、生石膏，清热息风、定惊止痉，治热盛肝风内动、惊风抽搐。

●磁石水煎服，镇惊安神，治小儿惊痫（《圣济总录》）。

●磁石配当归、酸枣仁，补血养心安神，治心肝失养之惊悸失眠。

●磁石配石决明、珍珠、牡蛎，平肝潜阳，治肝阳上亢之头晕目眩、急躁易怒等。

●磁石配生地黄、白芍、龟甲，滋阴平肝潜阳，治阴虚阳亢之头晕目眩。

●磁石配钩藤、菊花、夏枯草，清热平肝，治肝热上攻之急躁易怒、头目眩晕。

●磁石配代赭石、五味子、蛤蚧，益肾纳气平喘，治肾虚摄纳无权之虚喘。

●磁石配熟地黄、山茱萸、山药，补益肝肾、聪耳明目，治肾虚耳鸣、耳聋，如耳聋左慈丸（《全国中药成药处方集》）。

●磁石配枸杞子、女贞子、菊花，补肝肾明目，治肝肾不足之目暗不明、视物昏花。

【用法用量】 煎服，15～30 g，宜打碎先煎。入丸散，1～3 g。

【使用注意】 脾胃虚弱者慎用。

【来源与品种】 为氧化物类矿物尖晶石族磁铁矿 Magnetite 的矿石。主产于河北、山东、辽宁等地。生用或煅淬后、碾粗粉用。

【现代研究】 本品主要含四氧化三铁（Fe_3O_4），尚含钙、镁、钾、钠、铬、锰、镉、铜、锌、砷等微量元素，有抑制中枢神经系统作用，能镇惊、抗惊厥；炮制后的磁石与异戊巴比妥钠有协同镇静、催眠、抗惊厥作用。

241. 花蕊石

【原文】 花蕊石寒，善止诸血，金疮血流，产后血涌。火煅研。

【释义】 花蕊石味酸、涩，性平（原文谓“寒”，有误）。归肝经。善化瘀止血，又能收敛止血。用于各种出血证，如刀、枪、箭等冷兵器所致外伤出血，产后大出血，以及吐血、衄血、便血等。火煅后研末用。

【功效】 化瘀止血。

【主治】 出血证。

【配伍应用精要】

●花蕊石单用煅为细末，用酒、童便和服，治瘀滞吐血，如花蕊石散（《十药神书》）。

●花蕊石配白及、血余炭，收敛止血，治咯血，如花蕊石白及散（《经验方》）。

●花蕊石配硫黄共研末外掺伤口，收敛止血、化瘀止痛，治外伤出血，如花蕊石散（《太平惠民和剂局方》）。

●花蕊石配三七、血余炭，收敛止血，治咯血、吐血。

【用法用量】 煎服，10～15 g，包煎。研末吞服，1～1.5 g。外用适量，研末外掺或调敷。

【使用注意】 孕妇忌用。

【来源与品种】 为变质岩类岩石蛇纹石大理岩。主产于陕西、河南、河北等地。生用或经火煅、研细用。

【现代研究】 本品主要含钙、镁的碳酸盐，混有少量铁盐、铝盐和锌、铜、钴等元素及少量的酸不溶物，能增强血中钙离子浓度，使血管致密，有防止血浆渗出和促进凝血的作用，并能抗惊厥。

242. 代赭石

【原文】 代赭石寒，下胎崩带，儿疳泻痢，惊痫鬼怪。火煅用。

【释义】 代赭石味苦，性寒。归肝、心经。能降气、镇逆平肝，凉血止血。用于难产、胞衣不下，崩漏下血、赤白带下，小儿疳积，泻痢，惊痫。本品应火煅用。

【功效】 平肝潜阳，凉血止血，重镇降逆。

【主治】 肝阳上亢、头痛眩晕，血热吐衄、崩漏，呕吐、呃逆、噫气、气逆喘息。

【配伍应用精要】

●代赭石配怀牛膝、生龙骨、生白芍，滋阴平肝潜阳，治肝阳上亢之头晕目眩、目胀耳鸣，如镇肝息风汤（《医学衷中参西录》）。

●代赭石配珍珠母、磁石、冰片，清肝火、平肝阳，治肝火上升或肝阳上亢之头晕头痛、心烦不眠，如脑立清（《上海市药品标准》）。

●代赭石单用醋煅、细研水飞，白汤调服，清肝热、平肝息风，治小儿急慢惊风之抽搐痉挛（《仁斋直指方论》）。

●代赭石单用煅烧醋淬，研细调服，清热降火、凉血止血，治气火上逆、迫血妄行之吐血、衄血（《头门方》）。

●代赭石配白芍、竹茹、清半夏，凉血降逆止血，治胃热气逆之吐血、衄血、胸中烦热，如寒降汤（《医学衷中参西录》）。

●代赭石配禹余粮、赤石脂、五灵脂，凉血止血，治血热崩漏、下血不止，如震灵丹（《太平惠民和剂局方》）。

●代赭石配旋覆花、半夏、生姜，降逆止呕，治胃气上逆之呕吐、呃逆、嗳气不止，如旋覆代赭汤（《伤寒论》）。

●代赭石配党参、当归、肉苁蓉，降胃气、通噎膈，治噎膈不能食、大便燥结，如参赭培气汤（《医学衷中参西录》）。

●代赭石配甘遂、芒硝、干姜，降气通便，治宿食不化、气逆便秘，如赭遂攻结汤（《医学衷中参西录》）。

●代赭石配桑白皮、紫苏子、旋覆花，清热降气平喘，治肺热咳喘。

●代赭石配陈皮、杏仁，化痰止咳平喘，治喉间痰鸣、喘促气短。

●代赭石配党参、山茱萸、胡桃肉，补肾纳气、降逆平喘，治肺肾不足、阴阳两虚之虚喘，如参赭镇气汤（《医学衷中参西录》）。

【用法用量】 煎服，10～30 g，宜打碎先煎。外用适量，研末敷。降逆、平肝宜生用，止血宜煅用。

【使用注意】 孕妇慎用。因含微量砷，故不宜长期服用。

【来源与品种】 为三方晶系氧化物类矿物赤铁矿 Haematite 的矿石。主产于山西、河北、河南等地。打碎生用或醋淬研粉用。

【现代研究】 本品主含三氧化二铁（Fe_2O_3），并含镉、钴、铬、铜、锰、镁等多种微量元素，尚含对人体有害的铅、砷、钛，有兴奋肠管作用，所含铁质能促进红细胞及血红蛋白的新生，对中枢神经系统有镇静作用。

243. 黑　铅

【原文】 黑铅味甘，止呕反胃[1]，鬼疰瘿瘤，安神定志。

【词解】

[1]反胃：症名，指饮食入胃，在胃中停而不化，终至吐出的表现，包括食已则吐、暮食朝吐、朝食暮吐等。

【释义】 黑铅味甘，性寒，有毒。归肝、肾经。能降逆止呕、解毒消肿散结、安神定志。用于呕吐反胃，痈肿流注、瘿瘤、瘰疬，心神不宁等病症。

【功效】 降逆止呕，解毒消痈散结，坠痰镇惊。

【主治】 呕吐反胃，疮痈瘰疬，惊痫。

【配伍应用精要】

●黑铅配旋覆花、代赭石，降逆止呕，治噎膈反胃。

●黑铅配黄连、白蔹、煅石膏，解毒敛疮，治疮痈肿毒。

●黑铅配海蛤壳、牡蛎，解毒软坚散结，治瘿瘤、瘰疬。

●黑铅配黄蜡以香油熬膏外敷，解毒敛疮，治疮疡溃破，久不收口。

●黑铅配白矾同煅，研细末服，坠痰镇惊，治惊痫、抽搐。

【用法用量】 煎服，6～12 g，或入丸散。外用适量，煅末调敷。

【使用注意】 本品有毒，现已不作内服用。

【来源与品种】 为方铅矿 Galena 的矿石中提炼出的一种灰白色的金属。主产于湖南、四川、云南等地。

244. 银 屑

【原文】 银屑味辛，谵语[1]恍惚[2]，定志养神，镇心明目。

【词解】

[1] 谵语：证名，表现为神志不清，胡言乱语，语无伦次，声高气粗，多属实证。

[2] 恍惚：证名，指神思不定、慌乱无主，属心气损伤、神不守舍的虚证。

【释义】 银屑味辛，性寒，有毒。能安神定志、镇惊明目。用于热盛神昏谵语、惊痫、癫狂，以及心气不足之心悸恍惚、失眠等病症。

【功效】 镇惊安神。

【主治】 高热神昏、癫狂、惊痫，失眠。

【配伍应用精要】

●银屑配羚羊角、犀角（水牛角）研末服，清热镇惊安神，治高热神昏、谵语。

●银屑配礞石、黄芩、瓜蒌，豁痰定惊，治痰迷心窍之癫狂、惊痫。

●银屑配人参、茯苓、龙齿，养心安神，治心气不足、悸动不安，如镇心丸（《圣济总录》）。

●银屑配珍珠母、龙齿、酸枣仁，镇心安神，治心神不安、夜不安寐。

【用法用量】 入丸散，0.01～0.03 g，多作丸药挂衣。

【使用注意】 本品有毒，现已不用。

【来源与品种】 为自然银 Native Silver 加工成的粉末。现多用自然银锤成的纸状薄片银箔入药。

245. 金 屑

【原文】 金屑味甘，善安魂魄，癫狂惊痫，调和血脉。

【释义】 金屑味辛、苦（原文谓“甘”，有误），性平，有毒。归心、肝经。能镇心安神、解热毒、调和血脉。用治心神不安、癫狂、惊痫及热毒疮痈等。

【功效】 镇心安神，解毒。

【主治】 痰火癫痫，热盛谵语、狂躁，痈肿疮毒。

【配伍应用精要】

●金屑配羚羊角、犀角、朱砂，镇心安神、化痰开窍，治高热神昏谵语、发狂，痰火蒙心之癫狂、惊痫，如紫雪丹（《千金翼方》）。

●金屑配朱砂、牛黄、珍珠，清热解毒、镇心安神，治热盛邪入心包的癫狂、惊痫。

●金屑单用点于疔疮之上，解毒拔毒，治热毒壅结之疔毒疮痈。

【用法用量】 内服入丸散，一般多作丸药挂衣；外用适量，研末撒。

【使用注意】 本品有毒，现已不用。

【来源与品种】 为自然金 Native Gold 加工成的粉末。现多用黄金锤成的金箔入药。

246. 狗 脊

【原文】 狗脊味甘，酒蒸入剂，腰背膝疼，风寒湿痹。根类金毛狗脊。酒炒。

【释义】 狗脊味苦、甘，性温。归肝、肾经。酒蒸后入药，能补肝肾、强腰膝、祛风湿。用治肝肾亏虚之腰膝足膝酸痛、痿软无力，风寒湿痹，腰背关节疼痛等。本品根状茎上密被金黄色绒毛，故有“金毛狗脊”之名。酒炒入药。

【功效】 祛风湿，补肝肾、强腰膝，收敛固涩。

【主治】 风湿痹证，腰膝酸软，下肢无力，遗尿，白带过多。

【配伍应用精要】

●狗脊配杜仲、续断、海风藤，补肝肾、祛风湿，治风寒湿痹日久、肝肾不足之腰脊疼痛、不能俯仰，如狗脊饮（《中国医学大辞典》）。

●狗脊配萆薢、菟丝子，祛风湿、强腰膝，治肝肾不足之风湿腰痛，如狗脊丸(《太平圣惠方》)。

●狗脊配杜仲、牛膝、鹿角胶，补肝肾、强腰膝，治肝肾虚损之腰膝酸软、下肢无力。

●狗脊配当归，补血祛风除湿，治血虚风湿、四肢麻木。

●狗脊配益智仁、茯苓、杜仲，温补固摄，治肾虚不固之尿频、遗尿。

●狗脊配鹿茸、白蔹、艾叶，温补固摄，治冲任虚寒之带下过多、清稀，如白蔹丸（《普济方》）。

【用法用量】 煎服，6～12 g。

【使用注意】 湿热证及小便短涩黄赤者慎服。

【来源与品种】 为蚌壳蕨科植物金毛狗脊 *Cibotium barometz*(L.) J.Sm.的干燥根茎。主产于云南、广西、浙江等地。生用或砂烫用。

【现代研究】 本品含蕨素、金粉蕨素、金粉蕨素-2'-O-葡萄糖苷、金粉蕨素-2'-O-阿洛糖苷、欧蕨伊鲁苷、β-谷甾醇等。狗脊注射液可使心肌对^{86}Rb的摄取率增加54%，其绒毛有较好的止血作用。

247. 骨碎补

【原文】 **骨碎补温，折伤骨节，风血积疼[1]，最能破血[2]。**去毛。即猢狲良姜。

【词解】

[1]风血积疼：指风寒湿邪痹阻，气血不通，或跌打损伤瘀血阻滞所致疼痛。

[2]破血：指很强的活血祛瘀作用。也称破血逐瘀。

【释义】 骨碎补味苦，性温。归肝、肾经。有较强的活血祛瘀作用，能活血疗伤、续筋接骨、消肿止痛。用于跌打损伤、骨折筋伤、瘀肿疼痛、风寒湿痹阻经络等。用时去毛。本品即猴姜。

【功效】 活血祛瘀，接骨续筋，补肾强骨。

【主治】 筋骨损伤、瘀滞肿痛，肾虚腰痛脚弱、耳聋耳鸣、牙痛、久泻。

【配伍应用精要】

●骨碎补单用酒浸或煎服，配合研粉外敷，活血疗伤，治跌打损伤、瘀肿疼痛。

●骨碎补配没药、自然铜，活血疗伤、续筋接骨，治跌打损伤、骨折筋伤、如骨碎补散（《太平圣惠方》）。

●骨碎补配补骨脂、牛膝，补肾强骨，治肾虚腰痛脚弱，如神效方（《太平圣惠方》）。

●骨碎补配熟地黄、山茱萸，补肾聪耳，治肾虚耳聋耳鸣、牙痛。

●骨碎补单用研末，入猪肾中煨熟食用，温肾助阳止泻，治肾虚久泻（《本草纲目》）。

●骨碎补配补骨脂、益智仁、吴茱萸，温肾暖脾止泻，治肾虚久泻。

●骨碎补配斑蝥，酒浸、过滤搽患处，治斑秃、白癜风（《福建中草药》）。

【用法用量】 煎服，10～15 g。外用适量，研末调敷或鲜品捣敷，亦可浸酒搽患处。

【使用注意】 阴虚火旺、血虚风燥者慎用。

【来源与品种】 为水龙骨科植物槲蕨 *Drynaria fortunei* (Kunze) J.Sm. 的干燥根茎。主产于浙江、湖北、广东等地。生用或砂烫用。

【现代研究】 本品含有柚皮苷、骨碎补双氢黄酮苷、骨碎补酸等，有降血脂和抗动脉硬化作用，还能促进骨折的愈合，改善软骨细胞，推迟骨细胞的退行性病变，并有明显的镇静、镇痛作用。

248. 茜　草

【原文】 **茜草味苦，蛊毒吐血，经带崩漏，损伤虚热。**

【释义】 茜草味苦，性寒。归肝经。既能凉血止血，又可化瘀止血、活血通经。用治蛊毒病症，吐血、衄血、便血、崩漏下血等出血证，还用于带下增多，血瘀经闭，跌打损伤、风湿痹痛，虚热证等。

【功效】 凉血化瘀止血，通经。

【主治】 出血证，血瘀经闭，跌打损伤、风湿痹痛。

【配伍应用精要】

●茜草单用研末煎服，凉血止血，治吐血不止（《简要济众方》）。

●茜草配栀子，清热凉血止血，治心肝火旺之咯血、吐血、尿血。

●茜草配小蓟、白茅根，凉血止血，治尿血、血淋。

●茜草配阿胶，滋阴凉血止血，治血热尿血、大便出血。

●茜草配艾叶、乌梅，温经止血，治衄血，如茜梅丸（《普济本事方》）。

●茜草配生地黄、生蒲黄、侧柏叶，凉血止血，治血热崩漏。

●茜草配黄芪、白术、山茱萸，益气摄血，治气虚不摄之崩漏下血，如固冲汤（《医学衷中参西录》）。

●茜草单用或配桃仁、红花、当归，活血通经，治血瘀经闭。

●茜草单用泡酒服，或配三七、乳香、没药，活血通经，治跌打损伤。

●茜草单用泡酒服，或配伍鸡血藤、海风藤、延胡索，活血祛瘀、祛风止痛，治风湿痹证、关节疼痛。

【用法用量】 煎服，10～15 g，大剂量可用30 g；亦可入丸散。止血炒炭用，活血通经生用或酒炒用。

【来源与品种】 为茜草科植物茜草 *Rubia cordifolia* L. 的干燥根及根茎。主产于安徽、江苏、山东、河南等地。生用或炒炭用。

茜草炭：寒性减弱，止血力增强。多用于无瘀滞的各种出血证。

【现代研究】 本品主要含环六肽系列物、蒽醌、还原萘醌及其糖苷等，尚富含钙离子，有明显的促进血液凝固作用，有升高白细胞、镇咳、祛痰作用，尚有抑菌、抑制结石形成等作用。

249. 预知子

【原文】 预知子贵，缀衣领中，遇毒声作[1]，诛蛊杀虫。

【词解】

[1]遇毒声作：传说将预知子缀衣领中，遇有蛊毒会发出声响，使人预知之。此说为谬传，并不可信。

【释义】 预知子味苦，性寒。归肺、肾经。能疏肝理气、祛风解毒、消食杀虫。用治肝郁气滞之胸胁脘腹疼痛、饮食积滞、虫积腹痛，以及皮肤生疮、眉发脱落，外敷用治蛇虫咬伤等。

【功效】 疏肝理气，祛风解毒杀虫。

【主治】 胸胁脘腹胀痛，蛔虫病。

【配伍应用精要】

●预知子配雄黄、乳香研末熬膏，祛风杀虫，治大风腹脏有虫，令人皮肤生疮，语声变，眉鬓落，如乳香煎(《太平圣惠方》)。

●预知子配枸杞子、茯苓、朱砂，安神定志，治心气不足之精神恍惚、失眠健忘、喜怒无常，如预知子丸(《太平惠民和剂局方》)。

●预知子研末外敷，清热解毒，治一切蛇虫咬伤。

【用法用量】 煎服，熬膏或入丸剂，3～10 g。外用适量，研末调敷。预知子现代已少用，用其果实八月札入药。

【来源与品种】 为木通科植物木通 *Akebia quinata* (Thunb.) Decne.、三叶木通 *Akebia trifoliata* (Thunb.) Koidz. 或白木通 *Akebia trifoliata* (Thunb.)Koidz. var. *australis* (Diels) Rehd. 的种子。木通主产于河南、山东、安徽等地，三叶木通主产于河北、山西、山东等地，白木通主产于我国西南部及河南、山西、陕西等地。

【现代研究】 本品含木通皂苷类成分及油酸甘油酯、亚麻酸甘油酯等，有抗抑郁、抑菌、抗癌等作用。

250. 王不留行

【原文】 王不留行，调经催产，除风痹痉[1]，乳痈当啖。即剪金子花。取酒蒸，火焙。

【词解】

[1]痉：此指风痹所出现的局部肌肉收缩、手脚抽搐的病症。

【释义】 王不留行味苦，性平。归肝、胃经。能活血通经、调经催产、下乳消痈、除痹止痛。用治血瘀经闭、痛经、难产，风湿痹痛、痉挛，以及乳汁不下、乳痈肿痛等。本品又名剪金子花。用酒拌蒸，再用火焙干后入药。

【功效】 活血通经，下乳消痈，利尿通淋。

【主治】 血瘀经闭、痛经、难产，产后乳汁不下、乳痈肿痛，淋证。

【配伍应用精要】

●王不留行配当归、川芎、红花，活血通经，治经行不畅、痛经、经闭。

●王不留行配酸浆草、五灵脂、刘寄奴，通经催产，治妇人难产或胎死腹中，如胜金散（《普济方》）。

●王不留行配穿山甲，行血脉、通乳汁，治产后乳汁不下，如涌泉散（《卫生宝鉴》）。

●王不留行配黄芪、当归、猪蹄，行血脉、通乳汁，治产后气血亏虚、乳汁稀少。

●王不留行配蒲公英、夏枯草、瓜蒌，活血消痈、消肿止痛，治乳痈初起、红肿热痛（《本草汇言》）。

●王不留行配石韦、瞿麦、萹蓄，活血利尿通淋，治热淋、血淋、石淋等多种淋证。

【用法用量】 煎服，5～10 g。外用适量。

【使用注意】 孕妇慎用。

【来源与品种】 为石竹科植物麦蓝菜 *Vaccaria segetalis* (Neck.) Garcke 的干燥成熟种子。主产于江苏、河北、山东等地。生用或炒用。

【现代研究】 本品含有王不留行皂苷A、B、C、D，黄酮苷（如王不留行黄酮苷、异肥皂草苷），另含植酸钙镁、磷脂、豆甾醇等，对小鼠有抗着床、抗早孕作用，对子宫有兴奋作用，能促进乳汁分泌，并有抗肿瘤等作用。

251. 狼　毒

【原文】 狼毒味辛，破积瘕癥，恶疮鼠瘘[1]，杀毒鬼精[2]。

【词解】

[1]鼠瘘：病名，俗称老鼠疮，指颈、腋部之窦道破溃难敛者，即颈腋部淋巴结结核。

[2]杀毒鬼精：指能驱除未知之致病邪气。

【释义】 狼毒味苦、辛，性平，有大毒。归肝、肺、脾经。能行血破积、攻毒散结、杀虫。用于破除瘀血积聚之癥瘕肿块，久治不愈之恶疮、鼠瘘、疥癣，以及虫积腹痛等病症，驱除诸多致病邪气。

【功效】 攻毒散结，破积杀虫，逐水消痰。

【主治】 癥瘕积聚、恶疮、鼠瘘，虫积腹痛，水肿。

【配伍应用精要】

●狼毒加水煎煮，将大枣置于笼屉内蒸熟食用，攻毒散结，治淋巴结核、骨结核、皮肤结核。

●狼毒配蒲公英煎膏外敷，攻毒散结、收敛生肌，治瘰疬溃后不敛。

●狼毒配附子、吴茱萸、人参，温中散寒止痛，治年久积冷、心腹疼痛。

●狼毒配防风、附子，温里散寒止痛，治睾丸猝缩入腹，急痛欲死（《补缺肘后方》）。

●狼毒单味熬膏外搽，或微炒研细末以香油调涂患处，攻毒消疮，治疥疮、皮炎、顽癣、恶疮。

●狼毒配轻粉研细末外敷，攻毒杀虫止痒，治年久干疥干癣及一切癞疮（《永类铃方》）。

●狼毒单用微炒研末，空腹糖水送服，消积杀虫，治虫积腹痛。

●狼毒单用本品研末，开水调服，逐水消痰，治水肿腹胀。

●狼毒配旋覆花、附子，逐饮消痰，治痰饮咳逆上气、胸腹痞满。

【用法用量】 煎服，0.5～3 g；或入丸散。外用适量，捣烂敷或捣汁搽。

【使用注意】 本品有大毒，内服宜慎；体虚、孕妇均忌服。不宜与密陀僧同用。

【来源与品种】 为大戟科植物月腺大戟 *Euphorbia ebracteolata* Hayata 或狼毒大戟 *Euphorbia fischeriana* Steud. 的干燥根。月腺大戟主产于安徽、河南等地，狼毒大戟主产于东北、河北、河南等地。

【现代研究】 月腺大戟含狼毒甲素、狼毒乙素、三萜酸、γ-大戟甾醇、挥发油、生物碱等，狼毒大戟含二萜醇类化合物、大戟醇、皂苷、强心苷、甾醇、酚类及鞣质等。本品有抗肿瘤、抗菌、镇痛等作用。

252. 藜　芦

【原文】 藜芦味辛，最能发吐。肠澼[1]泻痢，杀虫消蛊[2]。取根去头用，川黄连为使。恶大黄，畏葱白，反芍药、细辛、人参、沙参、玄参、苦参、丹参，切勿同用。

【词解】

[1]肠澼：病名，指痢疾。“澼”指大便垢腻黏滑似涕似脓，排出时澼澼有声，故称肠澼。也指便血。

[2]蛊：这里指腹中寄生虫结聚，可见疼痛、胀满等。

【释义】 藜芦味苦、辛，性寒，有毒。归肺、胃、肝经。能涌吐风痰、止泻痢，杀虫消蛊，用于风痰壅盛之中风、癫痫、喉痹，泄泻、痢疾、便血，以及虫毒积聚之腹痛、胀满、积块等病症。取藜芦根去掉芦头入药，以川黄连为使药。本品恶大黄，畏葱白。反芍药、细辛、人参、沙参、玄参、苦参、丹参，忌同用。

【功效】 涌吐，杀虫。

【主治】 痰壅中风、癫痫，虫毒，顽癣，秃疮。

【配伍应用精要】

●藜芦单味研末服，或配瓜蒂、防风为末服，涌吐痰涎，治风痰壅盛之中风、癫痫、喉痹、呼吸困难，如三圣散（《儒门事亲》）。

●藜芦研末温水调服，催吐，治久疟不愈、欲吐不吐、饮食不进。

●藜芦配人参、川芎、细辛研细粉吹鼻取嚏，醒脑通窍，治中风、口噤不开、不省人事。

●藜芦研粉配麝香研匀吹鼻，通窍止痛，治头痛、痛不可忍，如吹鼻麝香散（《圣济总录》）。

●藜芦配黄连，捣研为散，每用少许搐入鼻中，治头痛、鼻塞、脑闷，如通顶散（《圣济总录》）。

●藜芦研末外掺，杀虫止痒，治头生虮虱（《仁斋直指方论》）。

●藜芦研细末，生油调敷，杀虫止痒，治疥癣（《斗门方》）。

●藜芦研末，以猪脂和膏外涂，杀虫止痒，治白秃（《补缺肘后方》）。

【用法用量】 入丸散，0.3～0.6 g，不入煎剂。外用适量，研末以油调涂。

【使用注意】 本品有毒，内服宜慎，体虚者及孕妇禁用。忌与芍药、细辛、人参、沙参、玄参、丹参、苦参同用。

【来源与品种】 为百合科植物黑藜芦 *Veratrum nigrum* L. 的干燥根及根茎。主产于山西、河北、河南等地。生用。

【现代研究】 本品主要含有多种生物碱、藜芦胺、藜芦米宁、β-谷甾醇等成分，有降血压、催吐祛痰等作用。

253. 蓖麻子

【原文】 蓖麻子辛，吸出滞物[1]，涂顶肠收[2]，涂足胎出[3]。去壳取仁。

【词解】

[1]吸出滞物：指蓖麻子捣烂外敷患处能将异物吸出，外敷疮肿能拔毒排脓。

[2]涂顶肠收：蓖麻子捣烂涂头顶能使脱肛、胃下垂等脏器升提。

[3]涂足胎出：蓖麻子捣烂外敷足心有催生下胎作用。

【释义】 蓖麻子味甘、辛，性平，有毒。归大肠、肺经。能泻下通滞、消肿拔毒。内服可治大便燥结。捣烂外敷患处能使滞留在肉中的针、刺、异物外出；敷头顶百会穴，用治脱肛、子宫脱垂；涂敷于足心，用于难产及胎衣不下。去种子外壳，取种仁入药。

【功效】 泻下通滞，消肿拔毒。

【主治】 大便燥结，痈疽肿毒，喉痹。

【配伍应用精要】

●蓖麻子单用本品炒熟内服，泻下通便，治水肿腹满、大便秘结。

●蓖麻子去壳，和少量食盐、稀饭捣匀敷患处，消肿拔毒，治疔疮脓肿（《福建民间草药》）。

●蓖麻子配松香、巴豆、乳香捶捣成膏药外贴，消肿拔毒，治痈疽肿毒、乳痈、瘰疬，如千捶膏（《疡医大全》）。

●蓖麻子配蛤粉研膏调涂，解毒消疮，治烧伤、烫伤（《养生必用方》）。

●蓖麻子捣烂敷百会穴，治胃下垂、子宫脱垂、脱肛。

●蓖麻子捣烂敷脚底心，治难产及胞衣不下（《海上集验方》）。

●蓖麻子捣烂敷患侧下颌关节及口角部，治面神经麻痹之口眼㖞斜。

●蓖麻子配木鳖子仁、大风子仁、轻粉为末，以姜汁米醋调搽，祛风解毒、杀虫止痒，治鹅掌风、顽癣。

●蓖麻子配酸枣仁、白果、瓦松捣烂洗面，祛风消疮，治肺风痤疮。

【用法用量】 炒熟研末服，1.5～5 g，或入丸散。多作外用，适量捣敷或研末调敷。

【使用注意】 本品有毒，生品不宜内服。孕妇及大便滑泄者禁服。

【来源与品种】 为大戟科植物蓖麻 *Ricinus communis* L. 的干燥成熟种子。我国大部分地区有栽培。生用或炒熟用。

【现代研究】 种子含脂肪油，油中含顺蓖麻酸、亚油酸、油酸等，油饼含蓖麻碱、蓖麻毒蛋白及脂肪酶，尚含芹菜苷元、绿原酸、芸香苷等，有泻下作用，作为皮肤滑润剂用于皮炎及其他皮肤病，作为油膏剂用于烫伤及溃疡，作为溶剂以除去眼的刺激物，局部应用于阴道及子宫颈疾患等。

254. 荜 茇

【原文】 荜茇味辛，温中下气，痃癖阴疝[1]，霍乱泻痢。

【词解】

[1] 阴疝：病名，亦称厥疝，因寒邪侵袭肝经而致睾丸肿大偏坠、腹痛，或睾丸猝缩入腹中，急痛欲死。

【释义】 荜茇味辛，性热。归胃、大肠经。能温中散寒，行气止痛。

用治胃寒呕吐，寒痰结聚之痃癖脘腹、胁肋疼痛，寒滞肝脉之阴疝睾丸肿痛、腹痛，霍乱吐泻、寒泻冷痢等。

【功效】 温中散寒，下气止痛。

【主治】 胃寒腹痛，呕吐、呃逆，泄泻。

【配伍应用精要】

●荜茇配附子、干姜、厚朴，温中止痛、降气止呕，治胃寒脘腹冷痛，泄泻、呕吐、呃逆，如荜茇丸（《圣济总录》）。

●荜茇配白术、干姜、肉豆蔻，温中止泻、散寒止痛，治脾胃虚寒之久泻、腹痛，如荜茇散（《圣济总录》）。

●荜茇单用研末涂敷局部治牙痛，或配胡椒研末填塞龋齿孔中，治龋齿疼痛。

●荜茇配当归、川芎，温经散寒、活血止痛，治寒凝血瘀之痛经。

【用法用量】 煎服，1.5～3 g。外用适量。

【来源与品种】 为胡椒科植物荜茇 *Piper longum* L. 的干燥近成熟或成熟果穗。产于广东、云南等地。生用。

【现代研究】 本品含胡椒碱、棕榈酸、四氢胡椒酸、挥发油等，能降总胆固醇、抗缺氧及心肌缺血、纠正动物实验性心律失常，并有镇静、镇痛、解热等作用。

255. 百　部

【原文】 百部味甘，骨蒸劳瘵[1]，杀疳蛔虫，久嗽功大。

【词解】

[1] 劳瘵（láozhài）：病名，亦称肺痨，指具有传染性的慢性消耗性疾病，多指肺结核。

【释义】 百部味甘、苦，性微温。归肺经。能润肺止咳、杀虫消疳。用于肺痨久咳兼见阴虚骨蒸潮热，以及新久咳嗽、百日咳，小儿形瘦腹大、营养不良、疳积蛔虫病。还能杀虫灭虱，用治蛲虫、阴道滴虫、头虱及疥癣等。对久咳疗效尤为明显。

【功效】 润肺止咳，杀虫灭虱。

【主治】 新久咳嗽、百日咳、肺痨咳嗽，蛲虫、阴道滴虫，头虱及疥癣。

【配伍应用精要】

●百部配荆芥、桔梗、紫菀，散寒止咳，治风寒咳嗽，如止嗽散（《医学心悟》）。

●百部配紫菀、贝母、生石膏，清肺止咳，治小儿肺热咳嗽烦热。

●百部配黄芪、沙参、麦冬，益气养阴、润肺止咳，治气阴两虚之久咳不已，如百部汤（《本草汇言》）。

●百部配沙参、麦冬、川贝母，养阴润肺止咳，治阴虚肺痨咳嗽。

●百部配苦楝皮浓煎，睡前保留灌肠，驱杀肠虫，治蛲虫病。

●百部单用或配蛇床子、苦参煎汤坐浴，杀虫止痒，治阴道滴虫。

●百部水煎液或20%乙醇液外搽，杀虫灭虱，治头虱、体虱及疥癣。

【用法用量】 煎服，5～15 g。外用适量。久咳虚嗽宜蜜炙用。

炙百部：缓和对胃的刺激，增强润肺止咳作用。

【来源与品种】 为百部科植物直立百部 *Stemona sessilifolia* (Miq.) Miq.、蔓生百部 *Stemona japonica* (Bl.) Miq. 或对叶百部 *Stemona tuberosa* Lour. 的干燥块根。主产于安徽、江苏、湖北等地。生用或蜜炙用。

【现代研究】 本品主含百部碱、百部定碱、原百部碱、次百部碱、直立百部碱、对叶百部碱、蔓生百部碱等多种生物碱，有止咳作用，对支气管平滑肌有松弛作用，对多种致病菌及流感病毒等有抑制作用，对体虱、阴虱有杀灭作用，还有镇静、镇痛作用。

256. 京　墨

【原文】 **京墨味辛，吐衄下血，产后崩中，止血甚捷。**

【释义】 京墨味辛，性平。归心、肝经。功善止血，用治吐血衄血、便血、崩漏、产后出血等出血证。

【功效】 止血，消肿。

【主治】 吐血、衄血、崩漏，疮痈。

【配伍应用精要】

●京墨配阿胶，收敛止血，治吐血。

●京墨配生藕汁、鲜地黄汁磨服，凉血止血，治血热吐血。

●京墨捣末，以鸡子白和丸内服，收敛止血，治天行热毒、衄血。

●京墨单用研末内服，收敛止血，治产后血晕、崩漏下血。

●京墨醋磨浓墨，和猪胆汁外涂，清热消肿，治热毒壅结、疮痈肿毒。

【用法用量】 磨汁服，3～9 g；或入丸散。外用磨汁涂。

【来源与品种】 为松烟和入胶汁、香料等加工制成之墨。入药以陈久者为佳。

257. 黄荆子

【原文】 **黄荆子苦，善治咳逆，骨节寒热[1]，能下肺气。**又名荆实。

【词解】

[1]骨节寒热：指风寒湿邪痹阻，骨节疼痛。

【释义】 黄荆子味苦，性温。归肺经。善于降气化痰、止咳平喘。用于肺气不降之咳嗽气喘。又能行气止痛，用治痹证骨节疼痛及肝胃气痛、疝气疼痛等。本品又名荆实。

【功效】 化痰止咳，行气止痛。

【主治】 外感咳喘、痰多，风湿痹痛、脘腹胀痛、寒疝腹痛、痔疮肿痛。

【配伍应用精要】

●黄荆子单用研末或炼蜜为丸服，化痰止咳，治外感咳嗽、痰多。

●黄荆子配蝉蜕，化痰止咳，治哮喘。

●黄荆子单味煎服或研末服，祛风行气止痛，治风痹骨节疼痛、肝胃气滞之胸胁脘腹胀痛、寒疝腹痛、痔疮肿痛等。

●黄荆子配鸡血藤、牛膝、豨莶草，行气活血止痛，治风湿关节痛、腰痛。

【用法用量】 煎服，3～9 g；研末服，2.5～5 g。

【来源与品种】 为马鞭草科植物黄荆 *Vitex negundo* L. 的果实。主产于华东、湖南、四川等地。生用。

【现代研究】 本品含有机酸及多种挥发油类成分等，有镇咳、平喘、抑菌、抗炎等药理作用。

258. 女贞子

【原文】 **女贞实苦，黑发乌须，强筋壮力，去风补虚。**一名冬青子。

【释义】 女贞子味甘、苦，性凉。归肝、肾经。能补益肝肾、黑发乌须、强筋健力。用于肝肾不足之筋骨不健、腰膝酸软无力、须发早白。还能滋阴退虚热、清热明目，用治肝肾阴虚之眩晕耳鸣、潮热盗汗、视物昏花。本品又名冬青子。

【功效】 滋补肝肾，乌须明目。

【主治】 肝肾阴虚诸证。

【配伍应用精要】

●女贞子配墨旱莲，滋补肝肾，治肝肾阴虚之目暗不明、须发早白、眩晕耳鸣、失眠多梦、腰膝酸软、遗精、消渴及阴虚内热之潮热、心烦等，如二至丸（《医方集解》）。

●女贞子配白芍、珍珠母、天麻，滋阴平肝，治肾阴不足、肝阳上扰之头晕目眩。

●女贞子配生地黄、石决明、谷精草，滋阴清肝明目，治阴虚有热之目赤羞明、眼珠疼痛。

●女贞子配枸杞子、菟丝子，养肝明目，治肝肾阴亏之目暗不明。

●女贞子配生地黄、天冬、山药，滋阴补肾，治肾阴亏虚，消渴多饮。

●女贞子配生地黄、知母、地骨皮，滋阴清热，治阴虚内热之潮热、心烦。

●女贞子配当归、熟地黄、枸杞子，补益肝肾、乌须黑发，治肾虚精亏，须发早白。

【用法用量】 煎服，6～12 g；或熬膏、入丸散。清热明目宜生用，补益肝肾宜蒸熟用。

【来源与品种】 为木樨科植物女贞 *Ligustrum lucidum* Ait. 的干燥成熟果实。主产于浙江、江苏、湖南等地。生用或酒制用。

酒女贞子：补肝肾作用增强，多用于头晕耳鸣、视物不清、须发早白。

【现代研究】 本品含齐墩果酸、乙酰齐墩果酸、熊果酸、甘露醇、葡萄糖、棕榈酸、硬脂酸、油酸、亚油酸及多种微量元素等，有增强免疫功能作用，能对抗放疗、化疗所致的白细胞减少，有降低胆固醇、抗动脉粥样硬化、抗氧化、强心、利尿、降血糖及保肝作用，并有止咳、缓泻、抗菌、抗肿瘤、抗衰老作用。

259. 瓜　蒂

【原文】 **瓜蒂苦寒，善能吐痰，消身肿胀，并治黄疸。**即北方甜瓜蒂也。一名苦丁香。散用则吐，丸用则泻。

【释义】 瓜蒂味苦，性寒，有毒。归胃经。能涌吐风热痰涎、宿食，泻水湿停饮，利湿退黄。用于风痰内扰、上蒙清窍之癫痫，宿食壅滞之胸脘痞闷胀满、恶心欲吐，以及水湿内停之肢体肿胀、湿热黄疸等。本品即北方甜瓜蒂，又名苦丁香。涌吐多用散剂，泻下可用丸剂。

【功效】 涌吐痰食，祛湿退黄。

【主治】 风痰、宿食停滞及食物中毒诸证，湿热黄疸。

【配伍应用精要】

●瓜蒂配赤小豆，涌吐痰食，治宿食停滞、胸脘痞硬，误食毒物不久，如瓜蒂散（《伤寒论》）。

●瓜蒂单用为末，涌吐风痰，治风痰内扰、上蒙清窍之癫痫、发狂。

●瓜蒂配郁金，吐痰开郁，治热痰壅盛之癫狂、痫证及喉痹喘息。

●瓜蒂单用研末吹鼻，令鼻中黄水出，祛湿退黄，治湿热黄疸，身黄目黄（《千金翼方》）。

●瓜蒂单用锉末，水煎去渣顿服，祛湿退黄，治黄疸不除（《金匮要略》）。

【用法用量】 煎服，2.5～5 g。入丸散，0.3～1 g。外用适量，研末吹鼻，待鼻中流出黄水即可停药。

【使用注意】 体虚、吐血、咯血、胃弱者，以及孕妇、心脏病患者忌用。

【来源与品种】 为葫芦科植物甜瓜 *Cucumis melo* L. 的干燥果蒂。我国各地均产。生用或炒黄用。

【现代研究】 本品含葫芦素B、E、D，异葫芦素B及葫芦素B苷，尚含喷瓜素，可反射地兴奋呕吐中枢而致吐，有一定的护肝作用，尚能抗肿瘤、降血压、抑制心肌收缩力、减慢心率、增强细胞免疫功能等。

260. 罂粟壳

【原文】 粟壳性涩，泻痢祛嗽，劫病[1]如神，杀人如剑[2]。不可轻用。蜜水炒。

【词解】

[1] 劫病：指强力、迅速驱除病邪。

[2] 杀人如剑：本品恋邪且有毒，误用、久用会使外邪滞留、引起中毒，反致危害，甚或不治。用此语以示警。

【释义】 罂粟壳味酸、涩，性平，有毒。归肺、大肠、肾经。性善收敛，能涩肠止泻、敛肺止咳。用于久泻、久痢、肺虚久嗽等迁延不愈之虚寒型病证。又善止痛，用治脘腹疼痛、筋骨疼痛及癌性疼痛，止痛效果迅速。本品有毒，不可轻易使用。蜜炙后入药。

【功效】 涩肠止泻，敛肺止咳，止痛。

【主治】 久泻、久痢，肺虚久咳，脘腹痛、筋骨痛、癌痛。

【配伍应用精要】

●罂粟壳配诃子、陈皮、砂仁，涩肠止泻，治脾虚久泻不止，如罂粟散(《普济方》)。

●罂粟壳配肉豆蔻，温中散寒、涩肠止泻，治脾虚中寒，久痢不止，如真人养脏汤(《太平惠民和剂局方》)。

●罂粟壳配人参、乌梅、肉豆蔻，温补脾肾、涩肠止泻，治脾肾两虚，久泻不止，如固肠丸（《证治准绳》）。

●罂粟壳配黄连、木香，清热燥湿止痢、行气固肠止泻，治痢疾、泄泻。

●罂粟壳配乌梅，敛肺止咳，治肺虚久咳不止，如小百劳散(《宣明论》)。

●罂粟壳配麻黄、杏仁，治肺气壅遏之喘咳。

●罂粟壳配人参、五味子、阿胶，益气养阴、敛肺止咳，治肺虚久咳、气喘汗出，如九仙散（《医学正传》）。

●罂粟壳单用或配入复方，麻醉止痛，治胃痛、腹痛、筋骨疼痛、癌性疼痛等。

【用法用量】 煎服，3～6 g。止咳蜜炙用，止泻、止痛醋炒用。

【使用注意】 本品易成瘾，不可过量或持续服用。咳嗽或泻痢初起邪实者忌用。

【来源与品种】 为罂粟科植物罂粟 *Papaver somniferum* L. 干燥成熟蒴果的外壳，原产于外国，现我国部分地区的药物种植场有少量栽培。蜜炙或醋炒用。

【现代研究】 本品含吗啡、可待因、那可汀、那碎因、罂粟碱，还含有多糖、内消旋肌醇、赤癣醇等，有显著的镇痛、催眠、呼吸抑制、镇咳、止泻等作用，有一定成瘾性。

261. 巴　豆

【原文】 **巴豆辛热，除胃寒积，破癥消痰，大能通痢。**一名江子，一名巴椒。反牵牛。去角，看症制用。

【释义】 巴豆味辛，性热，有大毒。归胃、大肠经。为峻烈的泻下药。能峻下冷积、逐水退肿、祛痰利咽。用于胃肠寒积便秘，腹中癥瘕癖积，痰水停聚之腹水臌胀、喉痹痰壅等。外用可蚀腐肉、疗疮毒，用治痈肿未溃、疥癣恶疮。本品又名江子、巴椒。反牵牛子。用时去角，根据临证需要炮制使用。

【功效】 峻下冷积，逐水退肿，祛痰利咽，外用蚀疮。

【主治】 寒积便秘，腹水，喉痹，痈肿不溃，疥癣恶疮。

【配伍应用精要】

●巴豆霜配大黄、干姜，峻下冷积，治寒积便秘、腹满胀痛，如三物备急丸（《金匮要略》）。

●巴豆配杏仁为丸服，逐水退肿，治腹水臌胀（《肘后备急方》）。

●巴豆配绛矾、神曲为丸，逐水退肿，治血吸虫病肝硬化腹水，即含巴绛矾丸。

●巴豆霜吹喉催吐，祛痰利咽，治白喉及喉炎所致喉梗阻。

●巴豆配贝母、桔梗，逐痰散结，治寒实结胸之痰涎壅塞、胸膈窒闷，如三物小白散（《伤寒论》）。

●巴豆配胆南星、朱砂、神曲，祛痰消积，治小儿痰壅、乳食停积，甚则惊悸，如万应保赤散（《全国中药成药处方集》）。

●巴豆配乳香、没药、木鳖子熬膏外敷，蚀腐肉、疗疮毒，治痈肿成脓未溃。

●巴豆单用炸油，以油调雄黄、轻粉末外涂疮面，蚀腐疗疮，治恶疮、疥癣。

【用法用量】 入丸散，0.1～0.3 g。多制霜用，以减低毒性。外用适量。

【使用注意】 本品有大毒，不可轻易使用。孕妇及体弱者忌用。不宜与牵牛子同用。

【来源与品种】 为大戟科植物巴豆 *Croton tiglium* L. 的干燥成熟果实。主产于四川、广西、云南等地。生用或制霜用。

巴豆霜：降低毒性，缓和其泻下作用。多用于寒积便秘、乳食停滞、腹水，二便不利等。

【现代研究】 本品含巴豆油类成分，包括巴豆油酸、甘油酯、巴豆醇二酯和多种巴豆醇三酯，另含巴豆毒素、巴豆苷、生物碱、β-谷甾醇等。巴豆油外用对皮肤有强烈刺激作用，口服半滴至1滴，即能产生上消化道黏膜烧灼感及呕吐，短时期内可有多次大量水泻，伴有剧烈腹痛和里急后重。本品对多种病原菌有杀灭作用，有镇痛及促血小板凝集作用，对某些癌症有抑制作用，亦有致癌性。

262.夜明砂

【原文】 夜明砂粪，能下死胎，小儿无辜[1]，瘰疬堪裁。一名伏翼粪，一名蝙蝠屎。

【词解】

[1]无辜：即无辜疳，小儿疳积的一种。

【释义】 夜明砂味辛，性寒。归肝、脾经。能下死胎、散瘀消积。用于死胎不下、小儿疳积、瘰疬等。本品又名伏翼粪、蝙蝠屎。

【功效】 清肝明目，散瘀消积。

【主治】 肝热目赤、内外翳障，小儿疳积，瘰疬。

【配伍应用精要】

●夜明砂配黄连、黄芩、菊花，清肝明目、清热凉血，治肝热目赤、白睛溢血。

●夜明砂配熟地黄、枸杞子、女贞子，补肾养肝明目，治青盲、视力下降。

●夜明砂配羊肝或猪肝，养肝明日，治雀目、夜间视物不清。

●夜明砂配蝉蜕、菊花、夏枯草，疏风清热、明目退翳，治内外翳障。

●夜明砂配使君子、胡黄连、芦荟，杀虫消积，治小儿疳积。

●夜明砂配海蛤壳，软坚消瘰，治瘰疬。

【用法用量】 煎服，3～9 g，布包入煎；研末服，1～1.5 g。

【使用注意】 孕妇忌服。

【来源与品种】 为蝙蝠科动物蝙蝠 *Vespertilio superas* Thomas 等多种蝙蝠的粪便。主产于浙江、江西、河南等地。生用。

【现代研究】 本品含尿素、尿酸、胆甾醇及少量的维生素。

263. 斑　蝥

【原文】 斑猫[1]有毒，破血通经，诸疮瘰疬，水道能行。去头、翅、足，糯米炒用。

【词解】

[1] 斑猫：现作斑蝥。

【释义】 斑蝥味辛，性热，有大毒。归肝、肾、胃经。能破血通经、散结消癥、攻毒蚀疮、通利水道。用于经闭不通、癥瘕积聚、瘰疬结核，疮痈肿毒等。入药去摔头、翅、足，糯米炒过用。

【功效】 破血逐瘀，散结消癥，攻毒蚀疮。

【主治】 经闭，癥瘕，痈疽恶疮，顽癣，瘰疬。

【配伍应用精要】

●斑蝥配桃仁、大黄，破血通经、消癥散结，治血瘀经闭，如斑蝥通经丸（《济阴纲目》）。

●斑蝥 1 ~ 3 只置鸡蛋内煮熟，食鸡蛋，散结消癥，治肝癌及多种癌肿。

●斑蝥配儿茶、三七、麝香，散结消癥，治食管癌、贲门癌。

●斑蝥研末，和蒜捣膏外贴，攻毒拔脓，治痈疽肿硬不破（《仁斋直指方论》）。

●斑蝥微炒研末，蜂蜜调敷，以毒攻毒，治顽癣（《外台秘要》）。

●斑蝥配白矾、白砒、青黛，以毒攻毒，消肿散结，治瘰疬、瘘疮，如生肌干脓散（《证治准绳》）。

●斑蝥外敷，有发泡作用，用治面瘫、风湿痹痛等多种疾病。

【用法用量】 内服入丸散，0.03 ~ 0.06 g。外用适量。

【使用注意】 本品有大毒，内服宜慎，应严格掌握剂量。体弱者、孕妇禁用。外用对皮肤、黏膜有强烈的刺激作用，能引起皮肤赤灼、起疱，亦当慎用。

【来源与品种】 为芫青科昆虫南方大斑蝥 *Mylabris phalerata* Pallas 或黄黑小斑蝥 *Mylabris cichorii* Linnaeus 的干燥体。我国大部分地区均有，主产于辽宁、河南、广西等地。生用或与糯米同炒至黄黑色研末用。

【现代研究】 本品主要含有斑蝥素，还含有油脂、蚁酸、色素等。有抗癌、升高白细胞、增强免疫、抗病毒、抗菌作用及促雌激素样作用，也可刺激人和动物皮肤发红起疱。

264. 蚕　沙

【原文】 蚕沙性温，湿痹瘾疹[1]，瘫风[2]肠鸣，消渴可饮。

【词解】

[1] 瘾疹：以皮肤出现红色或苍白色风团、瘙痒时隐时现为主要表现的过敏性皮肤病，又称“风疹块”“荨麻疹”。

[2] 瘫风：病证名，指四肢偏废不用或筋骨瘦弱无力的病证。

【释义】 蚕沙味甘、辛，性温。归肝、脾、胃经。能祛风除湿、祛风止痒、和胃化浊。用于风湿痹痛、风疹瘾疹瘙痒、四肢痿废不用或筋骨痿软无力，以及治霍乱吐泻、肠鸣及消渴等。

【功效】 祛风湿，和胃化湿。

【主治】 风湿痹证，风疹、湿疹瘙痒，吐泻转筋。

【配伍应用精要】

●蚕沙单用蒸热，更熨患处，治风湿痹痛，肢体不遂（《备急千金要方》）。

●蚕沙配羌活、独活、威灵仙，祛风散寒除湿，治风湿寒痹。

●蚕沙配防己、薏苡仁、栀子，祛风清热除湿，治风湿热痹、肢节烦疼，如宣痹汤（《温病条辨》）。

●蚕沙配木瓜、吴茱萸、薏苡仁，和胃化湿，治暑湿伤中之腹痛、吐泻转筋，如蚕矢汤（《霍乱论》）。

●蚕沙配白鲜皮、地肤子、蝉蜕，祛风止痒，治风疹、湿疹瘙痒。

【用法用量】 煎服，5～15 g，宜布包入煎。外用适量。

【来源与品种】 为蚕蛾科昆虫家蚕 *Bombyx mori* L. 幼虫的粪便。以江苏、浙江、四川等地产量最多。生用。

【现代研究】 本品含叶绿素、植物醇、β-谷甾醇、胆甾醇、麦角甾醇、多种氨基酸及维生素等，有抗炎、促进生长作用；叶绿素衍生物对体外肝癌细胞有抑制作用。

265. 胡黄连

【原文】 胡黄连苦，治劳[1]骨蒸，小儿疳痢，盗汗虚惊[2]。折断一线烟出者佳。忌猪肉。

【词解】

[1]劳：病名，亦称虚劳，泛指脏腑阴阳气血严重亏耗、久虚不复的多种慢性衰弱病证。

[2]虚惊：指小儿脾虚慢惊。

【释义】 胡黄连味苦，性寒。归肝、胃、大肠经。能退虚热、除疳热。用于阴虚劳热骨蒸、盗汗，小儿消化不良之疳积发热、泄泻痢疾、脾虚慢惊等病症。干燥药材以折断时断面有细粉尘飞出者为好。服用时忌食猪肉。

【功效】 退虚热，除疳热，清湿热。

【主治】 骨蒸潮热，小儿疳热，湿热泻痢、痔疮。

【配伍应用精要】

●胡黄连配银柴胡、地骨皮，退虚热、除骨蒸，治阴虚劳热骨蒸，如清骨散（《证治准绳》）。

●胡黄连配党参、白术、山楂，除疳退热，治小儿疳积发热、消化不良，如肥儿丸（《万病回春》）。

●胡黄连配柴胡，退虚热，治小儿盗汗、往来寒热。

●胡黄连配黄芩、黄柏、白头翁，清热燥湿，治湿热泻痢。

●胡黄连配乌梅、灶心土，清热收敛止血，治血痢。

●胡黄连配刺猬皮、麝香，清泄湿热，治痔疮肿痛、痔瘘，如胡连追毒丸（《外科正宗》）。

●胡黄连配生地黄，清热凉血止血，治血热吐血、衄血。

【用法用量】 煎服，1.5～9 g。

【使用注意】 脾胃虚寒者慎用。

【来源与品种】 为玄参科植物胡黄连 *Picrorhiza scrophulariiflora* Pennell 的干燥根茎。主产于云南、西藏。生用。

【现代研究】 本品主要含有环烯醚萜苷及少量生物碱、酚酸、糖苷、甾醇等，有利胆、抗肝损伤、抗真菌等作用。

266.使君子

【原文】 **使君甘温，消疳消浊，泻痢诸虫，总能除却。**微火煨，去壳取仁。

【释义】 使君子味甘，性温，有小毒。归脾、胃经。功能除疳消浊，杀虫消积。用于形瘦腹大、面色萎黄之小儿疳积、虫积腹痛，泄泻、痢疾，尿浊。凡肠道寄生虫感染皆可驱除，尤善驱蛔。以文火炒至有香气，去壳取仁入药。

【功效】 杀虫消积。

【主治】 蛔虫、蛲虫病，小儿疳积。

【配伍应用精要】

●使君子单用炒香嚼服，杀虫消积，治蛔虫感染、腹痛、消瘦。

●使君子配苦楝皮、槟榔，杀虫消积，治蛔虫感染、腹痛、消瘦，如使君子散（《证治准绳》）。

●使君子配百部、槟榔、大黄，杀虫消积，治蛲虫病。

●使君子配槟榔、神曲、麦芽，健脾消疳驱虫，治小儿疳积、面色萎黄、腹痛有虫，如肥儿丸（《医宗金鉴》）。

●使君子配花椒、吴茱萸、人参，温中杀虫消积，治虫积兼脾胃虚寒者。

●使君子配厚朴、陈皮、川芎，健脾消疳，治疗小儿五疳、腹满纳呆，如使君子丸（《太平惠民和剂局方》）。

【用法用量】 煎服，9～12 g，捣碎。取仁炒香嚼服，6～9 g。小儿每岁1～1.5粒，总量不超过20粒。空腹服用，每日1次，连用3 d。

【使用注意】 大量服用可致呃逆、眩晕、呕吐。若与热茶同服，也可引起呃逆。故服用时当忌饮茶。

【来源与品种】 为使君子科植物使君子 *Quisqualis indica* L. 的干燥成熟果实。主产于广东、广西、云南等地。生用或炒香用。

【现代研究】 本品含使君子酸钾、油酸、棕榈酸、硬脂酸、肉豆蔻酸及花生酸、甾醇等，有杀虫、驱蛔虫和驱蛲虫作用。

267. 赤石脂

【原文】 **赤石脂温，保固肠胃，溃疡生肌，涩精泻痢。**形赤、粘舌为良。火煅醋淬，研碎。

【释义】 赤石脂味甘、涩，性温。归大肠、胃经。能涩肠固脱止泻痢、生肌敛疮、涩精止带。用于泻痢日久、遗精滑精、白带不禁、溃疡不敛等滑脱证。药材以色赤粘舌为佳。火煅、醋淬后研碎入药。

【功效】 涩肠止泻，敛疮生肌，收敛止血。

【主治】 久泻、久痢，疮疡久溃不敛，崩漏、便血。

【配伍应用精要】

●赤石脂配禹余粮，涩肠止泻，治泻痢日久、滑脱不禁、脱肛，如赤石脂禹余粮汤(《伤寒论》)。

●赤石脂配党参、白术、干姜，温中健脾、涩肠止泻，治脾胃虚寒之久泻久痢。

●赤石脂配干姜、粳米，涩肠止痢、止血，治虚寒下痢，便脓血不止，如桃花汤(《伤寒论》)。

●赤石脂配海螵蛸、侧柏叶，收敛止血，治崩漏下血，如滋血汤(《太平惠民和剂局方》)。

●赤石脂配灶心土，温脾止泻、温经止血，治脾胃虚寒之便血、血痢。

●赤石脂配禹余粮、龙骨、地榆，收敛止血，治便血、痔疮出血。

●赤石脂配鹿角霜、芡实，温经固冲止带，治脾肾虚寒、带脉失约之赤白带下。

●赤石脂配乳香、没药、收湿敛疮生肌，治疮疡久溃不敛。

●赤石脂配龙骨、黄柏，燥湿、收湿敛疮，治湿疹、湿疮、脓水浸淫。

【用法用量】 煎服，10～20 g。外用适量，研细末撒患处或调敷。

【使用注意】 湿热泻痢者忌服。孕妇慎用。畏官桂。

【来源与品种】 为硅酸盐类矿物多水高岭石族多水高岭石。主产于福建、山东、河南等地。全年均可采挖。拣去杂石，研末水飞或火煅水飞用。

【现代研究】 本品主要含水硅酸铝 $[Al_4(Si_4O_{10})(OH)_8 \cdot 4H_2O]$，尚含氧化铁等物质，有吸附、止泻、保护胃肠黏膜作用，能制止胃肠道出血，缩短家兔血浆再钙化时间。

268. 青黛

【原文】 青黛咸寒，能平肝木，惊痫疳痢，兼除热毒。即靛花。

【释义】 青黛味咸，性寒。归肝、肺经。能清肝泻火，清热定惊，凉血解毒。用于小儿高热惊风、抽搐痉挛，暑热惊痫，小儿疳积、痢疾，还用治肝火犯肺之咳嗽胸痛，热毒疮疡、咽痛口疮，温毒发斑及血热妄行之出血证。本品又名靛花。

【功效】 清热解毒，凉血消斑，清肝泻火，定惊。

【主治】 温毒发斑、血热吐衄，暑热惊痫，惊风抽搐，咳嗽胸痛，咽痛、疮疡。

【配伍应用精要】

●青黛配生地黄、生石膏、栀子，清热解毒、凉血消斑，治温毒发斑，如青黛石膏汤（《通俗伤寒论》）。

●青黛配生地黄、牡丹皮、白茅根，凉血止血，治血热妄行的吐血、衄血。

●青黛配滑石、甘草，息风止痉，治暑热惊痫，如碧玉散（《宣明论方》）。

●青黛配钩藤、牛黄，息风止痉，治小儿高热惊风之抽搐、痉挛，如凉惊丸（《小儿药证直诀》）。

●青黛配海蛤粉，清肝泻肺、凉血止血，治肝火犯肺之咳嗽胸痛、痰中带血，如黛蛤散（《卫生鸿宝》）。

●青黛配海浮石、瓜蒌仁、川贝母，清肺化痰止咳，治肺热咳嗽、痰黄而稠，如青黛海石丸（《证因脉治》）。

●青黛配板蓝根、甘草，清热解毒、凉血消肿，治热毒炽盛之咽喉肿痛、喉痹。

●青黛配冰片撒敷患处，清热解毒，治口舌生疮。

●青黛配黄柏、地骨皮，清热解毒，治口舌生疮。

●青黛配寒水石共研为末，外敷患处，清热解毒，治火毒疮疡、痄腮肿痛，如青金散（《普济方》）。

●青黛配黄连煎汤外洗，清肝明目，治烂炫风眼、眼弦溃烂赤痛，泪出羞明。

【用法用量】 内服入丸散，1.5～3 g，外用适量。

【使用注意】 脾胃虚寒者慎用。

【来源与品种】 为爵床科植物马蓝 *Baphicacanthus cusia* (Nees) Bremek.、蓼科植物蓼蓝 *Polygonum tinctorium* Ait. 或十字花科植物菘蓝 *Isatis indigotica* Fort. 的叶或茎叶经加工制得的干燥粉末或团块。主产于福建、云南、江苏等地。研细生用。

【现代研究】 本品含靛蓝、靛玉红、靛棕、靛黄、鞣酸、β－谷甾醇、蛋白质和大量无机盐，有抗癌、抗菌和一定的保肝作用。

269. 阿　胶

【原文】 阿胶甘温，止咳脓血，吐血胎崩[1]，虚羸[2]可啜[3]。要阿泉井者佳，蛤粉炒成珠。

【词解】

[1]胎崩：指妇女妊娠时阴道出血。

[2]虚羸：虚弱消瘦。

[3]啜：喝，服用。

【释义】 阿胶味甘，性平（原文谓“温”，有误）。归肺、肝、肾经。能补血止血，滋阴润肺。用于虚劳咳喘，吐血、咯血、崩漏、妊娠下血、胎动不安，以及血虚萎黄、虚弱羸瘦。燥咳、虚烦不眠、动风抽搐等阴虚病证也可服用。以山东东阿之井水熬制药效最佳。入药以蛤粉炒成阿胶珠用。

【功效】 补血养血，滋阴，润肺，止血。

【主治】 血虚证，出血证，阴虚燥咳，心烦失眠，手足瘛疭。

【配伍应用精要】

●阿胶单用或配熟地黄、当归、白芍，补血养血，治血虚萎黄、虚羸消瘦，如阿胶四物汤（《杂病源流犀烛》）。

●阿胶配桂枝、甘草、人参，补血养心，治气虚血少之心动悸、脉结代，如炙甘草汤（《伤寒论》）。

●阿胶单味炒黄为末服，养血止血，治疗妊娠尿血（《太平圣惠方》）。

●阿胶配蒲黄、生地黄，滋阴养血止血，治阴虚血热吐衄（《千金翼方》）。

●阿胶配人参、天冬、白及，滋阴止血，治肺虚咯血，如阿胶散（《仁斋直指方论》）。

●阿胶配熟地黄、当归、艾叶，养血止血，治血虚寒滞之崩漏下血，如胶艾汤（《金匮要略》）。

●阿胶配白术、灶心土、附子，温经散寒止血，治脾气虚寒之吐血、便血等，如黄土汤（《金匮要略》）。

●阿胶配马兜铃、牛蒡子、杏仁，滋阴润肺，治肺热阴虚之燥咳痰少、痰中带血，如补肺阿胶汤（《小儿药证直诀》）。

●阿胶配桑叶、杏仁、麦冬，滋阴润燥止咳，治燥邪伤肺之干咳无痰、鼻燥咽干等，如清燥救肺汤（《医门法律》）。

●阿胶配黄连、白芍，滋肾阴、泻心火，治热病伤阴、水亏火亢之心烦不得眠，如黄连阿胶汤（《伤寒论》）。

●阿胶配龟甲、鸡子黄，滋阴息风，治热病伤阴、阴虚风动之手足瘛疭，如大定风珠（《温病条辨》）。

【用法用量】 5～15 g。入汤剂宜烊化服。

【使用注意】 本品黏腻，有碍消化。脾胃虚弱者慎用。

【来源与品种】 为马科动物驴 *Equus asinus* L. 的皮，经漂泡去毛后熬制而成的胶块。以山东、浙江、江苏等地产量较大。原胶块用，或用蛤粉、蒲黄炒成阿胶珠用。

【现代研究】 本品多由骨胶原组成，经水解后可得到多种氨基酸，有强大的补血作用，有抗休克和改善动物体内钙平衡等作用。

270. 白 矾

【原文】 **白矾味酸，化痰解毒，治症多能，难以尽述。**火煅过名枯矾。

【释义】 白矾味酸、涩，性寒。归肺、脾、肝、大肠经。能清热化痰，外用解毒杀虫、燥湿止痒。内服用于风痰壅盛、喉中痰鸣，痰厥癫狂、惊痫；外用用治痈疽、口疮、脱肛，湿疹、疥癣等。本品内服尚可止血、止泻，用治衄血、咯血、久泻久痢。治症广泛、难以尽述。火煅后名枯矾。

【功效】 内服止血、止泻、化痰，外用解毒杀虫、燥湿止痒。

【主治】 便血、吐衄、崩漏，久泻久痢，癫狂惊痫，湿热黄疸，湿疹、疮疡、疥癣。

【配伍应用精要】

●白矾配五倍子、地榆，收敛止血，治崩漏下血。

●白矾、枯矾配松香研末外敷，收敛止血，治金疮出血。

●白矾配煨诃子肉为散，涩肠止泻，治久泻久痢，如诃黎勒散（《太平圣惠方》）。

●白矾配五倍子、诃子、五味子，涩肠止泻，治久泻不止。

●白矾配猪牙皂、半夏、甘草，清热化痰，治风痰壅盛之喉中痰声。

●白矾配郁金为末，祛风痰、开心窍，治痰壅心窍之癫痫发狂，如白金丸（《医方集解》）。

●白矾配茵陈、郁金、栀子，祛湿退黄，治湿热黄疸。

●白矾配朴硝研末外用，解毒消痈，治疮痈肿毒，如二仙散（《卫生宝鉴》）。

●白矾配硫黄、乳香研末外敷，解毒消痈，治口疮、聤耳、鼻息肉、酒渣鼻（《证治准绳》）。

●白矾配苦参、黄柏、地肤子同煎外洗，清热燥湿止痒，治阴部湿痒。

●白矾配硫黄、冰片研末外敷，燥湿止痒，治湿疮湿疹、疥癣瘙痒。

●白矾配黄柏、青黛、冰片研末外搽，清热燥湿、解毒辟秽，治小儿口疮、涎多气臭。

【用法用量】 外用适量，研末撒布、调敷或化水洗患处。内服，

0.6～1.5 g，入丸散。

【使用注意】 体虚胃弱及无湿热痰火者忌服。

【来源与品种】 为硫酸盐类矿物明矾石经加工提炼制成。主产于安徽、浙江、山西等地。生用或煅用。煅后称枯矾。

【现代研究】 本品含水硫酸铝钾[$KAl(SO_4)_2 \cdot 12H_2O$]，枯矾为脱水白矾，能强力凝固蛋白质，可以消炎、止血、止汗、止泻和用作硬化剂，能促进溃疡愈合，有广谱抗菌和抗阴道滴虫作用。

271. 五倍子

【原文】 **五倍苦酸，疗齿疳䘌[1]。痔痈疮脓，兼除风热。**一名文蛤，一名百虫仓。百药煎即此造成。

【词解】

[1] 齿疳䘌：病名，指齿龈腐烂、发痒的牙病。

【释义】 五倍子味酸、涩（原文谓"苦酸"，有误），性寒。归肺、大肠、肾经。能解毒敛疮，兼除风热。用于牙龈发痒、溃烂出血的齿疳䘌，痔疮，疮疡痈疽等病症。其收敛固涩作用用于多种虚寒性滑脱证。本品又名文蛤、百虫仓。百药煎即由本品配茶叶等经发酵制成。

【功效】 敛肺降火，止咳，止汗，涩肠止泻，固精止遗，收敛止血，收湿敛疮。

【主治】 咳嗽咯血，自汗、盗汗，久泻久痢，遗精、滑精，崩漏、便血痔血，湿疮肿毒。

【配伍应用精要】

●五倍子配五味子、罂粟壳，敛肺止咳，治肺虚久咳，或见咳嗽咯血。

●五倍子配瓜蒌、黄芩、贝母，敛肺止咳、清肺降火，治肺热痰嗽。

●五倍子配藕节、白及，敛肺止咳、止血，治热灼肺络之咳嗽咯血。

●五倍子配龙骨、牡蛎，收敛止汗，治自汗、盗汗。

●五倍子配诃子、五味子，涩肠止泻，治久泻久痢。

●五倍子配龙骨、茯苓，涩精止遗，治肾虚精关不固之遗精、滑精，如玉锁丹(《太平惠民和剂局方》)。

●五倍子配山茱萸，补肾固精敛汗，治肾虚不固之遗精滑精，表虚不固之自汗盗汗。

●五倍子配艾叶、乌梅，固冲涩漏、收敛止血，治冲任不固之崩漏下血。

●五倍子配枯矾，研末外敷或煎汤熏洗，收敛固脱举陷，治脱肛。

●五倍子配槐花、地榆，内服或煎汤熏洗，收敛止血，治便血、痔血。

●五倍子配蛇床子、土荆皮煎汤外洗，解毒杀虫、收湿敛疮，治湿疹湿疮、皮肤瘙痒。

●五倍子配黄柏，研末外敷或用香油调敷，收湿敛疮，治溃疡、阴囊湿疹、渗出糜烂、急性湿疹水疱。

●五倍子配枯矾研末，用醋酸调匀涂患处，治脚癣脚气、足趾缝湿烂。

【用法用量】 煎服，3～9 g；入丸散，1～1.5 g。外用适量，研末外敷或煎汤熏洗。

【使用注意】 湿热泻痢者忌用。

【来源与品种】 为漆树科植物盐肤木 *Rhus chinensis* Mill.、青麸杨 *Rhus potaninii* Maxim. 或红麸杨 *Rhus punjabensis* Stew. var. *sinica* (Diels) Rehd. et Wils. 叶上的虫瘿，主要由五倍子蚜 *Melaphis chinensis* (Bell) Baker 寄生而形成，我国大部分地区均有，主产于四川。生用。

【现代研究】 本品主要含五倍子鞣质、没食子酸，以及树脂、脂肪、蜡质、淀粉等。其所含没食子酸对蛋白质有凝固与沉淀作用，与皮肤、黏膜的溃疡面接触后呈收敛作用，可引起腺细胞分泌抑制使黏膜干燥；可减轻肠道炎症，制止腹泻；对多种致病菌有抑制作用。

272. 玄明粉

【原文】 **玄明粉辛，能蠲宿垢，化积消痰，诸热可疗。**即朴硝，以萝卜制成者是。

【释义】 玄明粉味苦、咸（原文谓“辛”，有误），性寒。归胃、大肠经。能泻热通便、清除宿垢，化积消痰、软坚散结，清泄实热。用于胃肠食积痰滞、腹满胀痛，实热积滞、大便燥结，以及咽痛目赤、口舌生疮、乳痈、丹毒等实火病症。本品是用朴硝同萝卜同煮后析出的结晶经风化而成。

【功效】 泻热通便，润燥软坚，消肿解毒。

【主治】 实热便秘，目赤肿痛、咽痛口疮、痈疽肿毒。

【配伍应用精要】

●玄明粉配大黄，润燥软坚、泄热通便，治实热积滞，大便燥结，如调胃承气汤（《伤寒论》）。

●玄明粉配当归尾，清热凉血通便，治血热便秘，如玄明粉散(《易简方论》)。

●玄明粉水化外涂，清热解毒、软坚消肿，治疮疡初起、红肿热痛，丹毒焮热疼痛，痔疮肿痛等。

●玄明粉配大黄、大蒜捣烂外敷，清热软坚消肿，治肠痈腹痛。

●玄明粉单用外敷，清热解毒、软坚消肿，治乳痈初起，红肿疼痛。

●玄明粉每晚睡前外敷于两手心、纱布包扎，软坚消胀，治小儿强中证之阴茎无故坚硬勃起、久久不痿，如玄明粉散（《中医杂志》）。

●玄明粉配硼砂、冰片、朱砂，解毒消肿，治咽喉肿痛、口舌生疮，如冰硼散（《外科正宗》）。

●玄明粉配制眼药水，外用点眼，清热解毒，治目赤肿痛。

【用法用量】 用药汁或开水冲化服，10～15 g；外用适量，外敷或化水涂搽患处。

【使用注意】 脾胃虚寒者及孕妇禁内服。

【来源与品种】 为硫酸盐类矿物芒硝经煮炼而得的精制结晶，再经风化失去结晶水而制成的白色粉末。主产于河南、河北、山东等地。

【现代研究】 本品主要成分为无水硫酸钠（Na_2SO_4），尚含少量氯化钠、硫酸镁、硫酸钙等无机盐。本品所含硫酸根离子不易被肠壁吸收，形成高渗溶液而致泻。

273. 通　草

【原文】 **通草味甘，善治膀胱，消痈散肿，能医乳房。**

【释义】 通草味甘、淡，性微寒。归肺、胃经。能利水渗湿、通淋、消痈散肿、通气下乳。善治湿热蕴结膀胱之水肿、小便不利、淋沥涩痛，乳痈肿痛，产后乳汁不通等。

【功效】 利尿通淋，通气下乳。

【主治】 淋证、水肿，产后乳汁不下。

【配伍应用精要】

●通草配冬葵子、滑石、石韦，利尿通淋，治热淋之小便不利、淋沥涩痛，如通草饮子（《普济方》）。

●通草配金钱草、海金沙，利尿通淋，治石淋。

●通草配石韦、白茅根、蒲黄，利尿通淋，治血淋、尿血。

●通草配猪苓、地龙、麝香，利水消肿，治水湿停蓄之水肿证，如通草散（《小儿卫生总微论方》）。

●通草配当归、黄芪、猪蹄，益气养血、通经下乳，治妇女产后气血亏虚、乳汁不下。

●通草配穿山甲、王不留行、柴胡，疏肝理气、通经下乳，治肝郁气滞、乳胀、乳汁不下。

【用法用量】 煎服，6～12 g。

【使用注意】 孕妇慎用。

【来源与品种】 为五加科植物通脱木 *Tetrapanax papyriferus* (Hook.) K. Koch 的干燥茎髓。主产于贵州、云南、四川等地。生用。

【现代研究】 本品含肌醇、多聚戊糖、葡萄糖、半乳糖醛酸及多种氨基酸，尚含钙、镁、铁等多种微量元素，有利尿、增加尿钾排出作用，可促进乳汁分泌，有一定调节免疫和抗氧化作用。

274. 枸杞子

【原文】 枸杞甘温，添精补髓，明目祛风，阴兴阳起。紫熟，味甘，膏润者佳。去枝蒂。

【释义】 枸杞子味甘，性平（原文谓“温”，有误）。归肝、肾经。能滋补肝肾、填精益髓、明目祛风、滋阴助阳。用于肝肾亏虚、精血不足之腰膝酸软、阳痿、遗精、须发早白、早衰，视物昏花、头晕目眩等。还可用治阴虚消渴、虚劳咳喘。入药以色紫红、味甘甜滋润成熟之果实为佳。用时去掉果柄。

【功效】 滋补肝肾，益精明目。

【主治】 肝肾阴虚诸证，早衰证。

【配伍应用精要】

●枸杞子单用本品熬膏服，滋补肝肾，治肝肾亏虚之视力减退、头晕目眩、腰膝酸软、须发早白、失眠多梦等，如枸杞膏（《寿世保元》）。

●枸杞子配天冬、生地黄，滋补肝肾，治肝肾阴虚之腰膝酸软、盗汗遗精。

●枸杞子配怀牛膝、菟丝子、何首乌，滋补肝肾，治肝肾精亏之耳聋、牙齿松动、须发早白，如七宝美髯丹（《积善堂方》）。

●枸杞子配熟地黄、山茱萸、菊花，补肾养肝明目，治肝肾阴虚或精亏血虚之两目干涩、内障目昏，如杞菊地黄丸（《医级》）。

●枸杞子配鹿角胶、紫河车、巴戟天，补肝肾、固冲任，治妇女冲任虚损之经少、闭经、不孕。

●枸杞子配生地黄、麦冬、黄芪，养阴生津止渴，治消渴。

●枸杞子配麦冬、知母、贝母，养阴止咳，治阴虚劳嗽。

●枸杞子配麦冬、当归、川楝子，滋阴养血疏肝，治肝肾阴虚之胁肋隐痛、口舌干燥，如一贯煎（《续名医类案》）。

【用法用量】 煎服，6～12 g。

【来源与品种】 为茄科植物宁夏枸杞 *Lycium barbarum* L. 的干燥成熟果实。主产于宁夏、甘肃、新疆等地。生用。

【现代研究】 本品含甜菜碱、多糖、硫胺素、核黄素、烟酸、胡萝卜素、抗坏血酸、烟酸、β-谷甾醇、亚油酸、微量元素及氨基酸等成分，有免疫调节作用；可提高血睾酮水平，起强壮作用；可促进造血功能，有升高白细胞作用；有抗衰老、抗突变、抗肿瘤、降血脂、保肝、降血糖及降血压等作用。

275. 黄 精

【原文】 黄精味甘，能安脏腑，五劳七伤[1]，此药大补。与钩吻略同，切勿误用。洗净，九蒸九晒。

【词解】

[1]五劳七伤：泛指各种疾病和致病因素。五劳，指久视、久卧、久坐、久立、久行五种过劳致病因素；七伤，指食伤、忧伤、饮伤、房事伤、饥伤、劳伤、经络营卫气伤。

【释义】 黄精味甘，性平。归脾、肺、肾经。能补气健脾、滋阴润肺、益肾固精、平补五脏。用治五劳七伤所致的脏腑虚损、肺虚咳嗽、脾胃虚弱、肾精亏虚等证候，其补虚作用非常明显。本品原植物形态与钩吻相似，不可混淆误用。药材要洗净，反复蒸晒后用。

【功效】 补气养阴，健脾，润肺，益肾。

【主治】 阴虚燥咳、久咳，脾虚萎黄、乏力，肾虚腰膝酸软、须发早白。

【配伍应用精要】

●黄精配沙参、川贝母，补气养阴、润燥止咳，治肺气阴两伤之干咳少痰。

●黄精配熟地黄、百部，滋养肺肾、润燥止咳，肺肾阴虚之劳嗽久咳。

●黄精配党参、白术、茯苓，益气健脾，治脾脏气阴两虚之面色萎黄、困倦乏力、食少便干。

●黄精单用熬膏，补益肾精，治早衰、腰膝酸软、须发早白，如黄精膏方（《备急千金要方》）。

●黄精配枸杞子、何首乌、当归，补血益精，治精血亏虚、腰膝酸软、头晕眼花、须发早白。

●黄精配枸杞子、淫羊藿、菟丝子，滋补肝肾、补肾壮阳，治肾虚精亏之阳痿遗精、腰膝酸软、目暗眼花、须发早白。

●黄精配黄芪、山药、天花粉，益气养阴、生津止渴，治阴虚消渴。

●黄精配生石膏、知母、天花粉，清热养阴止渴，治阴虚内热之消渴。

【用法用量】 煎服，9～15 g。

【来源与品种】 为百合科植物滇黄精 *Polygonatum kingianum* Coll. et Hemsl.、黄精 *Polygonatum sibiricum* Red. 或多花黄精 *Polygonatum cyrtonema* Hua 的干燥根茎。黄精主产于河北、内蒙古、陕西，滇黄精主产于云南、贵州、广西，多花黄精主产于贵州、湖南、云南等地。沸水略烫或蒸至透心用。

酒黄精：能助其药势，使之滋而不腻，更好地发挥补益作用。

【现代研究】 本品含黄精多糖、低聚糖、黏液质、淀粉及多种氨基酸等成分，可增强机体免疫功能，促进DNA、RNA及蛋白质的合成，促进淋巴细胞转化，对多种致病菌有抑制作用，并有增加冠状动脉血流量、降血压、降血脂、减轻冠状动脉粥样硬化程度、降血糖、抑制肾上腺皮质、抗衰老等作用。

276. 何首乌

【原文】 何首乌甘，添精种子，黑发悦颜[1]，长生不死。赤白兼用，泔浸过一宿捣碎。

【词解】

[1]悦颜：指能使颜面、肌肤滋润有光泽。

【释义】 何首乌味苦、甘、涩，性微温。归肝、肾经。能滋补肝肾，养血填精助孕，乌须黑发，益寿延年。用于肝肾不足、精血亏虚之头晕眼花、腰膝酸软、须发早白，遗精、不育不孕等。赤首乌、白首乌作用相似，两者均可应用。用时以泔水浸泡一宿，捣碎后入药。

【功效】 制用：补益精血。生用：解毒，截疟，润肠通便。

【主治】 制用：精血亏虚之头晕眼花、须发早白、腰膝酸软、遗精。生用：久疟、痈疽、肠燥便秘。

【配伍应用精要】

●制首乌配熟地黄、当归、酸枣仁，补肝肾、益精血，治血虚萎黄、失眠健忘。

●制首乌配当归、枸杞子、菟丝子，补肝肾、益精血、乌须发，治精血亏虚之头晕眼花、须发早白、健忘痴呆，如七宝美髯丹（《积善堂方》）。

●制首乌配桑椹、黑芝麻、杜仲，养血补肾益肝，治肝肾亏虚之腰膝酸软、头晕目花、耳鸣耳聋，如首延寿丹（《世补斋医书》）。

●制首乌配生地黄、女贞子、白芍，滋补肝肾、平抑肝阳，治肾阴不足、肝阳上亢之眩晕、耳鸣、失眠多梦。

●生首乌配人参、当归、陈皮，解毒截疟，治疟疾日久、气血亏虚，如何人饮（《景岳全书》）。

●生首乌配夏枯草、土贝母、当归，解毒散结，治瘰疬痈疮、皮肤瘙痒。

●生首乌配金银花、荆芥、白鲜皮，清热解毒，治湿热疮毒、瘰疬痈疽。

●生首乌配防风、苦参、薄荷煎汤外洗，祛风止痒，治遍身疮肿痒痛，如何首乌散（《外科精要》）。

●制首乌配肉苁蓉、当归、火麻仁，润肠通便，治血虚肠燥便秘。

【用法用量】 煎服，10～30 g。

【使用注意】 大便溏泄及湿痰较重者不宜用。

【来源与品种】 为蓼科植物何首乌 *Polygonum multiforum* Thunb. 的干燥块根。我国大部分地区有产。制用或生用。

制首乌：增强补肝肾、益精血、乌须发、强筋骨作用，消除生首乌滑肠致泻的作用。

【现代研究】 本品主要含蒽醌类化合物，包括大黄酚和大黄素，还含卵磷脂、脂肪等，有促进蛋白质合成、抗氧化、增强免疫功能、促进血细胞新生和发育、降低胆固醇、抗衰老作用；大黄酚能促进肠管运动。

277. 五味子

【原文】 五味酸温，生津止渴，久嗽虚劳[1]，金水[2]枯竭。风寒咳嗽者用南，虚损劳伤者用北，去梗。

【词解】

[1] 虚劳：脏腑阴阳气血严重亏损、久虚不复的多种慢性衰弱病证的总称，又称虚损。

[2] 金水：指肺肾。

【释义】 五味子味酸、甘，性温。归肺、心、肾经。能生津止渴，补肺滋肾，敛汗、涩精、止泻，还能宁心安神。用治肺肾虚损之久咳虚喘，精气不敛之自汗盗汗，肾虚遗精、滑精，虚寒久泻不止，津伤或阴虚内热之口渴、消渴。风寒咳嗽宜用南五味子，虚损劳伤宜用北五味子。用时去掉果梗。

【功效】 收敛固涩，益气生津，补肾宁心。

【主治】 久咳虚喘，自汗、盗汗，遗精、滑精，久泻，津伤口渴、消渴，心悸、失眠多梦。

【配伍应用精要】

●五味子配罂粟壳，敛肺止咳，治肺虚咳嗽、经久不愈，如五味子丸（《卫生家宝方》）。

●五味子配山茱萸、熟地黄、山药，补益肺肾、敛肺止咳，治肺肾两虚喘咳，如都气丸（《医宗已任编》）。

●五味子配麻黄、细辛、干姜，敛肺止咳，治寒饮咳喘，如小青龙汤（《伤寒论》）。

●五味子配麻黄根、牡蛎，敛肺止汗，治自汗、盗汗。

●五味子配桑螵蛸、附子、龙骨，补肾涩精止遗，治遗精、滑精，如桑螵蛸丸（《世医得效方》）。

●五味子配人参、鹿茸，补肾助阳、收涩固精，治肾阳虚衰之遗精、阳痿。

●五味子配麦冬、山茱萸、熟地黄，补肾涩精止遗，治阴虚梦遗，如麦味地黄丸（《医宗金鉴》）。

●五味子配黄芪、白术、升麻，益气升阳、涩肠止泻，治中气虚衰之久泻脱肛。

●五味子配吴茱萸，涩肠止泻，治脾肾虚寒之久泻不止，如五味子散（《普济本事方》）。

●五味子配补骨脂、肉豆蔻、吴茱萸，温补脾肾、涩肠止泻，治脾肾虚寒之久泻不止，如四神丸（《内科摘要》）。

●五味子配人参、麦冬，益气生津止渴，治热伤气阴之汗多口渴，如生脉散（《内外伤辨惑论》）。

●五味子配山药、知母、天花粉，养阴生津止渴，治阴虚内热，口渴多饮之消渴证，如玉液汤（《医学衷中参西录》）。

●五味子配麦冬、生地黄、酸枣仁，补益心肾、宁心安神，治阴血亏损、心神失养之虚烦心悸、失眠多梦，如天王补心丹（《摄生秘剖》）。

【用法用量】 煎服，3～6 g。研末服，1～3 g。

【使用注意】 凡表邪未解，内有实热，咳嗽初起，麻疹初期，均不宜用。

【来源与品种】 为木兰科植物五味子 *Schisandra chinensis* (Turcz.) Baill. 或华中五味子 *Schisandra sphenanthera* Rehd. et Wils. 的干燥成熟果实。前者习称“北五味子”，主产于东北；后者习称“南五味子”，主产于西南及长江流域以南各省。生用或经醋、蜜拌蒸后晒干用。

醋五味子：增强酸涩收敛之性。用于咳嗽、遗精、泄泻。酒五味子：增强益肾固精作用。用于肾虚遗精。

【现代研究】 本品主要含活性成分木脂素类，主要为五味子素及其类似物，还含有机酸、鞣质、维生素、糖及树脂等，对神经系统各级中枢均有兴奋作用，对大脑皮层的兴奋性有双向调节作用；有镇咳和祛痰作用；能降血压、利胆、降低血清氨基转移酶、保护肝细胞；有适应原样作用；有增强免疫、抗氧化、抗衰老、抑菌等作用。

278. 山茱萸

【原文】 **山茱萸温，涩精益髓，肾虚耳鸣，腰膝痛止。**酒蒸，去核取肉。其核勿用，滑精难治。

【释义】 山茱萸味酸、涩，性微温。归肝、肾经。能补肾益髓、涩精止遗。用于肾虚精亏之头晕耳鸣、腰膝酸痛、阳痿、遗精、滑精、遗尿、尿频。入药去掉果核，取果肉以黄酒拌蒸。勿用果核，以免引起滑精难治。

【功效】 补肾益精，涩精止遗，收敛固涩。

【主治】 腰膝酸软，阳痿，遗精、滑精，遗尿、尿频，崩漏下血，汗出欲脱。

【配伍应用精要】

●山茱萸配山药、熟地黄、茯苓，滋补肝肾，治肝肾阴虚之头晕目眩、腰酸耳鸣，如六味地黄丸（《小儿药证直诀》）。

●山茱萸配附子、肉桂、熟地黄，补肾助阳，治肾阳虚，腰膝冷痛、小便不利，如肾气丸（《金匮要略》）。

●山茱萸配鹿茸、淫羊藿、巴戟天，补肾壮阳，治命门火衰之阳痿、早泄。

●山茱萸配熟地黄、山药、附子，补肾固精止遗，治肾虚精关不固之遗精、滑精。

●山茱萸配杜仲、枸杞子、菟丝子，补肝肾、强腰膝，治肾虚腰痛。

●山茱萸配覆盆子、金樱子、桑螵蛸，固精缩尿，治肾虚膀胱失约之遗尿、尿频。

●山茱萸配当归、熟地黄、白芍，补肝肾、固冲任，治妇女肝肾亏虚、冲任不固之崩漏下血，月经过多，如加味四物汤（《傅青主女科》）。

●山茱萸配黄芪、白术、五味子，补肾固冲、益气摄血，治脾虚冲任不固之月经淋漓、漏下不止，如固冲汤（《医学衷中参西录》）。

●山茱萸配熟地黄、知母、五味子，滋阴敛汗，治阴虚盗汗。

●山茱萸配人参、附子、龙骨，益气固脱，治大汗欲脱或久病虚脱，如来复汤（《医学衷中参西录》）。

●山茱萸配生地黄、知母、天花粉，滋阴清热、生津止渴，治内热消渴。

【用法用量】 煎服，5～10 g。

【使用注意】 湿热及小便淋涩者不宜，命门火炽、阳强不痿者忌用。

【来源与品种】 为山茱萸科植物山茱萸 *Cornus officinalis* Sieb. et Zucc. 的成熟果肉。主产于浙江、安徽、河南等地。晒干或烘干用。

【现代研究】 本品含山茱萸苷等苷类成分，以及有机酸、维生素及皂苷、鞣质等多种成分，在体外对多种致病菌、流感病毒有不同程度抑制作用，能强心、升压、抗血栓形成、降血糖、利尿，有增强免疫、护肝、升高白细胞、抗氧化等作用；其所含鞣质有收敛作用。

279. 石 斛

【原文】 石斛味甘，却惊定志，壮骨补虚，善驱冷痹[1]。去根，如黄色者佳。

【词解】

[1]冷痹：病名，即寒痹，指寒邪偏重之风湿痹痛。

【释义】 石斛味甘，性微寒。归胃、肾经。能镇惊安神定志、补虚壮骨。用于神志不安、阴伤虚损、寒痹证（但石斛药性并不适合用于寒痹证），现只用其甘寒滋润之性，滋阴清热、益胃生津。治疗热病津伤之口干烦渴，肾阴虚目昏，阴虚发热，筋骨痿软、腰膝无力，胃阴不足之消渴多饮，以及肺阴虚燥咳等症。使用时去掉根。药材以金黄色者为佳。

【功效】 滋阴清热，益胃生津。

【主治】 肾阴虚之目暗不明、筋骨痿软、骨蒸劳热，胃阴虚之烦渴、胃脘痛、牙痛口疮。

【配伍应用精要】

●石斛配枸杞子、熟地黄、菟丝子，滋肾明目，治肾阴亏虚、目暗不明，如石斛夜光丸（《原机启微》）。

●石斛配白薇、麦冬、知母，养阴清热，治热病后期津伤口渴、虚热不退、自汗。

●石斛配生地黄、黄柏、枸杞子，滋阴降火，治阴虚火旺、骨蒸劳热。

●石斛配熟地黄、山茱萸、牛膝，滋肾益肝，治肾阴亏虚、筋骨痿软。

●石斛配鲜生地黄、麦冬、天花粉，滋阴清热、生津止渴，治热病伤津之烦渴引饮、口干舌燥。

●石斛配沙参、山药、生地黄，益胃生津，治疗胃阴不足之胃脘疼痛、食少干呕。

●石斛配生地黄、知母、麦冬，滋阴清热，治胃热阴虚之胃痛、牙痛、口疮。

【用法用量】 煎服，6～12 g。鲜用，15～30 g。

【来源与品种】 为兰科植物环草石斛 *Dendrobium loddigesii* Rolfe.、马鞭石斛 *Dendrobium fimbriatum* Hook. var. *oculatum* Hook.、黄草石斛 *Dendrobium chrysanthum* Wall.、铁皮石斛 *Dendrobium candidum* Wall. ex Lindl. 或金钗石斛 *Dendrobium nobile* Lindl. 的茎。主产于四川、贵州、云南等地。鲜用或生用。

【现代研究】 本品含石斛碱、石斛胺、石斛次胺、石斛星碱、石斛因碱等生物碱及黏液质、淀粉等，能助消化、通便，但用量增大，反使肠肌麻痹；有一定镇痛解热作用，可提高免疫功能，对实验性白内障有一定延缓和治疗作用。

280. 破故纸

【原文】 **破故纸温，腰膝酸痛，兴阳固精，盐酒炒用。**一名补骨脂。或盐水炒，或酒洗。

【释义】 破故纸味苦、辛，性温。归肾、脾经。能温肾壮阳、固精止遗。用于肾阳亏虚所致的腰膝酸软冷痛、阳痿早泄、遗精、遗尿等症。本品又名补骨脂。盐水炒或酒浸后用。

【功效】 补肾壮阳，固精缩尿，温脾止泻，纳气平喘。

【主治】 肾虚阳痿、腰膝冷痛、遗精、遗尿、尿频，五更泄泻，虚寒喘咳。

【配伍应用精要】

●破故纸配菟丝子、胡桃肉、沉香，补肾壮阳，治肾虚阳痿，如补骨脂丸（《太平惠民和剂局方》）。

●破故纸配杜仲、胡桃肉、巴戟天，补肾阳、强腰膝，治肾虚阳衰、风冷侵袭之腰膝冷痛，如青娥丸（《仙拈集》）。

●破故纸配青盐等份同炒为末服，固精缩尿，治遗精、滑精（《三因极一病证方论》)。

●破故纸单用炒为末服，固精缩尿，治小儿遗尿，如破故纸散(《补要袖珍小儿方论》)。

●破故纸配小茴香，固精缩尿，治肾气虚冷之尿频，如破故纸丸(《魏氏家藏方》)。

●破故纸配肉豆蔻、生姜、大枣，补肾暖脾、收涩止泻，治脾肾阳虚之五更泄泻，如二神丸(《普济本事方》)。

●破故纸配吴茱萸、肉豆蔻、五味子，补肾暖脾、收涩止泻，治脾肾阳虚之五更泄泻，如四神丸(《证治准绳》)。

●破故纸配胡桃肉、蜂蜜，补肾助阳、纳气平喘，治肾不纳气之虚寒喘咳，如治喘方(《医方论》)。

●破故纸配人参、木香，益气补肾平喘，治虚喘痨嗽(《是斋百一选方》)。

●破故纸研末，以乙醇浸液外搽，治白癜风、皮癣、斑秃等皮肤病。

【用法用量】 煎服，5～15 g。

【使用注意】 本品性温燥，阴虚火旺及便秘者忌服。

【来源与品种】 为豆科植物补骨脂 *Psoralea corylifolia* L. 的成熟果实。主产于陕西、河南、山西等地。生用或盐水炒用。

【现代研究】 本品含香豆素类、黄酮类及萜类等，有雌激素样作用，还有增强心肌收缩力、扩张支气管、促进骨髓造血、增强免疫和内分泌功能、抗衰老等作用。

281. 薯　蓣

【原文】 **薯蓣甘温，理脾止泻，益肾补中，诸虚可治。**一名山药，一名山芋。产怀庆者佳。

【释义】 薯蓣味甘，性温。归脾、肺、肾经。有平补脾、肺、肾之功。能健脾止泻、补肺定喘、补肾涩精。用治多种虚弱病证。如脾虚食少倦怠、便溏久泻，肺虚气短、咳喘，肾虚腰痛、遗精、遗尿、带下，气阴两虚之消渴等。本品又名山药、山芋。以怀庆(今河南修武、武陟以西，黄河以北地区)产者为佳。

【功效】 补脾养胃，补肺平喘，补肾涩精。

【主治】 脾虚食少、便溏泄泻，肺虚咳喘，肾虚腰膝酸软、尿频、遗尿、滑精早泄，消渴。

【配伍应用精要】

●薯蓣配人参、白术、白扁豆，健脾止泻，治脾虚食少便溏、泄泻，如参苓白术散(《太平惠民和剂局方》)。

●薯蓣配白术、柴胡、苍术，补脾疏肝、化湿止带，治脾虚肝郁之湿浊带下，如完带汤（《傅青主女科》）。

●薯蓣配白术、苍术、车前子，益气健脾、燥湿止带，治脾虚湿盛之白带增多。

●薯蓣配黄柏、苍术、白果，清热燥湿止带，治湿热下注之带下色黄、质稠异味。

●薯蓣配太子参、南沙参、贝母，补肺益阴、止咳平喘，治肺虚咳喘。

●薯蓣配党参、麦冬、五味子，补肺定喘，治肺气不足之久咳虚喘。

●薯蓣配熟地黄、山茱萸、五味子，补益肺肾、纳气平喘，治肺肾两虚、肾不纳气之气短、喘息。

●薯蓣配熟地黄、山茱萸、茯苓，补益肾气，治肾气虚之腰膝酸软、遗尿尿频、滑精早泄、带下清稀，如六味地黄丸（《小儿药证直诀》）。

●薯蓣配乌药、益智仁、桑螵蛸，温肾缩尿止遗，治下焦虚冷之遗尿尿频。

●薯蓣配黄芪、天花粉、知母，益气养阴，治阴虚内热或气阴两虚之消渴，如玉液汤（《医学衷中参西录》）。

【用法用量】 煎服，15～30 g。麸炒可增强补脾止泻作用。

【来源与品种】 为薯蓣科植物薯蓣 *Dioscorea opposita* Thunb. 的干燥根茎。主产于河南、湖南，江南等地亦产。生用或麸炒用。

炒山药：长于益脾和胃、益肾固精。用于脾虚泄泻、久痢不止，肾虚梦遗滑精。

【现代研究】 本品含薯蓣皂苷元、黏液质、胆碱、淀粉、糖蛋白、游离氨基酸、止杈素、维生素C、淀粉酶等成分。对实验动物脾虚的形成有预防作用，对脾胃大鼠模型有一定治疗作用，对离体肠管运动有双向调节和助消化作用，还有增强免疫功能、降血糖、抗氧化等作用。

282. 肉苁蓉

【原文】 苁蓉味甘，峻补精血，若骤用[1]之，更动便滑[2]。酒洗，去鳞用。除心内膜筋。

【词解】

[1] 骤用：指过量、频繁服用。

[2] 便滑：指大便次数增多，乃至泄泻。

【释义】 肉苁蓉味甘、咸，性温。归肾、大肠经。有很强的补精养血作用。能温肾壮阳，用于肾阳不足、精血亏虚之男子阳痿、女子不孕、腰膝冷痛、筋骨无力，有润肠作用，用治阳虚精亏之肠燥便秘，但骤用或脾虚便溏者使用会导致泄泻，宜慎。以黄酒浸，除去鳞片及肉质内筋膜纤维用。

【功效】 补肾助阳，润肠通便。

【主治】 阳痿早泄、宫冷不孕、腰膝冷痛无力，肠燥便秘。

【配伍应用精要】

●肉苁蓉配菟丝子、续断、杜仲，补肾阳、益精血，治阳虚精亏之阳痿早泄、宫冷不孕、腰膝冷痛、小便余沥，如肉苁蓉丸（《医心方》）。

●肉苁蓉配鹿角胶、紫河车、当归，温暖下元、补益精血，治妇女冲任虚损、精血亏虚之经少、闭经、宫冷不孕等。

●肉苁蓉配杜仲、巴戟天、紫河车，补肾助阳，治肾虚骨痿，步履艰难，如金刚丸（《张氏医通》）。

●肉苁蓉配当归、牛膝、枳壳，温肾益精、润肠通便，治肾阳虚弱、精津不足之大便不通、腰酸背冷，如济川煎（《景岳全书》）。

●肉苁蓉配麻子仁、生地黄、麦冬，润肠通便，治津液耗伤之大便秘结。

【用法用量】 煎服，10～15 g。

【使用注意】 阴虚火旺及大便泄泻者忌用。热结便秘者不宜用。

【来源与品种】 为列当科植物肉苁蓉 *Cistanche deserticola* Y.C.Ma 的干燥带鳞叶的肉质茎。主产于内蒙古、甘肃、新疆等地。生用或酒制用。

酒苁蓉：补肾助阳之力增强，多用于阳痿、不孕、腰痛。

【现代研究】 本品含肉苁蓉苷A、B、C、H，洋丁香酚苷，甜菜碱，氨基酸，多糖类成分等。有调节免疫、促进排便作用，可促进多种激素的释放和反应性，并有抗氧化、促进DNA合成等作用。

283. 菟丝子

【原文】 **菟丝甘平，梦遗滑精，腰痛膝冷，添髓壮筋[1]。**水洗净，热酒砂罐炖烂，捣碎晒干。合药同磨末为丸，不堪作汤。

【词解】

[1]添髓壮筋：补益精髓，强壮筋骨。

【释义】 菟丝子味辛、甘，性平。归肾、肝、脾经。能补益肝肾、益精添髓、强壮筋骨。用于肾虚精亏之阳痿、遗精滑精，肝肾亏虚之腰膝冷痛、软弱无力、遗尿尿频等证。以清水洗净，于砂罐内用酒炖过，捣碎晒干。与其他药共研末制丸服用。不宜入汤剂。

【功效】 补肾益精，养肝明目，安胎，止泻。

【主治】 肾虚腰痛、阳痿、遗精滑精、宫冷不孕、尿频，肝肾不足之目暗不明，阳虚泄泻，胎动不安。

【配伍应用精要】

●菟丝子配附子、肉桂、鹿角胶，温补肝肾、强健腰膝，治腰膝冷痛、酸软无力。

●菟丝子配杜仲、山药，补肾强腰，治肾虚腰痛（《百一选方》）。

●菟丝子配枸杞子、覆盆子、车前子，补肾助阳、填精种子，治肾虚精少不育、阳痿早泄、遗精，如五子衍宗丸（《摄生众妙方》）。

●菟丝子配桑螵蛸、肉苁蓉、鹿茸，补肾固精止遗，治尿频遗尿，如菟丝子丸（《世医得效方》）。

●菟丝子配白术、山茱萸、枸杞子，益肾固涩止带，治妇女子宫虚冷、带下淋漓。

●菟丝子配茯苓、石莲子，补肾涩精止遗，治遗精、白浊、尿有余沥，如茯苓丸（《太平惠民和剂局方》）。

●菟丝子配防风、菊花、石决明，祛风明目退翳，治肝肾不足之羞明流泪、视物不清。

●菟丝子配熟地黄、车前子，补肾养肝明目，治肝肾不足之目暗不明，如驻景丸（《太平惠民和剂局方》）。

●菟丝子配续断、桑寄生、阿胶，补肾安胎，治肾虚胎动不安、滑胎，如寿胎丸（《医学衷中参西录》）。

●菟丝子配人参、白术、补骨脂，补肾益脾止泻，治脾肾阳虚之泄泻便溏（《方脉正宗》）。

●菟丝子配山药、茯苓、莲子，补肾益脾止泻，治脾肾双虚之泄泻、便溏，如菟丝子丸（《沈氏尊生书》）。

【用法用量】 煎服，10～20 g。

【使用注意】 本品偏于补阳。阴虚火旺、大便燥结、小便短赤者不宜服。

【来源与品种】 为旋花科植物菟丝子 *Cuscuta chinensis* Lam. 或南方菟丝子 *Cuscuta australis* R. Br. 的干燥成熟种子。我国大部分地区均有分布。生用或煮熟捣烂作饼用。

【现代研究】 本品含槲皮素、胆甾醇、金丝桃苷及生物碱类成分等，有保肝、增强性活力、抗氧化、增强免疫功能及抗肿瘤、抗病毒、抗炎、抗不育和抑制中枢神经系统等作用。

284. 牛　膝

【原文】 **牛膝味苦，除湿痹痿，腰膝酸疼，小便淋沥。**怀庆者佳。去芦，酒洗。

【释义】 牛膝味苦、甘、酸，性平。归肝、肾经。能祛湿除痹，补肝肾、强筋骨、活血通经，还能利水通淋。用于风湿痹痛、腰膝酸痛、软弱无力，妇女瘀血经闭、痛经，以及小便淋沥不畅、水肿。产于怀庆（今河南修武、武陟以西，黄河以北地区）者佳。用时去芦头，黄酒浸渍。

【功效】 补肝肾，强筋骨，活血通经，利水通淋，引火（血）下行。

【主治】 腰膝酸痛、下肢痿软，经闭、痛经，淋证、水肿，头痛、眩晕、牙痛、吐血、衄血。

【配伍应用精要】

●牛膝配杜仲、续断、补骨脂，补益肝肾、强筋健骨，治肝肾亏虚之腰膝酸痛、下肢痿软，如续断丸（《扶寿精方》）。

●牛膝配龟板、熟地黄、当归，补肝肾、益精血、强筋骨，治肝肾亏损、精血两虚之腰膝酸痛、筋骨无力。

●牛膝配独活、桑寄生、当归，祛风除湿、强筋健骨，治痹痛日久、腰膝酸痛等，如独活寄生汤（《备急千金要方》）。

●牛膝配苍术、黄柏，燥湿清热，治湿热下注成痿之足膝肿痛、痿软沉重，如三妙丸（《医学正传》）。

●牛膝配当归、桃仁、红花，活血祛瘀通经，治瘀血经闭、痛经、产后腹痛，如血府逐瘀汤（《医林改错》）。

●牛膝配当归、瞿麦、冬葵子，活血通经下胎，治胞衣不下，如牛膝汤（《备急千金要方》）。

●牛膝配续断、当归、乳香，活血通经止痛，治跌打损伤、瘀肿疼痛，如舒筋活血汤（《伤科补要》）。

●牛膝配冬葵子、滑石、车前子，利水通淋，治热淋、血淋、砂淋，如牛膝汤（《备急千金要方》）。

●牛膝配泽兰，补肾活血、祛瘀行水，治水瘀互结之腰膝疼痛、水肿。

●牛膝配熟地黄、泽泻、车前子，补肾利水，治水肿、小便不利，如加味肾气丸（《济生方》）。

●牛膝配代赭石、生龙骨、龟板，平肝潜阳，治肝阳上亢之头痛眩晕，如镇肝息风汤（《医学衷中参西录》）。

●牛膝配生地黄、石膏、知母，清热泻火、导热下泄，治胃火上炎之齿龈肿痛、口舌生疮，如玉女煎（《景岳全书》）。

●牛膝配白茅根、栀子、代赭石，引血下行，降火止血，治气火上逆、迫血妄行之吐血、衄血。

【用法用量】 煎服，6～15 g。活血通经、利水通淋、引火（血）下行宜生用，补肝肾、强筋骨宜酒炙用。

【使用注意】 孕妇及月经过多者忌服。中气下陷、脾虚泄泻、遗精滑泄者慎用。

【来源与品种】 为苋科植物牛膝（怀牛膝）*Achyranthes bidentata* BL.和川牛膝(甜牛膝) *Cyathula officinalis* Kuan 的干燥根。怀牛膝主产于河南，川牛膝主产于四川、云南、贵州等地。生用或酒炙用。

【现代研究】 本品含有三萜皂苷和蜕皮甾酮、牛膝甾酮等甾酮类成分和多糖类成分，还含有氨基酸、生物碱类、香豆素类等化合物和铁、铜等微量元素，有兴奋子宫平滑肌、抗生育、抑制心脏、降血压和轻度利尿作用，还有抗凝、降血脂、降血糖、抗炎、镇痛作用，能增强机体免疫功能等。

【按】 川牛膝、怀牛膝二者均能活血通经、补肝肾、强筋骨、利尿通淋、引火（血）下行，但川牛膝偏于活血通经，多用于瘀血阻滞、经脉不通，怀牛膝偏于补肝肾、强筋骨，多用于肝肾不足的腰膝软弱等症。

285. 巴戟天

【原文】 巴戟辛甘，大补虚损[1]，精滑梦遗，强筋固本。肉厚连珠者佳。酒浸过宿，迨去骨，晒干。俗名二蔓草。

【词解】

[1]虚损：病名，主要包括气虚、血虚、阴虚、阳虚、气血阴阳俱虚。多因七情、劳倦、饮食、酒色所伤或病后失于调理所致。

【释义】 巴戟天味辛、甘，性微温。归肾、肝经。能大补虚损，补肾壮阳，强筋健骨。用于肾虚阳痿早泄、梦遗滑精、宫冷不孕及腰膝酸痛痿软，风寒湿痹证筋骨疼痛。本品以肉质厚、形似连珠者为佳。用黄酒浸泡一宿，趁软去掉木心，晒干用。俗称二蔓草。

【功效】 补肾助阳，祛风除湿。

【主治】 阳痿、宫冷不孕、尿频、腰膝酸软无力，风湿痹痛。

【配伍应用精要】

●巴戟天配牛膝浸酒服，补肾壮阳，治肾虚阳痿不举(《备急千金要方》)。

●巴戟天配淫羊藿、仙茅、枸杞子，补火助阳，治肾阳虚、命门火衰之阳痿、不育，如赞育丸（《景岳全书》）。

●巴戟天配肉桂、吴茱萸、高良姜，温肾助阳，治下元虚冷之宫寒不孕、少腹冷痛、月经不调，如巴戟丸（《太平惠民和剂局方》）。

●巴戟天配党参、山药、覆盆子，温肾助阳，暖宫助孕，治肾虚阳痿、宫冷不孕。

●巴戟天配桑螵蛸、益智仁、菟丝子，温阳固涩止遗，治肾虚尿频、遗尿（《奇效良方》）。

●巴戟天配肉苁蓉、杜仲、菟丝子，补肾助阳、强健腰膝，治肾虚骨痿、筋骨酸软、行步艰难，如金刚丸（《张氏医通》）。

●巴戟天配羌活、杜仲、五加皮，补肾阳、祛风湿、强筋骨，治风湿腰膝关节疼痛、屈伸不利，如巴戟丸（《太平圣惠方》）。

【用法用量】 水煎服，5～15 g。

【使用注意】 阴虚火旺者不宜用，热证忌用。

【来源与品种】 为茜草科植物巴戟天 *Morinda officinalis* How 的干燥根。主产于广东、广西、福建等地。生用或盐水炒用。

盐巴戟：功专补肾，温而不燥，补肾助阳作用缓和，无伤阴之弊。

【现代研究】 本品含糖类及其苷、黄酮类、蒽醌类、氨基酸、维生素C及微量元素等，能显著增加小鼠体重，延长小鼠游泳时间；有促肾上腺皮质激素样作用；有增强免疫功能、降血压、抗炎等作用。

286. 仙　茅

【原文】 仙茅味辛，腰足挛痹，虚损劳伤[1]，阳道兴起。

【词解】

[1]劳伤：又名劳倦，指过度劳累导致的虚衰内伤，包括劳力过度、劳神过度和房劳过度。

【释义】 仙茅味辛，性热，有毒。归肾、肝经。能补肾壮阳，祛寒除湿。用于肝肾亏虚之腰膝冷痛、筋骨痿软、肌肤麻木，风寒湿邪痹阻之关节疼痛、筋脉拘挛，以及命门火衰之阳痿、精寒不育、性冷淡，还可用于肝肾亏虚之须发早白、视物昏花等。

【功效】 温肾壮阳，祛寒除湿。

【主治】 阳痿精冷、尿频，腰膝冷痛、筋骨痿软，风湿痹痛。

【配伍应用精要】

●仙茅配淫羊藿、巴戟天、金樱子，补肾壮阳，治肾阳不足、命门火衰之阳痿、早泄、精寒不育，如仙茅酒（《万氏家抄方》）。

●仙茅配五味子、覆盆子、菟丝子，温肾涩精止遗，治阳痿遗精滑泄。

●仙茅配乌药、益智仁，温肾缩尿，治阳虚尿频、遗尿。

●仙茅配桑寄生、续断、杜仲，温肾祛寒、强壮筋骨，治肾虚寒湿久痹之腰膝酸痛、关节不利。

●仙茅配附子、杜仲、独活，助阳散寒除湿，治阳虚寒痹之腰膝冷痛、筋骨痿软无力。

●仙茅配枸杞子、熟地黄、车前子，补益肝肾，治肝肾亏虚之须发早白、目昏目暗，如仙茅丸（《圣济总录》）。

●仙茅配补骨脂、肉豆蔻、白术，温脾暖肾、涩肠止泻，治脾肾阳虚之久泻不止、脘腹冷痛。

【用法用量】 煎服，5～15 g；或酒浸服。

【使用注意】 本品辛热燥烈、有毒，不宜久服。阴虚火旺及热证者忌服。

【来源与品种】 为石蒜科植物仙茅 *Curculigo orchioides* Gaertn. 的干燥根茎。产于西南及长江以南各省。生用。

【现代研究】 本品主要含多种环木菠萝烷型三萜及其糖、甲基苯酚等多糖类，其他有含氮化合物、醇、脂肪类化合物及黄酮醇等，有提高免疫、延缓衰老、镇定、抗惊厥等作用，还有性激素样作用。

287. 牡 蛎

【原文】 牡蛎微寒，涩精止汗，崩带胁痛，老痰[1]祛散。左顾大者佳。火煅红研。

【词解】

[1]老痰：病证名，指气火郁结、凝结胶固、积久难治之痰证，又名顽痰、结痰。

【释义】 牡蛎味咸，性微寒。归肝、胆、肾经。能涩精止遗，收敛止汗，收涩止带，软化老痰结聚。用于虚寒滑脱证之遗精滑精、自汗盗汗、崩漏带下，还用于老痰结聚之胁下痞块、痰核瘰疬等。药材以贝壳大者为佳。用火煅红、研碎用。

【功效】 收敛固涩，软坚散结，重镇安神，平肝潜阳。

【主治】 滑脱诸证，痰核瘰疬、瘿瘤、癥瘕积聚，惊悸失眠、肝阳眩晕。

【配伍应用精要】

●牡蛎配黄芪、麻黄根、浮小麦，收敛止汗，治自汗、盗汗，如牡蛎散（《太平惠民和剂局方》）。

●牡蛎配人参、附子，补气回阳固脱，治大汗淋漓、阳虚欲脱。

●牡蛎配龙骨、沙苑子、芡实，固精止遗，治肾虚遗精、滑精，如金锁固精丸（《医方集解》）。

●牡蛎配益智仁、桑螵蛸、金樱子，固精缩尿止遗，治尿频、遗尿。

●牡蛎配海螵蛸、山茱萸、山药，补肾涩精止带，治肾虚带下。

●牡蛎配浙贝母、玄参，软坚散结，治痰火郁结之痰核、瘰疬、瘿瘤，如消瘰丸（《医学心悟》）。

●牡蛎配鳖甲、丹参、莪术，软坚散结、化瘀消癥，治气滞血瘀之癥瘕积聚。

●牡蛎配鳖甲、郁金、三棱，软坚散结，治胁下痞块。

●牡蛎配龙骨，重镇安神，治心神不安、惊悸怔忡、失眠多梦，如桂枝甘草龙骨牡蛎汤（《伤寒论》）。

●牡蛎配朱砂、琥珀、酸枣仁，宁心安神，治心神不安、失眠多梦。

●牡蛎配龙骨、龟甲、白芍，平肝潜阳，治阴虚阳亢之眩晕耳鸣、烦躁不安，如镇肝息风汤（《医学衷中参西录》）。

●牡蛎配生地黄、龟甲、鳖甲，平肝潜阳、息风止痉，治热病伤阴、虚风内动之四肢抽搐，如大定风珠（《温病条辨》）。

●煅牡蛎配乌贼骨、浙贝母，制酸止痛，治肝胃郁热、胃痛泛酸。

【用法用量】 煎服，9～30 g；宜打碎先煎。外用适量。收敛固涩宜煅用，其他宜生用。

【来源与品种】 为牡蛎科动物长牡蛎 *Ostrea gigas* Thunberg、大连湾牡蛎 *Ostrea talienwhanensis* Crosse 或近江牡蛎 *Ostrea rivularis* Gould 的贝壳。我国沿海一带均有分布。生用或煅用。碾碎。

煅牡蛎：收敛固涩作用增强。用于自汗、盗汗、遗精崩带、胃痛吐酸。

【现代研究】 本品含多糖类成分、碳酸钙、磷酸钙及硫酸钙，并含铜、铁、锌、锰、锶、铬等微量元素及多种氨基酸，有镇静、抗惊厥、镇痛、抗溃疡作用；牡蛎多糖具有降血脂、抗凝、抗血栓等作用。

288. 川楝子

【原文】 **楝子苦寒，膀胱疝气，中湿[1]伤寒，利水之剂。**即金铃子。酒浸蒸，去皮核。

【词解】

[1] 中湿：病证名，指外感或内伤湿邪引起的疾患。

【释义】 川楝子味苦，性寒。有小毒。归肝、胃、小肠、膀胱经。能疏肝理气止痛，除膀胱湿热。用于肝郁气滞之胸胁疼痛、疝气腹痛，湿邪蕴结之小便不利、淋痛等。本品即金铃子。酒拌润、蒸后，去掉皮核。

【功效】 行气止痛，杀虫。

【主治】 肝郁诸痛证，虫积腹痛，头癣，秃疮。

【配伍应用精要】

●川楝子配延胡索，疏肝泄热、行气止痛，治肝郁气滞之胸腹胁肋诸痛，如金铃子散（《素问病机气宜保命集》）。

●川楝子配延胡索、香附、橘核，行气止痛，治肝经郁热、热疝疼痛。

●川楝子配路路通，疏肝下气、通络散滞，治肝郁气滞之疝气疼痛、少腹痛。

●川楝子配小茴香、木香、吴茱萸，暖肝散寒、行气止痛，治寒疝腹痛，如导气汤（《医方简义》）。

●川楝子配槟榔、使君子，驱杀肠虫、行气止痛，治虫积腹痛。

●川楝子焙黄研末，以油调膏外涂，清热燥湿、杀虫疗癣，治头癣、秃疮。

●川楝子配延胡索、香附、益母草，疏肝理气止痛，治肝郁气滞之行经腹痛。

【用法用量】 煎服，4.5～9 g。外用适量。

【使用注意】 本品有毒，不宜过量或持续服用。脾胃虚寒者慎用。

【来源与品种】 为楝科植物川楝树 *Melia toosendan* Sieb. et Zucc. 的干燥成熟果实。我国南方各地均产，以四川产者为佳。生用或炒用。

炒川楝子：缓和苦寒之性，降低毒性，减少滑肠之弊，疏肝理气止痛力胜。

【现代研究】 本品主要含川楝素、楝树碱、山柰醇及脂肪油等，有驱虫作用，对猪蛔虫、蚯蚓、水蛭等有杀灭作用；有松弛奥迪括约肌、收缩胆囊、促进胆汁排泄的作用；能兴奋肠管平滑肌；对多种致病菌及真菌有抑制作用；有抗炎、抗癌等作用。

289. 萆 薢

【原文】 萆薢甘苦，风寒湿痹，腰背冷痛，添精益气。白者为胜。酒浸，切片。

【释义】 萆薢味苦（原文谓“甘平”，有误），性平。归肾、胃经。能祛风寒湿、利关节、止痹痛，并能补精益气。用于风湿痹证关节、腰背疼痛。入药以色白者为佳，以酒浸泡、切片用。

【功效】 利湿去浊，祛风除痹。

【主治】 膏淋、白浊、白带增多，风湿痹痛。

【配伍应用精要】

●萆薢配乌药、益智仁、石菖蒲，利湿去浊，治膏淋，小便混浊、白如米泔，如萆薢分清饮（《杨氏家藏方》）。

●萆薢配白术、猪苓、泽泻，利湿去浊止带，治妇女湿盛白带增多。

●萆薢配附子、牛膝，祛风湿、止痹痛，治腰膝痹痛、筋脉屈伸不利，如萆薢丸（《圣济总录》）。

●萆薢配威灵仙，祛风除湿、通络止痛，治风湿痹证之关节肿痛、屈伸不利。

●萆薢配黄柏、忍冬藤、秦艽，祛风清热除湿，治风湿热痹之关节痹痛、屈伸不利。

●萆薢配黄柏、土茯苓，清热利湿去浊，治下焦湿热疮毒、湿疹瘙痒。

【用法用量】 煎服，10～15 g。

【使用注意】 肾阴亏虚、遗精滑泄者慎用。

【来源与品种】 为薯蓣科植物绵萆薢 *Dioscorea septemloba* Thunb.、福州薯蓣 *Dioscorea futschauensis* Uline ex R.Knuth 或粉背薯蓣 *Dioscorea hypoglauca* Palibin 的干燥根茎。前两种称“绵萆薢”，主产于浙江、福建；后一种称“粉萆薢”，主产于浙江、安徽、江西等地。生用。

【现代研究】 本品主要含薯蓣皂苷等多种甾体皂苷及皂苷元等，还含鞣质、淀粉、蛋白质等，有杀虫、抗真菌等作用。

290. 寄 生

【原文】 寄生甘苦，腰痛顽麻[1]，续筋坚骨，风湿尤佳。要桑寄生。

【词解】

[1] 顽麻：指风湿顽痹日久、肝肾亏虚出现的关节疼痛、肌肤肢体麻木不仁。

【释义】 寄生味苦、甘，性平。归肝、肾经。能祛风湿、通经络、补肝肾、强筋骨。用于风湿日久，腰膝酸软、筋骨痿弱、肢体麻木等。尤以治疗风湿痹证兼见肝肾亏虚证候之腰膝疼痛疗效最好。即桑寄生（详见“160.桑寄生”）。

291. 续　断

【原文】　续断味辛，接骨续筋，跌扑折损，且固遗精。酒洗切片。如鸡脚者佳。

【释义】　续断味苦、辛，性微温。归肝、肾经。能补益肝肾、强健筋骨、接骨续筋、疗伤止痛，还能固精止遗、安胎、止血。用于肝肾亏虚、筋骨不健之腰痛膝软、关节屈伸不利，跌打损伤、筋骨折伤疼痛，以及遗精、崩漏下血，胎动不安。酒浸、切片用。本品以形似鸡脚者为佳。

【功效】　补益肝肾，强筋健骨，疗伤续折，止血安胎。

【主治】　腰膝酸痛、寒湿痹痛，筋伤骨折，阳痿、遗精、遗尿，崩漏下血，胎动不安。

【配伍应用精要】

●续断配萆薢、杜仲、牛膝，补益肝肾、强健壮骨，治肝肾不足之腰膝酸痛，如续断丹（《证治准绳》）。

●续断配防风、川乌等，补肝肾、祛风湿、止痹痛，治肝肾不足兼寒湿痹痛，如续断丸（《太平惠民和剂局方》）。

●续断配桃仁、红花、苏木，续筋接骨、疗伤止痛，治跌打损伤、瘀血肿痛、筋伤骨折。

●续断配自然铜、土鳖虫、骨碎补，续筋接骨、疗伤止痛，治跌打损伤、骨折、金疮。

●续断配鹿茸、肉苁蓉、菟丝子，补肾助阳、固精止遗，治下元虚冷之阳痿早泄、遗精滑精、遗尿尿频，如鹿茸续断散（《鸡峰普济方》）。

●续断配龙骨、茯苓，固精止遗，治遗精、滑泄不禁，如锁精丸（《瑞竹堂经验方》）。

●续断配桑寄生、菟丝子、杜仲，补益肝肾、固冲、安胎，治肝肾不足之崩漏下血、胎动不安。

●续断配桑寄生、阿胶，固冲任、安胎元，治滑胎证，如寿胎丸（《医学衷中参西录》）。

●续断配侧柏炭、当归、艾叶，温经养血止血，治崩漏下血、经久不止，（《永类钤方》）。

【用法用量】　煎服，9～15 g；或入丸散。外用适量，研末敷。

【使用注意】　风湿热痹者忌服。

【来源与品种】　为川续断科植物川续断 *Dipsacus asper* Wall. ex Henry 的干燥根。主产于四川、湖北、湖南等地。生用。

【现代研究】 本品含环烯醚萜糖苷类成分及挥发油等，能抗维生素E缺乏症，对疮疡有排脓、止血、镇痛、促进组织再生作用，并可促进去卵巢小鼠子宫的生长发育。

292. 龙 骨

【原文】 龙骨味甘，梦遗精泄，崩带肠痈，惊痫风热。火煅。

【释义】 龙骨味甘、涩，性平。归心、肝、肾经。能收敛固涩，包括涩精、固冲、敛汗、固肠。用于梦遗滑精、崩漏带下、自汗盗汗、久泻脱肛。还能镇惊安神、平肝潜阳。用治神志不安、心悸失眠、惊痫癫狂及烦躁易怒、头晕目眩。火煅用。

【功效】 镇惊安神，平肝潜阳，收敛固涩。

【主治】 滑脱诸证，心悸失眠、惊痫癫狂、肝阳眩晕，湿疹、疮疡不敛。

【配伍应用精要】

●龙骨配牡蛎、芡实、沙苑子，固精止遗，治疗肾虚遗精、滑精，如金锁固精丸（《医方集解》）。

●龙骨配茯神、桑螵蛸、龟甲，益肾缩尿止遗，治心肾两虚之尿频、遗尿，如桑螵蛸散(《本草衍义》)。

●龙骨配黄芪、乌贼骨、五倍子，益气收敛止血，治气虚不摄、冲任不固之崩漏下血，如固冲汤(《医学衷中参西录》)。

●龙骨配牡蛎、山药、桑螵蛸，收敛止带，治赤白带下。

●龙骨配牡蛎、黄芪、浮小麦，收敛止汗，治表虚自汗、阴虚盗汗。

●龙骨配附子、人参、牡蛎，回阳救逆固脱，治冷汗淋漓、脉微欲绝之亡阳证。

●龙骨配山茱萸、五味子，补肾益气敛汗，治肾阳虚弱，汗出清冷。

●龙骨配诃子、罂粟壳、没食子，涩肠止泻，治泻痢不止。

●龙骨配石菖蒲、远志、龟甲，宁心安神，治心神不宁、心悸、健忘、失眠多梦等，如孔圣枕中丹（《备急千金要方》）。

●龙骨配酸枣仁、柏子仁、琥珀，宁心安神，治心血不足之心神不宁、失眠、健忘。

●龙骨配羚羊角、牛黄、胆南星，化痰息风、镇惊止痉，治痰热蒙心之惊痫抽搐、癫狂发作。

●龙骨配天麻、半夏，祛风化痰，治内耳眩晕症。

●龙骨配代赭石、生牡蛎、白芍，平肝潜阳，治肝阳上亢之头晕目眩或肝风内动之口㖞偏瘫，如镇肝息风汤（《医学衷中参西录》）。

●龙骨配牡蛎研粉外敷，收湿敛疮，治湿疮流水、阴汗瘙痒。

●龙骨配枯矾共研细末外敷，敛疮生肌，治疮疡溃久不敛。

【用法用量】 煎服，15～30 g，宜先煎。外用适量。镇静安神、平肝潜阳多生用，收敛固涩宜煅用。

【使用注意】 内有湿热、实邪者不宜用。

【来源与品种】 为古代大型哺乳类动物象类、三趾马类、犀类、鹿类、牛类等的骨骼化石或象类门齿的化石。主产于山西、内蒙古、河南等地。生用或煅用。

煅龙骨：收敛固涩、敛疮生肌功效增强。

【现代研究】 本品主要含碳酸钙、磷酸钙，尚含铁、钾、钠、铜、锰等。有镇静催眠、抗惊厥作用，其抗惊厥作用与铜、锰元素含量有关；其所含钙离子，能促进血液凝固，降低血管壁通透性，并可减轻骨骼肌的兴奋性。

293. 人 发

【原文】 人之头发，补阴甚捷，吐衄血晕[1]，风惊痫热[2]。一名血余。

【词解】

[1] 血晕：病名，指失血眩晕、昏厥，因失血过多，脑窍失养所致。

[2] 风惊痫热：指由邪热引起的高热，小儿急惊风、癫痫抽搐等病证。

【释义】 人发焖煅成炭用，称血余炭。味苦，性平。归肝、胃经。能补阴利水、收敛止血、定惊。用于吐血、咯血、尿血、便血、衄血及出血过多所致血晕，前人还用治小儿急惊风、癫痫等病证。人发又名血余。

【功效】 收敛止血，化瘀利尿。

【主治】 出血证，小便不利。

【配伍应用精要】

●血余炭内服或外用，收敛止血，治咯血、衄血、吐血、尿血等各种出血证。

●血余炭配花蕊石、三七，收敛止血，治咯血、吐血，如化血丹（《医学衷中参西录》）。

●血余炭配蒲黄、生地黄、赤茯苓，凉血止血，治血淋尿血（《赤水玄珠》）。

●血余炭配琥珀，育阴消瘀、止血通淋，治衄血、血淋。

●血余炭配地榆炭、槐花炭，收敛止血，治大便出血，如三灰散（《类证治裁》）。

●血余炭配滑石、白鱼，化瘀通窍、通利水道，治小便不利，如滑石白鱼散（《金匮要略》）。

●血余炭配蛇蜕、露蜂房烧炭存性、研散服，敛疮生肌，治疮疡溃后久不收口。

【用法用量】 煎服，6～10 g，研末服，1.5～3 g。外用适量。

【来源与品种】 为人的头发。焖煅成炭用。

【现代研究】 本品主要含一种优质蛋白，还含胱氨酸、脂肪、黑色素及钙、钾、锌、铜、铁、锰、砷等元素，能明显缩短出、凝血时间及血浆复钙时间，有较强的抑菌作用。

294. 天灵盖

【原文】 天灵盖[1]咸，传尸劳瘵，温疟血崩，投之立瘥。

【词解】

[1]天灵盖：骨名，又名脑盖骨，即顶骨。

【按】 本品已不入药。

295. 雀　卵

【原文】 雀卵气温，善扶阳痿，可致坚强，当能固闭。

【释义】 雀卵味甘、咸，性温。归肾经。能补肾阳，益精血。用于肾阳虚衰之阳痿、早泄，女子血枯经闭等证。

【功效】 补肾阳，益精血，调冲任。

【主治】 阳痿，血枯经闭，虚寒带下，崩漏。

【配伍应用精要】

●雀卵配菟丝子、杜仲、附子，补肾阳、益精血，治下元虚冷，男子阳痿、腰膝酸软，如雀卵丸(《本草述》)。

●雀卵白配天雄、菟丝子，补肾阳、益精血，治男子阳痿早泄、女子带下，便溺不利。

●雀卵配乌贼骨、茜草，益精血、调冲任，治女子血枯经闭。

【用法用量】 适量煮食，或入丸散。

【使用注意】 阴虚火旺者忌服。

【来源与品种】 为文鸟科动物麻雀 *Passer montanus*（Linnaeus）的蛋。我国各地皆产。

296. 鹿　茸

【原文】 鹿茸甘温，益气滋阴，泄精尿血，崩带堪任。燎去毛。或酒，或酥炙令脆。

【释义】 鹿茸味甘、咸，性温。归肾、肝经。能助阳益气，补血填精。用治肾阳虚、火衰精亏之阳痿早泄、遗精滑精，男子精寒不育、女子宫冷不孕、畏寒肢冷、尿频遗尿，以及冲任虚寒之崩漏带下、尿血，阴疮内陷等虚损病证。用火燎去茸毛，以酒或酥油炙令其脆。

【功效】 补肾阳，益精血，强筋骨，调冲任，托疮毒。

【主治】 阳痿早泄、宫冷不孕、尿频，肾虚骨弱、腰膝无力或小儿五迟，崩漏带下，疮疡不敛、阴疮内陷。

【配伍应用精要】

●鹿茸配山药浸酒服，补肾阳、益精血，治阳痿不举、尿频，如鹿茸酒。

●鹿茸配当归、乌梅，补肾阳、益精血，治精血耗竭，面色黧黑、耳聋目昏（《济生方》）。

●鹿茸配人参、黄芪、当归，补肾阳、益精血，治诸虚百损、五劳七伤之畏寒肢冷、阳痿早泄、宫冷不孕、尿频等，如参茸固本丸（《中国医学大辞典》）。

●鹿茸配五加皮、熟地黄、山茱萸，补肾阳、益精血、强筋骨，治肾虚骨弱、腰膝无力、小儿五迟，如加味地黄丸（《医宗金鉴》）。

●鹿茸配骨碎补、续断、自然铜，补肾益精、强筋健骨，治骨折后期，久不愈合。

●鹿茸配续断、龙骨、乌贼骨，补肾益精、固冲止带，治崩漏不止、带下清稀、羸瘦虚弱，如鹿茸散（《证治准绳》）。

●鹿茸配狗脊、白蔹，补肾固冲止带，治白带过多、清稀，腰膝酸软，如白蔹丸（《济生方》）。

●鹿茸配黄芪、五加皮、骨碎补，温补气血、愈合骨伤，治骨折、骨伤愈合缓慢。

●鹿茸配黄芪、当归、肉桂，温阳益气、托毒生肌，治正气虚衰之疮疡久溃不敛、阴疽内陷。

【用法用量】 1～2 g，研末吞服，或入丸散。

【使用注意】 服用本品宜从小量开始，缓缓增加，不宜骤用大量，以免阳升风动，头晕昏厥，或伤阴动血。阴虚阳亢及一切热证者均忌服。

【来源与品种】 为脊椎动物鹿科梅花鹿 *Cervus nippon* Temminck 或马鹿 *Cervus elaphus* Linnaeus 等雄鹿头上尚未骨化而带茸毛的幼角。主产于吉林、黑龙江、辽宁等地。生用。

【现代研究】 本品含有雌二醇、胆固醇、氨基酸、中性糖、葡萄糖胺、胶质、钙、磷、镁等。本品大剂量可使心缩幅度缩小、心率减慢，使外周血管扩张、血压降低；中等剂量可使心脏活动增强、心缩幅度增大、心率加快，使心输出量增加；有抗脂质过氧化、抗应激及强壮作用；对性功能障碍、女性更年期障碍有治疗作用；能兴奋离体肠管及子宫，增强肾脏的利尿功能等。

297. 鹿角胶

【原文】 鹿角胶温，吐衄虚羸[1]，跌扑伤损，崩带安胎。

【词解】

[1]虚羸：“羸”指瘦弱，虚羸即体虚瘦弱。

【释义】 鹿角胶味甘、咸，性温。归肝、肾经。能补肝肾、益精血，止血安胎，疗外伤虚损。用于肾阳虚弱、精血不足之虚劳羸瘦、腰脊酸痛、阳痿遗精、崩漏带下、胎动不安，虚寒性吐血、衄血，以及跌打损伤、疮疡阴疽久不愈合等。

【功效】 补肾阳，益精血，止血。

【主治】 阳痿遗精，虚劳羸瘦，虚寒吐衄、崩漏，阴疽内陷。

【配伍应用精要】

●鹿角胶配巴戟天、肉苁蓉、黄狗肾，温肾助阳，治肾虚阳痿、精冷不育。

●鹿角胶配覆盆子、车前子，温肾阳、益精血，治肾亏虚劳之梦遗滑精，如鹿角胶散（《太平圣惠方》）。

●鹿角胶配熟地黄、补骨脂、菟丝子，温补元阳，治真阳不足、阳痿早泄、腰膝冷痛、气力衰微，如斑龙丸（《医学正传》）。

●鹿角胶配附子、肉桂、菟丝子，温补肾阳、填精益髓，治肾阳不足、命门火衰之阳痿早泄、精冷不育、神疲气怯、畏寒肢冷、尿频、遗尿，如右归丸（《景岳全书》）。

●鹿角胶配龟板胶、熟地黄、山茱萸，滋阴补肾、填精益髓，治精髓内亏、肾水不足之眩晕眼花、耳聋耳鸣、盗汗、口舌干燥，如左归丸（《景岳全书》）。

●鹿角胶配人参、龟板胶、枸杞子，填补精血、益气壮阳，治真元虚损之不孕不育、梦泄遗精、虚劳少气、四肢羸瘦，如龟鹿二仙膏（《摄生秘剖》）。

●鹿角胶配阿胶、当归、熟地黄，补血固冲止血，治气血亏虚、任脉失约之崩漏下血及吐血、尿血、便血等虚寒性出血。

●鹿角胶配人参、茯苓，补肝肾、固冲任、止血安胎，治妊娠胎动、漏血。

●鹿角胶配熟地黄、当归、肉桂，温阳益气、托毒生肌，治疮疡久溃不敛，阴疽疮肿内陷不起，如阳和汤（《外科全生集》）。

【用法用量】 开水或黄酒加温烊化服，或入其他药汁烊化服，3～10 g。或入丸散、膏剂。

【使用注意】 阴虚火旺者忌服。

【来源与品种】 鹿角胶为鹿科动物梅花鹿 *Cervus nippon* Temminck 或马鹿 *Cervus elaphus* Linnaeus 等的角煎熬、浓缩而成的固体胶。主产于东北地区及山东、北京、上海等地。

【现代研究】 本品含胶质、磷酸钙、碳酸钙、磷酸镁、氨基酸及氮化物等；对人体的淋巴母细胞转化有促进作用；能促进外周血中的红细胞、白细胞、血小板的增加；有补充肌营养作用；能促进钙的吸收；有消炎、消肿和抗过敏作用。

298. 腽肭脐

【原文】 腽肭脐热，补益元阳，驱邪辟鬼[1]，痃癖劳伤。酒浸，微火炙令香。

【词解】

[1]驱邪辟鬼：指驱除未知的致病邪气。

【释义】 腽肭脐味咸，性热。归肾经。能温补元阳、益精补髓、驱除邪毒。用于肾虚阳痿不举、精寒不育、梦遗滑泄、心腹冷痛，精血亏虚、虚损劳伤，以及阳虚寒痰凝结之痃癖等。以酒浸泡后，微火炙香用。本品又称海狗肾。

【功效】 暖肾壮阳，益精补髓。

【主治】 阳痿、精冷不育，阳虚心腹冷痛。

【配伍应用精要】

●腽肭脐配人参、鹿茸、附子，壮阳散寒、益精补髓，治肾虚精亏，阳痿不育、腰膝痿弱、尿频便溏，如腽肭脐丸（《济生方》）。

●腽肭脐配鹿鞭、驴鞭，温肾壮阳填精，治阳痿、遗精、不育。

●腽肭脐配人参、鹿茸、紫河车，温肾助阳、益精补髓，治精少不育。

●腽肭脐配巴戟天、肉苁蓉、菟丝子，温肾助阳、调理冲任，治肾虚阴囊湿冷、女子虚寒带下。

●腽肭脐配鹿茸、熟地黄，补肾填精益髓，治五劳七伤、体弱羸瘦、产后虚劳。

●腽肭脐配吴茱萸、甘松、高良姜，补肾壮阳、温里散寒，治肾阳虚衰、虚寒攻冲之心腹冷痛，如腽肭脐散（《圣济总录》）。

【用法用量】 研末服，1～3 g，也可入丸散或泡酒服。

【使用注意】 阴虚火旺、骨蒸劳嗽者忌用。

【来源与品种】 为海狗科动物海狗 *Callorhinus ursins* Linnaeus 或海豹科动物海豹 *Phoca vitulina* Linnaeus 的干燥雄性外生殖器。主产于渤海及黄海沿岸。生用。

【现代研究】 本品含有雄性激素、蛋白质及脂肪等，有雄性激素样作用。

299. 紫河车

【原文】 紫河车甘，疗诸虚损，劳瘵[1]骨蒸，滋培根本。一名混沌皮，一名混元衣，即人之胞衣也。以长流水洗净，或新瓦烘干，或甑蒸风干，忌铁器。

【词解】

[1]劳瘵：病名，亦称痨瘵。

【释义】 紫河车味甘、咸，性温。归肺、肝、肾经。能补肾填精、益气养血。用于肾精亏虚、气血不足、肺肾两虚等各种虚损劳伤，以及劳瘵骨蒸潮热、盗汗、久咳虚喘等。用以滋养气血、培补元阴元阳。本品又名混沌皮、混元衣，即新生儿胎盘。用长流水漂洗干净，置新瓦上焙干，或置甑内蒸后风干入药。忌接触铁器。

【功效】 补肾益精，养血益气。

【主治】 阳痿遗精，腰酸，头晕耳鸣，气血亏虚证，肺肾两虚咳喘。

【配伍应用精要】

●紫河车配人参、鹿茸、阿胶，补肾阳、益精血，治肾阳不足、精血衰少。

●紫河车配龟甲、杜仲、牛膝，补肾阳、益精血，治肾阳虚衰、精血不足之遗精滑精、不孕不育、足膝无力、目昏耳鸣等，如大造丸（《诸证辨疑》）。

●紫河车单用研粉，或配人参、黄芪、当归，益气养血，治气血不足之萎黄消瘦、体倦乏力、产后缺乳等。

●紫河车配龟甲、五味子、当归，补肺肾、益精血，治肺肾两虚、精血不足之虚损劳伤、咳嗽、潮热，如大造丸（《女科指掌》）。

●紫河车配知母、黄柏、龟甲，滋阴、退虚热，治肝肾亏虚、虚火上炎之骨蒸潮热、盗汗遗精、腰酸目暗。

●紫河车配人参、麦冬、五味子，补肺益肾、止咳平喘，治肺气不足之久咳、虚喘。

●紫河车配人参、蛤蚧、胡桃肉，补肺益肾、纳气平喘，治肺肾两虚之咳嗽、气短、喘促。

●紫河车配山药、白术、茯苓，益气健脾，治脾虚食少、体倦乏力、便溏。

●紫河车单用研末久服，滋补强身，用于年老体衰、体弱羸瘦、先天不足、久病正虚、产后术后虚弱等阴阳气血俱虚者。

【用法用量】 1.5～3 g，研末装胶囊服，或入丸散。新鲜胎盘可煮食。

【使用注意】 阴虚火旺者不宜单独应用。

【来源与品种】 为健康产妇的胎盘。烘干研粉用。亦可鲜用。

【现代研究】 本品含有多种抗体、多种干扰素及能抑制流感病毒的巨球蛋白（β-抑制因子），尚含促性腺激素A和B、催乳素、促甲状腺激素、催产素样物质等多种激素及溶菌酶、激肽酶等多种酶，有促进女性乳腺和生殖器官发育的功能，参与甾体激素如雌激素及黄体酮的代谢，影响月经周期；可用以被动免疫，增强机体抵抗力；有抗病毒、抗过敏作用。

300. 枫香脂

【原文】 枫香味辛，外科要药，瘙疮[1]瘾疹，齿痛亦可。一名白胶香。

【词解】

[1]瘙疮：皮肤病瘙痒，搔抓成疮。

【释义】 枫香脂味辛、微苦，性平。归肺、脾经。为外科要药。能活血止痛、解毒生肌，散瘀消肿、止血，为外科常用药。用于皮肤痈疮溃烂、瘾疹瘙痒、牙痛，风湿痹痛、跌伤瘀痛、痈疽肿痛，以及吐血、咯血等。又名白胶香。

【功效】 解毒消肿生肌，活血止痛，止血。

【主治】 跌打损伤，痈疽肿痛，吐血、衄血、外伤出血。

【配伍应用精要】

●枫香脂配乳香、没药，消肿止痛、解毒生肌，治痈疽肿痛初起，或痈疮溃烂、痛不可忍，如乳香丸（《证治准绳》）。

●枫香脂配草乌、地龙、木鳖子，散瘀消肿，治瘰疬、痰核，如小金丹（《外科全生集》）。

●枫香脂研末外敷，解毒生肌，治臁疮日久不愈（《袖珍方大全》）。

●枫香脂配黄柏、轻粉研细末，以羊骨髓调涂，治小儿疥癣杂疮。

●枫香脂配草乌、当归、乳香，活血通络止痛，治风湿痹痛，跌打损伤疼痛，如一粒金丹（《宣明论方》）。

●枫香脂配乳香等制成膏药外贴，活血通络止痛，治跌打损伤、瘀滞疼痛，如白胶香膏（《鸡峰普济方》）。

●枫香脂单用研末或配生地黄、玄参、赤芍，散瘀止血，治吐血、咯血、衄血。

【用法用量】 研末服，1.5～3 g，或入丸散。外用适量。

【使用注意】 孕妇忌服。

【来源与品种】 为金缕科植物枫香树 *Liquidambar formosana* Hance 的干燥树脂。主产于浙江、江西、福建等地。生用。

【现代研究】 本品主要含挥发油，有抗血栓作用。

301. 檀 香

【原文】 **檀香味辛，升胃进食，霍乱腹痛，中恶鬼气。**

【释义】 檀香味辛，性温。归脾、胃、心、肺经。能理气止痛、散寒调中、开胃（原文谓“升胃”，有误，应为“开胃”）进食。用治霍乱吐泻、脘腹胀痛，寒凝气滞之胸痹胸痛，以及胃脘冷痛、恶心呕吐、食少等。其芳香之性能辟除致病的秽恶之气。

【功效】 行气止痛，散寒调中。

【主治】 胸腹冷痛，胸痹心痛。

【配伍应用精要】

●檀香配木香，行气调中、散寒止痛，治寒凝气滞之脘腹胀痛、不思饮食。

●檀香配砂仁、白豆蔻、丁香，散寒止痛、利膈宽胸，治寒凝气滞之胸腹冷痛，如沉香磨脾散（《仁斋直指方论》）。

●檀香配高良姜、荜茇、延胡索，散寒止痛，治寒凝气滞之胸痹心痛。

●檀香配沉香、白豆蔻、砂仁，散寒调中、行气止痛，治寒凝气滞之胃脘冷痛、呕吐食少。

●檀香配丹参、砂仁，散瘀行气止痛，治气滞血瘀、胃脘疼痛。

●檀香配茯苓、橘红、人参，理气调中、开胃止呕，治噎膈饮食难下。

【用法用量】 煎服，2～5 g，宜后下；或入丸散。

【使用注意】 阴虚火旺、实热证者慎用。

【来源与品种】 为檀香科植物檀香 *Santalum album* L. 的木质心材。主产于印度、澳大利亚、印度尼西亚等国，我国海南、广东、云南等地亦产。生用。

【现代研究】 本品含挥发油，油中主要为α-檀香萜醇、β-檀香萜醇、檀萜烯、檀萜烯酮等，有抗心律失常、利尿、抑菌等作用。

302. 安息香

【原文】 安息香辛，辟邪驱恶[1]，逐鬼[2]消蛊[3]，鬼胎[4]能落。黑黄色，烧香。

【词解】

[1]辟邪驱恶：驱除致病之湿浊秽恶之气。

[2]逐鬼：指驱除未知的病邪。

[3]蛊（gǔ）：泛指由虫毒结聚，络脉瘀滞而致胀满、积块的疾患。

[4]鬼胎：妊娠数月，腹部异常增大，隐隐作痛，阴道反复流血或下水泡如虾蟆子者，称为“鬼胎”。相当于现代医学的葡萄胎等，亦指死胎。

【释义】 安息香味辛、苦，性温。归心、脾经。能祛痰开窍、辟秽驱恶、祛除病邪、行气活血。用于痰浊内闭、蒙闭清窍之中风、中暑突然昏仆、不省人事，温热病热陷心包之高热神昏谵语，以及寒凝气滞血瘀之心腹疼痛、积块，并能下畸胎、死胎。安息香呈黑黄色，火烧时可散发香气。

【功效】 开窍醒神，豁痰辟秽，行气活血，止痛。

【主治】 中风痰厥、气郁暴厥，中恶昏迷，心腹疼痛，产后血晕。

【配伍应用精要】

●安息香配牛黄、石菖蒲、水牛角，开窍醒神，治中风痰浊蒙蔽清窍，猝然昏仆，不省人事。

●安息香配麝香、朱砂、牛黄，清热解毒、开窍醒神，治温热病热陷心包之高热、神昏谵语，如至宝丹（《太平惠民和剂局方》）。

●安息香配五灵脂研末，姜汤调服，开窍醒神，治产后血晕神昏。

●安息香配沉香、木香、丁香，温阳散寒止痛，治寒凝气滞、心腹疼痛。

●安息香单用研末服，行气活血止痛，治气滞血瘀、胸痹心痛。

●安息香配附子、人参，温阳散寒、理气止痛，治寒湿霍乱吐泻、腹痛。

●安息香火烧熏患处，活血止痛，治风湿关节疼痛。

【用法用量】 研末服，0.3～1 g；多入丸散。

【使用注意】 阴虚火旺及气弱者慎服。

【来源与品种】 为白花树 *Styrax tonkinensis* (Pierre) Craib ex Hart. 的干燥树脂。主产于越南、老挝及泰国等国，我国云南、海南、广西等地亦产。

【现代研究】 本品主含树脂类等成分，有祛痰作用，可用于支气管炎，外用作局部防腐剂。吸入时应避免蒸气的浓度过高而刺激眼、鼻、喉等。

303.苏合香

【原文】 苏合香甘，诛恶[1]杀鬼[2]，蛊毒痫[3]痓[4]，梦魇[5]能起。

【词解】

[1]诛恶：驱除致病之秽恶之气。

[2]杀鬼：指能杀灭未知的致病病邪。

[3]痫：癫痫。

[4]痓（chì）：病名，同“痉”。抽搐痉挛、筋强直不柔称之为“痉”，口噤而角弓反张称之为“痓”。

[5]梦魇：指在睡眠中做噩梦而感到压抑、呼吸困难，突然惊醒。多见于疲劳、思虑忧伤、紧张之时。

【释义】 苏合香味辛（原文谓“甘”，有误），性温。归心、脾经。能开窍醒神、辟秽驱恶。用于寒邪、痰浊内闭之中风痰厥、惊痫昏迷，以及小儿惊风、癫痫等。此外，本品尚能散寒止痛，用治痰浊、寒凝之胸腹冷痛，感受秽浊之气引发的心腹猝痛。

【功效】 开窍醒神，辟秽，止痛。

【主治】 寒闭神昏，胸腹冷痛。

【配伍应用精要】

●苏合香配麝香、安息香、檀香，温通辟秽、开窍醒神，治寒邪、痰浊内闭之中风痰厥、惊痫神志昏迷，如苏合香丸（《太平惠民和剂局方》）。

●苏合香配天竺黄、制南星、姜半夏，豁痰开窍，治痰湿蒙蔽心窍之癫痫、神昏抽搐。

●苏合香配冰片，化浊开郁、祛寒止痛，治痰浊、血瘀或寒凝气滞之胸脘痞满、冷痛等，如苏合丸（《太平惠民和剂局方》）。

●苏合香配乳香、青木香，芳香开窍、辟秽化浊，治时疫霍乱、胸痞、腹满疼痛。

●苏合香配石菖蒲、姜半夏、藿香，化湿辟秽止痛，治感受秽浊之气，呕吐泄泻、腹痛。

●苏合香溶于乙醇中敷患处，温通散寒，治冻疮。

【用法用量】 入丸散，0.3～1 g。外用适量，不入煎剂。

【来源与品种】 为金缕梅科植物苏合香树 *Liquidambar orientalis* Mill. 的树干渗出的香树脂。主产于非洲、印度及土耳其等国，我国广西、云南有栽培。

【现代研究】 本品主要含萜类和挥发油等，为刺激性祛痰药，并有较弱的抗菌作用，可用于各种呼吸道感染；可缓解局部炎症，能促进溃疡与创伤的愈合；有增强耐缺氧能力的作用；对实验动物有减慢心率、改善冠状动脉血流量、降低心肌耗氧量、抑制血小板聚集的作用。

304. 熊　胆

【原文】 **熊胆味苦，热蒸黄疸，恶疮虫痔，五疳[1]惊痫。**

【词解】

[1] 五疳：又名五脏疳。《小儿药证直诀》："疳证有五，谓五脏所受，故得其名。"这里泛指各种疳证。

【释义】 熊胆味苦，性寒。归肝、胆、心经。能清热解毒、利胆、息风止痉、杀虫。用于热病高热惊厥、小儿急惊风、癫痫，热毒疮痈、痔疮、目赤肿痛，以及湿热黄疸及多种疳积病证。

【功效】 息风止痉，清热解毒，清肝明目，清热利胆。

【主治】 惊痫、癫痫抽搐，热毒疮痈，目赤翳障，黄疸。

【配伍应用精要】

●熊胆单用和乳汁、竹沥化服，清热解毒、息风止痉，治小儿痰热惊痫（《食疗本草》）。

●熊胆配朱砂、郁金、白矾，清热化痰、镇惊止痉，治肝热生风之小儿惊风、高热抽搐、神昏、癫痫等。

●熊胆水化外涂、或加入少许冰片，清热解毒消肿，治热毒疮痈、咽喉肿痛、痔疮肿毒。

●熊胆配冰片水化为汁点眼，清热解毒明目，治目赤肿痛、目翳，如熊胆丸（《本草纲目》）。

●熊胆配郁金、姜黄、茵陈，清热利胆，治湿热蕴结肝胆之胁痛、黄疸。

●熊胆配麝香、黄连，清热燥湿，治小儿一切疳积之心腹虚胀、四肢发热、嗜食泥土。

●熊胆配使君子，解毒杀虫，治小儿疳积、腹痛、羸瘦。

【用法用量】 内服入丸散，0.25～0.5 g。外用研末调涂或点眼。

【使用注意】 脾胃虚寒者忌服。

【来源与品种】 为脊椎动物熊科棕熊 *Ursus arctos* L.、黑熊*Selenarctos thibetanus* G. Cuvier 的干燥胆汁。棕熊胆主产于东北、西北、西南地区，黑熊胆主产于东北及华北地区。熊胆汁干燥后入药，称为“熊胆粉”。

【现代研究】 本品主要含熊去氧胆酸、鹅去氧胆酸、去氧胆酸、胆固醇、胆红素及多种氨基酸等。本品有利胆、溶解胆结石、解痉作用；能降低血中胆固醇和三酰甘油；可降低糖尿病患者的血糖和尿糖；有解毒、抑菌、抗炎、抗过敏、镇咳、祛痰、平喘、降血压、助消化作用；能降低心肌耗氧量，并有一定的抗心律失常作用；其复方制剂有促进角膜翳处上皮细胞新陈代谢的作用。

305. 硇　砂

【原文】 **硇砂有毒，溃痈烂肉，除翳生肌，破癥消毒。**水飞，去土石，生用败肉，火煅可用。

【释义】 硇砂味咸、苦、辛，性温，有毒。归肝、肺、脾、胃经。能溃破痈肿、腐蚀烂肉、解毒生肌、破瘀消癥。用于癥瘕积聚、噎膈反胃、咳嗽痰多，外敷用治痈肿疔毒、息肉恶疮、喉痹及翳障胬肉等。用时去土石杂质，水飞。生用有毒败肉，须火煅后使用。

【功效】 破瘀消积，软坚化痰。

【主治】 癥瘕积聚，痈疽肿毒，咳嗽痰稠。

【配伍应用精要】

●硇砂配莪术、海藻、黄药子，破瘀消积、软坚化痰，治气血瘀滞或痰凝所致癥瘕积聚。

●硇砂配附子、干姜、丁香，破瘀消积，治虚中有积、心腹胁肋胀痛，如硇附丸(《魏氏家藏方》)。

●硇砂配附子、木香、丁香，破瘀消积化痰，治噎膈反胃吐食、呕逆不止、心腹疼痛、粥药不下，如硇附饼子(《杨氏家藏方》)。

●硇砂配胡黄连、三棱、麝香，共熬成膏药外贴，破瘀软坚，治癥瘕积聚。

●硇砂配雄黄研末、蜂蜜调敷，破瘀散结、解毒消肿，治痈疽肿毒。

●硇砂配朱砂、沙参、玄参制丸含化，软坚化痰、清热解毒，治痰热喉痹、咽塞热痛，如二砂丸（《圣济总录》）。

●硇砂配龙脑、蕤仁研末点涂，破瘀消积明目，治眼生肤翳，如龙脑膏(《太平圣惠方》)。

●硇砂配杏仁、贝母、紫苏子，降气化痰，治老痰、顽痰、咳嗽痰稠难咯。

【用法用量】 内服入丸散，0.3～1 g，不入煎剂。外用适量，研末点、撒或调敷，或入膏药外贴，或化水点涂。

【使用注意】 本品有毒，内服宜慎，体虚者及孕妇忌服。

【来源与品种】 为卤化物类矿物硇砂 Sal Ammoniac 的晶体。硇砂药用有紫硇砂、白硇砂两种。紫硇砂又名红硇砂，为紫色石盐矿石，从盐矿中拣得；白硇砂又名淡硇砂，为含氯化铵的一种砂石。主产于青海、甘肃、新疆等地。

【现代研究】 白硇砂主要含氯化铵（NH_4Cl），紫硇砂（红硇砂）主要含氯化钠（NaCl）。本品可刺激胃黏膜而反射性地增加呼吸道黏膜分泌，使痰液稀释，从而起到祛痰作用；能刺激胃肠蠕动，有消积作用；尚有一定的利尿作用。

306. 硼　砂

【原文】 **硼砂味辛，疗喉肿痛，膈上热痰，噙化立中。**大块光莹者佳。

【释义】 硼砂味甘、咸（原文谓“辛”，有误），性凉。归肺、胃经。能清热解毒防腐、清化热痰。外用治咽喉肿痛、口舌生疮、溃疡，内服用于胸中痰热阻闭之咳嗽、痰多黏稠等。还可外用点眼，用治目赤肿痛、翳障胬肉。口中含化见效迅速。本品以块大、晶莹光亮者为佳。

【功效】 清热解毒，清肺化痰。

【主治】 咽喉肿痛，口舌生疮，目赤翳障，痰热咳嗽。

【配伍应用精要】

●硼砂配冰片、玄明粉、朱砂外用，清热解毒，治咽喉肿痛、口舌生疮，如冰硼散（《外科正宗》）。

●硼砂配冰片、炉甘石、玄明粉共研细末点眼，清热解毒，治火眼及翳障胬肉，如白龙丹（《证治准绳》）。

●硼砂配山豆根、黄连，清热解毒、利咽消肿，治喉痛、喉间糜烂、喉疳。

●硼砂配玄参、黄芩、贝母，清肺化痰，治痰热咳嗽兼见咽喉肿痛。

●硼砂配竹沥、瓜蒌，清肺化痰止咳，治肺热或痰热咳嗽。

●硼砂配牛黄、全蝎，清热化痰、开窍止痉，治痰热惊风、癫痫等证。

【用法用量】 外用适量，研极细末干撒或调敷患处。内服入丸散，1.5～3 g。

【使用注意】 本品以外用为主，内服宜慎。

【来源与品种】 为天然矿物硼砂Borax的矿石经提炼精制而成的结晶体。主产于青海、西藏等地。生用或煅用。又名月石、蓬砂。

【现代研究】 本品主要含四硼酸钠（$Na_2B_4O_7 \cdot 10H_2O$），另含少量铅、铝、铜、钙、铁、镁、硅等杂质，对多种致病菌有不同程度的抑制作用，并略有防腐作用；对皮肤和黏膜有收敛和保护作用；能抗电惊厥和戊四氮阵挛性惊厥；可减轻机体氟负荷，调整体内微量元素平衡，增加尿氟排出等。

307. 朱 砂

【原文】 朱砂味甘，镇心养神，祛邪杀鬼[1]，定魄安魂[2]。生饵无害，炼服杀人。

【词解】

[1] 驱邪杀鬼：指驱除未知的致病邪气。

[2] 定魄安魂：指安定神志，治疗惊悸不安。

【释义】 朱砂味甘，微寒，有毒。归心经。能清心火、镇心安神、镇惊止痉。用于心神不宁、心悸、失眠多梦，惊风、癫痫神昏。本品有毒，火煅后有剧毒，误服能致人死亡。

【功效】 清心镇惊，安神，解毒。

【主治】 心悸、失眠，惊风、癫痫，疮疡肿毒、咽痛口疮。

【配伍应用精要】

●朱砂配磁石、黄连，清心火、安心神，治心火亢盛、内扰神明之心神不宁、惊悸怔忡、烦躁不眠。

●朱砂配当归、生地黄、炙甘草，治心火亢盛、阴血不足之失眠多梦、惊悸怔忡、心中烦热，如朱砂安神丸（《内外伤辨惑论》）。

●朱砂配牛黄、麝香、羚羊角，清心安神、镇惊止痉，治温热病热陷心包之高热烦躁、神昏谵语、惊厥抽搐，如安宫牛黄丸（《温病条辨》）。

●朱砂配郁金、白矾，祛痰开窍，治痰迷心窍之癫狂、喜怒无常。

●朱砂配牛黄、全蝎、钩藤，清热镇惊安神，治小儿急惊风，如牛黄散（《证治准绳》）。

●朱砂配雄黄、珍珠，安神定惊止痉，治小儿癫痫，如五色丸（《小儿药证直诀》）。

●朱砂配磁石、神曲，镇心安神明目，治心肾阴虚、心阳偏亢之心悸失眠、耳鸣耳聋、视物昏花，如磁朱丸（《原机启微》）。

●朱砂配雄黄、山慈菇、大戟外用，清热解毒，治疮疡肿毒，如太乙紫金锭（《外科正宗》）。

●朱砂配冰片、硼砂，研粉外用，清热解毒，治咽喉肿痛、口舌生疮，如冰硼散（《外科正宗》）。

【用法用量】 内服只入丸散，0.1～0.5 g。外用适量。

【使用注意】 本品有毒，内服不可过量或持续服用，孕妇及肝功能不全者禁服。入药只宜生用，忌火煅。

【来源与品种】 为硫化物类矿物辰砂族辰砂Cinnabar。主产于湖南、贵州、四川等地。水飞法研极细粉末用。

【现代研究】 本品主要成分为硫化汞(HgS)，还含铅、钡、镁、铁、锌等多种微量元素等，能降低中枢神经的兴奋性，有镇静催眠、抗惊厥、抗心律失常作用；外用有抑制或杀灭细菌、寄生虫作用。

308. 硫　黄

【原文】 硫黄性热，扫除疥疮[1]，壮阳[2]逐冷，寒邪敢当。

【词解】

[1]疥疮：病名，是由疥螨引起的传染性皮肤病。症见皮肤刺痒、丘疹、水疱、脓疱等。

[2]壮阳：补助强壮人体阳气，主要指补助肾阳。

【释义】 硫黄味酸，性热，有毒。归肾、大肠经。外用能解毒疗疮、杀虫止痒。用治疥疮、顽癣、阴疮。内服补火壮阳、驱寒逐冷。用治命门火衰、下焦虚冷的阳痿、遗精、尿频、带下，以及寒湿痹痛、心腹冷痛及虚寒便秘等证。

【功效】 外用解毒杀虫疗疮，内服补火助阳通便。

【主治】 疥癣，湿疹，阴疽疮疡，阳痿，虚喘冷哮，虚寒便秘。

【配伍应用精要】

●硫黄配石灰、铅丹、腻粉为末，以猪脂调涂，杀虫疗疮，治疥疮，如硫黄散(《圣济总录》)。

●硫黄配轻粉、斑蝥、冰片为末，以香油、面粉调膏涂敷患处，解毒疗癣止痒，治顽癣瘙痒，如臭灵丹(《医宗金鉴》)。

●硫黄配荞麦面、白面为末贴敷患处，解毒疗疮，治痈疽发背(《仁斋直指方论》)。

●硫黄配白芥子、肉桂，温通血脉、散寒止痛、解毒消痈，治阴疽恶疮、漫肿不溃或久溃不敛。

●硫黄配鹿茸、补骨脂、蛇床子，补火助阳，治肾虚阳痿。

●硫黄配半夏，助阳散寒、温阳通便，治虚冷便秘，如半硫丸(《太平惠民和剂局方》)。

●硫黄配干姜、白术、茯苓，温补脾肾、散寒止泻，治脾肾虚寒之冷泻、久泻。

●硫黄配附子、肉桂、沉香，温肾纳气平喘，治肾不纳气之喘促，如黑锡丹(《太平惠民和剂局方》)。

【用法用量】 外用适量，研末敷或加油调敷患处。内服，1.5～3 g，炮制后入丸散服。

【使用注意】 阴虚火旺者及孕妇忌服。

【来源与品种】 为自然元素类矿物硫族自然硫 Sulfur 或含硫矿物经加工制得。主产于山西、山东、陕西等地。生硫黄只作外用，内服常与豆腐同煮后阴干用。

【现代研究】 本品主要含硫（S），另可杂有砷、硒、铁、碲等成分，有溶解皮肤角质，杀疥虫、细菌、真菌作用；对实验动物有抗炎作用；能使支气管慢性炎症细胞浸润减轻，并可祛痰；有缓泻作用。

309. 龙 脑

【原文】 **龙脑味辛，目痛头痹[1]，狂躁妄语，真为良剂。**即冰片。

【词解】

[1] 头痹：疑为“喉痹”之误。

【释义】 龙脑味辛、苦，性微寒。归心、脾、肺经。能开窍醒脑、清热明目、泻火解毒。内服用于热病神昏、谵语、惊痫癫狂等窍闭神昏证，外用治目赤肿痛、翳膜遮睛、喉痹口疮，以及疮疡肿痛、疮溃不敛等，均有良效。本品即冰片。

【功效】 开窍醒神，清热止痛。

【主治】 闭证神昏，目赤肿痛，喉痹口疮，热毒疮疡，水火烫伤。

【配伍应用精要】

●龙脑配牛黄、麝香、黄连，清热开窍醒神，治痰热内闭、暑热卒厥、小儿惊风之热闭神昏、谵语、狂躁，如安宫牛黄丸（《温病条辨》）。

●龙脑配苏合香、安息香、丁香，温阳散寒、开窍醒神，治寒闭证昏迷、神志不清，如苏合香丸（《太平惠民和剂局方》）。

●龙脑配天南星，开窍醒神，祛风止痉，治神昏口噤不开。

●龙脑治疗目赤肿痛，单用点眼即效，也可与炉甘石、硼砂、熊胆等制成点眼药水，如八宝眼药水（《全国中药成药处方集》）。

●龙脑配灯心草、黄柏、白矾共为细末，吹喉，清热解毒消肿，治风热喉痹（《濒湖集简方》）。

●龙脑配硼砂、朱砂、玄明粉共研细末，吹敷患处，清热解毒，治咽喉肿痛、口舌生疮，如冰硼散（《外科正宗》）。

●龙脑配象皮、血竭、乳香，清热生肌敛疮，治疮疡溃后日久不敛，如生肌散（《经验方》）。

●龙脑配牛黄、珍珠、炉甘石，清热解毒敛疮，治疮疡溃后日久不敛，如八宝丹（《疡医大全》）。

●龙脑配黄连、青黛，清热解毒，治丹毒红肿、焮热疼痛。

●龙脑配银朱、香油制成药膏外用，清热解毒敛疮，治水火烫伤。

●龙脑配朱砂研细粉揩局部，清热止痛，治牙齿疼痛（《濒湖集简方》）。

【用法用量】 入丸散，0.15～0.3 g。外用适量，研粉点敷患处。

【使用注意】 孕妇慎用。

【来源与品种】 为龙脑香科植物龙脑香 *Dryobalanops aromatica* Gaertn. f. 树脂加工品，或龙脑香的树干、树枝切碎，经蒸馏冷却而得的结晶，习称“龙脑冰片”，亦称“梅片”。现多用合成冰片，又称“机制冰片”。龙脑香主产于印度尼西亚、马来西亚等国家，我国台湾有引种。研粉用。

【现代研究】 龙脑冰片含右旋龙脑，又含葎草烯、β-榄香烯、石竹烯等倍半萜类成分，以及多种三萜类化合物；机制冰片为消旋混合龙脑。本品有耐缺氧、镇静作用，局部应用有一定的止痛及温和的防腐作用，较高浓度有抑菌作用，对中、晚期妊娠小鼠有引产作用。

310. 芦 荟

【原文】 **芦荟气寒，杀虫消疳，癫痫惊搐，服之立安。**俗名象胆。

【释义】 芦荟味苦，性寒。归肝、胃、大肠经。能杀虫消积、清肝泻火。用于小儿虫积、疳积，以及肝经火盛之癫痫、惊风抽搐、头晕头痛。俗名象胆。

【功效】 泻下通便，清肝，杀虫。

【主治】 热结便秘，烦躁惊痫，小儿疳积。

【配伍应用精要】

●芦荟配朱砂，泄热通便、清肝泻火，治热结便秘、烦躁、失眠，如更衣丸（《本草疏经》）。

●芦荟配龙胆草、栀子、青黛，清肝泻火，治肝经火盛之头晕头痛、烦躁易怒、惊痫抽搐等，如当归芦荟丸（《医学六书》）。

●芦荟配使君子等份为末，米饮调服，杀虫疗疳，治虫积腹痛、面色萎黄、形瘦体弱。

●芦荟配人参、白术，益气健脾消疳，治小儿疳积，体弱羸瘦，如肥儿丸（《医宗金鉴》）。

●芦荟配决明子、青葙子、生地黄，清肝明目，治血热目昏。

【用法用量】 入丸散，1～2 g。外用适量。

【使用注意】 脾胃虚弱，食少便溏者及孕妇忌用。

【来源与品种】 为百合科肉质植物库拉索芦荟 *Aloe barbadensis* Miller 及好望角芦荟 *Aloe ferox* Miller 叶中的汁液经浓缩的干燥物。前者主产于非洲北部及南美洲的西印度群岛，后者主产于非洲南部地区。生用。

【现代研究】 本品含芦荟大黄素苷、对香豆酸、少量α-葡萄糖、多种氨基酸等，并含微量挥发油，有刺激性泻下作用，因而伴有显著腹痛和盆腔充血，严重时可引起肾炎；本品提取物有抑制S180肉瘤和艾氏腹水癌的生长，并对离体蟾蜍心脏有抑制作用；有抑菌作用。

311. 天竺黄

【原文】 天竺黄甘，急慢惊风[1]，镇心解热，驱邪有功。产天竺国。

【词解】

[1]急慢惊风：病证名，指急惊风和慢惊风，小儿常见病证。急惊风：发病急，症见壮热神昏，突然手足抽搐，唇口撮动，牙关紧闭，两眼直视，颈项强直，甚至角弓反张等。多由外感六淫、内积痰热，或突然受到惊恐而引起。慢惊风：症见手足蠕动，抽搐时作时止，神疲面白，大便色青等。多因气血亏虚，或由急惊风转化而成。

【释义】 天竺黄味甘，性寒。归心、肝经。能清心定惊、清热化痰。用于小儿痰热急惊风之高热、神昏、抽搐痉挛，或慢惊风四肢搐搦、时作时止。还用于痰热癫痫、中风痰壅、神昏谵语等。产于古天竺国。

【功效】 清心定惊，清热化痰。

【主治】 小儿惊风，中风癫痫，热病神昏，痰热咳喘。

【配伍应用精要】

●天竺黄配麝香、胆南星、辰砂，清热化痰、清心定惊，治小儿痰热惊风，抽搐痉挛，如抱龙丸（《小儿药证直诀》）。

●天竺黄配黄连、菖蒲、郁金，清热化痰、清心定惊，治中风痰壅、痰热癫痫。

●天竺黄配半夏曲，清热化痰、健脾和胃，治小儿痰热交炽、消化不良，或风痰将作、目睛呆滞。

●天竺黄配僵蚕、蝉蜕，清热化痰、定惊止痉，治小儿惊热夜啼、哭闹不安。

●天竺黄配牛黄、连翘、竹叶卷心，清化热痰、镇心安神，治热病神昏谵语。

●天竺黄配瓜蒌、贝母、桑白皮，清热化痰、止咳平喘，治痰热咳喘。

【用法用量】 煎服，3～6 g。研粉冲服，0.6～1 g。

【来源与品种】 为禾本科植物青皮竹 *Bambusa textilis* McClure 或华思劳竹 *Schizostachyum chinense* Rendle 等茎秆内分泌液干燥后的块状物。主产于云南、广东、广西等地。生用。

【现代研究】 本品含甘露醇、硬脂酸、竹红菌甲素、竹红菌乙素等，有明显的镇痛抗炎作用，并有一定抑菌、抑癌等作用。

312. 麝 香

【原文】 麝香辛温，善通关窍，伐鬼[1]安惊，解毒甚妙。勿见火。

【词解】

[1]伐鬼：指驱除导致窍闭神昏、惊厥的各种致病邪气。

【释义】 麝香味辛，气芳香，性温。归心、脾经。能开窍醒神、辟秽化浊、定惊，还能活血通经、解毒消肿止痛。用于痰热蒙蔽心窍、中风痰厥、小儿急惊风，寒湿痰浊蒙蔽神明等各种猝然发生之闭证神昏，以及瘀血阻滞之经闭、癥瘕积聚，痈疽恶疮、心腹急痛，跌打损伤，风湿痹痛等。密封避光存放，不可近火。

【功效】 开窍醒神，活血通经，消肿止痛。

【主治】 闭证神昏，经闭、癥瘕，心腹暴痛、头痛、跌打伤痛，疮疡肿毒、瘰疬痰核、咽喉肿痛，难产、胞衣不下。

【配伍应用精要】

●麝香配牛黄、冰片、羚羊角，清热化痰、开窍醒神，治痰热蒙心、小儿急惊风，中风痰厥等热邪闭阻之神志昏迷，如安宫牛黄丸（《温病条辨》）。

●麝香配苏合香、檀香、安息香，化湿散寒、开窍醒神，治寒湿、痰浊阻闭气机、蒙蔽神明之寒闭神昏，如苏合香丸（《太平惠民和剂局方》）。

●麝香配红花、桃仁、川芎，活血通经，治血瘀经闭。

●麝香配三棱、水蛭、虻虫，活血通经、破瘀消癥，治癥瘕痞块等血瘀重证，如化癥回生丹（《温病条辨》）。

●麝香配木香、桃仁，活血通经止痛，治气血瘀滞之心腹暴痛，如麝香汤（《圣济总录》）。

●麝香配赤芍、川芎、红花，活血通经止痛，治瘀血偏正头痛，日久不愈，如通窍活血汤（《医林改错》）。

●麝香配乳香、没药、红花，活血祛瘀、消肿止痛，治跌仆肿痛、骨折扭挫，如七厘散（《良方集腋》）。

●麝香配独活、威灵仙、桑寄生，活血通经止痛，治风寒湿痹之肌肉关节疼痛，顽固不愈。

●麝香配雄黄、乳香、没药，活血消肿止痛，治疮疡肿毒、疼痛，如醒消丸（《外科全生集》）。

●麝香配草乌、木鳖子，散寒除湿、活血散结，治寒湿痰积阻络之痰核、瘰疬、流注、乳岩等。

●麝香配牛黄、珍珠、蟾酥，清热解毒、消肿止痛，治咽喉肿痛，如六神丸（《中药制剂手册》）。

●麝香配肉桂，催生下胎，治难产、死胎不下，如香桂散（《张氏医通》）。

【用法用量】 入丸散，0.03～0.1 g。外用适量。

【使用注意】 孕妇禁用。

【来源与品种】 为鹿科动物林麝 *Moschus berezovskii* Flerov、马麝 *Moschus sifanicus* Przewalski 或原麝 *Moschus moschiferus* Linnaeus 成熟雄体香囊中的干燥分泌物。主产于四川、西藏、云南等地。生用。

【现代研究】 本品主要含麝香大环化合物如麝香酮等，甾族化合物如睾丸酮、雌二醇、胆甾醇，多种氨基酸、无机盐，以及其他成分，如尿囊素、蛋白激酶激活剂等。本品对中枢神经系统的作用是双向性的，小剂量兴奋，大剂量抑制；能增强中枢神经系统的耐缺氧能力，改善脑循环；能兴奋心脏，增加心脏收缩振幅，增强心肌功能；对由血栓引起的缺血性心脏障碍有预防和治疗作用；有一定的抗炎作用；对子宫有明显兴奋、增强宫缩作用，尤其对在体妊娠子宫更为敏感，能明显增加子宫收缩频率和强度，并有抗着床和抗早孕作用；对人体肿瘤细胞有抑制作用，对小鼠艾氏腹水癌细胞和 S180 肉瘤细胞有杀灭作用。

313. 乳　香

【原文】 **乳香辛苦，疗诸恶疮，生肌止痛，心腹尤良。**去砂石用。灯心同研。

【释义】 乳香味辛、苦，性温。归心、肝、脾经。能活血行气止痛、消肿生肌。用于气滞血瘀之各种痛证，如胸痹心痛、痛经、脘腹疼痛、跌打伤痛、疮疡肿毒疼痛等，还用治疮痈肿块坚硬或溃破不敛。尤以治疗胸胁脘腹疼痛效果最好。去掉砂石杂质，与灯心草同研成细末用。

【功效】 活血行气止痛，消肿生肌。

【主治】 气滞血瘀诸痛证，跌打损伤，疮疡痈肿。

【配伍应用精要】

●乳香配没药、香附、延胡索，活血行气止痛，治气滞血瘀之胃脘疼痛，如手拈散（《医学心悟》）。

●乳香配丹参、川芎，活血行气止痛，治气滞血瘀之胸痹心痛。

●乳香配没药、当归、丹参，活血行气止痛，治气滞血瘀之痛经、经闭、产后瘀阻腹痛，如活络效灵丹（《医学衷中参西录》）。

●乳香配秦艽、羌活、防风，祛风散寒、活血止痛，治风寒湿痹之肢体麻木疼痛，如蠲痹汤（《医学心悟》）。

●乳香配川乌，活血伸筋、祛风散寒，治风湿浸淫之筋脉拘挛、关节痹痛。

●乳香配没药、血竭、红花，活血祛瘀止痛，治跌打损伤、瘀肿疼痛，如七厘散（《良方集液》）。

●乳香配没药、白芷、穿山甲，活血消肿、祛瘀止痛，治疮疡肿毒初起，红肿热痛，如仙方活命饮（《校注妇人良方》）。

●乳香配没药、麝香、雄黄，解毒消痈、化瘀散结，治痈疽、瘰核瘰疬，肿块坚硬不消，如醒消丸（《外科全生集》）。

●乳香配没药外用，生肌敛疮，治疮疡溃破、久不收口，如海浮散（《疮疡经验全书》）。

【用法用量】 煎服，3～10 g，宜炒去油用。外用适量，生用或炒用，研末外敷。

【使用注意】 本品对胃的刺激较强，易引起呕吐。胃弱者慎用，孕妇及无瘀滞者忌用。

【来源与品种】 为橄榄科小乔木卡氏乳香树 *Boswellia carterii* Birdw. 及其同属植物皮部渗出的树脂。主产于索马里、埃塞俄比亚等国。生用或炒用。

制乳香：缓和对胃的刺激，利于服用。醋乳香：活血止痛、收敛生肌功效增强。

【现代研究】 本品主要含树脂、树胶和挥发油，有镇痛、消炎、升高白细胞的作用，并能加速炎症渗出的吸收，促进伤口愈合；有祛痰作用；能明显减轻药物所致胃黏膜损伤及应激性黏膜损伤，降低幽门结扎性溃疡指数及胃液游离酸度。

314. 没　药

【原文】 **没药温平，治疮止痛，跌打损伤，破血通用。**

【释义】 没药味辛、苦，平。归心、肝、脾经。能破血散瘀、行气止痛、消肿生肌。用于胸痹心痛、痛经、经闭、脘腹疼痛、跌打伤痛、疮疡肿毒疼痛等，还用治疮痈肿块坚硬或溃破不敛。其破血散瘀应用广泛。

【功效】 活血行气止痛，消肿生肌。

【主治】 气滞血瘀诸痛证，跌打损伤，疮疡痈肿。

【配伍应用精要】 没药与乳香常相须为用，功效、主治、应用相似。

【用法用量】 煎服，3～10 g。外用适量。

【使用注意】 同乳香。

【来源与品种】 为橄榄科没药树 *Commiphora myrrha* Engl. 或其他同属植物茎干皮部渗出的白色油胶树脂。主产于索马里、埃塞俄比亚及印度等国。生用或制用。

制没药：缓和对胃的刺激，利于服用。醋没药：活血止痛、收敛生肌功效增强。

【现代研究】 本品含没药树脂、挥发油、树胶，少量苦味质等，对离体子宫先呈短暂的兴奋作用，后呈抑制作用；具有降血脂、防止动脉内膜粥样斑块形成的作用；对多种真菌、霉菌有抑制作用；有局部刺激作用，能兴奋肠蠕动。

315. 阿　魏

【原文】 阿魏性温，除癥破结，却鬼杀虫，传尸[1]可灭。

【词解】

[1] 传尸：病名，指相互传染而广泛流行的疾病。又称传尸劳、劳瘵，多指肺结核病。

【释义】 阿魏味苦、辛，性温。归肝、脾、胃经。能消癥破结、消积杀虫。用于瘀血癥瘕、腹中痞块，饮食积滞、虫积腹痛，还可用治肺痨病。

【功效】 化癥散痞，消积，杀虫。

【主治】 癥瘕、痞块，肉食积滞。

【配伍应用精要】

●阿魏配雄黄、肉桂、三棱、乳香制膏药外敷，消癥散结，治瘀血癥瘕、腹中痞块，如阿魏化痞膏（《中华人民共和国药典》2010 年版）。

●阿魏配三棱、白芥子，消癥散结，治瘀血癥瘕、腹中痞块。

●阿魏配槟榔，消积化滞，治饮食积滞、脘腹胀痛、不思饮食，如阿魏丸（《重订严氏济生方》）。

●阿魏配山楂、连翘、黄连，消食化滞，治肉食积滞，如阿魏丸（《丹溪心法》）。

【用法用量】 内服，1～1.5 g，多入丸散，不宜入煎剂。外用适量，多入膏药。

【使用注意】 脾胃虚弱者及孕妇忌用。

【来源与品种】 本品为伞形科植物新疆阿魏 *Ferula sinkiangensis* K. M. Shen 或阜康阿魏 *Ferula fukanensis* K.M.Shen 的树脂。主产于新疆。生用。

【现代研究】 本品含挥发油，另含香豆精类化合物，含阿魏酸、阿魏酸酯等，能明显抑制未孕动物子宫的自发性收缩，但对孕兔离体子宫呈兴奋作用；其脂溶性成分可抗生育；有抗炎活性，可抗过敏和增强免疫功能；对动物肠管等多种器官平滑肌及肠主动脉均有舒张作用，可解痉止痛。

316. 水　银

【原文】 水银性寒，治疥杀虫，断绝胎孕[1]，催生立通。

【词解】

[1] 断绝胎孕：即堕胎。

【释义】 水银味辛，性寒，有毒。归心、肝、肾经。能杀虫、攻毒。外用治疥癣、恶疮等皮肤病。本品毒性极大，能堕胎、催生。

【功效】 杀虫，攻毒。

【主治】 疥疮，恶疮、梅毒。

【配伍应用精要】

●水银配大风子仁、硫黄等制成软膏外用，攻毒杀虫，治疥疮瘙痒。

●水银配油脂调成软膏外用，或配铅粉研敷患处，攻毒疗疮，治恶疮肿毒、梅毒。

【用法用量】 外用，适量。

【使用注意】 有大毒。忌内服，孕妇禁用。外用不可过量或久用。

【来源与品种】 主要由辰砂 Cinnabar 炼出，自然汞 Mercury 极少。产于贵州、广西、云南等地。

【现代研究】 为单体金属元素汞（Hg），并含有微量的银。单质汞不引起药理作用，解离后的汞离子能与巯基结合而干扰细胞的代谢及功能；本品表面暴露于空气中时可形成氧化物或硫化物，吞食后有时可有轻度泻下、利尿作用。

317. 轻 粉

【原文】 **轻粉性燥，外科要药，杨梅诸疮，杀虫可托。**

【释义】 轻粉味辛，性寒（原文谓“燥”，有误），有毒。归大肠、小肠经。能攻毒祛腐、敛疮生肌、杀虫止痒，为外科之要药。外用治疮疡溃烂、梅毒、疥癣瘙痒、湿疹等。

【功效】 攻毒杀虫，生肌敛疮，逐水通便。

【主治】 疥癣、梅毒，疮疡溃烂、湿疹、酒渣鼻，水肿胀满、二便不利。

【配伍应用精要】

●轻粉配黄柏、蛤粉、煅石膏共为细末，以麻油调涂，攻毒止痒、生肌敛疮，治黄水疮溃烂、痒痛，如蛤粉散（《外科正宗》）。

●轻粉配黄连研末，以猪胆汁调涂，解毒生肌敛疮，治臁疮久不愈合（《永类钤方》）。

●轻粉配硫黄、石灰、铅丹研细末，以麻油调涂，治湿疹、疥癣，如如圣散（《圣济总录》）。

●轻粉配大风子等份研末外敷，攻毒杀虫，治梅毒下疳。

●轻粉配大黄、硫黄研末，以水调涂，治酒渣鼻、痤疮，如加味颠倒散（《疮疡外用本草》）。

●轻粉配大黄、甘遂、大戟，通利二便、逐水退肿，治水肿、便秘、小便不利，如舟车丸（《丹溪心法》）。

【用法用量】 外用适量，研末调涂或干掺、制膏外贴。内服，0.1～0.2g，入丸散。

【使用注意】 本品有毒（可致汞中毒），内服宜慎，体虚者及孕妇忌服。

【来源与品种】 为水银、白矾（或胆矾）、食盐等用升华法制成的氯化亚汞（Hg_2Cl_2）结晶性粉末。主产于湖北、湖南、山西等地。研细末用。又名汞粉。

【现代研究】 本品主要含氯化亚汞（Hg_2Cl_2 或HgCl），并含极少量氯化汞（$HgCl_2$），有广谱抑菌作用；口服有一定泻下和利尿作用。

318. 灵 砂

【原文】 灵砂性温，能通血脉，杀鬼辟邪[1]，安魂定魄[2]。系水银硫黄水火煅炼成形者。

【词解】

[1]杀鬼辟邪：这里指能驱除恶疮、梅毒等顽固病邪或其他未知病邪。

[2]安魂定魄：即安定神志。

【释义】 灵砂味辛，性温，有毒。归心、胃经。能疏通血脉、攻毒祛邪杀虫、安神定志。用于痈疽、疥癣、恶疮、梅毒，心腹冷痛、心悸失眠等。本品系由水银与硫黄混合、加热升华而得的制成品。

【功效】 攻毒杀虫，祛痰，安神。

【主治】 疥癣恶疮，杨梅疮，痈疮发背。

【配伍应用精要】

●灵砂单用煎洗或调敷患处，攻毒杀虫止痒，治疥癣、恶疮。

●灵砂配轻粉，用黄蜡、清油调匀，贴敷患处，治杨梅疮。

●灵砂配白矾等份，煎汤温洗患处，攻毒止痛消肿，治痈疮发背、肿痛。

●灵砂配石灰、松香为末，以香油调敷，攻毒敛疮，治日久顽疮久溃不敛（《应急良方》）。

●灵砂配五灵脂稀膏糊丸，以石菖蒲、生姜汤送服，散寒止痛，治冷气乘心之心腹冷痛，如灵砂丹(《仁斋直指附遗方》)。

【用法用量】 外用微量，研末调敷。

【使用注意】 有大毒，不宜内服。孕妇禁服。

【来源与品种】 为以水银和硫黄为原料，经人工加热升华而制成的硫化汞(HgS)。

319. 砒 霜

【原文】 砒霜大毒，风痰[1]可吐，截疟除哮，能消沉痼[2]。一名人言，一名信石，畏绿豆、冷水、米醋、姜、肉，误中毒，服其中一味即解。

【词解】

[1]风痰：指痰扰肝经的病证；或素有痰疾，因感受风邪或因风热怫郁而发。

[2]沉痼：历时较久，顽固难治的慢性疾病。

【释义】 砒霜味辛，性大热，有大毒。归肺、肝经。能驱除风痰、劫痰平喘、截疟，并能蚀疮去腐。用于寒痰哮喘、疟疾，外用治恶疮、瘰疬、顽癣、牙疳、痔疮等证。又名人言、信石。畏绿豆、冷水、米醋、姜、肉。误服中毒时，服其中一味可减轻毒性。

【功效】 劫痰平喘，截疟，外用攻毒杀虫，蚀疮去腐。

【主治】 寒痰咳喘，久疟，恶疮、瘰疬、顽癣。

【配伍应用精要】

●砒霜配淡豆豉为丸服，祛寒劫痰平喘，治寒痰喘咳，久治不愈，如紫金丹（《普济本事方》）。

●砒霜配乳香、半夏为丸服，截疟，治久疟不愈，如久疟丸（《圣济总录》）。

●砒霜配硫黄、苦参、附子研末，以油调涂，攻毒蚀疮，治恶疮日久，如砒霜膏（《太平圣惠方》）。

●砒霜配明矾、雄黄、乳香为细末外敷，攻毒蚀疮，治瘰疬、瘘管、疔疮，如三品一条枪（《外科正宗》）。

●砒霜配硫黄、轻粉、密陀僧等共研细末，以油调涂，攻毒蚀疮，治顽癣、鹅掌风。

【用法用量】 内服，一次量为0.002～0.004 g，入丸散。外用适量，宜作复方散剂或入膏药、药捻用。

【使用注意】 本品剧毒，内服宜慎。孕妇忌服。外用也可严格控制用量、时间，以防局部吸收中毒。忌火煅。

【来源与品种】 为砒石经升华而成的三氢化二砷（As_2O_3）精制品。主产于江西、湖南、广东等地。

【现代研究】 本品成分为As_2O_3，有抗白血病及抗多种肿瘤的作用；毒性极强，内服要非常谨慎，体虚者及孕妇忌服。

【按】 砒石为矿物砷华 Arsenolite 的矿石，或为毒砂（硫砷铁矿）、雄黄等含砷矿物的加工品。

320. 雄　黄

【原文】 雄黄甘辛，辟邪解毒，更治蛇虺[1]，喉风[2]瘜肉。

【词解】

[1]虺：毒蛇。

[2]喉风：病名，指咽喉部突然肿痛、喑哑、喉鸣、糜烂、呼吸困难

等。多由肺胃积热，复感风邪，风热相搏所致。

【释义】 雄黄味辛，性温，有毒。归肝、胃、大肠经。能解毒疗疮、杀虫。用于疮疡肿毒、湿疹疥癣、毒蛇咬伤、喉风、息肉（“瘜肉”同“息肉”）等。

【功效】 解毒，杀虫，燥湿祛痰，截疟。

【主治】 疮疡肿毒，疥癣，虫蛇咬伤，喉痹。

【配伍应用精要】

●雄黄配白矾等份研末外敷，解毒疗疮，治痈肿疔毒，如二味拔毒散（《医宗金鉴》）。

●雄黄配麝香、乳香、没药为丸，以陈酒送服，解毒疗疮，治痈肿疔毒，如醒消丸（《外科全生集》）。

●雄黄配黄连、松脂、发灰为末，以猪脂调膏外涂，解毒杀虫，治疥疮（《肘后备急方》）。

●雄黄香配五灵脂为末，以酒调服，并调涂患处，解虫蛇毒，治蛇虫咬伤（《瑞竹堂经验方》）。

●雄黄配牵牛子、槟榔，杀虫泻下，治虫积腹痛，如牵牛丸(《沈氏尊生方》)。

●雄黄配巴豆霜、郁金，解毒疗疮，治喉风喉痹、痰涎壅盛、咽喉肿痛、失音不语，如解毒雄黄丸（《太平惠民和剂局方》）。

●雄黄配杏仁、巴豆，祛痰平喘，治小儿喘满咳嗽，如雄黄丹(《证治准绳》)。

●雄黄配淡豆豉、黄丹、乳香，燥湿祛痰截疟，治疟疾，如大效疟丹（《普济方》）。

【用法用量】 外用适量，研末敷、香油调搽或烟熏。内服入丸散，0.05 ～ 0.1 g。

【使用注意】 内服宜慎，孕妇忌用。外用不宜大面积涂搽或长期使用。忌火煅。

【来源与品种】 为硫化物类矿物雄黄 Realgar 的矿石。主产于广东、湖南、湖北等地。研细粉或水飞，生用。切忌火煅。

【现代研究】 本品主要含二硫化二砷(As_2S_2)，并夹杂有少量硅、铅、铁等杂质。在体外对多种致病菌有较强的杀灭或抑制作用，有抗肿瘤、抗血吸虫及疟原虫等作用。

321. 珍　珠

【原文】 珍珠气寒，镇惊除痫，开聋磨翳，止渴坠痰。未钻者。研如粉。

【释义】 珍珠味甘、咸，性寒。归心、肝经。能安神镇惊、息风止痉、明目退翳、清热豁痰。用于心悸失眠、心神不宁，惊风、癫痫，肝热目赤、翳膜遮睛，以及烦热口渴、热病痰厥。入药选未经钻孔加工者，研细粉用。

【功效】 安神定惊，明目消翳，解毒生肌敛疮。

【主治】 心神不宁、心悸失眠，惊风、癫痫，目赤翳障，口疮、疮疡不敛。

【配伍应用精要】

●珍珠研末与蜜和服，重镇安神，治心神不宁、心悸失眠等（《肘后备急方》）。

●珍珠配酸枣仁、柏子仁、五味子，清热益阴、养心安神，治心虚有热之心烦不眠、多梦健忘、心神不宁。

●珍珠配牛黄、天竺黄、胆南星，清热化痰、定惊止痉，治小儿痰热急惊风之高热神昏、痉挛抽搐，如金箔镇心丸（《杂病源流犀烛》）。

●珍珠配黄连、朱砂、牛黄，清热安神定惊，治小儿惊痫之惊惕不安、抽搐痉挛，如镇惊丸（《医宗金鉴》）。

●珍珠配朱砂、麝香、灶心土，清热镇心安神，治小儿惊啼、夜哭不止，如真珠丸（《太平圣惠方》）。

●珍珠配青葙子、菊花、石决明，清肝明目退翳，治肝经风热或肝火上攻之目赤涩痛、眼生翳膜，如真珠散（《证治准绳》）。

●珍珠配熊胆、麝香、黄连研极细末点眼，清肝明目退翳，治眼目翳障初起，如珍珠散（《医学心悟》）。

●珍珠配硼砂、青黛、冰片，共为细末吹患处，清热解毒、生肌敛疮，治口舌生疮、牙龈肿痛、咽喉溃烂，如珍宝散（《丹台玉案》）。

●珍珠配牛黄为末敷患处，清热解毒、生肌敛疮，治口舌生疮、牙龈肿痛、咽喉溃烂，如珠黄散（《全国中药成药处方集》）。

●珍珠配炉甘石、黄连、血竭，研极细末，调匀外敷，解毒生肌敛疮，治疮疡溃烂，久不收口，如珍珠散（《张氏医通》）。

●珍珠粉加入洗面奶或化妆品中，润肤养颜，治皮肤色斑。

【用法用量】 内服入丸散，0.1～0.3 g。外用适量。

【来源与品种】 为珍珠贝科动物马氏珍珠贝 *Pteria martensii* (Dunker)、蚌科动物三角帆蚌 *Hyriopsis cumingii* (Lea) 或褶纹冠蚌 *Cristaria plicata* (Leach) 等双壳类动物受刺激形成的珍珠。前一种为海产珍珠，主产于广东、海南、广西等沿海地区；后两种为淡水珍珠，主产于安徽、江苏、黑龙江等地。水飞或研极细末用。

【现代研究】 本品主要含碳酸钙、氨基酸，另有无机元素锌、锰、铜、铁、镁、硒、锗等，尚含B族维生素、核酸等。可抑制小鼠自主活动；对小鼠肉瘤细胞、肺癌细胞有抑制、促进创面愈合、抑制脂褐素、清除自由基、抗衰老、抗心律失常及抗辐射等作用。

322. 牛 黄

【原文】 牛黄味苦，大治风痰，定魄安魂，惊痫灵丹。

【释义】 牛黄味甘（原文谓“苦”，有误），性凉。归心、肝经。能豁痰开窍、安神定惊、凉肝息风、清热解毒。用于壮热神昏、惊厥抽搐、风痰癫痫、中风痰厥、神志昏迷等。还用治咽痛口疮、痈疽疔毒等。尤为开窍醒神、治惊风癫痫的灵丹妙药。

【功效】 化痰开窍，凉肝息风，清热解毒。

【主治】 热病神昏，小儿惊风、癫痫，肿痛口疮、痈疽疔毒。

【配伍应用精要】

●牛黄配麝香、冰片、朱砂，清心祛痰、开窍醒神，治温热病热入心包或痰热阻闭心窍之高热神昏、烦躁谵语、口噤舌謇、痰涎壅塞等，如安宫牛黄丸（《温病条辨》）。

●牛黄配黄连、栀子，泻火解毒，治温热病热毒炽盛、高热烦躁，或中风神昏热盛。

●牛黄配朱砂、全蝎、钩藤，清心凉肝、息风止痉，治小儿急惊风之壮热神昏、惊厥抽搐，癫痫发作等，如牛黄散（《证治准绳》）。

●牛黄配珍珠、胆南星、远志，豁痰开窍、醒神止痉，治痰蒙清窍、癫痫发作之突然仆倒、昏不知人、口吐涎沫、四肢抽搐。

●牛黄配黄连、朱砂、郁金，清心安神，治心火炽盛、心烦狂躁。

●牛黄配黄芩、雄黄、大黄，清热解毒，治火毒郁结之口舌生疮、咽喉肿痛、牙痛，如牛黄解毒丸（《全国中药成药处方集》）。

●牛黄配珍珠为末吹喉，清热解毒，治咽喉肿痛、溃烂，如珠黄散（《绛囊撮要》）。

●牛黄配金银花、草河车、甘草，清热解毒疗疮，治痈疽、疔毒、疖肿等，如牛黄解毒丸（《保婴撮要》）。

●牛黄配麝香、乳香、没药，清热解毒、化痰散结，治乳岩、痰核流注、瘰疬恶疮等，如犀黄丸（《外科全生集》）。

【用法用量】 入丸散，0.15～0.35 g。外用适量，研极细末敷患处。

【使用注意】 非实热证者不宜用，孕妇慎用。

【来源与品种】 为牛科动物牛 *Bos taurus domesticus* Gmelin 干燥的胆结石。主产于北京、天津、内蒙古等地。

【现代研究】 本品含胆酸、去氧胆酸、胆甾醇，以及胆汁色素、麦角甾醇、维生素D、钠、钙、镁、锌、铁、铜、磷等，尚含类胡萝卜素及丙氨酸、甘氨酸等多种氨基酸，还含黏蛋白、脂肪酸及肽类成分。本品有镇静、抗惊厥及解热作用，可增强离体蛙心心肌收缩力，有降血压及抑制心跳作用，可使家兔红细胞显著增加；并有利胆、护肝、抗炎、止血、降血脂等作用。

323. 琥 珀

【原文】 琥珀味甘，安魂定魄，破瘀消癥，利水通淋。拾起草芥者佳。

【释义】 琥珀味甘，性平。归心、肝、膀胱经。能镇惊安神，散瘀血、消癥瘕、利水通淋。用于神志不安、惊悸失眠、惊风、癫痫，瘀血癥瘕、经闭、胸痹心痛，以及小便淋涩不通等。药材以摩擦后能吸起小草者为佳。

【功效】 镇惊安神，活血散瘀，利尿通淋。

【主治】 心悸怔忡、失眠，惊风、癫痫，癥瘕积聚，痛经、经闭、心腹刺痛，淋证、癃闭。

【配伍应用精要】

●琥珀配石菖蒲、远志、茯神，安定神志，治心神不宁、心悸失眠、健忘，如琥珀定志丸（《杂病源流犀烛》）。

●琥珀配人参、当归、酸枣仁，益气养血、安神定志，治心血亏虚之惊悸怔忡、夜卧不安，如琥珀养心丸（《证治准绳》）。

●琥珀配当归、生地黄、麦冬，养心阴、安心神，治病后虚烦不眠。

●琥珀配天竺黄、茯苓、胆南星，清热化痰、镇静安神，治小儿惊风之发热抽搐、烦躁不安、痰喘气急，如琥珀抱龙丸（《活幼新书》）。

●琥珀配朱砂、全蝎、麦冬，治胎痫，即新生儿百日内频发抽搐、身热面青、牙关紧闭、多啼不乳（《仁斋直指方论》）。

●琥珀配三棱、鳖甲、延胡索，活血通经、散瘀止痛，治妇女瘀血痛经、经闭、癥瘕积聚、产后瘀阻腹痛等。

●琥珀配牛膝、桃仁、大黄，活血散瘀通经，治产后恶露不下、腹痛。

●琥珀研为末，以灯心汤送服，治淋证、尿频、尿痛及癃闭小便不利（《仁斋直指方论》）。

●琥珀配木香、槟榔、牵牛子，理气活血、逐水消肿，治水肿、小便不利、周身肿满。

●琥珀配金钱草、海金沙、木通，利尿通淋、散瘀止血，治石淋、热淋、血淋。

●琥珀配桂心、松脂、朱砂制膏外贴，活血消肿、生肌敛疮，治颈项瘰疬，不消不溃，或溃后不敛，如琥珀膏（《太平惠民和剂局方》）。

【用法用量】 研末冲服，或入丸散，1.5～3 g。外用适量。忌火煅。

【来源与品种】 为古代松科植物，如枫树、松树的树脂埋藏地下经年久转化而成的化石样物质。主产于广西、云南、河南等地。捣碎，研末用。

【现代研究】 本品主要含树脂、挥发油，还含琥珀氧松香酸、琥珀松香酸、琥珀银松酸等，有中枢抑制作用，能明显减少小鼠自主活动，延长戊巴比妥钠引起的小鼠睡眠时间；有抗惊厥作用。

324. 血竭

【原文】 血竭味咸，跌扑伤损，恶毒疮痈，破血有准。一名麒麟竭。敲断有镜脸光者是。

【释义】 血竭味甘、咸、平。归肝经。能活血止痛、化瘀止血、敛疮生肌。用于跌打外伤、肌肤筋骨瘀滞疼痛、恶疮痈疡溃破不敛等。还用于瘀滞心腹刺痛、痛经、经闭、产后瘀滞腹痛，以及外伤出血等。其破血散瘀疗效确切。本品又名麒麟竭（原文谓“竭”，有误），以断面有玻璃样光泽者为佳。

【功效】 活血定痛，敛疮生肌，化瘀止血。

【主治】 跌打损伤，瘀滞心腹刺痛，疮疡不敛，外伤出血。

【配伍应用精要】

●血竭配乳香、没药、儿茶，散瘀止痛，治跌打损伤、筋骨疼痛，如七厘散（《良方集腋》）。

●血竭配当归、赤芍、白芷，化瘀疗伤止痛，治筋伤骨折，疼痛难忍。

●血竭配当归、莪术、三棱，散瘀止痛，治痛经、经闭及产后瘀滞腹痛，瘀血心腹刺痛。

●血竭单用或配乳香、没药研末外敷，敛疮生肌，治疮疡久溃不敛，如血竭散（《圣济总录》）。

●血竭配紫草、当归、轻粉，敛疮生肌，治水火烫伤、破溃流水、久不收口。

【用法用量】 内服多研末或入丸散，1～2 g。外用适量。

【使用注意】 无瘀血者不宜用，孕妇及月经期忌用。

【来源与品种】 为棕榈科植物麒麟竭 Daemonorops draco Bl. 的果实及树干中渗出的树脂。主产于印度尼西亚、马来西亚、伊朗等国，我国的广东、台湾等地也有种植。研末用。

【现代研究】 本品主要含血竭素、血竭红素、去甲基血竭素、去甲基血竭红素及黄烷醇、查耳酮、树脂酸等成分，有抑制血小板聚集、防止血栓形成作用，对多种致病真菌有抑制作用，有一定的抗炎作用。

325. 石钟乳

【原文】 石钟乳甘，气乃慓悍[1]，益气固精，明目延寿。

【词解】

[1] 慓悍（piāohàn）：同“剽悍”，有敏捷、勇猛、强健之义。

【释义】 石钟乳味甘，性温。归肺、肾经。药力比较猛烈。能补气温肾、纳气平喘、固精止遗、明目。用于肺虚或肺肾双虚之咳嗽气喘，肾阳虚之阳痿、遗精及两目昏暗等。可延年益寿。本品又称钟乳石。

【功效】 补肺气、温肾阳、纳气平喘，明目，下乳汁。

【主治】 虚寒咳喘，阳痿、遗精，两目昏暗，乳汁不下。

【配伍应用精要】

●石钟乳配麻黄、杏仁、甘草，止咳平喘，治咳嗽喘急、冷哮痰喘等。

●石钟乳配人参、麦冬、五味子，补肺益气、敛肺止咳，治肺虚气喘、动则喘急。

●石钟乳配熟地黄、补骨脂、蛤蚧，补肾纳气平喘，治肾不纳气之虚劳咳喘。

●石钟乳配仙灵脾、巴戟天、菟丝子，温肾助阳固精，治阳痿、早泄、遗精、两目昏暗。

●石钟乳配菟丝子、吴茱萸、石斛，补肺助阳，治五劳七伤、肢冷短气、腰疼脚痹、身烦口干不能食，如草钟乳丸(《千金翼方》)。

●石钟乳配煨肉豆蔻、大枣肉，温里散寒、涩肠止泻，治大肠冷滑、泄泻不止(《济生方》)。

●石钟乳配黄芪、当归、通草，益气养血、利窍通乳，治妇女产后气血亏虚、乳汁不下。

●石钟乳配漏芦、通草、猪蹄甲，利窍通乳，治产后乳汁不通。

【用法用量】 煎服，9～15 g，或入丸散。

【使用注意】 阴虚火旺及痰热咳喘者忌用。

【来源与品种】 为碳酸盐类矿物钟乳石 Stalactite 的矿石。又名钟乳石。主产于广西、广东、湖北等地。

【现代研究】 本品主要含碳酸钙（$CaCO_3$），尚含微量元素铁、铜、钾、锌、锰、镉等，有中和胃酸、抗溃疡等作用。

326. 阳起石

【原文】 **阳起石甘，肾气乏绝，阴痿不起，其效甚捷。**火煅，酒淬七次，再酒煮半日，研细。

【释义】 阳起石味咸（原文谓“甘”，有误），性温。归肾经。能温补命门。善治肾阳虚弱、命门火衰之阳痿不起、精寒不育、宫冷不孕等，起效很快。以火煅烧透，倒入黄酒中淬，如此反复七次，再以黄酒煮半日。研细末用。

【功效】 温肾壮阳。

【主治】 阳痿早泄，滑精，阳衰不育不孕。

【配伍应用精要】

●阳起石煅后研末，以盐汤送服，温肾壮阳起痿，治男子阳痿早泄、女子宫冷不孕、腰膝冷痛等。

●阳起石配巴戟天、锁阳、补骨脂，温肾填精，治阳痿、遗精。

●阳起石配钟乳石、附子，温肾壮阳，治命门火衰之阳痿早泄、精滑不禁、便溏足冷（《杂病源流犀烛》）。

●阳起石配鹿茸、菟丝子、肉苁蓉，温肾助阳益精，治男子精冷不育，如阳起石丸（《妇科玉尺》）。

●阳起石配吴茱萸、干姜、熟地黄，温肾助阳散寒，治女子阳虚宫寒、久不受孕，如阳起石丸（《太平惠民和剂局方》）。

●阳起石配小茴香、乌药，温肾散寒，治寒疝腹痛。

【用法用量】 入丸散，3～9 g。

【使用注意】 阴虚火旺者忌用。不宜久服。

【来源与品种】 为硅酸盐类矿物阳起石 Actinolite 或阳起石石棉 Actinolite asbestos 的矿石。主产于河北、河南、山东等地。黄酒淬过，碾细末用。

【现代研究】 本品主要含$Ca_2(Mg、Fe)_5[Si_4O_{11}]_2[OH]_2$，为钙、镁、铁的硅酸盐。

327. 桑　椹

【原文】 **桑椹子甘，解金石燥[1]，清除热渴，染须发皓[2]。**

【词解】

[1]解金石燥：缓解金石类药物的燥烈之性。

[2]染须发皓（hào）：“皓”指洁白。“染须发皓”即乌须发，使头发、胡须变黑。

【释义】 桑椹味甘、酸，性寒。归肝、肾经。能养阴补血，生津润燥。用于解除服金石类药物引起的燥热，以及津伤烦热口渴、肠燥便秘，还用于阴血亏虚之须发早白。

【功效】 滋阴补血，生津润燥。

【主治】 肝肾阴血亏虚证，津伤口渴、消渴、肠燥便秘。

【配伍应用精要】

●桑椹配女贞子、墨旱莲、枸杞子，滋补肝肾，治肝肾阴虚之头晕耳鸣、两目干涩、腰膝酸痛、失眠盗汗等。

●桑椹配熟地黄、何首乌、白芍，滋阴养血，治肝肾阴虚兼血虚之头晕目眩、失眠多梦、腰膝酸软、须发早白。

●桑椹配石斛、麦冬、天花粉，养阴生津止渴，治阴虚津伤口渴、咽干舌燥及内热消渴。

●桑椹配燕首乌、火麻仁、玄参，润肠通便，治津伤肠燥便秘。

【用法用量】 煎服，9～15 g。

【来源与品种】 为桑科植物桑 *Morus alba* L. 的干燥果穗。主产于江苏、浙江、湖南等地。生用或略蒸后晒干用。

【现代研究】 本品主要含糖、鞣酸、苹果酸、维生素、胡萝卜素、蛋白质、芸香苷等成分，有中度促进淋巴细胞转化的作用；能促进T细胞成熟、增强小鼠体液免疫功能；对粒系粗细胞的生长有促进作用；可降低红细胞膜Na^{+},K^{+}-ATP酶活性；有防止环磷酰胺所致白细胞减少的作用。

328. 蒲公英

【原文】 **蒲公英苦，溃坚消肿，结核[1]能除，食毒堪用。** 一名黄花地丁草。

【词解】

[1]结核：皮下肿起如果核的多种肿物的统称，非指现代医学中的结核病。多由湿痰流聚而成。

【释义】 蒲公英味苦、甘，性寒。归肝、胃经。为治疗疮痈的要药。能清热解毒、消肿散结，用于疮疡肿毒、乳痈、肺痈、瘰疬痰核等，食物中毒也可用其解毒。又名黄花地丁草。

【功效】 清热解毒，消肿散结，利湿通淋。

【主治】 痈肿疔毒、乳痈内痈，热淋涩痛，湿热黄疸。

【配伍应用精要】

●蒲公英配野菊花、紫花地丁、金银花，清热解毒、消痈散结，治疔毒肿痛，如五味消毒饮（《医宗金鉴》）。

●蒲公英配全瓜蒌、金银花、牛蒡子，清热解毒、消痈散结，治乳痈红肿疼痛。

●蒲公英配大黄、牡丹皮、桃仁，清热解毒、消痈散结，治肠痈腹痛。

●蒲公英配鱼腥草、冬瓜仁、芦根，清热解毒、消痈散结，治肺痈吐脓。

●蒲公英配夏枯草，清热解毒、软坚散结，治瘿瘤、痰核、瘰疬。

●蒲公英配板蓝根、玄参，解毒消肿散结，治咽喉肿痛。

●蒲公英配菊花、决明子、黄芩，清肝明目，治肝火上炎之目赤肿痛。

●蒲公英配白茅根、金钱草、车前子，利尿通淋，治热淋涩痛。

●蒲公英配茵陈、栀子、大黄，利湿退黄，治湿热黄疸。

●蒲公英配鲜品捣烂外敷，解毒消肿，治毒蛇咬伤。

【用法用量】 煎服，9～15 g。外用，鲜品适量捣敷或煎汤熏洗患处。

【使用注意】 用量过大可致缓泻。

【来源与品种】 为菊科植物蒲公英 *Taraxacum mongolicum* Hand. Mazz.、碱地蒲公英 *Taraxacum sinicum* Kitag. 或同属数种植物的干燥全草。产于我国大部分地区。鲜用或生用。

【现代研究】 本品主要含蒲公英甾醇、蒲公英素、蒲公英苦素等，有较强的抑菌作用，和甲氧苄氨嘧啶（磺胺增效剂）之间有增效作用；有利胆、保肝、抗内毒素及利尿作用；能活化巨噬细胞，有抗肿瘤等作用。

329. 石　韦

【原文】 石韦味苦，通利膀胱，遗尿或淋[1]，发背[2]疮疡。

【词解】

[1]淋：病名，即淋证，指小便不利、频数急迫、淋沥涩痛等。病因为湿热下注膀胱。

[2]发背：痈疽发于脊背部位的统称发背，属督脉及足太阳膀胱经病变，系火毒内蕴所致。

【释义】 石韦味甘、苦，性微寒。归肺、膀胱经。能利尿通淋、清热解毒。用于淋证、小便短赤涩痛、遗尿、疮疡、发背等。

【功效】 利尿通淋，清肺止咳，凉血止血。

【主治】 淋证，肺热咳喘，血热出血。

【配伍应用精要】

●石韦配车前子、滑石、通草，清热利尿通淋，治湿热蕴结膀胱，小便短赤涩痛。

●石韦配蒲黄、当归、芍药，利水通淋止血，治血淋，如石韦散（《备急千金要方》）。

●石韦配滑石为末、米饮冲服，利水通淋，治石淋，如石韦散（《古今录验》）。

●石韦配鱼腥草、黄芩、芦根，清肺热、止咳喘，治肺热咳喘气急。

●石韦配小蓟、白茅根，清热利尿通淋、凉血止血，治热伤血络之血淋、尿血。

●石韦配侧柏叶、栀子、白茅根，凉血止血，治血热妄行之吐血、衄血、尿血、崩漏。

【用法用量】 煎服，6～12 g。

【来源与品种】 为水龙骨科植物庐山石韦 *Pyrrosia sheareri* (Bak.) Ching、石韦 *Pyrrosia lingua* (Thunb.) Farwell 或有柄石韦 *Pyrrosia petiolosa* (Christ) Ching 的干燥叶。各地普遍野生，主产于浙江、湖北、河北等地。生用。

【现代研究】 本品主要含β-谷甾醇、芒果苷、异芒果苷、延胡索酸等成分，有抑菌、抗病毒、镇咳、祛痰等作用。

330. 萹蓄

【原文】 萹蓄味苦，疥瘙疽[1]痔，小儿蛔虫，女人阴蚀[2]。

【词解】

[1]疽（jū）：指局部皮肤肿胀坚硬而皮色不变的阴疮。

[2]阴蚀：病名，又名阴疮，指妇女外阴及阴道内瘙痒、疼痛，或形成溃疡如虫蚀。多因七情郁火，损伤肝脾，湿热下注，郁蒸生虫，虫蚀阴中所致。

【释义】 萹蓄味苦，性微寒。归膀胱经。能解毒消疮、杀虫止痒。用于皮肤疥癣瘙痒、湿疹疮疽、痔疮，蛔虫病、蛲虫病及妇女阴部疮疡。

【功效】 利尿通淋，杀虫止痒。

【主治】 淋证，虫证，湿疹、阴痒。

【配伍应用精要】

●萹蓄配木通、瞿麦、车前子，清热利湿通淋，治热淋、石淋，如八正散（《太平惠民和剂局方》）。

●萹蓄配石韦、小蓟、白茅根，利湿通淋止血，治血淋。

●萹蓄单味浓煎服，杀虫止痒，治蛔虫、蛲虫病等，亦可煎汤熏洗肛门，治小儿蛲虫、肛门瘙痒。

●萹蓄配榧子、槟榔，杀虫止痒，治蛔虫、蛲虫、钩虫等肠道寄生虫病。

●萹蓄单用或配地肤子、蛇床子、荆芥，煎水外洗，祛风杀虫止痒，治湿疹、湿疮、女子带下阴痒、男子阴囊湿疹。

【用法用量】 煎服，9～15 g。鲜者加倍。外用适量。

【使用注意】 脾虚者慎用。

【来源与品种】 为蓼科植物萹蓄*Polygonum aviculare* L.的干燥地上部分。主产于河南、四川、浙江等地。生用。

【现代研究】 本品主要含槲皮素、萹蓄苷、槲皮苷、咖啡酸、绿原酸、钾盐、硅酸等，有显著的利尿作用；有驱蛔虫、蛲虫及缓下作用；有抑菌作用；能促进血液凝固、增强子宫张力及降血压等。

331. 赤箭

【原文】 赤箭味苦，原号定风，杀鬼蛊毒，除疝疗痈。即天麻苗也。

【释义】 赤箭味苦，性寒。归肝、胃经。原名定风草。能清热解毒、消痈，杀虫、除疝。用治热毒痈肿、疝气等。本品即天麻苗。

【功效】 清热解毒，消痈散结。

【主治】 热毒痈肿，疝气。

【配伍应用精要】

●赤箭配蒲公英、金银花、连翘，清热解毒消痈，治热毒疮痈。

●赤箭配川楝子、橘核、木香，疏肝理气、散结疗疝，治疝气肿大、腹痛。

【用法用量】 煎服，5～10g。外用适量，或鲜品捣敷。

【来源与品种】 为兰科植物天麻 *Gastrodia elata* Bl. 的幼苗茎叶。主产于云南、四川、贵州等地。

332. 鸡内金

【原文】 鸡内金寒，溺遗精泄，禁痢漏崩，更除烦热。制酥用。

【释义】 鸡内金味甘，性平（原文谓“寒”，有误）。归脾、胃、小肠、膀胱经。能涩精止遗、清除烦热。用于遗精、遗尿，痢疾、崩漏下血及内热心烦等。制酥后应用。

【功效】 消食健胃，涩精止遗，消石排石。

【主治】 饮食积滞，遗精、遗尿，结石症。

【配伍应用精要】

●鸡内金单用或配山楂、麦芽，消食导滞，治各种食积，脘腹饱闷、嗳腐或腹痛泄泻。

●鸡内金配白术、山药、使君子，健脾消食，治小儿脾虚疳积，腹大消瘦、面色萎黄、食少，或见低热。

●鸡内金配芡实、莲子肉、金樱子，固精止遗，治肾气不足、精关不固的遗精、滑精。

●鸡内金配菟丝子、桑螵蛸，固精缩尿止遗，治遗尿，如鸡肶胵散（《太平圣惠方》）。

●鸡内金配车前草、海金沙、金钱草，利尿通淋、化坚消石，治石淋之小便淋沥、痛不可忍。

●鸡内金配金钱草、郁金、海金沙，疏肝利胆、化坚消石，治肝胆结石、胁肋疼痛。

●鸡内金配三棱、莪术，活血通经、散结消癥，治血瘀经闭、癥瘕。

【用法用量】 煎服，3～10 g 。研末服，1.5～3 g。

【使用注意】 脾虚无积滞者慎用。

【来源与品种】 为雉科动物家鸡 *Gallus gallus domesticus* Brisson 的干燥沙囊内壁。我国各地均产。生用、炒用或醋制入药。

焦鸡内金：长于消食止泻，并可固精止遗。用于伤食腹泻，肾虚遗精、遗尿等。醋鸡内金：有疏肝助脾作用，多用于脾胃虚弱、脘腹胀痛等。

【现代研究】 本品主要含胃激素、角蛋白、微量胃蛋白酶、淀粉酶、多种维生素与微量元素及多种氨基酸等，可提高胃液分泌量、酸度和消化力，使胃运动功能增强；体外能增强胃蛋白酶、胰脂肪酶活性；可加强膀胱括约肌收缩，减少尿量，提高醒觉；可加速放射性锶的排泄。

333. 鳗鲡鱼

【原文】 鳗鲡鱼甘，劳瘵杀虫，痔漏疮疹，崩疾有功。

【释义】 鳗鲡鱼味甘，性平。归脾、肾经。能滋补虚羸，杀虫，愈合疮疡。用于劳瘵骨蒸、潮热、虚羸形瘦等诸虚劳损，妇女崩漏下血，以及小儿疳积，痔瘘（同“痔漏”），疮疡，风湿痹痛等。

【功效】 补虚羸，祛风湿，杀虫。

【主治】 久病虚羸，肺痨，迁延日久之疮痈、痔瘘、崩漏，小儿疳积。

【配伍应用精要】

●鳗鲡鱼煮食或炖汤，滋养补虚，治肺痨虚弱、骨蒸潮热、形体消瘦。

●鳗鲡鱼煮食或炖汤，滋养补虚，治小儿疳积，病久体虚之痔瘘、疮疡，风湿痹痛等。

●鳗鲡鱼配山药、百合，补虚强壮健脾胃，治脾胃虚弱、食少体倦，肺虚久咳、肾虚遗尿等。

●鳗鲡鱼配枸杞子、虾仁，滋阴补血、益精明目、强健腰膝，治头晕目眩、视物昏花、风湿痹痛。

【用法用量】 内服适量，煮炖食，或烧炙研末食用。

【使用注意】 痰多泄泻者忌服。

【来源与品种】 为鳗鲡科动物鳗鲡 *Anguilla japonica* Temminck et Schlegel 的全体或肉。主产于长江、闽江、珠江流域及海南岛。

【现代研究】 本品主要含多种活性肽、多糖、微量元素及丰富的营养成分。能降低大鼠全血黏度和血浆黏度；能增强小鼠免疫功能。鳗鲡鱼血清有毒，毒素可被加热或胃液所破坏，但生饮鳗鲡鱼血有时会引起中毒。

334. 螃蟹

【原文】 螃蟹味咸，散血解结，益气养筋，除胸烦热。

【释义】 螃蟹味咸，性寒。归肝、胃经。能活血消肿散结，益气养血、续筋接骨，清热除烦。用于气血不足、筋骨痿软、跌打损伤、筋伤骨折、瘀肿疼痛，以及胸中烦热、湿热黄疸、烫伤等。

【功效】 活血散结，益气养筋，清热除烦。

【主治】 跌打瘀肿，筋骨折伤，黄疸，烫伤。

【配伍应用精要】

●螃蟹焙干研末，以酒送服，活血散结、续筋，治跌打瘀肿、筋骨折伤。

●生螃蟹捣烂，热酒冲服，并用其渣敷患处，散血解结，治跌打损伤、瘀肿疼痛。

●生螃蟹捣烂外涂，清热散血，治烫伤、疥癣。

●螃蟹烧存性研末服，清热祛湿，治湿热黄疸。

【用法用量】 内服适量，烧存性研末或入丸服。外用适量，生蟹捣敷或焙干研末调敷。

【使用注意】 凡外邪未清、脾胃虚寒及宿患风疾者慎服。孕妇忌服。

【来源与品种】 为方蟹科动物中华绒螯蟹 *Eriocheir sinensis* H.Milne-Edwards 的肉及内脏。我国沿海地区均有分布。

【现代研究】 本品主要含丰富的蛋白质及微量元素，对结核病等虚弱患者的康复有益。

335. 马 肉

【原文】 **马肉味辛，堪强腰脊，自死老死，并弃勿食。**好肉少食。宜醇酒下，无酒杀人。怀孕痢疾生疮者禁食。

【释义】 马肉味辛，性寒。归肝、脾经。能强腰脊、壮筋骨。用于肝肾不足、筋骨痿弱等。病死或老死的马肉不能食用。马肉每次不可多吃，且吃马肉的同时宜饮些酒，否则对身体有损伤。孕妇及痢疾、疮痈患者禁食。

【功效】 强腰脊、壮筋骨，补气养血。

【主治】 腰膝酸软、筋骨不健，寒热痿痹。

【配伍应用精要】 古时用马肉治肝肾不足、筋骨痿弱及寒热痿痹等病证，今已不将马肉作药用。

【用法用量】 煮熟适量食用。

【使用注意】 痢疾、生疮者忌食。

【来源与品种】 为马科动物马 *Equus caballus orientalis* Noack. 的肉。

336. 白鸽肉

【原文】 **白鸽肉平，解诸药毒，能除疥疮，味胜猪肉。**

【释义】 白鸽肉味咸，性平。归肝、肾经。能祛风解毒。可解多种药物的毒性，并治疥疮。尚能滋肾益气，用于各种久病体虚之证。其味美胜过猪肉。

【功效】 滋肾益气，祛风解毒。

【主治】 虚劳羸瘦、血虚经闭，久疟，消渴，疥癣。

【配伍应用精要】

●白鸽肉配血竭煮烂食，滋肾益气养血，治干血痨、虚羸经闭（《仙拈集》）。

●白鸽肉配鳖甲、龟甲、魔芋炖服，滋肾益气养血，治干血痨、虚羸经闭。

●白鸽肉配地榆、臭椿皮、虎耳草，益气收敛止血，治肠风下血。

●白鸽肉煮食或炒食，祛风解毒，治久疟体虚、疥癣。

【用法用量】 煮食或炒食，适量。

【来源与品种】 为鸠鸽科动物原鸽 *Columba livia* GmeLin、家鸽 *Columba livia domestica* Linnaeus 或岩鸽 *Columba rupestris* Pallas 的肉或全体。原鸽、岩鸽主要分布于我国北部，家鸽在我国大部分地区均有饲养。

337. 兔　肉

【原文】 **兔肉味辛，补中益气，止渴健脾，孕妇勿食。**秋冬宜啖，春夏忌食。

【释义】 兔肉味甘（原文谓“辛”，有误），性凉。归肝、胃、大肠经。能补中益气，健脾止渴。用于中气不足、脾胃虚弱、体虚羸瘦，内热消渴，以及胃热呕吐等病证。孕妇不要食用。秋冬季宜食，春夏季忌食。

【功效】 补中益气，健脾止渴。

【主治】 胃热消渴，反胃吐食，肠热便秘、肠风便血，湿热痹、丹毒。

【配伍应用精要】

●兔肉煎汤，食肉喝汤，补中益气，治消渴羸瘦、小便不禁（《海上集验方》）。

●兔肉配怀山药、黄芪、枸杞子，补中益气，治久病体虚、气短乏力。

●兔肉配山药、天花粉，水煎煮烂熟，取浓汁服，健脾止渴，治消渴。

●兔肉配人参、大枣，补益气血，治气血不足、疲倦乏力、饮食减少。

●兔肉煎汤服，清解胃热，治胃热呕吐。

●兔肉长期食用，可补中益气、滋阴养颜、生津止渴。

【用法用量】 煎汤或煮食，适量。

【使用注意】 孕妇忌服。脾胃虚寒之呕吐、泄泻者慎用。

【来源与品种】 为兔科动物蒙古兔 *Lepus tolai* Pallas、东北兔 *Lepus mandschuricus* Radde、高原兔 *Lepus oiostolus* Hodgson、华南兔 *Lepus sinensis* Gray、家兔 *Oryctolagus cuniculus domesticus*（Gmelin）等的肉。蒙古兔分布于我国内蒙古、甘肃等地，东北兔分布于我国东北地区，高原

兔分布于四川、云南、青海等地，华南兔分布于安徽、江苏、浙江等地，家兔在我国大部分地区均有饲养。

338. 牛肉、牛乳

【原文】 牛肉属土，补脾胃弱，乳养虚羸，善滋血涸。

【释义】 牛肉在五行中属土、入中焦脾胃。味甘，性平。归肝、胃经。能补虚损、益脾胃。用于病后虚损、脾胃虚弱诸证。牛乳性能与牛肉相同，能益气血、补虚羸，尤善于养血润燥。用治气血亏虚、虚劳羸瘦及津液干涸之消渴等。牛乳现已成为日常营养饮品。

【功效】 补脾胃，益气血，强筋骨。

【主治】 虚损羸瘦，脾胃虚寒，筋骨痿软。

【配伍应用精要】

●牛肉配山药、莲肉、大枣，补脾胃、益气血，治诸虚百损、体弱羸瘦，如返本丸(《乾坤生意》)。

●牛肉炖煮常服，补气血、强筋骨，治筋骨痿弱、腰膝酸软。

●牛肉配胡椒、草果、砂仁，补脾益胃、温中散寒，治脾胃久冷、不思饮食，如牛肉脯(《饮膳正要》)。

●牛肉配茯苓、薏苡仁，健脾益胃、利水消肿，治脾虚水肿、小便不利。

●牛肉配常山炖煮，食肉饮汤，治脾虚腹中癖积、两胁刺痛。

●牛乳适量，日常饮用，滋养补虚，治体质羸弱、气血不足、营养不良，以及病后体虚。

●牛乳适量，日常饮用，滋养补虚、养血润燥，适宜噎膈患者、老年人便秘者及生长发育期儿童。

●牛乳适量，适宜高血压、冠心病、动脉粥样硬化、高脂血症者食用。

【用法用量】 适量煮食、煎汤或以其他方法烹饪后食用。牛乳，200～250 mL（毫升）饮用。

【来源与品种】 牛肉为牛科动物黄牛 *Bos taurus domesticus* Gmelin 或水牛 *Bubalus bubalis* Linnaeus 的肉。前者我国各地均有饲养；后者我国大部分地区有饲养，以长江流域及以南地区为多。

【现代研究】 本品主要含蛋白质、脂肪、维生素类、钙、磷、铁及胆固醇等。

339. 猪　肉

【原文】 猪肉味甘，量食[1]补虚，动风痰物，多食虚肥[2]。

【词解】

[1]量食：适量食用。

[2]虚肥：痰湿内蕴、虚胖无力。

【释义】 猪肉味甘、咸，性平。归脾、胃、肾经。适量食用能补益虚损、滋阴润燥。用于各种虚损羸瘦。多食易生痰湿、助内热、动内风，使人虚胖无力。

【功效】 补虚，滋阴润燥。

【主治】 虚损羸瘦，烦渴。

【配伍应用精要】

●猪肉急火煮清汤，去浮油凉饮，滋阴润燥，治热病伤津之烦渴、便秘。

●猪肉煮汤，去浮油饮，滋阴补虚，治消渴羸瘦、便秘、燥咳。

●鲜猪肉切片贴敷患处，治小儿火丹。

【用法用量】 适量煮食、煎汤或以其他方法烹饪后食用。外用切片贴敷。

【使用注意】 本品多食易助湿生痰。湿热痰滞者忌服，肥胖人不宜多食。

【来源与品种】 为猪科动物猪 *Sus scrofa domestica* Brisson 的肉。我国大部分地区均有产。

【现代研究】 本品主要含水分、蛋白质、脂肪、碳水化合物、钙、磷、铁等。

340. 羊 肉

【原文】 **羊肉味甘，专补虚羸，开胃补肾，不致阳痿。**

【释义】 羊肉味甘，性温。归脾、肾经。善补益虚羸，并能温暖脾胃、补肾温阳。用于体质虚寒、羸瘦，中焦虚寒、脘腹冷痛、反胃、纳差，以及肾阳不足所致的畏寒、腰膝酸软、阳痿不举等。

【功效】 益气助阳，温中散寒。

【主治】 病后或产后虚损羸瘦，脾胃虚冷、反胃、腹部冷痛，肾虚畏寒、腰膝酸软、阳痿。

【配伍应用精要】

●羊肉烹煮食用，益气助阳，治肾阳不足之阳痿早泄、腰膝酸软。

●羊肉配当归、生姜烹煮食用，治产后气血虚亏、腹中冷痛，或寒滞肝脉之寒疝腹痛，如当归生姜羊肉汤（《金匮要略》）。

●羊肉烹煮食用，益气助阳、温中散寒，治五劳七伤、体虚、畏寒肢冷。

●羊肉作脯，配姜、蒜、韭菜食用，温中散寒止呕，治胃寒呕吐，朝食暮吐、暮食朝吐。

●羊肉配甲鱼烹煮食用，益气助阳，治元气亏虚、经久不愈之三阴疟、久疟。

【用法用量】 适量煮食、煎汤或以其他方法烹饪后食用。

【使用注意】 外感时邪、实热内蕴或阴虚火旺者忌服。

【来源与品种】 为牛科动物山羊 *Capra hircus* L. 或绵羊 *Ovis aries* L. 的肉。前者我国各地均有饲养，后者以西北和北部地区为多。

【现代研究】 本品主要含水分、蛋白质、脂肪、碳水化合物、钙、磷、铁等，尚含硫胺素、核黄素、烟酸、胆固醇、胰蛋白酶原等。

341. 雄鸡肉

【原文】 雄鸡味甘，动风助火，补虚温中，血漏亦可。有风人并患骨蒸者，俱不宜食。

【释义】 雄鸡肉味甘，性温。归脾、胃经。能补虚温中健脾、益骨填精。用于脾胃虚弱、各种虚损劳伤及脘腹冷痛、纳差、消瘦，还可用治妇女崩漏下血。多食易助火动风。热证、风证、阴虚骨蒸者均不宜食用。

【功效】 温中益气，补虚填精，健脾胃。

【主治】 脾胃虚寒，气血亏虚，肾虚精亏等虚损证。

【配伍应用精要】

●雄鸡肉配高良姜、草果、胡椒，补脾温中、散寒止痛，治脾胃虚寒、心腹冷痛、食欲减退（《饮膳正要》）。

●雄鸡肉配生姜、花椒、米酒，补肾益精、温里助阳，治肾虚精亏之耳鸣耳聋、阳痿、遗尿（《本草纲目》）。

●雄鸡肉单用炖汤服，补益气血，治产后气血亏虚、乳汁稀少。

●雄鸡肉配当归、黄芪同炖煮，食肉喝汤，补益气血，治积劳虚损，病后体虚。

【用法用量】 煮食或炖汤，适量。

【使用注意】 本品味甘性温，多食易助火动风。外感时邪、实热内蕴或阴虚骨蒸者忌服。现雄鸡、雌鸡均可用于补虚。

【来源与品种】 为雉科动物家鸡 *Gallus gallus domesticus* Brisson 的肉。我国各地均有产。

【现代研究】 本品主要含水分、蛋白质、脂肪、钙、磷、铁、硫胺素、核黄素、烟酸，尚含多种维生素及微量元素，另含胆固醇及3-甲基组氨酸等。

342. 鸭　肉

【原文】 鸭肉散寒，补虚劳怯[1]，消水肿胀，退惊痫热。

【词解】

[1]劳怯："劳"指劳伤、虚劳；"怯"指虚弱。"劳怯"即虚劳，是五脏六腑诸虚损所产生多种疾病的概括。

【释义】 鸭肉味甘、咸，性平。归脾胃、肺、肾经。能补诸虚劳损、利水消肿、滋阴清热。用于久病虚损、骨蒸劳热、诸虚水肿，还可用治虚热惊痫等。

【功效】 补中益气，滋阴除蒸，利水消肿。

【主治】 久病虚损，虚劳骨蒸、虚弱浮肿。

【配伍应用精要】

●鸭肉配大枣肉、人参、茯苓，小火煨炖至烂熟，食肉饮汤，补脾益肺、养阴清热，治虚劳发热、咳嗽咯血、脾胃虚弱、少食羸瘦者，如白凤汤（《十药神书》）。

●鸭肉配母鸡，小火炖至烂熟食，益血补虚，治产后失血过多、眩晕心悸或血虚所致的头昏头痛，如老鸭鸡肉汤（《滇南本草》）。

●鸭肉配赤小豆、草果，炖至鸭肉熟烂，空腹吃鸭肉喝汤，健脾利水消肿，治脾虚水泛之全身水肿、小便短少，或面色萎黄、食欲不振。

●雄鸭肉配冬瓜、薏苡仁，清炖至肉烂熟，饮浓汤、覆被取汗，利水消肿，治大腹水肿、小便不利（《肘后备急方》）。

【用法用量】 煮食或煎汤服，适量。

【使用注意】 外感时邪、泄泻、便血者均忌服。

【来源与品种】 为鸭科动物家鸭 *Anas domestica* L. 的肉。我国大部分地区均有产。

【现代研究】 本品主要含水分、蛋白质、脂肪、碳水化合物及钙、磷、铁、维生素B_1、核黄素、烟酸等。

343. 鲤　鱼

【原文】 **鲤鱼味甘，消水肿满，下气安胎，其功不缓。**

【释义】 鲤鱼味甘，性平。归脾、肾经。功善健脾利水消肿、降肺气、安胎。用于脾虚水肿胀满、小便不利，久咳气逆，妊娠胎动不安等，其功效明显。

【功效】 健脾利水消肿，下气，安胎，通乳。

【主治】 脾虚水肿，久咳，胎动不安，产后乳汁不通。

【配伍应用精要】

●鲤鱼配胡椒煮汤至鱼烂熟，饮汤吃肉，补脾健胃、温中散寒，治病后或产后脾胃虚寒、少食纳呆。

●鲤鱼配赤小豆煮食、喝汤，补脾利水消肿，治各种病证之水肿胀满（《外台秘要》)。

●鲤鱼配川贝母、生姜炖汤，降气止咳平喘，治久咳气逆、胸膈满闷。

●鲤鱼配茯苓、白术、白芍，健脾安胎，治脾虚胎动不安。

●鲤鱼配当归、黄芪煎汤，补脾健胃、益气补血生乳，治产后气血虚亏之乳汁不足，如归芪鲤鱼汤。

●鲤鱼腹中纳入少量白矾，草纸包裹、黄泥封固，于火灰中煨熟淡食，健脾除湿退黄，治黄疸病后期，脾胃虚弱，湿热未尽发黄(《医方摘要》)。

【用法用量】 煮食、煎汤或焙干为末服，适量。

【使用注意】 热证、外感时邪未清者忌服。

【来源与品种】 为鲤科动物鲤鱼 *Cyprinus carpio* L. 的肉或全体。我国境内大部分湖泊、江河中均有分布，各地亦有淡水养殖。

【现代研究】 本品主要含蛋白质、脂肪、氨基酸、钙、磷、铁，另含饱和脂肪酸及不饱和脂肪酸，其中多不饱和脂肪酸有二十碳五烯酸（EPA）和二十二碳六烯酸（DHA），尚含多种维生素、烟酸、组织蛋白酶等。本品现已作为提取EPA和DHA的主要原料。其EPA和DHA主要药理作用为降血压、降血脂、抗血栓、降低血液黏度、对抗二磷酸腺苷（ADP）诱导的血小板聚集。

344. 鲫　鱼

【原文】 **鲫鱼味甘，和中补虚，理胃进食，肠澼泻痢。**

【释义】 鲫鱼味甘，性平。能调和中焦、益气补虚，健脾益胃、增加食欲，利湿、止泻痢。用于脾胃虚弱之食欲不振、反胃呕吐，大便下血，泄泻、痢疾，水肿。

【功效】 健脾补虚，利湿，下乳，解毒。

【主治】 脾虚食少、泻痢，水肿，产后乳汁不通，疮疡肿毒。

【配伍应用精要】

●鲫鱼配胡椒、干姜、陈皮炖服，温中和胃，治脾胃虚弱、食少不化。

●鲫鱼腹中纳白矾煨熟食，健脾涩肠止痢，治噤口痢。

●鲫鱼配商陆、赤小豆煎服，利水消肿，治水肿、小便不利。

●鲫鱼配漏芦、通草煎服，健脾补虚通乳，治产后乳汁不通。

●鲫鱼去腹中内脏、以茶叶填满，煨熟食，生津止渴，治消渴证口渴多饮。

●鲫鱼去腹中内脏、侧柏叶碾细纳其中，煅存性，研细加少许轻粉和匀、敷患处，治疮疡肿毒。

【用法用量】 适量煎汤或煮食，外用捣敷或煅存性研末调敷。

【来源与品种】 为鲤鱼科动物鲫鱼 *Carassius auratus* （L.）的肉或全体。我国各地均有分布。

【现代研究】 本品含蛋白质、脂肪、胆固醇及钙、磷、铁、硒等多种微量元素，另含核黄素、烟酸、多种维生素等。

345. 驴 肉

【原文】 驴肉微寒，安心解烦，能发痼疾[1]，以动风淫[2]。

【词解】

[1]痼疾：指顽固、迁延、久治难愈的疾病。

[2]风淫：风气太过，成为致病的邪气。

【释义】 驴肉味甘、酸，性平。归心、肝经。能补血益气，宁心除烦。用于虚劳日久、气血不足、身体瘦弱、短气乏力，心烦不安等。过多食用能引动风邪，导致旧病、痼疾发作。

【功效】 补益气血。

【主治】 气血亏虚证。

【配伍应用精要】 驴肉可作为食疗佳品用于各种原因导致的身体瘦弱、慢性病体虚，症如短气乏力、头晕、月经色淡、心悸、健忘、睡眠不宁等。亦可配合补益气血的中药应用，以增强补虚作用。

【用法用量】 适量煮熟食用。

【使用注意】 多食易动风，风痰痼疾者慎食。

【来源与品种】 为马科动物驴 *Equus asinus* L. 的肉。主产于我国北方各地。

【现代研究】 本品是典型的高蛋白质、低脂肪食物，含8种人体必需氨酸和10种非必需氨基酸，含不饱和脂肪酸，包括亚油酸、亚麻酸和花生四烯酸，并含多种维生素、微量元素等。

346. 鳝 鱼

【原文】 鳝鱼味甘，益智补中，能祛狐臭，善散湿风。血涂口眼㖞斜，左患涂右，右患涂左。

【释义】 鳝鱼味甘，性温。归肝、脾、肾经。能补虚损、益心智、补脾胃，还可祛风湿、强筋骨、祛狐臭。用于劳伤虚衰、羸瘦体弱，中气不足、神疲乏力、心神不安、智力不足，以及筋骨痿软、风湿痹痛、狐臭等疾病。

鳝鱼血味咸，性温。归肝、肾经。能祛风活血、壮阳。用于口眼㖞斜、阳痿。

【功效】 补益气血，强筋骨，祛风湿。

【主治】 诸虚劳损，腰膝酸软，风湿痹痛，虚寒出血，狐臭。

【配伍应用精要】

●鳝鱼单味食用，温补强壮，治气虚脱肛、子宫脱垂、产后瘦弱、肾虚腰痛、四肢无力等虚弱证。

●鳝鱼配黄芪、生姜水煎煮，补气养血，治气血不足之体倦无力、虚寒出血，如黄芪鳝鱼羹。

●鳝鱼酒蒸取肉捣烂，配熊筋、当归、人参末为丸，补气增力，治气血亏虚、气短乏力，如大力丸(《本经逢原》)。

●鳝鱼去肚杂，以新瓦焙枯、配糖研末服，健脾补中止痢，治久痢虚证、便下脓血（《云南中医验方》）。

●鳝鱼煮食，健脾温中止血，治内痔出血（《便民食疗》）。

●鳝鱼单用焙干研末服，祛风湿、强筋骨，治风寒湿痹之肢体麻木、疼痛。

●新鲜鳝鱼血涂患侧(口向左㖞斜，右为患侧；向右㖞斜，左为患侧)，祛风活血，治风中经络之面瘫、口眼㖞斜。

●鳝鱼血配蛤蚧、阳起石为丸服，益肾壮阳，治阳痿、早泄。

【用法用量】 煮食、捣肉为丸或焙干研末服，适量。

【使用注意】 虚热及外感者忌食。

【来源与品种】 为鳝科动物黄鳝 *Monopterus albus* (Zuiew) 的肉或全体。分布很广，除西北、西南外，我国各地均产。

【现代研究】 本品含蛋白质、脂肪、维生素、烟酸、钙、磷、铁等，有降血糖和恢复调节血糖的生理功能的作用。

347. 白鹅肉

【原文】 **白鹅肉甘，大补脏腑，最发疮毒，痼疾勿与。**

【释义】 白鹅肉味甘，性平。归脾、肺经。能大补脏腑虚损，和胃止渴。用于气阴不足之虚羸消瘦、津亏消渴等病症。但能引发疮毒，宿有痼疾者不宜食用。

【功效】 益气补虚，和胃止渴。

【主治】 体虚消瘦，消渴。

【配伍应用精要】

●白鹅肉煮食，益气补虚，治虚羸形瘦、短气乏力。

●白鹅肉煎汤饮用，和胃止渴，治消渴证之口渴多饮。

【用法用量】 煮食或煎汤服，适量。

【使用注意】 湿热内蕴者勿食。

【来源与品种】 为鸭科动物家鹅 *Anser cygnoides domestica* Brisson的肉。主产于华东、华南地区。

【现代研究】 本品主要含蛋白质、脂肪、钙、磷、铁、维生素B_1、核黄素、烟酸等。鹅血中含有较高浓度的免疫球蛋白，能够抑制艾氏腹水癌、增强机体免疫功能、升高白细胞、增强淋巴细胞的吞噬功能。

348. 犬 肉

【原文】 犬肉性温，益气壮阳，炙食作渴，阴虚禁尝。不可与蒜同食，顿损人。

【释义】 犬肉味咸，性温。归脾、胃、肾经。能补中益气，温肾助阳。用于脾肾阳虚之形寒肢冷、腰膝酸软、脘腹冷痛、水肿臌胀等。本品性偏温热，炙烤食用易助火伤阴、引起口渴等症状。阴虚内热者禁食。不宜与大蒜同食，以免耗伤人体的阴津。

【功效】 补中益气，温肾壮阳。

【主治】 神疲乏力、胀满少食、水肿，腰膝冷痛、阳痿遗精、小便频多。

【配伍应用精要】

●犬肉配怀山药、枸杞子，补益肝肾、益气养血，治肝肾精血亏虚之身体衰弱、腰酸腿软、阳痿早泄、眼目昏花等。

●犬肉配菟丝子、制附片、生姜炖煮食用，健脾温肾助阳，治脾肾阳虚之食少乏力、阳痿早泄、畏寒肢冷、水肿、肚腹胀大，如壮阳狗肉汤。

●犬肉配粳米、生姜煮食，补中益气、温肾助阳，治脾肾阳虚，畏寒肢冷、腰膝酸软、小便清长，如狗肉粥。

●犬肉煮食，温里散寒、补益气血，治虚寒疟疾、痔瘘、疮疡久败不敛。

【用法用量】 煮食，适量。

【使用注意】 热病、有痰火者忌服。畏杏仁，恶蒜。

【来源与品种】 为犬科动物狗 *Canis familiaris* L. 的肉。我国各地均产。

【现代研究】 本品化学成分与其他兽肉类似，但球蛋白含量高。本品有滋补强壮和增强机体抵抗力作用，并可增加体内雄性类激素。

349. 鳖 肉

【原文】 鳖肉性冷，凉血补阴，癥瘕勿食，孕妇勿侵。合鸡子食杀人，合苋菜食即生鳖痈，切忌多食。

【释义】 鳖肉味甘，性平（原文谓“冷”，有误）。归肝、肾经。能滋阴凉血、补益肝肾。用于肝肾阴虚之骨蒸劳热、虚劳咳嗽，冲任虚损之崩漏下血，久疟不愈等。孕妇不宜食用。禁与鸡蛋同食，与苋菜同食易生痈疮。

【功效】 滋补肝肾，益阴润肺，补血。

【主治】 腰脚酸软、头晕眼花、遗精、骨蒸劳热，虚劳咳嗽，崩漏，久疟。

【配伍应用精要】

●鳖肉配枸杞子、山药、熟地黄，炖至肉熟、食肉饮汤，补益肝肾，治肝肾虚损、腰脚酸软、头晕眼花、遗精等。

●鳖肉配知母、贝母、银柴胡，煮至肉熟，食肉饮汤，滋阴除蒸、润肺止咳，治肺肾阴虚之骨蒸潮热、盗汗、干咳。

●鳖肉单用煮食，滋补肝肾，治冲任虚损之崩漏下血、带下增多。

●鳖肉配猪脂炖至烂熟食用，补肝益血、扶正祛邪，治久疟不愈（《本草备要》）。

【用法用量】 适量煮或炖汤食用。

【使用注意】 脾胃阳虚、寒湿内盛者忌服，孕妇慎用。

【来源与品种】 为鳖科动物中华鳖 *Trionyx sinensis* (Wiegmann) 或山瑞鳖 *Trionyx steindachneri* Siebenroch 的肉。我国大部分地区均产。

【现代研究】 本品主要含蛋白质、不饱和脂肪酸、铁、钙、磷、维生素B_1、维生素A、核黄素、烟酸等，能增强机体免疫功能，促进新陈代谢，增强人体的抗病能力，有养颜美容和延缓衰老的作用。

350. 芡 实

【原文】 **芡实味甘，能益精气，腰膝酸疼，皆主湿痹。**一名鸡头。去壳取仁。

【释义】 芡实味甘、涩，性平。归脾、肾经。能补肾益精、固精止遗、化湿除痹。用于肾气亏虚之遗精、滑精、淋浊、腰膝酸软，以及湿痹关节肿痛，脾虚湿盛泄泻、带下增多等证。本品又名鸡头。去掉外壳取成熟种仁用。

【功效】 益肾固精，健脾止泻，除湿止带。

【主治】 肾虚遗精、腰膝酸软，脾虚泄泻，带下。

【配伍应用精要】

●芡实配金樱子，益肾固精止遗，治肾虚不固之遗精、滑精、腰膝酸软，如水陆二仙丹（《仁存堂经验方》）。

●芡实配莲子、莲须、牡蛎，益肾固精止遗，治肾虚不固之遗精、滑精，腰膝酸软，如金锁固精丸（《医方集解》）。

●芡实配白术、茯苓、白扁豆，健脾除湿、收敛止泻，用治脾虚湿盛之泄泻便溏日久不愈。

●芡实配党参、白术、山药，健脾益肾、收涩止带，治脾肾两虚、带下清稀。

●芡实配黄柏、车前子，清热利湿止带，治湿热带下，黏稠量多、色黄气腥秽，如易黄汤(《傅青主女科》)。

【用法用量】 煎服，10～15 g。

【来源与品种】 为睡莲科植物芡 *Euryale ferox* Salisb. 的干燥成熟种仁。主产于湖南、江西、安徽等地。生用或炒用。

炒芡实：性偏温，补脾和固涩作用增强。

【现代研究】 本品主要含淀粉、蛋白质、脂肪、钙、磷、铁、维生素 B_1、烟酸、核黄素、抗坏血酸等，有收敛、滋养作用。

351. 石莲子

【原文】 石莲子苦，疗噤口痢[1]，白浊[2]遗精，清心良剂。

【词解】

[1]噤口痢：指痢疾患者出现饮食不进、食入即吐或呕不能食之症。

[2]白浊：指小便混浊，色白如米泔水之病证。

【释义】 石莲子味甘、涩、微苦，性寒。归心、脾、肾经。能涩肠固精、开胃止呕。用于痢疾不能进食及小便混浊色白、遗精。本品亦为清心热之良药，可用治心经有热之心烦不安等证。

【功效】 涩肠止痢，固精止遗，清心宁神。

【主治】 噤口痢，尿浊、遗精，心烦不宁。

【配伍应用精要】

●石莲子配黄连、石菖蒲，以米汤送服，涩肠止痢，治热毒噤口痢。

●石莲子配黄芩、麦冬、地骨皮，清心宁神、涩精止遗，治心火妄动、心肾不交之遗精、白浊、夜不安寐，如清心莲子饮(《太平惠民和剂局方》)。

●石莲子肉配白茯苓、丁香为末服，温胃止呕，治产后胃寒呕吐不食。

●石莲子肉配肉豆蔻为末，以米汤调服，开胃止呕，治反胃呕吐。

●石莲子配炙甘草（6∶1）为末，以灯心草煎汤送服，清心利尿，治心经有热之心烦、小便短赤，如莲子六一汤（《仁斋直指方论》）。

●石莲子配黄芩、麦冬、车前子，清心利尿，治心移热于下焦，小便赤涩、淋浊带下、遗精等。

【用法用量】 煎服，6～12 g；或入丸散。

【使用注意】 本品苦寒，故脾胃虚弱便溏者忌用。

【来源与品种】 为睡莲科植物莲 Nelumbo nucifera Gaertn. 经霜老熟、带有灰黑色果壳的果实。主产于湖南、湖北、江苏等地。

352. 藕

【原文】 藕味甘甜，解酒清热，消烦逐瘀，止吐衄血。

【释义】 藕味甘，性微寒。归心、肺、脾、胃经。能解酒毒、清热除烦、消散瘀血、凉血止血。用于热病烦渴及血热妄行之吐血、衄血等出血证，止血而不留瘀。还用于饮酒过量。

【功效】 清热生津，凉血止血，散瘀。

【主治】 津伤烦渴，血热出血。

【配伍应用精要】

●鲜藕绞汁配生蜜服用，除烦止渴，治烦渴不止。

●鲜藕汁配麦冬汁、荸荠汁、芦根汁饮用，清热生津，治温热病津伤口渴。

●鲜藕配生地黄、白茅根、小蓟，凉血止血，治吐血、衄血、尿血。

●鲜藕汁配地黄汁、葡萄汁、蜂蜜，清热通淋，治小便不利、热淋涩痛。

●藕配当归、炮姜、益母草，散瘀止痛，治产后瘀血腹痛。

【用法用量】 生食、捣汁或煮食，适量。

【来源与品种】 为睡莲科植物莲 *Nelumbo nucifera* Gaertn. 的肥大根茎。我国大部分地区均产。

【现代研究】 本品主要含儿茶酚，右旋没食子儿茶精、新绿原酸及过氧化物酶，尚含天冬酰胺、维生素C、淀粉及蛋白质。

353. 龙眼肉

【原文】 **龙眼味甘，归脾益智，健忘怔忡[1]，聪明广记[2]。**俗名桂圆。

【词解】

[1]怔忡：患者自觉心脏剧烈跳动的症状，为心悸之重症。

[2]聪明广记：指耳聪目明、脑健强记。

【释义】 龙眼肉味甘，性温。归心、脾经。能健脾养心、补血安神。用于气血不足、心脾两虚之心悸怔忡、健忘、失眠等。还能健脑益智、增强记忆，久食使人耳聪目明、博闻强记。本品俗称桂圆。

【功效】 补益心脾，养血安神。

【主治】 心悸怔忡，失眠健忘。

【配伍应用精要】

●龙眼肉配白糖蒸熟食用，补益气血，治气血亏虚、食少体倦等，如玉灵膏（《随息居饮食谱》）。

●龙眼肉配人参、当归、酸枣仁，补心脾、安心神，治思虑过度、劳伤心脾之心悸怔忡、失眠、健忘，如归脾汤（《济生方》）。

●龙眼肉配生地黄、百合、柏子仁，养血滋阴安神，治阴血不足、心烦少寐。

●龙眼肉配枸杞子、当归、白芍，补血养肝，治肝血不足之头晕目眩。

●龙眼肉配白术、山药、薏苡仁，健脾止泻，治脾虚泄泻。

【来源与品种】 为无患子科植物龙眼 *Dimocarpus longan* Lour. 的假种皮。主产于广东、福建、台湾等地。

【用法用量】 煎服，10～15 g，大剂量可用30～60 g；或熬膏、浸酒、入丸剂。

【使用注意】 湿盛中满或痰饮、实火者忌服。

【现代研究】 本品主要含葡萄糖、蛋白质、脂肪及维生素B_1、维生素B_2、维生素P、维生素C等，有抑菌作用，可明显延长小鼠常压耐缺氧存活时间，减少低温下死亡率，并有抗氧化、增强免疫功能等作用。

354. 莲 须

【原文】 **莲须味甘，益肾乌须，涩精固髓，悦颜补虚。**

【释义】 莲须味甘、涩，性平。归心、肾经。能益肾补虚、涩精固髓、乌须发。用于肾虚遗精、滑精、带下，肝肾亏虚之须发早白等。经常服用还能养颜美容，使皮肤润泽。

【功效】 益肾涩精，止血。

【主治】 梦遗滑泄、带下，崩漏、便血，泻痢。

【配伍应用精要】

●莲须配熟地黄、山茱萸、龙骨，涩精止遗，治遗精梦泄，如固精丸（《经验广集》））。

●莲须配沙苑子、蒺藜、芡实、牡蛎，固肾涩精，治精滑不禁，如金锁固精丸（《医方集解》）。

●莲须配当归、黑牵牛，收敛止血，治久近痔瘘（《孙天仁集效方》）。

●莲须配黄连、天花粉、知母，生津止渴，治上消口渴、饮水不休，如莲花饮（《幼幼集成》）。

●莲须配山药、益智仁，固精止遗，治肾虚遗尿、小便不禁。

●莲须配补骨脂、肉豆蔻、木香，益肾健脾止泻，治脾肾两虚之泄泻。

【用法用量】 煎服，3～5 g；或入丸散。

【使用注意】 内有湿热、阴虚火旺、小便不利者均不宜服。

【来源与品种】 为睡莲科植物莲 *Nelumbo nucifera* Gaertn. 的雄蕊。主产于湖南、湖北、福建等地。

【现代研究】 本品主要含木犀草素、槲皮素、异槲皮苷及木犀草素葡萄糖苷等。

355. 柿 子

【原文】 柿子气寒，能润心肺，止渴化痰，涩肠禁痢。

【释义】 柿子味甘、涩，性寒。归心、肺、胃、大肠经。能清热润肺、除烦止渴。用于热病津伤口渴、内热烦渴，肺热伤阴之燥咳等。并能涩肠止痢，用于痢疾、泄泻。

【功效】 润肺止渴，涩肠止痢。

【主治】 津伤口渴、燥咳，痢疾、泄泻。

【配伍应用精要】

●柿子适量生食，生津止渴，治热病肺胃津伤口渴。

●柿饼蒸熟食，涩肠止泻，治寒泻、水泻。

●柿子配红枣、面粉制成小饼，烙熟食用，益气生津止渴，治阴虚食少、倦怠、乏力等。

●柿子配蜂蜜，文火熬至稠黏、沸水冲服，滋养肺胃、止渴止咳，治肺胃阴伤，烦渴口干、燥咳。

●柿饼配冰糖适量，蒸至柿饼绵软后食用，润燥止咳，治肺燥干咳、咽痛。

【用法用量】 生食或蒸熟、煮熟食用，每次1～2个。

【使用注意】 脾胃虚寒、痰湿内盛、外感咳嗽者均不宜食用。

【来源与品种】 柿子为柿科植物柿树 *Diospyros kaki* Thunb. 的果实。主产于四川、广东、福建等地。

【现代研究】 本品成熟果实含蔗糖、葡萄糖、果糖，未成熟果实含鞣质，新鲜柿子含碘量高。本品口服可促进血中乙醇的氧化，新鲜柿子可制成某种制剂用于甲状腺疾患。

356. 石榴皮

【原文】 石榴皮酸，能禁精漏，止痢涩肠，染须尤妙。

【释义】 石榴皮味酸、涩，性温。归大肠经。能固精涩肠，止血。用于精关不固之遗精滑精、带下，久泻久痢、便血、崩漏等。煮汁能染须发。

【功效】 涩肠止泻，收敛止血，杀虫。

【主治】 肾虚遗精、带下，久泻久痢，崩漏、便血，虫积腹痛。

【配伍应用精要】

●石榴皮配金樱子、芡实，涩精止带，治虚寒性遗精滑精、带下。

●石榴皮配黄连、黄柏，清热燥湿、涩肠止痢，治赤白下痢、久泻不止。

●石榴皮单用煎服或配肉豆蔻、诃子，涩肠止痢，治久泻久痢。

●石榴皮配党参、黄芪、升麻，涩肠止痢、升阳举陷，治中气下陷之久泻久痢、脱肛。

●石榴皮配当归、阿胶、艾叶炭，收敛止血，治崩漏及妊娠下血不止，如石榴皮汤(《产经方》)。

●石榴皮配地榆、槐花，收敛止血，治便血。

●石榴皮配槟榔、使君子，驱杀肠虫，治蛔虫、蛲虫、绦虫等虫积腹痛，如石榴皮散(《太平圣惠方》)。

【用法用量】 煎服，3～10 g，或入丸散。入汤剂生用，入丸散多炒用。

【使用注意】 内有实火、湿热泻痢者初起忌用。

【来源与品种】 为石榴科植物石榴 *Punica granatum* L. 的干燥果皮。我国大部分地区均有栽培。生用或炒炭用。

石榴皮炭：炒炭后收涩力增强，多用于久泻久痢、崩漏。

【现代研究】 本品主要含石榴皮碱、苹果酸、熊果酸、异槲皮苷、树脂、甘露醇、糖、鞣质等，有收敛作用，对多种致病菌、真菌有杀灭或抑制作用，对病毒有抑制作用，对绦虫有杀灭作用。

357. 陈仓米

【原文】 **陈仓谷米，调和脾胃，解渴除烦，能止泻痢。**愈陈愈佳，即粘米。陈粟米功同。

【释义】 陈仓米味甘、淡，性平。归胃经，兼入心、脾经。能补养调和脾胃、止渴除烦，还能止泻痢。用于脾胃虚弱、食欲不振、食后胀满，吐泻后口渴不止，以及泄泻、痢疾等。本品即粳米，储存时间愈久愈好。陈粟米与陈仓米功用相同。

【功效】 调和脾胃，止渴，止泻。

【主治】 脾虚食滞，烦渴，泻痢。

【配伍应用精要】

●陈仓米配白术、山药、莱菔子，健脾消食，治病后脾胃虚弱，食后胀满。

●陈仓米煎汤服，除烦止渴，治吐痢后大渴、饮水不止，如陈米汤(《圣济总录》)。

●陈仓米焙干为末，配沉香末、米饮调服，调和脾胃，治反胃及膈气不下食（《普济方》）。

●陈仓米配麦芽、黄连同蒸熟为丸，健脾止泻，治暑月吐泻（《本草纲目》）。

●陈仓米配黄连，健脾止痢，治噤口痢，如仓连煎(《古今医鉴》)。

【用法用量】 煎服，50～100 g；或入丸散。

【来源与品种】 为禾本科植物稻 *Oryza sativa* L. 经加工储存年久的粳米。我国南方产稻区均有产。

358. 莱菔子

【原文】 莱菔子辛，喘咳下气，倒壁冲墙[1]，胀满消去。即萝卜子。

【词解】

[1]倒壁冲墙：指莱菔子消食除胀、降气化痰作用较猛，似有倒壁冲墙之力。

【释义】 莱菔子味辛、甘，性平。归肺、脾、胃经。善消食、行气除胀满，并能降气消痰，作用较猛。用于食积气滞之脘腹胀满、疼痛，以及痰壅咳嗽气喘痰多。本品即白萝卜子。

【功效】 消食除胀，降气化痰。

【主治】 食积气滞，咳喘痰多胸闷。

【配伍应用精要】

●莱菔子配山楂、神曲、陈皮，消食化积，行气消胀，治食积气滞之脘腹胀满、疼痛、嗳气吞酸，如保和丸（《丹溪心法》）。

●莱菔子配山楂、陈皮、半夏，消食除胀，降气止呕，治食积胀满、气逆呕吐。

●莱菔子配人参，益气消积化痰，治脾虚食积气滞之脘腹胀满，肺虚痰气阻滞喘咳。

●莱菔子单用为末服，消食化积、降气平喘，治咳喘痰多、胸闷兼食积（《食医心镜》）。

●莱菔子配白芥子、紫苏子，降气化痰、止咳平喘，治痰涎壅盛、咳嗽气喘、胸闷食少，如三子养亲汤（《韩氏医通》）。

●莱菔子配大黄、木香、白芍，利气通腑，治痢疾腹痛、里急后重。

【用法用量】 煎服，6～10 g。生用吐风痰，炒用消食下气化痰。

【使用注意】 本品辛散耗气，故气虚及无食积、痰滞者慎用。不宜与人参同用。

【来源与品种】 为十字花科植物萝卜 *Raphanus sativus* L. 的成熟种子。我国各地均栽培。生用或炒用。

炒莱菔子：药性缓和，可避免生品服后恶心的不良反应。

【现代研究】 本品主要含莱菔素、芥子碱、脂肪油(芥酸、亚油酸、亚麻酸)、β-谷甾醇等，有缓和而持续的降血压作用；能增强兔离体回肠的节律性收缩，增大胃肌条的收缩幅度；对多种细菌有较强的抗菌活性；可抗真菌、祛痰、镇咳、平喘；能改善排尿功能及降低胆固醇、防止动脉硬化等。

359. 芥　菜

【原文】 芥菜味辛，除邪通鼻，能利九窍，多食通气[1]。

【词解】

[1]通气：即利气、行散气滞。治疗气滞所致胸闷、腹胀、疼痛等。

【释义】 芥菜味辛，性温。归肺、胃经。能宣肺豁痰、利气通窍。用于寒痰壅滞所致咳嗽痰多、胸膈满闷及鼻窍不通等。多食能疏理气机、行散气滞。

【功效】 宣肺豁痰，温中利气。

【主治】 寒痰咳嗽，胸膈满闷。

【配伍应用精要】

●芥菜配白芥子、白前，温肺化痰，治寒痰壅滞之咳嗽痰多、胸膈满闷。

●芥菜捣烂外敷或煎汤洗，治漆疮瘙痒、痔疮肿痛。

●芥菜烧存性，研末外敷，治牙龈肿烂流臭水。

【用法用量】 煎服，15～30 g，鲜品30～60 g；或捣汁。外用适量。

【使用注意】 实热证或素体热盛者不宜用。

【来源与品种】 为十字花科植物芥菜 *Brassica juncea* (L.) Czern. et Coss. 和油芥菜 *Brassica juncea* (L.) Czern. et Coss. var. *gracilis* Tsen et Lee 的嫩茎叶。我国各地均有栽培。

360. 浆 水

【原文】 **浆水味酸，酷热当茶，除烦消食，泻痢堪夸。**

【释义】 浆水味酸、甘，性凉。归胃经。能除烦止渴、和胃消食、止泻痢。暑热季节烦渴，可以之当茶饮。用治宿食停滞不化、呕哕、伤食泻痢等。

【功效】 调中和胃，化滞止渴。

【主治】 暑热烦渴，伤食呕哕、泻痢。

【配伍应用精要】

●浆水煎服代茶饮，除烦止渴，治暑热烦渴。

●浆水煎服或煮粥食，消食和胃止呕，治宿食停滞、呕哕不止。

●浆水煎服，消食和胃止泻，治伤食泄泻。

●浆水配干姜煎服，和胃温中止泻，治寒湿伤中、霍乱吐泻。

【用法用量】 生饮或煎服、煮粥。

【来源与品种】 为用粟米加工、经发酵而成的白色浆液，又名米浆水。

361. 砂 糖

【原文】 **沙糖味甘，润肺和中，多食损齿，湿热生虫。**

【释义】 砂（“砂”通“沙”）糖有赤、白两种。赤砂糖味甘，性温。归肝、脾、胃经。能补中缓肝、活血祛瘀，用于脾胃虚寒、妇女产后血瘀、虚羸诸症。白砂糖味甘，性平。归肺、胃经。能补中缓急、润肺生津，用于中虚脘腹挛急、阴亏肺燥咳嗽等症。两种砂糖食用过量，均可损伤牙齿、助湿生热导致龋齿。

【功效】 赤砂糖：补中缓肝，活血祛瘀。白砂糖：补中润肺，生津。

【主治】 赤砂糖：脾胃虚寒腹痛，外感风寒，产后恶露不尽，虚羸血痢。白砂糖：中虚脘腹疼痛，肺燥咳嗽，口干燥渴。

【配伍应用精要】

●赤砂糖配葱白煎服，温散寒邪，治风寒感冒，头痛、鼻塞、清涕。

●赤砂糖配生姜、大枣煎服，补虚温中止痛，治脾胃虚寒之脘腹冷痛、呕吐。

●赤砂糖配生姜煎汤服，温里散寒、活血止痛，治妇女体虚受寒之痛经。

●赤砂糖冲服，补中缓肝、活血祛瘀，治产后恶露不尽、少腹疼痛。

●白砂糖配枣仁、黑芝麻为丸含化服，生津润燥，治肺燥咳嗽、口干燥渴。

●白砂糖以黄酒煮化服，缓急止痛，治中虚脘腹挛急疼痛。

●白砂糖炒黑，配冰片研细末，以麻油调涂，治水火烫烧伤。

【用法用量】 开水或药汁化服，9～15 g。外用适量，研末调敷。

【使用注意】 痰湿内盛者不宜服。多食易生龋齿。

【来源与品种】 为禾本科植物甘蔗 *Saccharum sinensis* Roxb. 的茎汁经炼制而成的结晶体。因加工方法不同而分赤砂糖（红糖）、白砂糖（白糖）两种。主产于广西、广东、云南等地。

362. 饴 糖

【原文】 **饴糖味甘，和脾润肺，止渴消痰，中满休食。**

【释义】 饴糖味甘，性温。归脾、胃、肺经。能补脾益气、缓急止痛、润肺止咳。可用于中焦虚寒、纳少乏力、脘腹冷痛，肺燥干咳等。但本品甘温滋腻，能助湿生热、令人中满，故中满吐逆者不宜服用。

【功效】 补脾益气，缓急止痛，润肺止咳。

【主治】 脾胃虚寒证，胸腹疼痛，肺虚燥咳。

【配伍应用精要】

●饴糖配黄芪、党参、甘草，补脾益气，治肺脾气虚之羸弱短气、体倦乏力、纳食减少。

●饴糖配白芍、甘草、桂枝，温中补虚，缓急止痛，治中焦虚寒之脘腹挛急疼痛、喜温喜按，如小建中汤（《伤寒论》）。

●饴糖配人参、干姜、蜀椒，补虚缓急、散寒止痛，治脾虚寒甚之胸腹疼痛、呕吐，如大建中汤（《金匮要略》）。

●饴糖配百部、蜂蜜，润肺止咳，治肺虚久咳、干咳无痰。

●饴糖配干姜、细辛，温肺散寒止咳，治肺寒久咳。

【用法用量】 烊化冲服，30～60 g。或熬膏或为丸服。

【使用注意】 湿阻中满、湿热内蕴、痰热咳嗽、小儿疳积者均忌服。

【来源与品种】 为米、大麦、小麦、粟或玉蜀黍等粮食经发酵糖化制成的糖类食品。我国各省区均产。

【现代研究】 本品主要含麦芽糖、蛋白质、脂肪、维生素B_2、维生素C及烟酸等，具有麦芽糖的一般作用，有滋养、止咳、止腹绞痛等作用。

363. 麻 油

【原文】 麻油性冷，善解诸毒[1]，百病能除，功难尽述。

【词解】

[1]善解诸毒：指能治头面体表游风、皲裂、疥癣、湿疮、肿毒等。

【释义】 麻油味甘，性凉。归胃、大肠经。善解多种疮毒，尚能润燥通便、解毒生肌、安蛔止痛。内服用于肠燥便秘或虫积所致腹胀、腹痛。外用治游风、丹毒、疥癣、湿疮肿毒等。功效甚广，难以尽述。

【功效】 润燥，解毒，消痈生肌。

【主治】 肠燥便秘，疮痈、疥癣。

【配伍应用精要】

●麻油单用内服、或配蜂蜜煎服，润肠通便，治肠燥便秘。

●麻油内服，排毒解毒，促使胃肠毒物吐泻排出，治食物、药物中毒。

●麻油煎大葱至黑、取油外涂，解毒消痈，治疮痈肿毒初起。

●麻油煎沸、配猪胆汁和匀外涂，解毒生肌，治头癣、秃疮等。

【用法用量】 生服或熬熟服，30～60 mL。外用适量涂搽。

【使用注意】 脾虚泄泻、便溏者忌服。

【来源与品种】 为胡麻科植物胡麻 *Sesamum indicum* L. 的种子榨取之脂肪油。我国各地均产。

【现代研究】 本品主要含丰富的亚油酸、棕榈酸等不饱和脂肪酸和维生素E等，有延缓衰老、保护血管、润肠通便、减轻烟酒毒害、保护嗓子、治疗鼻炎等作用。

364. 白 果

【原文】 白果甘苦，喘嗽白浊，点茶压酒，不可多嚼。一名银杏。

【释义】 白果味甘、苦、涩，性平，有毒。归肺经。能敛肺定喘、缩尿止带。用于咳嗽气喘、尿频、遗尿、白浊、白带增多等。可作干果点心食用，还能解酒。但有毒、不可多食。又名银杏。

【功效】 敛肺化痰定喘，止带缩尿。

【主治】 哮喘痰嗽，带下、白浊、尿频、遗尿。

【配伍应用精要】

●白果配麻黄、黄芩、桑白皮，清热敛肺定喘，治痰热哮喘、痰多气急，如定喘汤（《摄生众妙方》）。

●白果配熟地黄、五味子、胡桃肉，补肾纳气、敛肺平喘，治肺肾两虚之虚喘。

●白果配天冬、麦冬、款冬花，润肺止咳，治肺热燥咳、喘咳无痰。

●白果配山药、莲子，健脾益肾、收涩止带，治脾肾亏虚之带下增多、色白清稀。

●白果配黄柏、车前子，化湿清热止带，治湿热带下、色黄腥臭，如易黄汤（《傅青主女科》）。

●白果配萆薢、益智仁，收敛固涩，治小便白浊。

●白果配熟地黄、山萸肉、覆盆子，补肾固精止遗，治遗精、滑精，尿频、遗尿。

【用法用量】 煎服，5～10 g。

【使用注意】 实邪不宜，过食可致中毒。

【来源与品种】 为银杏科植物银杏 *Gimkgo biloba* L. 的成熟种子。我国各地均有栽培。用时打碎取种仁，生用或炒用。

炒白果仁：毒性降低，平喘、缩尿、止带等敛涩作用增强。

【现代研究】 本品主要含蛋白质、脂肪、淀粉、氰苷、维生素B_2及多种氨基酸、黄酮类化合物，其有毒成分为白果酸、氢化白果酸、白果酚、白果醇等。本品能抑制结核杆菌的生长，体外对多种细菌及皮肤真菌有抑制作用；有一定的祛痰作用，对气管平滑肌有微弱松弛作用；能清除机体超氧自由基，有抗衰老作用。本品中毒系因大量生食或食未经熟透的白果所致氢氰酸中毒，小儿容易发生。

365. 胡　桃

【原文】 **胡桃肉甘，补肾黑发，多食生痰，动气之物。**

【释义】 胡桃肉味甘，性温。归肾、肺、大肠经。能补肾固精，乌须黑发。用于肾虚精亏之腰痛、遗精、遗尿，肾阳亏虚、精气不足之早衰、须发早白等。但多食易助湿生痰，并能滞气而引起胀满。

【功效】 补肾温肺，润肠通便。

【主治】 肾虚腰痛、遗精、尿频、咳喘，肠燥便秘。

【配伍应用精要】

●胡桃配杜仲、补骨脂，补肾强腰，治肾虚腰痛、起坐不利、膝软乏力，如青娥丸（《太平惠民和剂局方》）。

●胡桃配金樱子、菟丝子、补骨脂，补肾固精，治肾虚尿频、尿有余沥、遗精。

●胡桃配人参、生姜，补肾纳气，敛肺定喘，治肺肾不足、肾不纳气之虚喘证，如人参胡桃汤（《重订严氏济生方》）。

●胡桃配火麻仁、肉苁蓉、当归，润肠通便，治肠燥便秘、大便不通（《医方择要》）。

●胡桃配人参、熟地黄、补骨脂，益髓养血，常服润肤养颜。

【用法用量】 煎服，10～30 g，或入丸散。

【使用注意】 阴虚火旺、痰热咳嗽及便溏者均不宜服。

【来源与品种】 为胡桃科落叶乔木胡桃 *Juglans regia* L. 果实的核仁。主产于华北、西北、东北地区。生用或炒用。

【现代研究】 本品主要含脂肪油，其中主要为亚油酸甘油酯，尚含有蛋白质、碳水化合物、钙、磷等。本品可影响胆固醇的体内合成及其氧化排泄，动物实验表明本品有镇咳作用。

366. 梨

【原文】 **梨味甘酸，解酒除渴，止嗽消痰，善驱烦热。**勿多食，令人寒中作泻。产妇金疮属血虚，切忌。

【释义】 梨肉味甘、酸，性凉。归肺、胃经。能生津止渴、解酒，化痰止咳，清热除烦。用于热病津伤、烦热口渴，醉酒口渴呕逆及消渴。还用治痰热咳嗽或燥热干咳等。本品性凉，易致中寒腹泻，不宜过食。产妇、金疮属血虚者忌服。

【功效】 生津止渴，清热化痰，止咳。

【主治】 津伤口渴、消渴，肺热咳嗽。

【配伍应用精要】

●梨配荸荠、鲜芦根、藕节共取汁服用，清热生津止渴，治温病津伤口渴及消渴引饮。

●梨去顶挖核，放入川贝母、冰糖，文火炖熟食用，清热化痰止咳，治肺热痰壅咳喘。

●梨捣汁配生姜汁、蜂蜜服，清肺止咳，治肺热阴伤之干咳无痰。

●梨汁配竹沥同服，清热化痰止呕，治痰热呕哕。

●梨生食或榨汁服，解酒除烦，治醉酒烦渴。

●梨捣汁配蜂蜜服，润肠通便，治肠燥便秘。

【用法用量】 适量生食，或捣汁、熬膏服。

【使用注意】 胃寒呕吐、脾虚便溏及寒嗽者均忌服。

【来源与品种】 为蔷薇科植物白梨 *Pyrus bretschneideri* Rehd.、沙梨 *Pyrus pyrifolia* (Burm. f.) Nakai、秋子梨 *Pyrus ussuriensis* Maxim. 等栽培种的果实。白梨主产于华北、西北、江宁等地，沙梨主产于长江流域，秋子梨主产于东北、河北、山东等地。

367. 榧　子

【原文】 榧实味甘，主疗五痔，蛊毒三虫[1]，不可多食。

【词解】

[1] 三虫：指蛔虫、蛲虫、姜片虫。

【释义】 榧子味甘，性平。归肺、胃、大肠经。能驱杀肠虫，润肠通便，疗痔。用于驱杀蛔虫、蛲虫、绦虫、钩虫等多种肠道寄生虫，以及便秘、痔疮等证。本品通便滑肠，不宜多服，以免致泄泻不止。

【功效】 杀虫，消积，润燥。

【主治】 虫积腹痛，便秘，燥咳。

【配伍应用精要】

●榧子配使君子、苦楝皮，杀虫消积，治蛔虫病。

●榧子配槟榔、贯众，消积杀虫，治钩虫病。

●榧子配槟榔、南瓜子，消积杀虫，治绦虫病。

●榧子配单用炒熟嚼服，润肠通便，治痔疮便秘（《本草衍义》）。

●榧子配火麻仁、郁李仁、瓜蒌仁，润肠通便，治肠燥便秘。

●榧子配川贝母、瓜蒌仁、沙参，润燥止咳，治肺燥咳嗽。

【用法用量】 煎服，15～30 g。炒熟嚼服，一次用15 g。

【使用注意】 便溏者不宜。

【来源与品种】 为红豆杉科植物榧 *Torreya grandis* Fort. 的干燥成熟种子。主产于安徽、福建、江苏等地。生用或炒用。

【现代研究】 本品主要含脂肪油，其中主要为亚油酸、硬脂酸、油酸，并含麸朊、甾醇、草酸、葡萄糖、多糖、挥发油、鞣质等。本品有驱除猫绦虫、钩虫的作用，体外对猪蛔、蚯蚓、蚂蟥有毒性作用，可杀死血吸虫尾蚴。

368. 竹　茹

【原文】 竹茹止呕，能除寒热，胃热咳哕，不寐安歇。姜汁炒。

【释义】 竹茹味甘，性微寒。归肺、胃经。能清肺胃之热、化痰止呕、开郁除烦。用于胃热呕吐、痰热咳嗽及痰热内扰之心烦不寐。还用于痰热、虚热之呕哕、妊娠呕吐等多种呕逆。入药以姜汁炙以增强止呕作用。

【功效】 清热化痰，除烦止呕。

【主治】 痰热咳嗽，心烦不寐，胃热呕吐。

【配伍应用精要】

●竹茹配半夏、黄芩，清热化痰、止咳平喘，治痰热咳喘，顽痰胶结、痰稠难咯，如竹沥达痰丸（《沉氏尊生书》）。

●竹茹配瓜蒌、桑白皮，清热化痰止咳，治肺热咳嗽、痰黄。

●竹茹配半夏、枳实、茯苓，清热化痰，治痰热内扰、心烦不寐，如温胆汤（《备急千金要方》）。

●竹茹配麦冬、小麦、甘草，养心安神，治妇女产后虚烦头痛、短气、心中烦乱。

●竹茹配石菖蒲、胆南星、半夏，清热化痰，治中风痰迷、舌强失语。

●竹茹配黄连、黄芩、生姜，清热降逆止呕，治胃热呕吐，如竹茹饮（《延年秘录》）。

●竹茹配黄连、橘皮、半夏，清热化湿、和胃止呕，治湿热中阻之脘腹胀闷、呕吐、苔腻。

●竹茹配人参、陈皮、生姜，益气清热止呕，治胃虚有热之呕吐，如橘皮竹茹汤（《金匮要略》）。

●竹茹配橘皮、茯苓、生姜，清热止呕安胎，治妊娠胎热、恶阻呕吐、不下食（《备急千金要方》）。

●竹茹配乌梅、甘草，清热止渴，治伤暑烦渴不止，如竹茹汤（《圣济总录》）。

【用法用量】 煎服，6～10 g。

【使用注意】 胃寒及伤食呕吐者忌服。

【来源与品种】 为禾本科植物青秆竹 *Bambusa tuldoides* Munro、大头典竹 *Sinocalamus beecheyanus* (Munro) McClure var. *pubescens* P. F. Li 或淡竹 *Phyllostachys nigra* (Lodd.) Munro var. *henonis* (Mitf.) Stapf ex Rendle 的茎的干燥中间层。主产于长江流域和南方各省。生用或姜汁炙用。

姜竹茹：降逆止呕作用增强，多用于恶心呕吐。

【现代研究】 淡竹的竹茹含对 cAMP 磷酸二酯酶有抑制作用的成分。本品有增加尿中氯化物、增高血糖作用，体外对白色葡萄球菌、枯草杆菌、大肠杆菌、伤寒杆菌等有较强的抑制作用。

369. 竹 叶

【原文】 竹叶味甘，退热安眠，化痰定喘，止渴消烦。味淡者佳。

【释义】 竹叶味甘、辛、淡，性寒。归心、胃、小肠经。能清心除烦、化痰定喘、生津止渴。用于热病烦渴、心烦失眠，心火上炎之口舌生疮，心火下移小肠之小便短赤淋痛，以及肺热咳嗽气喘等证。入药以味淡者佳。

【功效】 清心，除烦，生津止渴，利尿。

【主治】 热病烦渴，口疮，尿赤。

【配伍应用精要】

●竹叶配生石膏、知母、玄参，泻火除烦、生津止渴，治热病伤津、烦热口渴，如清瘟败毒饮（《疫疹一得》）。

●竹叶配栀子、淡豆豉，清心除烦，治心经有热之心烦失眠。

●竹叶配人参、麦冬，益气生津止渴，治热病后期余热未清，津伤口渴，如竹叶石膏汤（《伤寒论》）。

●竹叶配金银花、连翘、薄荷，凉散风热、止渴，治外感风热、烦热口渴，如银翘散（《温病条辨》）。

●竹叶配木通、生地黄、甘草，清心火、利小便，治口舌生疮、小便短赤涩痛，如导赤散（《小儿药性直诀》）。

●竹叶配车前子，清热利湿，治湿热下注膀胱之热淋涩痛。

【用法用量】 煎服，6～15 g，鲜品15～30 g。

【来源与品种】 为禾本科植物淡竹 *Phyllostachys nigra* (Lodd.) *Munro var. henonis* (Mitf.) Stapf ex Rendle 的叶。产于长江流域各省。生用或鲜用。

【现代研究】 本品含黄酮、酚酮、蒽醌、内酯、多糖、氨基酸及多种微量元素等，具有抗氧化、清除自由基、抗衰老、抗疲劳、降血脂、预防心脑血管疾病、护肝、扩张毛细血管、改善微循环、活化大脑细胞、促进记忆、改善睡眠、抗癌、美化肌肤等功效。

370. 竹　沥

【原文】 **竹沥味甘，阴虚痰火，汗热渴烦，效如开锁。截尺余，直劈数片，两砖架起，火烘，两头流沥，每沥一盏，姜汁二匙。**

【释义】 竹沥味甘，性寒。归心、肺、肝经。善清热豁痰。用于阴虚痰热咳喘、痰稠难咯、顽痰胶结，以及热病汗出、烦渴等，效验立见。采制时取鲜竹竿截成尺余长，两端去节，纵劈成数片，用砖块架起，火烘烤中部，两端即流出液汁，以容器盛接。每沥满一盏，加入姜汁二匙。

【功效】 清热豁痰，定惊利窍。

【主治】 痰热咳喘，中风痰迷，惊痫癫狂。

【配伍应用精要】

●竹沥配半夏、黄芩、橘红，清热豁痰，治痰热咳喘、痰稠难咯，如竹沥达痰丸（《沈氏尊生书》）。

●竹沥配川贝母、瓜蒌仁、杏仁，清热化痰、止咳平喘，治肺热咳喘、痰多胸闷。

●竹沥配姜汁，清热豁痰、开窍定惊，治中风痰迷、惊痫癫狂（《备急千金要方》）。

●竹沥配胆南星、牛黄，清热豁痰定惊，治小儿惊风、四肢抽搐。

【用法用量】 内服，30～50 g。

【使用注意】 本品性寒滑利，寒痰及便溏者忌用。

【来源与品种】 来源同竹茹。为竹新鲜的茎秆经火烤灼而流出的淡黄色澄清液汁。

【现代研究】 本品含有十余种氨基酸、葡萄糖、果糖、蔗糖及愈创木酚、甲酚、苯酚、甲酸、乙酸、苯甲酸、水杨酸等，有明显的镇咳、祛痰作用，有增加尿中氯化物的作用，并能增高血糖。

371. 莱菔

【原文】 **莱菔根甘，下气消谷[1]，痰癖咳嗽，兼解面毒[2]。**俗云萝卜。

【词解】

[1] 消谷：消化谷物类饮食积滞。

[2] 解面毒：指消化谷面食积滞。

【释义】 莱菔味辛、甘，性凉。归脾、胃、肺、大肠经。能消食化滞、下气宽中、化痰止咳。用于饮食积滞、脘腹胀满、痰积在两胁的喘满咳嗽等。消化谷面食积滞的作用明显。本品俗称萝卜。

【功效】 消食化滞，下气宽中，化痰，止渴，止血。

【主治】 食积腹胀，咳喘痰多，吐血咯血，口渴多饮。

【配伍应用精要】

●莱菔配麦芽、谷芽、山楂，消食宽中，治食积不消、脘腹胀满、纳呆、吐泻。

●莱菔配芒硝煎服，通腑下气消胀，治肠梗阻腑气不通，脘腹胀满、疼痛。

●莱菔配陈皮、半夏、白芥子，消痰理气，治痰饮内盛、咳嗽喘满。

●莱菔汁配皂角浆内服催吐，化痰通痹，治痰热喉闭、咽喉疼痛（《普济方》）。

●莱菔绞汁服，治消渴口干（《食医心镜》）。

●莱菔捣汁半盏、入酒少许，煎热服，治鼻衄不止（《卫生易简》）。

【用法用量】 煎服，50～150 g；捣汁饮，30～60 mL。

【使用注意】 脾胃虚寒者不宜生食。

【来源与品种】 为十字花科植物萝卜 *Raphanus sativus* L. 的新鲜根。我国各地均有栽培。生用或煮熟用。

【现代研究】 根含糖分，主要是葡萄糖、蔗糖和果糖；各部分还测得香豆酸、咖啡酸、阿魏酸、苯丙酮酸、龙胆酸、羟基苯甲酸等；鲜根含甲硫醇、维生素C、钙、锰、硼，又含莱菔苷。本品有抗菌作用，特别是对革兰阳性菌较敏感，亦能抗真菌；另据报道，榨取根的汁液服，可防止胆结石形成。

372. 灯心草

【原文】 灯草味甘，运利小水，癃闭[1]成淋，湿肿为最。

【词解】

[1]癃闭：病名，以小便量少、点滴而出、甚则闭塞不通为主症的疾患。轻者小便涓滴不利为“癃”，重者完全不能排尿称为“闭”。

【释义】 灯心草味甘、淡，性微寒。归心、肺、小肠经。能通利小便、利尿通淋。用于热淋之小便短赤疼痛、癃闭及水湿内停之小便不利、水肿。

【功效】 利尿通淋，清心降火。

【主治】 淋证，心烦失眠，口疮。

【配伍应用精要】

●灯心草配木通、瞿麦、车前子，清热利尿通淋，治小便不利，热淋涩痛等，如八正散（《太平惠民和剂局方》）。

●灯心草配麦冬、甘草，利尿通淋，治五淋癃闭（《方脉正宗》）。

●灯心草配木通、竹叶、栀子，清心火、除烦热，治心烦失眠、小便短赤、口舌生疮。

●灯心草配淡竹叶、蝉蜕，清心除烦、祛风定惊，治心热烦躁、尿赤、小儿夜啼。

●灯心草炒炭研末，配硼砂粉和匀、涂敷患处或吹喉，清热敛疮，治口舌生疮、喉痹肿痛。

【用法用量】 煎服，1～3 g。外用适量。

【来源与品种】 为灯心草科植物灯心草 *Juncus effusus* L. 的干燥茎髓。主产于江苏、四川、云南等地。生用或制用。

【现代研究】 本品主要含纤维、脂肪油、蛋白质，尚含有多聚糖。本品有利尿、止血等药理作用。

373. 艾　叶

【原文】 艾叶温平，驱邪逐鬼[1]，漏血安胎，心痛[2]即愈。宜陈久者佳。

揉烂，醋浸炒之。

【词解】

[1]驱邪逐鬼：指驱除未知的致病邪气。

[2]心痛：泛指胸脘腹部位的疼痛。

【释义】 艾叶味苦、辛，性温，有小毒。归肝、脾、肾经。能温经止血、散寒止痛、调经、安胎。用于崩漏下血、月经过多、吐血、衄血等各种虚寒性出血，以及胎漏、胎动不安。寒邪凝滞之脘腹冷痛、胸痹心痛等，用之能很快止痛。入药宜用陈久者。揉烂、醋炙用。

【功效】 温经止血，散寒止痛，调经，安胎。

【主治】 出血证，脘腹冷痛，月经不调，痛经，胎动不安。

【配伍应用精要】

●艾叶单用或配阿胶、芍药、干地黄，温经止血，治下元虚冷、冲任不固之崩漏下血，如胶艾汤（《金匮要略》）。

●艾叶配生地黄、生荷叶、生侧柏叶，清热凉血止血，治疗血热妄行之吐血、衄血、咯血等出血证，如四生丸（《妇人良方》）。

●艾叶配香附、当归、肉桂，温经散寒、调经止痛，治下焦虚寒、月经不调、痛经、宫寒不孕等证，如艾附暖宫丸（《仁斋直指方论》）。

●艾叶配吴茱萸、干姜、延胡索，温中散寒止痛，治脾胃虚寒之脘腹冷痛。

●艾叶配阿胶、桑寄生、白术，暖宫安胎，治胎动不安。

●艾叶配苍术、地肤子、白鲜皮，煎汤熏洗，燥湿止痒，治皮肤湿癣瘙痒。

●艾叶捣绒制艾条、艾炷，灸体表穴位，温经通络、散寒除湿，治风寒湿痹等多种虚寒性病证。

【用法用量】 煎服，3～10 g。温经止血宜炒炭用。

【使用注意】 本品性温燥，阴虚血热者慎用。

【来源与品种】 为菊科植物艾 *Artemisia argyi* Levl. et Vant. 的叶。我国大部分地区均产。生用、醋炙或制炭用。

醋炙艾叶：缓和对胃的刺激，散寒止痛作用增强。艾叶炭：缓和对胃的刺激，温经止血作用增强。

【现代研究】 本品主要含挥发油、倍半萜类、环木菠烷型三萜及黄酮类化合物等，能明显缩短出血和凝血时间；有平喘、镇咳、祛痰作用，其平喘作用与异丙肾上腺素相近；体外实验对肺炎球菌、炭疽杆菌、金黄色葡萄球菌等多种致病菌及真菌有抑制作用；对腺病毒、疱疹病毒、流感病毒等有抑制作用；对子宫平滑肌有兴奋作用。

374. 绿　豆

【原文】 绿豆气寒，能解百毒，止渴除烦，诸热可服。

【释义】 绿豆味甘，性寒。归心，胃经。能解多种食物或药物引起的中毒，并能清热解暑、除烦止渴。用于暑热烦渴、热病津伤口渴、小便短赤及热毒疮疡等实热证。

【功效】 清热解毒，消暑，利水。

【主治】 痈肿疮毒，暑热烦渴，药食中毒，水肿、小便不利。

【配伍应用精要】

●绿豆单用煎服或生研加冷开水浸泡滤汁服，清热解毒消痈。

●绿豆配大黄为末，以薄荷汁、蜂蜜调敷患处，解毒消肿，治热毒疮痈肿痛（《普济方》）。

●绿豆配赤小豆、黑豆、甘草，清热解毒，防治痘疮及麻疹，如三豆饮（《世医得效方》）。

●绿豆煮汤冷饮，解暑利尿、除烦止渴，治暑热烦渴、尿赤，如绿豆饮（《景岳全书》）。

●绿豆配生地黄、淡竹叶、木通，清心利尿，治小便短赤、不利。

●绿豆配陈皮、冬麻子煮食，利水消肿，治疗小便淋沥不畅、水肿（《太平圣惠方》）。

●绿豆浓煎频服或配黄连、葛根、甘草，解药食中毒，如绿豆饮（《证治准绳》）。

【用法用量】 煎服，15～30 g；大剂量可用至120 g。外用适量。

【来源与品种】 为豆科植物绿豆 *Phaseolus radiatus* L. 的干燥种子。我国大部分地区均有生产。打碎入药或研粉用。

【使用注意】 脾胃虚寒、肠滑泄泻者忌用。

【现代研究】 本品含蛋白质、脂肪、糖类、胡萝卜素、维生素A、维生素B、烟酸和磷脂以及钙、磷、铁等，有降血脂、降胆固醇、防治动脉粥样硬化、抗过敏、抗菌、抗肿瘤、增强食欲、保肝护肾等作用。

375. 川 椒

【原文】 **川椒辛热，祛邪逐寒，明目杀虫，温而不猛。**去目，微炒。

【释义】 川椒味辛，性温热。归脾、胃、肾经。善祛邪逐寒、温中止痛、燥湿杀虫，还有明目作用。性温热而不峻猛。用于脘腹冷痛、寒湿泄泻、寒疝、蛔厥腹痛，以及皮肤湿疹、妇人阴痒等。去掉种子、微炒入药。

【功效】 温中止痛，杀虫止痒。

【主治】 脘腹冷痛、吐泻，虫积腹痛，湿疹、阴痒。

【配伍应用精要】

●川椒配干姜、人参，温中健脾、散寒止痛，治脾胃虚寒之脘腹冷痛、呕吐、食少，如大建中汤（《金匮要略》）。

●川椒配生姜、白豆蔻，温中散寒、止痛止呕，治外寒内侵之胃寒腹痛、呕吐等。

●川椒配苍术、肉豆蔻，温中燥湿止泻，治夏月寒湿伤中、腹痛泄泻，如川椒丸（《小儿卫生总微论方》）。

●川椒配附子、黄连，温脾散寒、清热燥湿，治寒热错杂、正虚邪实之久泻久痢。

●川椒配麻黄、杏仁，散寒祛痰、止咳平喘，治寒痰内结、哮喘时作。

●川椒配乌梅、黄柏、干姜，温脏驱蛔，治蛔厥证之腹痛、烦闷、手足厥逆，如乌梅丸（《伤寒论》）。

●川椒单用水煎液保留灌肠，驱杀肠虫，治小儿蛲虫病、肛周瘙痒。

●川椒配吴茱萸、蛇床子、藜芦水煎熏洗，燥湿杀虫止痒，治妇人阴痒，如椒茱汤（《医统》）。

●川椒单用或配苦参、蛇床子、地肤子煎汤外洗，治湿疹瘙痒。

【用法用量】 煎服，3～6 g。外用适量，煎汤熏洗。

【使用注意】 本品性温热，实热证、阴虚火旺、血热妄行者均忌用，孕妇慎用。

【来源与品种】 为芸香科植物青椒 *Zanthoxylum schinifolium* Sieb. et Zucc. 或花椒 *Zanthoxylum bungeanum* Maxim. 的干燥成熟果皮。我国大部分地区有产，以四川产者为佳，故又名川椒、蜀椒。生用或炒用。

炒花椒：炒后可减毒，辛散作用稍缓，长于温中散寒、驱虫止痛。

【现代研究】 本品主要含挥发油类成分，其中主要为柠檬烯、1,8-桉叶素、月桂烯、α-蒎烯、β-蒎烯等，还含香草木宁碱、茵芋碱、拟芸香品、脱肠草素等。本品具有抗实验性胃溃疡作用；对离体小肠小剂量兴奋，大剂量抑制；有镇痛抗炎作用；对多种皮肤癣菌和真菌有一定的抑制或杀灭作用，能杀疥螨去除寄生虫；能促进唾液分泌、增加食欲；可使血管扩张、血压降低。

376. 胡 椒

【原文】 **胡椒味辛，心腹冷痛，下气温中，跌扑堪用。**

【释义】 胡椒味辛，性热。归胃、大肠经。能温暖中焦、下气行滞、散寒止痛。用于寒凝中焦之脘腹冷痛、反胃呕吐、泄泻冷痢等。跌打损伤也可应用。

【功效】 温中散寒，下气消痰。

【主治】 脘腹冷痛、呕吐泄泻，癫痫、痰多。

【配伍应用精要】

●胡椒配大枣，补中益气、温中止痛，治气虚寒凝之胃脘痛。

●胡椒配高良姜、荜茇，温中散寒止痛，治胃寒脘腹冷痛、呕吐。

●胡椒配半夏、姜汁，温中下气止呕，治中寒恶心、呕吐，不能进食。

●胡椒配吴茱萸、白术，温中散寒止泻，治脾胃虚寒之泄泻、腹痛。

●胡椒配瓜蒌，温化寒痰、下气平喘，治寒痰哮喘。

●胡椒配荜茇等份为末服，下气消痰，治痰气郁滞、蒙蔽清窍之癫痫、痰多。

●胡椒酒浸外敷或煎汤外洗，散寒止痛，治风湿关节痛、冻伤。

【用法用量】 煎服，2～4 g；研末服，0.6～1.5 g。外用适量。

【使用注意】 本品性温热，实热证、阴虚火旺或血热妄行者忌用，孕妇慎用。

【来源与品种】 为胡椒科植物胡椒 *Piper nigrum* L. 的干燥近成熟或成熟果实。主产于海南、广东、广西等地。生用。

【现代研究】 本品主要含挥发油，其中主要为胡椒醛、二氢香芹醇、氧化石竹烯、隐品酮等，尚含胡椒碱、胡椒林碱、胡椒新碱等。本品动物实验有镇静、催眠、抗惊厥、促进大鼠胆汁分泌作用，有抗炎、杀虫、升高血压等作用。

377. 石　蜜

【原文】 **石蜜甘平，入药炼熟，益气补中，润燥解毒。**

【释义】 石蜜味甘，性平。归肺、脾、大肠经。入药须煎熬炼熟。能补中益气、润燥、解毒。用于脘腹疼痛、肺燥咳嗽、肺虚久咳，以及咽干口燥、肠燥便秘等。

【功效】 补中，润燥，止痛，解毒。

【主治】 脘腹挛急疼痛，燥咳，便秘。

【配伍应用精要】

●石蜜单用或配白芍、甘草，补中缓急止痛，治中虚脘腹挛急疼痛。

●石蜜配人参、生地黄，补益肺气、润肺止咳，治虚劳咳嗽日久、气短乏力、咽燥痰少，如琼玉膏（《洪氏集验方》）。

●石蜜配阿胶、桑叶、川贝母，养阴润燥、清肺止咳，治燥邪伤肺、干咳无痰。

●石蜜单用冲服或配生地黄、当归、火麻仁，养阴生津、润肠通便，治肠燥便秘。

●石蜜大剂量内服，解药毒，用于乌头、附子等药物中毒。

●石蜜外用，解毒防腐、生肌敛疮，治疮痈、溃疡、烧烫伤。

【用法用量】 煎服或冲服，15～30 g；大剂量30～60 g。外用适量。

【使用注意】 本品助湿壅中、润肠。湿阻中满及便溏泄泻者慎用。

【来源与品种】 为蜜蜂科昆虫中华蜜蜂 *Apis cerana* Fabricius 或意大利蜜蜂 *Apis mellifera* Linnaeus 所酿成的蜜。我国大部分地区均产。生用或炼熟用。

【现代研究】 本品主要含糖类、挥发油、有机酸、乙酰胆碱、维生素、多种微量元素等。本品有促进小鼠小肠运动的作用，并能显著缩短排便时间；对多种细菌有抑制作用；有解毒作用；能减轻化疗药物的毒副反应；有促进创伤组织愈合作用；有增强免疫功能、保肝、抗肿瘤等作用。

【按】 蜂蜜原名石蜜，始载于《神农本草经》，为岩峰（野蜜蜂）*Apis dorsata Fabr.* 所酿。现代应用的蜂蜜多为中华蜜蜂或意大利蜜蜂所酿，石蜜则罕见。

378. 马齿苋

【原文】 **马齿苋寒，青盲白翳[1]，利便杀虫，癥痈咸治。**即安乐菜，一名九头狮子草。

【词解】

[1]白翳：病证名，指眼球角膜病变留下的瘢痕，能影响视力。

【释义】 马齿苋味酸，性寒。归肝、大肠经。能清热解毒、凉血通淋、杀虫，并能散血消痈。用于青盲、白翳之视物不清，热毒血痢，热淋，以及钩虫病。痈肿疮毒、癥瘕等病证也均可用治。本品即安乐菜，又名九头狮子草。

【功效】 解毒消痈，凉血止痢，止血。

【主治】 热毒血痢，疮疡，崩漏，便血。

【配伍应用精要】

●马齿苋单用煎服，配以鲜品捣烂外敷，清热解毒、凉血消肿，治痈肿疮疡、丹毒肿痛，如马齿苋膏（《医宗金鉴》）。

●马齿苋配鱼腥草、败酱草，解毒消痈，治肺痈、肠痈。

●马齿苋配木通、石韦、海金沙，清热利尿通淋，治热淋、血淋。

●马齿苋配粳米煮粥，空腹服食，清热解毒、凉血止痢，治热毒血痢，如马齿粥（《太平圣惠方》）。

●马齿苋配黄芩、黄连，清热解毒止泻，治大肠湿热、腹痛泄泻。

●马齿苋单味药捣汁服，清热凉血止血，治血热妄行、崩漏下血。

●马齿苋配地榆、槐实、凤尾草，清热解毒、凉血止血，治大肠湿热、便血、痔血。

【用法用量】 煎服，9～15 g，鲜品30～60 g。外用适量，捣敷患处。

【来源与品种】 为马齿苋科一年生肉质草本植物马齿苋 *Portolaca oleracea* L. 的干燥地上部分。我国大部分地区均产。鲜用或略蒸烫后晒干用。

【现代研究】 本品主要含三萜醇类、黄酮类、氨基酸、有机酸，还有钙、磷、铁等微量元素及多种维生素、β-胡萝卜素、糖类等，尚含大量的L-

去甲基肾上腺素、多巴胺及少量的多巴。本品对痢疾杆菌、大肠杆菌、伤寒杆菌、金黄色葡萄球菌等有抑制作用；有抗氧化、延缓衰老和润肤美容的功效；对子宫平滑肌有兴奋作用；能升高血钾浓度；还有利尿和降低胆固醇等作用。

379. 葱　白

【原文】 **葱白辛温，发表出汗，伤寒头疼，肿痛皆散。**忌与蜜同食。

【释义】 葱白味辛，性温。归肺、胃经。能发汗解表、解毒散结。用于风寒感冒、头痛及痈疮肿毒。忌与蜂蜜同服。

【功效】 发汗解表，散寒通阳。

【主治】 风寒外感，厥逆脉微，阴寒腹痛，小便不通。

【配伍应用精要】

●葱白配淡豆豉，发汗解表，治风寒外感之恶寒发热、头痛鼻塞，如葱豉汤（《肘后备急方》）。

●葱白配麻黄，通阳散寒、发汗解表，治阳气郁闭、风寒表证，恶寒发热，头身疼痛。

●葱白配附子、干姜，通阳复脉回厥，治阴盛格阳之厥逆脉微、腹痛下利、面赤，如白通汤（《伤寒论》）。

●葱白捣烂炒热，温熨脐腹，通阳散寒、温阳化气，治阴寒腹痛及寒凝气阻、膀胱气化失司之小便不通。

●葱白配瓜蒌，消肿散结、疗痈定痛，治产后乳汁瘀滞不下，乳痈肿痛。

●葱白捣烂外敷，解毒散结，治疮痈肿毒。

【用法用量】 煎服，3～9 g。外用适量。

【使用注意】 表虚多汗者忌用，久服令人目昏。

【来源与品种】 为百合科植物葱 *Allium fistulosum* L. 近根部的鳞茎。我国各地均有种植。鲜用。

【现代研究】 本品主要含挥发油，油中主要成分为蒜素，还含有二烯丙基硫醚、苹果酸、维生素类物质、烟酸、黏液质、草酸钙、铁盐等。本品对多种致病菌及真菌、阴道滴虫有抑制或杀灭作用，有发汗、解热、利尿、健胃、祛痰作用。

380. 胡　荽

【原文】 **胡荽味辛，上止头疼，内消谷食，痘疹发生。**

【释义】 胡荽味辛，性温。归肺、胃经。能解表散寒、开胃消食、发表透疹。用于外感风寒头痛、痘疹透发不畅，以及消化不良、食积、胃纳不香等。

【功效】 发表透疹，开胃消食。

【主治】 麻疹不透，饮食积滞。

【配伍应用精要】

●胡荽配葱白，发汗解表，治风寒感冒之恶寒发热。

●胡荽单用煎汤局部熏洗，或配荆芥、薄荷煎服，解表透疹，治风寒束表、疹发不畅。

●胡荽配生姜，发汗解表、和中止呕，治风寒表证兼脾胃不和、恶心呕吐。

●胡荽配麦芽、神曲，健脾消食，治消化不良、食积腹胀。

●胡荽配陈皮，醒脾悦胃，治纳呆食少、嗳气、腹胀。

【用法用量】 煎服，10～15 g，鲜品30～60 g。

【使用注意】 热毒壅盛而疹出不畅者忌服。

【来源与品种】 为伞形科植物芫荽 *Coriandrum sativum* L. 的全草。我国各地均有种植。鲜用或晒干切段生用。

【现代研究】 本品主要含挥发油、苹果酸钾、维生素 C、正癸醛、芳樟醇等，有促进外周血液循环的作用，能增进胃肠腺体分泌和胆汁分泌，并有抗真菌作用。

381. 韭　菜

【原文】 **韭味辛温，祛除胃热[1]，汁清血瘀，子医梦泄。**

【词解】

[1] 胃热：疑为“胃寒”之误。

【释义】 韭菜味辛，性温。归肝、胃经。能温中行气。用于胃寒气滞、胀闷作痛等。韭菜汁能散瘀止血，用于瘀血阻滞之噎膈、反胃，血瘀胸痹及出血证。韭菜子辛、甘，性温。能补肾壮阳、固精止带。用治阳痿、梦遗滑泄、带下等证。

【功效】 温中散寒，散瘀行气。韭菜子：温补肝肾，壮阳固精。

【主治】 胃寒脘腹疼痛，血瘀出血。

【配伍应用精要】

●韭菜捣汁饮服，或配紫苏叶、陈皮煎汤服，温中行气止痛，治胃寒气滞、胀闷疼痛。

●韭菜汁兑入牛乳中饮用，散瘀理气降逆，缓解噎膈反胃。

●韭菜汁浸生地黄，晒干后熬膏服，散瘀止血，治血瘀吐血、呕血。

●韭菜捣敷局部，散瘀消肿，治跌打瘀肿。

●韭菜子单用或配巴戟天、仙茅、枸杞子，壮阳益精、强筋健骨，治肝肾不足之筋骨痿软、步履维艰、屈伸不利。

●韭菜子配仙茅、淫羊藿，温肾壮阳，治肾虚阳痿、腰膝冷痛。

●韭菜子配熟地黄、菟丝子、补骨脂，温肾助阳、固精止遗，治梦遗滑精、带下。

●韭菜子配益智仁、鹿角霜、煅龙骨，温肾固精止遗，治膀胱虚冷之遗尿、尿频。

【用法用量】 捣汁或煎服，30～60 g；韭菜子煎服，5～15 g，或入丸散。

【使用注意】 阴虚内热、火毒疮疡、有肝热目疾者均忌服。

【来源与品种】 为百合科植物韭 *A1lium tuberosum* Rottl ex Spreng. 的叶。我国各地均有栽培。

【现代研究】 本品主要含甲基烯丙基二硫化物、二甲基二硫化物、2-丙烯基二硫化物、黄酮苷类及多种氨基酸，对兔静脉注射有轻度降血压作用；对动物血管有扩张作用；对离体子宫有兴奋作用。

382. 大　蒜

【原文】 **大蒜辛温，化肉消谷，解毒散痈，多用伤目。**

【释义】 大蒜味辛，性温。归脾、胃、肺经。能消化谷物、肉食积滞，解毒消痈，并能杀虫。用于痈肿疮毒、皮肤疥癣，痢疾、泄泻，虫积食积等。过多食用损伤眼睛，有目疾者忌用。

【功效】 解毒消肿，止痢，杀虫。

【主治】 疮痈、疥癣，泻痢，蛲虫病。

【配伍应用精要】

●大蒜配大黄、芒硝外用，清热解毒、消肿疗痈，治热毒痈疖红肿。

●大蒜切片外贴或捣烂外敷，解毒消肿，治痈肿疔毒、疥癣。

●大蒜煮粥送服白及粉，治肺痨咯血。

●大蒜配百部、紫菀，行气化痰、润肺止咳，治肺痨咳嗽及顽咳。

●大蒜单用或配黄连，清热燥湿、解毒止痢，治湿热泻痢。

●大蒜配槟榔、苦楝皮、榧子，解毒杀虫，治钩虫、蛲虫病。

●大蒜捣烂加茶油，睡前涂于肛周，治蛲虫病。

●大蒜生食，健脾温胃，治脘腹冷痛、食欲不振或食积不化。

【用法用量】 10～15 g，生食、煮食或制成糖浆服。外用适量，捣敷、切片擦或隔蒜灸。

【使用注意】 阴虚火旺者不宜；多食久食损目，有目疾者忌用。外敷不可时间过久。

【来源与品种】 为百合科植物大蒜 *Allium sativum* L. 的鳞茎。我国各地均有栽培。生用。

【现代研究】　本品主要含大蒜油、大蒜素、半胱氨酸衍生物、多糖、脂类及多种酶等有较强的广谱抗菌作用，对恙虫热、立克次体、流感病毒、疱疹病毒、阴道滴虫、阿米巴原虫等均有不同程度抑制作用；可降低胆固醇和三酰甘油、防治动脉粥样硬化、抑制血小板聚集、增加纤维蛋白的溶解活性；可抗肿瘤、抗突变和阻断亚硝酸胺合成；还有不同程度的抗炎、增强免疫功能、抗氧化、延缓衰老、降血压、护肝、降血糖、杀精、兴奋子宫、驱铅等作用。

383. 食　盐

【原文】　食盐味咸，能吐中痰[1]，心腹卒痛，过多损颜。

【词解】

[1] 中痰：胃中宿食、痰涎停积。

【释义】　食盐味咸，性寒。归肾、肺、胃、大肠经。能催吐痰涎。用于中焦痰涎、宿食留滞、脘腹胀痛，以及胸中痰癖之心腹猝痛、痰迷癫狂等。过多食用能耗伤气血、损人容颜。

【功效】　涌吐，外用解毒。

【主治】　宿食留滞，脘腹胀痛，心腹猝痛。

【配伍应用精要】

●食盐浓汤热饮探吐，涌吐宿食，治宿食留滞、脘腹胀闷疼痛。

●食盐浓汤热饮探吐，涌吐痰涎，治痰饮停积、厥气上冲之头痛、呕吐不止。

●食盐炒热后布包热熨，温中止痛，治心腹冷痛、寒疝腹痛。

●淡盐水嗽口，清火解毒，治咽喉、牙龈肿痛。

●淡盐水洗眼或点眼，清火解毒，治目赤肿痛或目生翳膜。

【用法用量】　开水溶化服，1～3 g；涌吐用，9～18 g。

【使用注意】　消渴、水肿、腹水患者少用或忌用。

【来源与品种】　为海水或盐井、盐池、盐泉中的盐水经煎、晒而成的结晶。

【现代研究】　本品主要含氯化钠，常见的杂质有氯化镁、硫酸镁、硫酸钠、硫酸钙及不溶物质等，可维持细胞外液渗透压，参与体内酸碱平衡的调节和胃酸的生成，亦可维持神经和肌肉的正常兴奋性等。

384. 茶　叶

【原文】　茶茗性苦，热渴能济，上清头目，下消食气。

【释义】　茶叶味苦、甘，性寒。归心、肝、肺、胃经。能除烦热口渴、清利头目、消食化滞。用于发热心烦口渴、风热头痛目昏、食积痰滞等。

【功效】 清头目，除烦渴，消食化痰，解暑利尿。

【主治】 风热头痛，烦渴，食积痰滞，暑热尿赤。

【配伍应用精要】

●茶叶配川芎、白芷、防风，清利头目、祛风止痛，治风邪上攻之偏正头痛，如川芎茶调散（《太平惠民和剂局方》）。

●茶叶冲泡饮服，醒神除烦止渴，治暑热烦渴、头昏神疲、嗜睡。

●茶叶配藿香、陈皮、神曲，消食化痰，治食积痰滞、呕泻腹痛，如午时茶（《经验百病内外方》）。

●茶叶研末浓煎服，解暑止痢，治暑湿泻痢。

●茶叶冲泡饮服，清心降火、利尿解暑，治暑热尿赤。

【用法用量】 煎汤或泡服，9～15 g。

【使用注意】 本品有兴奋作用，失眠者忌服。

【来源与品种】 茶原名茗，为山茶科植物茶 *Camellia sinensis* (L.) O. Kuntze 的芽叶。我国长江流域及其以南各地均有栽培。

【现代研究】 本品主要含鞣质、挥发油、生物碱、黄嘌呤、黄酮、多糖等。本品有收敛、抑菌、抗炎及维生素P样作用；能兴奋高级神经中枢，使思想活跃，消除疲劳，过量则引起失眠、心悸、头痛、耳鸣、眼花等不适症状；可兴奋心脏、扩张冠状血管；能松弛平滑肌，用以治疗支气管哮喘、胆绞痛等；能加强横纹肌的收缩能力；有利尿、增强胃液分泌作用；有收敛肠胃的作用。

385. 酒

【原文】 **酒通血脉，消愁遣兴，少饮壮神，过多损命。**用无灰者[1]。凡煎药入酒，药热方入。

【词解】

[1]无灰者：是不放石灰的酒。古人在酒内加石灰以防酒酸。但能聚痰,故药用须无灰酒。

【释义】 酒味辛，性温。归心、肝、肺、胃经。能祛风散寒、温通血脉、行药势。用于外感风寒、寒湿痹痛、寒凝胸痹，以及血行不畅之肢体麻木、屈伸不利等。少量饮用可解闷散心、振奋精神，过多或长期饮用则伤害身体。入药用无灰酒。凡煎药入酒，要待药热时加入。

【功效】 温通血脉，御寒气，行药势。

【主治】 寒湿痹痛，外感风寒，胸痹，肢体麻木。

【配伍应用精要】

●酒单饮用，散风御寒祛湿，用于感受风寒或寒湿、雨淋。

●酒浸泡蕲蛇、五加皮、木瓜饮用，温通血脉、散寒止痛，治风寒湿痹痛。

●酒少量饮用，活血通脉，缓解手足麻木、筋骨不利等症状。

●酒配瓜蒌、薤白，温阳通痹止痛，治胸痹心痛、喘闷气短，如瓜蒌薤白白酒汤（《金匮要略》）。

●酒配金银花、赤芍、乳香，行药势、活血解毒、消肿止痛，治疮疡肿毒初起，红肿热痛，如仙方活命饮（《校注妇人良方》）。

●酒炙药物，能升提药势，如酒黄连、酒黄芩，增强活血作用，如酒当归、酒牛膝。

【用法用量】 温服适量，或入药同煎、浸药。外用适量。

【使用注意】 阴虚、实火、失血者忌服。

【来源与品种】 为米、麦、黍、高粱等和曲酿成的一种饮料。

【现代研究】 本品主要含乙醇，同时因原料、酿造、加工、储藏等条件之不同其成分差异甚大，如含高级醇类、脂肪酸类、酯类、醛类、少量糖类、挥发酸和不挥发酸等。乙醇对中枢系统的作用基本上与麻醉药相似，但引起的兴奋期较长，大量则导致延脑中枢麻痹；乙醇能使饮者丧失谦虚和自制，同时使其辨别力、记忆力、集中力及理解力亦减弱或消失，视力（中枢性）也常出现障碍；中等量乙醇可扩张皮肤血管，故常致皮肤发红而有温暖感。低浓度酒类可增加胃液和胃酸分泌、增加胃的吸收功能，高浓度则抑制胃液分泌，减弱胃蛋白酶活性甚至对胃黏膜有强烈刺激；其杀菌作用以浓度为70%左右作用最强，低于60%或高于80%者杀菌功效皆较低。

386. 醋

【原文】 **醋消肿毒，积瘕可去，产后金疮，血晕[1]皆治。**一名苦酒。用味酸者。

【词解】

[1]血晕：指产后或外伤出血过多引起的头昏、眩晕。

【释义】 醋味酸、苦，性温。归肝、胃经。能消肿解毒、散瘀、止血。用于胸腹疼痛、瘕瘕积聚、痈疽疮肿，以及妇女产后、刀枪外伤出血所致血晕等。别名苦酒，入药以味酸者为佳。

【功效】 散瘀消肿，杀虫，止血。

【主治】 癥瘕积聚，产后血晕，出血证。

【配伍应用精要】

●醋配三棱、川芎、大黄，散瘀消癥，治癥瘕积聚。

●醋配黄芪、芍药、桂枝，扶阳固表，祛除水湿，治黄汗病之汗出黄黏、狐臭，如黄芪芍药桂枝苦酒汤（《金匮要略》）。

●醋加热蒸腾、熏鼻，治产后血晕。

●醋顿服 30 ~ 50 mL，安蛔止痛，缓解胆道蛔虫病疼痛。

●醋配半夏、鸡子白煎汤，频频含咽，祛痰散结、消肿利窍，治咽中生疮，语声不出，如苦酒汤（《伤寒论》）。

●醋调大黄末，或醋与生附子磨稠汁外敷，散瘀消肿，治痈疽疮毒。

●醋配止血药，收敛止血，治吐血、衄血、大便出血。

●醋室内熏蒸，预防流行性感冒、流行性乙型脑炎等时疫。

【用法用量】 内服适量，入汤剂或拌制药物。外用，适量烧热熏嗅、含漱或和药调敷。本品药效弱，只能做辅助治疗。

【使用注意】 胃酸过多者忌服。

【来源与品种】 为米、麦、高粱或低度白酒为原料酿成的含有乙酸的液体。

【现代研究】 本品是3%～5%（质量分数）乙酸的水溶液，一般含有其他的一些微量物质，有乙酸的钾、钙、钠、亚铁盐，多种有机酸、糖类成分及氨基酸、维生素等。本品可预防流行性感冒、流行性脑脊髓膜炎，治疗急、慢性传染性肝炎，蛔虫、蛲虫病，一般外科炎症及石灰烧伤等。

387. 白 梅

【原文】 白梅味酸，除烦解渴，霍疟泻痢，止嗽劳热。去核用。

【释义】 白梅味酸涩，性温。归肝、脾、肺、大肠经。能生津除烦止渴，涩肠止泻、敛肺止咳。用于阴津不足之口渴、消渴、久泻久痢、霍乱吐泻，虚劳久咳不止等。

【按】 本品即“乌梅”，详见“148.乌梅”。

388. 淡豆豉

【原文】 淡豆豉寒，能除懊侬[1]，伤寒头痛，兼理瘴气。用江西淡豉。黑豆造者佳。

【词解】

[1] 懊侬(àonáo)：烦闷。指心胸烦热、闷乱不宁之状。

【释义】 淡豆豉味苦、辛，性寒。归肺、胃经。能解表、宣发郁热、除烦。用于外感发热恶寒、头痛，邪热内郁之胸中烦闷、虚烦不眠。兼能祛除湿热瘴气。以江西产、黑豆炮制之淡豆鼓为佳。

【功效】 解表，除烦，宣发郁热。

【主治】 外感表证，热病烦闷。

【配伍应用精要】

●淡豆豉配金银花、连翘、牛蒡子，疏风解表，治风热外感、温病初起之发热、微恶风寒、口渴咽痛等，如银翘散（《温病条辨》）。

●淡豆豉配葱白，解表散寒，治外感风寒之恶寒发热、无汗、头痛鼻塞等，如葱豉汤（《肘后备急方》）。

●淡豆豉配栀子，宣散外邪、泻火除烦，治外感热病、邪热内郁之心中懊侬、烦热不眠，如栀子豉汤（《伤寒论》）。

【用法用量】 煎服，6～12 g。

【使用注意】 胃气虚易作恶心者慎用。

【来源与品种】 为豆科植物大豆 *Glycine max* (L.) Merr. 的成熟种子发酵加工品。我国各地均产。生用。

【现代研究】 本品主要含蛋白质，脂肪，碳水化合物，维生素B_1、维生素B_2、维生素B_3，另含钙、铁、磷盐、氨基酸及酶，另从发酵大豆中分离出川芎嗪。本品有微弱的发汗作用，并有健胃、助消化等作用。

389. 莲 子

【原文】 **莲子味甘，健脾理胃，止泻涩精，清心养气。**食不去心，恐成卒暴霍乱。

【释义】 莲子味甘、涩，性平。归脾、肾、心经。能补脾止泻、益肾涩精、养心安神。用于脾胃虚弱之食欲不振、泄泻，肾虚梦遗滑精、带下，以及心气不足之心悸、虚烦失眠等。用时宜去掉莲子心。

【功效】 补脾止泻，固精止带，益肾养心。

【主治】 脾虚泄泻，遗精，带下，心悸，失眠。

【配伍应用精要】

●莲子配党参、白术、茯苓，补益脾气、涩肠止泻，治脾虚久泻、便溏、食欲不振，如参苓白术散(《太平惠民和剂局方》)。

●莲子配芡实、龙骨、沙苑子，益肾固精，治肾虚精关不固之遗精、滑精，如金锁固精丸(《医方集解》)。

●莲子配茯苓、白术，益气健脾止带，治脾虚带下。

●莲子配山茱萸、山药、芡实，补肾健脾、固精止带，治脾肾两虚之带下清稀、腰膝酸软。

●莲子配酸枣仁、茯神、远志，养心安神、交通心肾，治心肾不交之心悸、虚烦、失眠。

【用法用量】 煎服，10～15 g。去心、打碎用。

【使用注意】 中满腹胀、内有积滞、大便燥结者均忌用。

【来源与品种】 为睡莲科植物莲 *Nelumbo nucifera* Gaertn. 的成熟种子。主产于湖南、福建、江苏等南方各地。生用。

【现代研究】 本品主要含淀粉、蛋白质、脂肪、碳水化合物、棉子糖、钙、磷、铁等，有防癌抗癌、降血压、强心安神、止遗涩精、祛斑等作用。

390. 大　枣

【原文】 **大枣味甘，调和百药，益气养脾，中满休嚼。**

【释义】 大枣味甘，性温。归脾、胃、心经。能调和百药、补中益气、养血安神。用于脾胃虚弱之食少便溏、神疲倦怠，血虚惊悸怔忡、失眠健忘，以及妇人脏躁、虚劳不眠等。痰湿中满者不宜食用。

【功效】 补中益气，养血安神，缓和药性。

【主治】 脾虚证，脏躁，失眠。

【配伍应用精要】

●大枣配人参、白术，补脾益气，治脾气虚弱之消瘦、倦怠乏力、便溏。

●大枣单用，养心安神，治虚劳烦闷不得眠（《备急千金要方》）。

●大枣配小麦、甘草，养心安神，治心失充养之脏躁、心中烦乱、悲伤欲哭、哭笑无常，如甘麦大枣汤（《金匮要略》）。

●大枣配药性峻烈或有毒药物，保护胃气、缓和毒性，如葶苈大枣泻肺汤、十枣汤（《伤寒论》）。

【用法用量】 煎服，9～15 g。

【使用注意】 本品味甘，易助湿生痰，痰湿、中满者不宜。

【来源与品种】 为鼠李科植物枣 *Ziziphus jujuba* Mill. 的成熟果实。主产于河北、河南、山东等地。生用。

【现代研究】 本品主要含有机酸、三萜苷类、生物碱类、黄酮类、糖类、维生素类、氨基酸、挥发油、微量元素等成分，能增强肌力，增加体重；能增加胃肠黏液，纠正胃肠病损，保护肝脏；有抗变态反应作用；有镇静催眠作用；有抑制癌细胞增殖、抗突变、镇痛及镇咳、祛痰等作用。

391. 人乳汁

【原文】 **人乳味甘，补阴益阳，悦颜明目，羸劣仙方。**要壮盛妇人香浓者佳，病妇勿用。

【释义】 人乳汁味甘，性平。归心、肺、胃经。能益气养血、滋阴助阳、荣养五脏，还能润肤美容悦颜、养肝明目，是治疗各种虚劳羸瘦、五脏虚损大补之品。用于气血阴阳虚衰之津伤消渴、虚风瘫痪、经闭、视物昏花等。以体格健壮妇女的香浓乳汁入药为佳，病妇之乳汁不用。

【功效】 补血润燥，营养五脏。

【主治】 虚劳羸瘦，脏腑虚损诸证。

【配伍应用精要】

●人乳汁煎服，消痰、益气养血，治男女气血衰弱、痰火上升，中风不语、瘫痪、食少等，如接命丹（《摄生众妙方》）。

●人乳汁配生地黄汁、黄连末、天花粉末为膏，滋阴润燥，治消渴（《丹溪心法》）。

●人乳汁配黄连汁点眼，并内服人乳汁，养肝清热明目，治肝热目赤肿痛。

●人乳汁配桐油等份和匀，以鹅翎扫涂，润燥敛疮，治臁胫生疮（《摘元方》）。

【用法用量】 鲜用，50～100 mL。

【使用注意】 消化不良、大便滑泄者不宜。

【来源与品种】 为健康产妇哺乳期乳腺分泌之白色液体。

【现代研究】 本品主要含水分、蛋白质、脂肪、钙、磷、铁、维生素A、维生素B_1、核黄素、烟酸、抗坏血酸等，有营养作用，并可增强消化功能，另有抑菌、消炎等作用。

392. 童 便

【原文】 **童便味凉，打扑瘀血，虚劳骨蒸，热嗽尤捷。**一名回阳汤，一名轮回酒，一名还元汤。要七八岁儿清白者挂，赤黄不可用。

【释义】 童便味咸，性凉。归心、肾、肺、胃经。能滋阴降火、散瘀止血。用于跌打损伤瘀肿、阴虚火旺之出血、虚劳骨蒸，尤适用于阴虚火旺咳嗽及肺热咳嗽。本品又名回阳汤、轮回汤、还元汤。以七八岁健康儿童清白小便为佳，色黄赤者不用。

【功效】 滋阴降火，散瘀止血。

【主治】 骨蒸劳热，阴虚火旺之吐血、衄血、咯血，咳嗽。

【配伍应用精要】

●童便单用或配蜂蜜，滋阴降火，治阴虚火旺，骨蒸劳热。

●童便配姜汁或韭汁少许，降火止血，治阴虚火旺，衄血、咯血。

●童便配生地黄、沙参、麦冬，养阴润肺止咳，治肺阴虚久咳不止。

●童便配桑白皮、黄芩、知母，清肺泻火止咳，治肺热咳嗽。

●童便配白酒，活血散瘀，治跌打损伤、瘀肿疼痛。

●童便配红花、泽兰、牛膝，活血祛瘀，治血瘀气逆，产后血晕、头晕目眩。

【用法用量】 内服，每次温饮新鲜童便100～150 mL。

【使用注意】 脾虚便溏、阳虚火衰者不宜。

【来源与品种】 为10岁以下健康男童的尿液，用中段尿。

【现代研究】 本品主要含尿素、维生素、激素、微量元素等100多种复杂成分。本品泡蛋可预防麻疹。

393. 生　姜

【原文】 生姜性温，通畅神明[1]，痰嗽呕吐，开胃极灵。去皮即热，留皮即冷。

【词解】

[1]神明：指人的生命活动及精神意志、情志思维的总称。

【释义】 生姜味辛，性温。归肺、脾、胃经。能发表散寒，畅通神明，温肺止咳，止呕、开胃。用于风寒感冒、头痛鼻塞，肺寒咳嗽，恶心呕吐、食欲不振，以及中恶突然昏仆等。去皮温热之性较强，连皮用稍逊。

【功效】 解表散寒，温中止呕，温肺止咳，解毒。

【主治】 风寒感冒，胃寒腹痛，呕吐，肺寒咳嗽。

【配伍应用精要】

●生姜配红糖、葱白，祛风散寒解表，治风寒感冒轻证。

●生姜配桂枝、羌活，祛风散寒、发汗解表，治外感风寒之发热恶寒、无汗、头身疼痛。

●生姜配高良姜、胡椒，温中散寒止痛，治寒凝中焦、脘腹冷痛。

●生姜配人参、白术，补脾益气、温中止痛，治脾胃虚寒之腹痛、食少、呕吐。

●生姜捣汁冲服，开痰醒神，治中恶昏倒或中风痰迷。

●生姜配高良姜、白豆蔻，温胃散寒、降逆止呕，治胃寒呕吐。

●生姜配半夏，和中降逆、化痰止呕，治痰饮呕吐，即小半夏汤（《金匮要略》）。

●生姜配黄连、竹茹、枇杷叶，清胃热、止呕吐，治胃热呕吐。

●生姜配麻黄、杏仁，发散风寒、宣肺止咳，治风寒客肺，痰多咳嗽、恶寒头痛，如三拗汤（《太平惠民和剂局方》）。

●生姜配陈皮、半夏，能温肺散寒、化痰止咳，治痰湿壅肺、咳嗽气喘，如二陈汤（《太平惠民和剂局方》）。

●生姜或生姜汁用于解生半夏、生南星等药物之毒，以及鱼蟹等食物中毒。

【用法用量】 煎服，3～10 g；或取汁服。

【使用注意】 本品助火伤阴，热盛及阴虚内热者忌服。

【来源与品种】 为姜科植物姜 *Zingiber officinale* Rosc. 的新鲜根茎，我国各地均产。生用。

【现代研究】 本品主要含姜辣素、挥发油等成分，油中主要为姜醇、α－姜烯、β－水芹烯、柠檬醛、芳香醇、甲基庚烯酮、壬醛、α－龙脑等。本品能促进消化液分泌，有保护胃黏膜、抗溃疡作用；有保肝、利胆、抗炎、解热、抗菌、镇痛、镇吐作用；能兴奋血管运动中枢、呼吸中枢、心脏，升高血压；对伤寒杆菌、霍乱弧菌、堇色毛癣菌、阴道滴虫、血吸虫等有不同程度的抑制作用。

药共四百，精制不同，生熟新久，炮煅炙烘。
汤丸膏散，各起疲癃，合宜而用，乃是良工。

【释义】 上述药物近400味，炮制各不相同。有生用的，有熟用的，有新采制的，有陈久的或经炮制、火煅、炒炙、烘烤等不同炮制处理，有汤剂、丸剂、膏剂、散剂等不同剂型，药性治证各不相同。只有熟知药性并能够辨证论治、精心选药组方，用以治疗各种病痛之苦的医生，才称得上是医术高明的良医。

附录一 《歌括》原文

诸药之性，各有奇功，温凉寒热，补泻宣通。
君臣佐使，运用于衷，相反畏恶，立见吉凶。

人参味甘，大补元气，止渴生津，调荣养卫。去芦用。反藜芦。

黄芪性温，收汗固表，托疮生肌，气虚莫少。绵软如箭杆者。疮疡生用，补虚蜜水炒用。

白术甘温，健脾强胃，止泻除湿，兼祛痰痞。去芦。淘米泔水洗、薄切晒干，或用陈壁土炒。

茯苓味淡，渗湿利窍，白化痰涎，赤通水道。去黑皮。中有赤筋，要去净，不损人目。

甘草甘温，调和诸药，炙则温中，生则泻火。一名国老。能解百毒。反甘遂、海藻、大戟、芫花。

当归甘温，生血补心，扶虚益损，逐瘀生新。酒浸，洗净切片。体肥痰盛，姜汁浸晒。身养血，尾破血、全活血。

白芍酸寒，能收能补，泻痢腹痛，虚寒勿与。有生用者，有酒炒用者。

赤芍酸寒，能泻能散，破血通经，产后勿犯。宜生用。

生地微寒，能消湿热，骨蒸烦劳，兼消破血。产怀庆府者佳。宜酒洗，竹刀切片晒干。

熟地微温，滋肾补血，益髓填精，乌须黑发。用怀庆生地黄，酒拌蒸至黑色，竹刀切片，勿犯铁器。忌萝卜、葱、蒜。用姜汁炒，除膈闷。

麦门甘寒，解渴祛烦，补心清肺，虚热自安。水浸，去心用，不令人烦。

天门甘寒，肺痈劳倦，消痰止嗽，喘热有功。水浸，去心皮。

黄连味苦，泻心除痞，清热明眸，厚肠止痢。去须。下火童便。痰火姜汁。伏火盐汤，气滞火吴萸。肝胆火猪胆。实火朴硝。虚火酒炒。

黄芩苦寒，枯泻肺火，子清大肠，湿热皆可。去皮枯朽。或生，或酒泡。

黄柏苦寒，降火滋阴，骨蒸湿热，下血堪任。去粗皮。或生，或酒，或蜜，或童便，或乳汁炒。一名黄檗。

栀子性寒，解郁除烦，吐衄胃痛，火降小便。生用清三焦实火，炒黑清三焦郁热，又能清曲屈之火。

连翘苦寒，能消痈毒，气聚血凝，温热堪逐。去梗心。

石膏大寒，能泻胃火，发渴头疼，解肌立妥。或生或煅。一名解石。

滑石沉寒，滑能利窍，解渴除烦，湿热可疗。细腻洁白者佳。粗纹青黑者勿用。研末，以水飞过。

贝母微寒，止嗽化痰，肺痈肺痿，开郁除烦。去心。黄白色轻松者佳。

大黄苦寒，实热积聚，蠲痰润燥，疏通便闭。

柴胡味苦，能泻肝火，寒热往来，疟疾均可。去芦。要北者佳。

前胡微寒，宁嗽化痰，寒热头痛，痞闷能安。去芦。要软者佳。

升麻性寒，清胃热毒，升提下陷，牙痛可逐。去须。青绿者佳。

桔梗味苦，疗咽肿痛，载药上升，开胸利壅。去芦。洁白者佳。

紫苏叶辛，风寒发表，梗下诸气，消除胀满。叶背面并紫者佳。

麻黄味辛，解表出汗，身热头痛，风寒发散。去根节，宜陈久。止汗用根。

葛根味甘，祛风发散，温疟往来，止渴解酒。白粉者佳。

薄荷味辛，最清头目，祛风化痰，骨蒸宜服。一名鸡苏。龙脑者佳。

防风甘温，能除头晕，骨节痹疼，诸风口噤。去芦。

荆芥味辛，能清头目，表汗祛风，治疮消瘀。一名假苏。

细辛辛温，少阴头痛，利窍通关，风湿皆用。华阴者佳。反藜芦。能发少阴之汗。

羌活微温，祛风除湿，身痛头疼，舒筋活络。一名羌青，目赤亦要。

独活辛苦，颈项难舒，两足湿痹，诸风能除。一名独摇草。

知母味苦，热渴能除，骨蒸有汗，痰咳皆舒。去皮毛。生用泻胃火，酒炒泻肾火。

白芷辛温，阳明头痛，风热瘙痒，排脓通用。一名芳香。可作面脂。

藁本气温，除头颠顶，寒湿可祛，风邪可屏。去芦。

香附味甘，快气开郁，止痛调经，更消宿食。即莎草根。忌铁器。

乌药辛温，心腹胀痛，小便滑数，顺气通用。一名旁其，一名天台乌。

枳实味苦，消食除痞，破积化痰，冲墙倒壁。如龙眼，色黑，陈者佳，水浸去穰，切片麸炒。

枳壳微温，快气宽肠，胸中气结，胀满堪尝。水浸去穰，切片麸炒。

白蔻辛温，能祛瘴翳，益气调元，止呕和胃。去壳去仁。

青皮苦温，能攻气滞，削坚平肝，安胃下食。水浸去穰，切片。

陈皮辛温，顺气宽膈，留白和胃，消痰去白。温水略洗，刮去穰。又名橘红。

苍术辛温，健脾燥湿，发汗宽中，更祛瘴疫。米泔水浸透，搓去黑皮，切片炒。

厚朴苦温，消胀泄满，痰气泻痢，其功不缓。要厚如紫莹者佳。去粗皮。姜汁炒。

南星性热，能治风痰，破伤强直，风搐自安。姜汤泡透，切片用。或为末装入牛胆内，名曰牛胆南星。

半夏味辛，健脾燥湿，痰厥头疼，嗽呕堪入。一名守田。反乌头。滚水泡透，切片，姜汁炒。

藿香辛温，能止呕吐，发散风寒，霍乱为主。或用叶，或用梗，或梗叶兼用。

槟榔辛温，破气杀虫，祛痰逐水，专除后重。类鸡心者佳。

腹皮微温，能下膈气，安胃健脾，浮肿消去。多有鸩粪毒，用黑豆汤洗净。

香薷味辛，伤暑便涩，霍乱水肿，除烦解热。陈久者佳。

扁豆微凉，转筋吐泻，下气和中，酒毒能化。微炒。

猪苓味淡，利水通淋，消肿除湿，多服损肾。消去黑皮，切片。

泽泻甘寒，消肿止渴，除湿通淋，阴汗自遏。去尾。

木通性寒，小肠热闭，利窍通经，最能导滞。去皮，切片。

车前子寒，溺涩眼赤，小便能通，大便能实。去壳。

地骨皮寒，解肌退热，有汗骨蒸。强阴凉血。去骨。

木瓜味酸，湿肿脚气，霍乱转筋，足膝无力。酒洗。

威灵辛温，腰膝冷痛，消痰痃癖，风湿皆用。去芦，酒洗。

牡丹苦寒，破血通经，血分有热，无汗骨蒸。去骨。

玄参苦寒，清无根火，消肿骨蒸，补肾亦可。紫黑者佳，反藜芦。

沙参味苦，消肿排脓，补肝益肺，退热除风。去芦用，反藜芦。

丹参味苦，破积调经，生新去恶，祛除带崩。反藜芦。

苦参味苦，痈肿疮疥，下血肠风，眉脱赤癞。反藜芦。

龙胆苦寒，疗眼赤疼，下焦湿肿，肝经热烦。

五加皮温，祛痛风痹，健步坚筋，益精止沥。此皮浸酒。轻身延寿。宁得一把五加，不用金玉满车。

防己气寒，风湿脚痛，热积膀胱，消痈散肿。

地榆沉寒，血热堪用，血痢带崩，金疮止痛。如虚寒水泻，切宜忌之。

茯神补心，善镇惊悸，恍惚健忘，兼除怒恚。去皮。

远志气温，能驱惊悸，安神镇心，令人多记。甘草汤浸一宿，去骨，晒干。

酸枣味酸，敛汗驱烦，多眠用生，不眠用炒。去核取仁。

菖蒲性温，开心利窍，去痹除风，出声至妙。去毛。一寸九节者佳。忌铁器。

柏子味甘，补心益气，敛汗扶阳，更疗惊悸。去壳取仁。即柏实。

益智辛温，安神益气，遗溺遗精，呕逆皆治。去壳取仁。研碎。

甘松味香，善除恶气，治体香肌，心腹痛已。

小茴性温，能除疝气，腹痛腰疼，调中暖胃。盐酒炒。

大茴味辛，疝气脚气，肿痛膀胱，止呕开胃。即蘹香子。

干姜味辛，表解风寒，炮苦逐冷，虚寒尤堪。纸包水浸，火煨，切片，慢火煨至极黑。亦有生用着。

附子辛热，性走不守，四肢厥冷，回阳功有。皮黑，头正圆，一两一枚者佳。面裹火煨，去皮脐，童便浸一宿，慢火煮，晒干密封，旋切片用，亦有该生用者。

川乌大热，搜风入骨，湿痹寒疼，破积之物。顶歪斜。制同附子。

木香微温，散滞和胃，诸风能调，行肝泻肺。形如枯木，苦口粘牙者佳。

沉香降气，暖胃追邪，通天彻地，卫气为佳。

丁香辛温，能除寒呕，心腹疼痛，温胃可晓。雄丁香如钉子长，雌丁香如枣核大。

砂仁性温，养胃进食，止痛安胎，通经破滞。去壳取仁。

荜澄茄辛，除胀化食，消痰止哕，能逐鬼气。系嫩胡椒。青时摘取者是。

肉桂辛热，善通血脉，腹痛虚寒，温补可得。去粗皮，不见火。妊娠用要炒黑。厚者肉桂，薄者官桂。

桂枝小梗，横行手臂，止汗舒筋，治手足痹。去梗，汤泡，微炒。

吴萸辛热，能调疝气，心腹寒疼，酸水能治。

延胡气温，心腹卒痛，通经活血，跌扑血崩。即玄胡索。

薏苡味甘，专除湿痹，筋节拘挛，肺痈肺痿。一名穿谷米。去壳取仁。

肉蔻辛温，脾胃虚冷，泻痢不休，功可立等。一名肉果。面包煨熟，切片，纸包捶去油。

草蔻辛温，治寒犯胃，作痛呕吐，不食能食。建宁有淡红花内白色子是真的。

诃子味苦，涩肠止痢，痰嗽喘急，降火敛肺。又诃黎勒。六棱黑色者佳。火煨去核。

草果味辛，消食除胀，截疟逐痰、解瘟辟瘴。去壳取仁。

常山苦寒，截疟除痰，解伤寒热，水胀能宽。酒浸切片。

良姜性热，下气温中，转筋霍乱，酒食能攻。结实秋收名红豆蔻，善解酒毒，余治同。

山楂味甘，磨消肉食，疗疝催疮，消膨健胃。一名糖毬子，俗呼山里红。蒸去核用。

神曲味甘，开胃进食，破结逐痰，调中下气。要六月六日制造方可用。要炒黄色。

麦芽甘平，能消宿食，心腹膨胀，行血散滞。炒，孕妇勿用，恐堕胎元。

苏子味辛，驱痰降气，止咳定喘，更润心肺。

白芥子辛，专化胁痰，疟蒸痞块，服之能安。微炒。

甘遂甘寒，破癥消痰，面浮蛊胀，利水能安。反甘草。

大戟甘寒，消水利便，腹胀癥坚，其功瞑眩。反甘草。

芫花温苦，能消胀蛊，利水泻湿，止咳痰吐。反甘草。

商陆苦寒，赤白各异，赤者消风，白利水气。一名章柳。

海藻咸寒，消瘿散疬，除胀破癥，利水通闭。粤海带，昆布散结溃坚功同。反甘草。

牵牛苦寒. 利水消肿。蛊胀痃癖，散滞除壅。黑者属水力速，白者属金效迟。并取头末用。

葶苈辛苦，利水消肿，痰咳癥瘕，治喘肺痈。隔纸略炒。

瞿麦苦寒，专治淋病，且能堕胎，通经立应。

三棱味苦，利血消癖，气滞作痛，虚者当忌。去毛，火煨切片，醋炒。

五灵味甘，血痢腹痛，止血用炒，行血用生。

莪术温苦，善破痃癖，止渴消瘀，通经最宜。去根，火煨切片，醋炒。

干漆辛温，通经破瘕，追积杀虫，效如奔马。捣，炒令烟尽，生则损人肠胃。

蒲黄味甘，逐瘀止崩，补血须炒，破血用生。

苏木甘咸，能行积血，产后月经，兼治扑跌。

桃仁甘平，能润大肠，通经破瘀，血瘕堪尝。汤浸，去皮尖，研如泥。

姜黄味辛，消痈破血，心腹结痛，下气最捷。

郁金味苦，破血生肌，血淋溺血，郁结能舒。

金银花甘，疗痈无对，末成则散，已成则溃。一名忍冬，一名鹭丝藤，一名金钗股，一名老翁须。

漏芦性寒，祛恶疮毒，补血排脓，生肌长肉。一名野兰。

蒺藜味苦，疗疮瘙痒，白癜头疮，翳除目朗。

白及味苦，功专收敛，肿毒疮疡，外科最善。

蛇床辛苦，下气温中，恶疮疥癞，逐瘀祛风。

天麻味甘，能驱头眩，小儿惊痫，拘挛瘫痪。
白附辛温，治面百病，血痹风疮，中风痰症。
全蝎味辛，却风痰毒，口眼㖞斜，风痫发搐。去毒。
蝉蜕甘寒，消风定惊，杀疳除热，退翳侵睛。
僵蚕味咸，诸风惊痫，湿痰喉痹，疮毒瘢痕。去丝酒炒。
蜈蚣味辛，蛇虺恶毒，杀鬼除邪，堕胎逐瘀。头足赤者佳。炙黄，去头足用。
木鳖甘寒，能追疮毒，乳痈腰疼，消肿最速。去头足。
蜂房咸苦，惊痫瘛疭，牙疼肿毒，瘰疬肺痈。
花蛇温毒，瘫痪㖞斜，大风疥癞，诸毒称佳。两口有四獠牙，头带二十四朵花，尾上有个佛指甲是。出蕲州者佳。
蛇蜕辟恶，能除翳膜，肠痔蛊毒，惊痫搐搦。
槐花味苦，痔漏肠风，大肠热痢，更杀蛔虫。
鼠粘子辛，能除疮毒，瘾疹风热，咽疼可逐。一名牛蒡子，一名大力子，一名恶实。
茵陈味苦，退疸除黄，泻湿利水，清热为凉。
红花辛温，最消瘀热，多则通经，少则养血。
蔓荆子苦，头疼能治，拘挛湿痹，泪眼堪除。
兜铃苦寒，能熏痔漏，定喘消痰，肺热久嗽。去隔膜。根名青木香，散气。
百合味甘，安心定胆，止嗽消浮，痈疽可啖。
秦艽辛平，除湿荣筋，肢节风痛，下血骨蒸。新好罗纹者佳。
紫菀苦辛，痰喘咳逆，肺痈吐脓，寒热并济。去芦。
款花甘温，理肺消痰，肺痈喘咳，补劳除烦。要嫩蕊，去杆。
金沸草温，消痰止嗽，明目祛风，逐水尤妙。一名旋覆花。一名金钱花。
桑皮甘辛，止嗽定喘，泻肺火邪，其功不浅。风寒新嗽生用，虚劳久嗽蜜水炒。
杏仁温苦，风寒喘嗽，大肠气闭，便难切要。单仁者泡去皮尖，麸炒入药。双仁者有毒，杀人，勿用。
乌梅酸温，收敛肺气，止渴生津，能安泻痢。
天花粉寒，止渴祛烦，排脓消毒，善除热痢。
瓜蒌仁寒，宁嗽化痰，伤寒结胸，解渴止烦。去壳用仁。重纸包，砖压掺之，只一度，去油用。
密蒙花甘，主能明目，虚翳青盲，服之效速。酒洗，蒸过晒干。
菊花味甘，除热祛风，头晕目赤，收泪殊功。家园内味甘黄小者佳。去梗。
木贼味甘，益肝退翳，能止月经，更消积聚。
决明子甘，能祛肝热，目疼收泪，仍止鼻血。
犀角酸寒，化毒辟邪，解热止血，消肿毒蛇。
羚羊角寒，明目清肝，祛惊解毒，神志能安。
龟甲味甘，滋阴补肾，逐瘀续筋，更医颅囟。即败龟板。
鳖甲甘寒，劳嗽骨蒸，散瘀消肿，去痞除崩。去裙，蘸醋炙黄。
海螵味咸，破血除痈，通经水肿，目翳心疼。

桑上寄生，风湿腰痛，安胎止崩，疮疡亦用。
火麻味甘，下乳催生，润肠通结，小水能行。微炒，砖擦去壳，取仁。
山豆根苦，疗咽肿痛，敷蛇虫伤，可救急用。俗名金钥匙。
益母草辛，女科为主，产后胎前，生新去瘀。一名茺蔚子。
紫草甘寒，能通九窍，利水消膨，痘疹最要。
紫葳味酸，调经止痛，崩中带下，癥瘕通用。即凌霄花。
地肤子寒，去膀胱热，皮肤瘙痒，除热甚捷。一名铁扫帚子。
楝根性寒，能追诸虫，疼痛立止，积聚立通。
樗根味苦，泻痢带崩，肠风痔漏，燥湿涩精。去粗皮，取二层白皮切片，酒炒。
泽兰甘苦，痈肿能消，打扑伤损，肢体虚浮。
牙皂味辛，通关利窍，敷肿痛消，吐风痰妙。去弦子皮。用不蛀者。
芜荑味辛，驱邪杀虫，痔瘘癣疥，化食除风。火煨用。
雷丸味苦，善杀诸虫，癫痫蛊毒，治儿有功。赤者杀人。白者佳。甘草煎。水泡一宿。
胡麻仁甘，疔肿恶疮，熬补虚损，筋壮力强。一名巨胜。黑者佳。
苍耳子苦，疥癣细疮，驱风湿痹，瘙痒堪尝。一名枲耳。实多刺。
蕤仁味甘，风肿烂弦，热胀胬肉，眼泪立痊。
青葙子苦，肝脏热毒，暴发赤障，青盲可服。
谷精草辛，牙齿风痛，口疮咽痹，眼翳通用。一名戴星草。
白薇大寒，疗风治疟，人事不知，鬼邪堪却。
白蔹微寒，儿疟惊痫，女阴肿痛，痈疔可啖。
青蒿气寒，童便熬膏，虚寒盗汗，除骨蒸劳。
茅根味甘，通关逐瘀，止吐衄血，客热可去。
大小蓟苦，消肿破血，吐衄咯唾，崩漏可啜。
枇杷叶苦，偏理肺脏，吐哕不止，解酒清上。布拭去毛。
木律大寒，口齿圣药，瘰疬能医，心烦可却。一名胡桐泪。
射干味苦，逐瘀通经，喉痹口臭，痈毒堪凭。一名乌翣根。
鬼箭羽苦，通经堕胎，杀虫祛结，驱邪除怪。一名卫茅。
夏枯草苦，瘰疬瘿瘤，破癥散结，湿痹能瘳。冬至发生，夏至枯瘁。
卷柏味辛，癥瘕血闭，风眩痿躄，更驱鬼疰。
马鞭味苦，破血通经，癥瘕痞块，服之最灵。
鹤虱味苦，杀虫追毒，心腹卒痛，蛇虫堪逐。
白头翁寒，散癥逐血，瘿疬疟疝，止痛百节。
旱莲草甘，生须黑发，赤痢堪止，血流可截。
慈菇甘辛，疔肿痈疽，恶疮瘾疹，蛇虺并施。
榆皮味甘，通水除淋，能利关节，敷肿痛定。取里面白皮。切片，晒干。
钩藤微寒，疗儿惊痫，手足瘈疭，抽搐口眼。苗类钓钩，故名钩藤。
豨莶辛苦，追风除湿，聪耳明目，乌须黑发。蜜酒浸，九晒为丸服。

葵花味甘，带痢两功，赤治赤者，白治白同。

辛夷味辛，鼻塞流涕，香臭不闻，通窍之剂。去心毛。

续随子辛，恶疮蛊毒，通经消积，不可过服。一名千金子，一名拒冬实，去皮壳，取仁，纸包，压去油。

海桐皮苦，霍乱久痢，疳蠹疥癣，牙疼亦治。

石南藤辛，肾衰脚弱，风淫湿痹，堪为妙药。一名鬼目。女人不可久服。犯则切切思男。

鬼臼有毒，辟瘟除恶，蛊毒鬼疰，风邪可却。

大青气寒，伤寒热毒，黄汗黄疸，时疫宜服。

侧柏叶苦，吐衄崩痢，能生须眉，除湿之剂。

槐实味苦，阴疮湿痒，五痔肿疼，止涎极莽。即槐角黑子也。

瓦楞子咸，妇人血块，男子痰癖，癥瘕可瘥。即蚶子壳。火煅醋淬。

棕榈子苦，禁泄涩痢，带下崩中，肠风堪治。

冬葵子寒，滑胎易产，癃利小便，善通乳难。即葵菜子。

淫羊藿辛，阴起阳兴，坚筋益骨，志强力增。即仙灵脾。俗呼三枝九叶草也。

松脂味甘，滋阴补阴，驱风安脏，膏可贴疮。一名沥青，即松香。

覆盆子甘，肾损精竭，黑须明眸，补虚续绝。去蒂。

合欢味甘，利人心志，安脏明目，快乐无虑。即交枝树。

金樱子酸，梦遗精滑，禁止遗尿，寸白虫杀。霜后红熟者佳。去核用。

楮实味甘，壮筋明目，益气补虚，阴痿当服。

郁李仁辛，破血润燥，消肿利便，关格通导。碎核取仁，汤泡去皮，研碎。

没食子苦，益血生精，染须最妙，禁痢极灵。即无食子。

空青气寒，治眼通灵，青盲赤肿，去暗回明。

密陀僧咸，止痢医痔，能除白瘢，诸疮可治。即金炉底。

伏龙肝温，治疫安胎，吐血咳逆，心烦妙哉。即灶心土。取年深色变褐者佳。

石灰味辛，性烈有毒，辟虫立死，堕胎甚速。陈久者佳。

穿山甲毒，痔癖恶疮，吹奶肿痛，鬼魅潜藏。俗呼炮甲。用砂炒醋淬。

蚯蚓气寒，伤寒温病，大热狂言，投之立应。

蜘蛛气寒，狐疝偏痛，蛇虫咬涂，疔肿敷用。腹大黑色者佳。

蟾蜍气凉，杀疳蚀癖，瘟疫能治，疮毒可祛。

刺猬皮苦，主医五痔，阴肿疝痛，能开胃气。

蛤蚧味咸，肺痿血咯，传尸劳瘵，邪魅可却。

蝼蛄味咸，治十水肿，上下左右，效不旋踵。俗呼土狗，虫类。

蜗牛味咸，口眼㖞僻，惊痫拘挛，脱肛咸治。

桑螵蛸咸，淋浊精泄，除疝腰疼，虚损莫缺。即螳螂种。

田螺性冷，利大小便，消肿除热，醒酒立见。浊酒煮熟，挑肉食之。

象牙气寒，杂物刺喉，能通小便，诸疮可瘳。

水蛭味咸，除积瘀坚，通经堕产，折伤可痊。一名蚂蟥。

贝子味咸，解肌散结，利水消肿，目翳清洁。

蛤蜊肉冷，能止消渴，酒毒堪除，开胃顿豁。

海粉味咸，大治顽痰，妇人白带，咸能软坚。即海石。火煅研，如无，以蛤粉代之。

石蟹味咸，点目肿翳，解蛊胀毒，催生落地。

海螵蛸咸，漏下赤白，癥瘕惊气，阴肿可得。一名乌贼鱼骨。

无名异甘，金疮损折，去瘀止痛，生肌有准。

青礞石平，硝煅金色，坠痰消食，神妙莫测。用焰硝同入锅内，火煅如金色者佳。

磁石味咸，专杀铁毒，若误吞针，系线即出。即吸铁石。

花蕊石平，善止诸血，金疮血流，产后血涌。火煅研。

代赭石寒，下胎崩带，儿疳泻痢，惊痫鬼怪。火煅用。

黑铅味甘，止呕反胃，鬼疰瘿瘤，安神定志。

银屑味辛，谵语恍惚，定志养神，镇心明目。

金屑味辛，善安魂魄，癫狂惊痫，调和血脉。

狗脊味甘，酒蒸入剂，腰背膝疼，风寒湿痹。根类金毛狗脊。酒炒。

骨碎补温，折伤骨节，风血积疼，最能破血。去毛。即猢狲良姜。

茜草味苦，蛊毒吐血，经带崩漏，损伤虚热。

预知子贵，缀衣领中，遇毒声作，诛蛊杀虫。

王不留行，调经催产，除风痹痉，乳痈当啖。即剪金子花。取酒蒸，火焙。

狼毒味辛，破积癥瘕，恶疮鼠瘘，杀毒鬼精。

藜芦味辛，最能发吐，肠澼泻痢，杀虫消蛊。取根去头用，川黄连为使。恶大黄，畏葱白，反芍药、细辛、人参、沙参、玄参、苦参，丹参，切勿同用。

蓖麻子辛，吸出滞物，涂顶肠收，涂足胎出。去壳取仁。

荜茇味辛，温中下气，痃癖阴疝，霍乱泻痢。

百部味甘，骨蒸劳瘵，杀疳蛔虫，久嗽功大。

京墨味辛，吐衄下血，产后崩中，止血甚捷。

黄荆子苦，善治咳逆，骨节寒热，能下肺气。又名荆实。

女贞实苦，黑发乌须，强筋壮力，去风补虚。一名冬青子。

瓜蒂苦寒，善能吐痰，消身肿胀，并治黄疸。即北方甜瓜蒂也。一名苦丁香。散用则吐，丸用则泻。

粟壳性涩，泻痢祛嗽，劫病如神，杀人如剑。不可轻用。蜜水炒。

巴豆辛热，除胃寒积，破癥消痰，大能通痢。一名江子，一名巴椒。反牵牛。去角，看症制用。

夜明砂粪，能下死胎，小儿无辜，瘰疬堪裁。一名伏翼粪，一名蝙蝠屎。

斑蝥有毒，破血通经，诸疮瘰疬，水道能行。去头、翅、足，糯米炒用。

蚕沙性温，湿痹瘾疹，瘫风肠鸣，消渴可饮。

胡黄连苦，治劳骨蒸，小儿疳痢，盗汗虚惊。折断一线烟出者佳。忌猪肉。

使君甘温，消疳消浊，泻痢诸虫，总能除却。微火煨，去壳取仁。

赤石脂温，保固肠胃，溃疡生肌，涩精泻痢。形赤、粘舌为良。火煅醋淬，研碎。

青黛咸寒，能平肝木，惊痫疳痢，兼除热毒。即靛花。

阿胶甘平，止咳脓血，吐血胎崩，虚羸可啜。要阿泉井者佳，蛤粉炒成珠。

白矾味酸，化痰解毒，治症多能，难以尽述。火煅过名枯矾。

五倍酸涩，疗齿疳䘌，痔痈疮脓，兼除风热。一名文蛤，一名百虫仓。百药煎即此造成。

玄明粉苦，能蠲宿垢，化积消痰，诸热可疗。即朴硝。以萝卜制成者是。

通草味甘，善治膀胱，消痈散肿，能医乳房。

枸杞甘平，添精补髓，明目祛风，阴兴阳起。紫熟，味甘，膏润者佳。去枝蒂。

黄精味甘，能安脏腑，五劳七伤，此药大补。与钩吻略同，切勿误用。洗净，九蒸九晒。

何首乌甘，添精种子，黑发悦颜、长生不死。赤白兼用，泔浸过一宿捣碎。

五味酸温，生津止渴，久嗽虚劳，金水枯竭。风寒咳嗽者用南，虚损劳伤者用北，去梗。

山茱萸温，涩精益髓，肾虚耳鸣，腰膝痛止。酒蒸，去核取肉。其核勿用，滑精难治。

石斛味甘，却惊定志，壮骨补虚，善驱冷痹。去根，如黄色者佳。

破故纸温，腰酸酸痛，兴阳固精，盐酒炒用。一名补骨脂。或盐水炒，或酒洗。

薯蓣甘温，理脾止泻，益肾补中，诸虚可治。一名山药，一名山芋。产怀庆者佳。

苁蓉味甘，峻补精血，若骤用之，更动便滑。酒洗，去鳞用。除心内膜筋。

菟丝甘平，梦遗滑精，腰痛膝冷，添髓壮筋。水洗净，热酒砂罐炖烂，捣碎晒干。合药同磨末为丸，不堪作汤。

牛膝味苦，除湿痹痿，腰膝酸疼，小便淋沥。怀庆者佳。去芦，酒洗。

巴戟辛甘，大补虚损，精滑梦遗，强筋固本。肉厚连珠者佳。酒浸过宿，迫去骨，晒干。俗名二蔓草。

仙茅味辛，腰足挛痹，虚损劳伤，阳道兴起。

牡蛎微寒，涩精止汗，崩带胁痛，老痰祛散。左顾大者佳。火煅红研。

楝子苦寒，膀胱疝气，中湿伤寒，利水之剂。即金铃子。酒浸蒸，去皮核。

萆薢苦平，风寒湿痹，腰背冷痛，添精益气。白者为胜。酒浸，切片。

寄生甘苦，腰痛顽麻，续筋坚骨，风湿尤佳。要桑寄生。

续断味辛，接骨续筋，跌扑折损，且固遗精。酒洗切片。如鸡脚者佳。

龙骨味甘，梦遗精泄，崩带肠痈，惊痫风热。火煅。

人之头发，补阴甚捷，吐衄血晕，风惊痫热。一名血余。

天灵盖咸，传尸劳瘵，温疟血崩，投之立瘥。

雀卵气温，善扶阳痿，可致坚强，当能固闭。

鹿茸甘温，益气滋阴，泄精尿血，崩带堪任。燎去毛。或酒，或酥炙令脆。

鹿角胶温，吐衄虚羸，跌扑伤损，崩带安胎。

腽肭脐热，补益元阳，驱邪辟鬼，痃癖劳伤。酒浸，微火炙令香。

紫河车甘，疗诸虚损，劳瘵骨蒸，滋培根本。一名混沌皮，一名混元衣，即人之胞衣也。以长流水洗净，或新瓦烘干，或甑蒸风干，忌铁器。

枫香味辛，外科要药，瘙疮瘾疹，齿痛亦可。一名白胶香。

檀香味辛，升胃进食，霍乱腹痛，中恶鬼气。

安息香辛，辟邪驱恶，逐鬼消蛊，鬼胎能落。黑黄色，烧香。

苏合香辛，诛恶杀鬼，蛊毒痫痓，梦魇能起。

熊胆味苦，热蒸黄疸，恶疮虫痔，五疳惊痫。

硇砂有毒，溃痈烂肉，除翳生肌，破癥消毒。水飞，去土石，生用败肉，火煅可用。

硼砂味甘，疗喉肿痛，膈上热痰，噙化立中。大块光莹者佳。

朱砂味甘，镇心养神，祛邪杀鬼，定魄安魂。生饵无害，炼服杀人。

硫黄性热，扫除疥疮，壮阳逐冷，寒邪敢当。

龙脑味辛，目痛头痹，狂躁妄语，真为良剂。即冰片。

芦荟气寒，杀虫消疳，癫痫惊搐，服之立安。俗名象胆。

天竺黄甘，急慢惊风，镇心解热，驱邪有功。产天竺国。

麝香辛温，善通关窍，伐鬼安惊，解毒甚妙。勿见火。

乳香辛苦，疗诸恶疮，生肌止痛，心腹尤良。去砂石用。灯心同研。

没药温平，治疮止痛，跌打损伤，破血通用。

阿魏性温，除癥破结，却鬼杀虫，传尸可灭。

水银性寒，治疥杀虫，断绝胎孕，催生立通。

轻粉性寒，外科要药，杨梅诸疮，杀虫可托。

灵砂性温，能通血脉，杀鬼辟邪，安魂定魄。系水银硫黄水火煅炼成形者。

砒霜大毒，风痰可吐，截疟除哮，能消沉痼。一名人言，一名信石，畏绿豆、冷水、米醋、姜、肉，误中毒，服其中一味即解。

雄黄甘辛，辟邪解毒，更治蛇虺，喉风瘜肉。

珍珠气寒，镇惊除痫，开聋磨翳，止渴坠痰。未钻者。研如粉。

牛黄味甘，大治风痰，定魄安魂，惊痫灵丹。

琥珀味甘，安魂定魄，破瘀消癥，利水通淋。拾起草芥者佳。

血竭味咸，跌扑伤损，恶毒疮痈，破血有准。一名麒麟竭。敲断有镜脸光者是。

石钟乳甘，气乃慓悍，益气固精，明目延寿。

阳起石咸，肾气乏绝，阴痿不起，其效甚捷。火煅，酒淬七次，再酒煮半日，研细。

桑椹子甘，解金石燥，清除热渴，染须发皓。

蒲公英苦，溃坚消肿，结核能除，食毒堪用。一名黄花地丁草。

石苇味苦，通利膀胱，遗尿或淋，发背疮疡。

萹蓄味苦，疥瘙疽痔，小儿蛔虫，女人阴蚀。

赤箭味苦，原号定风，杀鬼蛊毒，除疝疗痈。即天麻苗也。

鸡内金平，溺遗精泄，禁痢漏崩，更除烦热。制酥用。

鳗鲡鱼甘，劳瘵杀虫，痔漏疮疹，崩疾有功。

螃蟹味咸，散血解结，益气养筋，除胸烦热。

马肉味辛，堪强腰脊，自死老死，并弃勿食。好肉少食。宜醇酒下，无酒杀人。怀孕痢疾生疮者禁食。

白鸽肉平，解诸药毒，能除疥疮，味胜猪肉。

兔肉味甘，补中益气，止渴健脾，孕妇勿食。秋冬宜啖，春夏忌食。

牛肉属土，补脾胃弱，乳养虚羸，善滋血涸。

猪肉味甘，量食补虚，动风痰物，多食虚肥。

羊肉味甘，专补虚羸，开胃补肾，不致阳痿。

雄鸡味甘，动风助火，补虚温中，血漏亦可。有风人并患骨蒸者，俱不宜食。

鸭肉散寒，补虚劳怯，消水肿胀，退惊痫热。

鲤鱼味甘，消水肿满，下气安胎，其功不缓。

鲫鱼味甘，和中补虚，理胃进食，肠澼泻痢。

驴肉微寒，安心解烦，能发痼疾，以动风淫。

鳝鱼味甘，益智补中，能袪狐臭，善散湿风。血涂口眼㖞斜，左患涂右，右患涂左。

白鹅肉甘，大补脏腑，最发疮毒，痼疾勿与。

犬肉性温，益气壮阳，炙食作渴，阴虚禁尝。不可与蒜同食，顿损人。

鳖肉性平，凉血补阴，癥瘕勿食，孕妇勿侵。合鸡子食杀人，合苋菜食即生鳖瘕，切忌多食。

芡实味甘，能益精气，腰膝酸疼，皆主湿痹。一名鸡头。去壳取仁。

石莲子苦，疗噤口痢，白浊遗精，清心良剂。

藕味甘甜，解酒清热，消烦逐瘀，止吐衄血。

龙眼味甘，归脾益智，健忘怔忡，聪明广记。俗名桂圆。

莲须味甘，益肾乌须，涩精固髓，悦颜补虚。

柿子气寒，能润心肺，止渴化痰，涩肠禁痢。

石榴皮酸，能禁精漏，止痢涩肠，染须尤妙。

陈仓谷米，调和脾胃，解渴除烦，能止泻痢。愈陈愈佳，即黏米。陈粟米功同。

莱菔子辛，喘咳下气，倒壁冲墙，胀满消去。即萝卜子。

芥菜味辛，除邪通鼻，能利九窍，多食通气。

浆水味酸，酷热当茶，除烦消食，泻痢堪夸。

砂糖味甘，润肺和中，多食损齿，湿热生虫。

饴糖味甘，和脾润肺，止渴消痰，中满休食。

麻油性冷，善解诸毒，百病能除，功难尽述。

白果甘苦，喘嗽白浊，点茶压酒，不可多嚼。一名银杏。

胡桃肉甘，补肾黑发，多食生痰，动气之物。

梨味甘酸，解酒除渴，止嗽消痰，善驱烦热。勿多食，令人寒中作泻。产妇金疮属血虚，切忌。

榧实味甘，主疗五痔，蛊毒三虫，不可多食。

竹茹止呕，能除寒热，胃热咳哕，不寐安歇。姜汁炒。

竹叶味甘，退热安眠，化痰定喘，止渴消烦。味淡者佳。

竹沥味甘，阴虚痰火，汗热渴烦，效如开锁。截尺余，直劈数片，两砖架起，火烘，两头流沥，每沥一盏，姜汁二匙。

莱菔根甘，下气消谷，痰癖咳嗽，兼解面毒。俗云萝卜。

灯草味甘，运利小水，癃闭成淋，湿肿为最。

艾叶温平，驱邪逐鬼，漏血安胎，心痛即愈。宜陈久者佳。揉烂，醋浸炒之。

绿豆气寒，能解百毒，止渴除烦，诸热可服。

川椒辛热，祛邪逐寒，明目杀虫，温而不猛。去目，微炒。

胡椒味辛，心腹冷痛，下气温中，跌扑堪用。

石蜜甘平，入药炼熟，益气补中，润燥解毒。

马齿苋寒，青盲白翳，利便杀虫，癥痈咸治。即安乐菜，一名九头狮子草。

葱白辛温，发表出汗，伤寒头疼，肿痛皆散。忌与蜜同食。

胡荽味辛，上止头疼，内消谷食，痘疹发生。

韭味辛温，祛除胃热，汁清血瘀，子医梦泄。

大蒜辛温，化肉消谷，解毒散痈，多用伤目。

食盐味咸，能吐中痰，心腹卒痛，过多损颜。

茶茗性苦，热渴能济，上清头目，下消食气。

酒通血脉，消愁遣兴，少饮壮神，过多损命。用无灰者。凡煎药入酒，药热方入。

醋消肿毒，积瘕可去，产后金疮，血晕皆治。一名苦酒。用味酸者。

白梅味酸，除烦解渴，霍疟泻痢，止嗽劳热。去核用。

淡豆豉寒，能除懊侬，伤寒头痛，兼理瘴气。用江西淡豉。黑豆造者佳。

莲子味甘，健脾理胃，止泻涩精，清心养气。食不去心，恐成卒暴霍乱。

大枣味甘，调和百药，益气养脾，中满休嚼。

人乳味甘，补阴益阳，悦颜明目，羸劣仙方。要壮盛妇人香浓者佳，病妇勿用。

童便味凉，打扑瘀血，虚劳骨蒸，热嗽尤捷。一名回阳汤，一名轮回酒，一名还元汤。要七八岁儿清白者佳，赤黄不可用。

生姜性温，通畅神明，痰嗽呕吐，开胃极灵。去皮即热，留皮即冷。

药共四百，精制不同，生熟新久，炮煅炙烘。

汤丸膏散，各起疲癃，合宜而用，乃是良工。

附录二　中药用药禁忌

十八反歌

本草明言十八反，
半蒌贝蔹及攻乌，
藻戟遂芫俱战草，
诸参辛芍叛藜芦。

十九畏歌

硫黄原是火中精，朴硝一见便相争，
水银莫与砒霜见，狼毒最怕密陀僧，
巴豆性烈最为上，偏与牵牛不顺情，
丁香莫与郁金见，牙硝难合京三棱，
川乌草乌不顺犀，人参最怕五灵脂，
官桂善能调冷气，若逢石脂便相欺。
大凡修合看顺逆，炮爁炙煿莫相依。

妊娠禁忌歌

蚖斑水蛭及虻虫，乌头附子配天雄，
野葛水银并巴豆，牛膝薏苡与蜈蚣，
三棱芫花代赭麝，大戟蝉蜕黄雌雄，
牙硝芒硝牡丹桂，槐花牵牛皂角同，
半夏南星与通草，瞿麦干姜桃仁通，
硇砂干漆蟹爪甲，地胆茅根都失中。

参考文献

[1] 《中医辞典》编辑委员会. 简明中医辞典. 试用本. 北京：人民卫生出版，1979.
[2] 杨济，季绍良，冀春茹. 临证用药配伍指南. 北京：中国医药科技出版社，1996.
[3] 高学敏. 中药学. 北京：中国中医药出版社，2002.
[4] 国家药典委员会. 中华人民共和国药典. 2010 年版. 北京：中国医药科技出版社，2010.

索 引

G

H

J

K

L

M

N

O

P

Q

R

S